プライム 脳神経外科

4

グリオーマ

監修
木内博之
斉藤延人
編集
隈部俊宏

三輪書店

注　意

この分野の知識と技術は常に変化しています．新たな知識や技術の広がりに伴い，研究や治療の手法に適正な変更が必要となることがあります．読者の皆様には，医療に関する最新情報や製薬会社から提供される薬剤の推奨用量，投与方法，投与期間，禁忌等に関する最新情報について十分に確認することを推奨いたします．

出版者

──プライム脳神経外科──

監修のことば

本シリーズは名前に「プライム」を冠することからもおわかりのように，脳神経外科の最高の手術書を目指して企画いたしました．現在，第一線で活躍されているエキスパートの先生方を執筆陣にお迎えし，次世代を担う脳神経外科医のために，執筆者自身の経験と知識そして役立つ技術を余すところなく伝えていただいたと考えております．

本シリーズは代表的疾患である脳動脈瘤，脳梗塞（虚血），脳（脊髄）動静脈奇形，グリオーマ，頭蓋底腫瘍，機能外科的疾患を取り上げ，それらの治療に必要な，戦略，アプローチ，手術手技を実際の臨床の場でイメージできるような実践的な手順書となるよう配慮しました．そのため，本シリーズではイラストをより多く掲載し，ビジュアル面を充実させました．イラストを用いる利点は，実際の描写を強調あるいは省略できること，また，本来見えない死角部分を描き加えられることです．これにより，執筆者の意図をより的確に伝えることができると思っています．また，本文の記述スタイルを簡潔な箇条書きとし，合間に，見やすいBOXを配置して，手術のコツ，強調したいポイント，落とし穴，トラブルシューティングなどを明記しました．これらの工夫により，通読しなくとも必要に応じてページを開けば，すぐに欲しい情報にアクセスすることが可能となり，利便性がより高まったと考えております．そして，本シリーズの最大の特色は，執筆陣に比較的若い世代の先生をお迎えした点です．実臨床における通常の治療から難易度の高い手術まで，実際に手術している目線からの適切な示唆に富む内容をご執筆いただきました．素晴らしい玉稿を賜りました執筆者の先生のご協力なくして本シリーズの刊行は成りえませんでした．第一級の先生方を執筆者にお迎えすることができたことに心より感謝申し上げます．この場をお借りして厚く御礼申し上げます．

本シリーズの作成にあたり，監修の立場からは，シリーズ全体の構成と最低限押さえるべき内容を提示するにとどめ，各巻の詳細な内容や執筆者の人選は各巻の編集の先生に一任しました．監修者として最も傾注した点は，編集者の人選であったと言っても過言ではありません．各エキスパートの独自の編集により，その領域に必須な事項を余すところなく的確に掲載できたと考えております．全巻をとおして，「マニュアルとしての手術書を目指す」との当初の目的を全うしつつも，編集者の個性が光るバラエティーに富んだシリーズとなったものと思います．ご多忙のなか快く編集をお引き受けくださった，中瀬裕之先生，隈部俊宏先生，河野道宏先生，三國信啓先生には深く感謝申し上げます．

また，読者の皆様におかれましてはどうか『プライム脳神経外科』全巻を座右の書としていただき，これからの脳神経外科を担う新たなエキスパートとして活躍されますことを心より祈念しております．

木内博之　　斉藤延人

第４巻の序

今回，グリオーマの摘出に集約した本を編集させていただいた．

グリオーマの手術が学会で最初に大きく取り上げられるようになったのは，1995年に長崎大学脳神経外科教授 柴田尚武先生によって開催された「第２回脳腫瘍の外科学会」であると思われる．この学会のテーマは「グリオーマの外科」であった．ちょうど覚醒下手術がわが国に導入され，ニューロナビゲーションシステムが使用可能となり，グリオーマの手術を論理的に行おうという大きな潮流が動き始めた時であった．それから20年以上が経過した．

本書では実際の臨床の現場ですぐに役立つように，大きく３つのパートに分けた．まずはグリオーマ手術の基本的手技，続いて近年大きく進歩した手術支援装置，そして各腫瘍の存在部位別に摘出方法をまとめた．

第Ⅰ章 グリオーマ手術の基本的手技は，筆者（隈部俊宏）が担当した．脳神経外科医となって31年，グリオーマ手術にどっぷり浸かって25年が経過した．その中で考えてきた，グリオーマ摘出における極めて基本的な手技を，これからグリオーマの手術を開始する脳神経外科医にも理解できるように記載したつもりである．人間の考え方はある部分正しいものの，ある部分は偏り，また間違えている．したがって，記載してあることに反論をもって読み進めていただいて構わない．ただ，このパートの中で一言でも読者の記憶に残るものがあれば幸いである．

第Ⅱ章 手術支援装置に関しては，村垣善浩先生にまとめていただいた．村垣先生とはお互い医局長時代から20年以上に渡って，同じくグリオーマ治療に没頭してきたが，村垣先生は，よりscientific，よりsystematicに手術支援装置の応用・開発・実用化を行ってきた．記載された内容は現時点でのまとめであり，さらに進化した内容が，それほど遠くない今後また発表されるに違いない．

第Ⅲ章 部位別グリオーマ摘出方法に関しては，それぞれの領域に「こだわりをもって手術にあたっている」，すなわち「エキスパート」と呼ばれてしかるべき先生方に執筆をお願いした．読者の皆様は学会等で直接執筆者の話を聞いて，手術を含めたものの考え方をある程度理解されていると推測するが，比較的狭い分野をこれだけのページ数を割いて文章として読むことはなかったはずである．逆に言うと，今回執筆していただいた先生方も，ここまで念入りにその部位の腫瘍摘出に関して，自分の考えを表出したことはなかったのではないであろうか．本文，写真，図ももちろん重要であるが，Memo，Pitfallsの言葉の中に執筆者の考えているポイントが隠されているようである．

しかし，まだまだグリオーマの摘出において伝えきれていないポイントや，解明しきれていないPitfallsがある．これらを引き続きまとめていくのが我々seniorの役目であり，発見して解決していくのがjuniorの仕事である．

何しろ，脳は複雑であり，学問には終点はないのであるから．

2018年４月

北里大学医学部 主任教授
隈部俊宏

目　次

第Ⅰ章　グリオーマ手術の基本的手技

第Ⅱ章　手術支援装置

第Ⅲ章　部位別グリオーマ摘出方法

イラスト：彩考（大桑あずさ）
今﨑和広
スタジオ・コア（昆 工）

執筆者一覧

監　修

木内　博之　山梨大学大学院 医学工学総合研究部 脳神経外科 教授

斉藤　延人　東京大学大学院 医学系研究科 脳神経外科学 教授

編　集

隈部　俊宏　北里大学医学部 脳神経外科 主任教授

執　筆（掲載順）

隈部　俊宏　北里大学医学部 脳神経外科 主任教授

村垣　善浩　東京女子医科大学 先端生命医科学研究所 先端工学外科学分野 教授

壇　　　充　北里大学医学部 脳神経外科

丸山　隆志　東京女子医科大学 脳神経外科 講師

新田　雅之　東京女子医科大学 脳神経外科 助教

中村　英夫　久留米大学医学部 脳神経外科 講師

三國　信啓　札幌医科大学医学部 脳神経外科 教授

中田　光俊　金沢大学医学部 脳神経外科 教授

木下　雅史　金沢大学医学部 脳神経外科 講師

松田　良介　奈良県立医科大学 脳神経外科 学内講師

藤井　正純　福島県立医科大学 脳神経外科学講座 准教授

前澤　　聡　名古屋大学大学院 医学系研究科 脳神経外科学 / 名古屋大学 脳とこころの研究センター 特任准教授

澤村　　豊　さわむら脳神経クリニック 院長

藍原　康雄　東京女子医科大学 脳神経外科 准教授

齋藤　竜太　東北大学医学部 脳神経外科 院内講師

荒川　芳輝　京都大学 医学研究科 脳神経外科学 特定講師

宮本　　享　京都大学 医学研究科 脳神経外科学 教授

金森　政之　東北大学医学部 脳神経外科 准教授

園田　順彦　山形大学医学部 脳神経外科 教授

師田　信人　東京都立小児総合医療センター 脳神経外科 医長

井原　　哲　東京都立小児総合医療センター 脳神経外科 医長

荻原　英樹　国立成育医療研究センター 脳神経外科 医長

第 I 章

グリオーマ手術の基本的手技

I-1 グリオーマ手術の考え方

隈部俊宏

手術とは何なのか？

- 教育される内容は，言葉にすればほんのいくつかにしか成り得ない．分厚い教科書のような内容が，一つひとつの事項として実臨床で伝えられるはずもないし，その必要もないと信じる．
- ただ，伝えられるほんのいくつかの言葉は，術者としての根源をつくっていく．筆者にとってのその言葉は，下記のようなものであった．

「こぎれいに！」

- 単純明快な教えだ．手術の基本だといってよい．グリオーマ摘出境界を見極めるときに重要である．
- 出血を止めるために，幾重にも折り重なった綿片を挿入することで視野を妨げ，全体像がつかめなくなる．このことにより，余計に正常側の脳を削り込むことは避けなければならない．

「火の手をあちこちに上げるな！」

- 上記の教えをさらに具体的にしたものといえるであろう．
- 出血点をあちこちにつくってにっちもさっちもいかなくなることは，まさに避けなければならない．
- それと同時に，手術戦略を無視して，あっちを操作し，こっちを操作するという，無意味な行為を大いに戒めている言葉だと思われる．

「理屈のないことをするな！
屁理屈でもよいから理屈をもて！」

- なぜその操作をするのか？　硬膜に糸１本かける行為においても，この言葉は心しておかなければならない．
- 何となくなのか？　先輩に教えられたからか？　では，その行為の真の意義は何なのかを理解しているのか？
- 手術操作は一つひとつの行為の積み重ねである．理由のないことを積み重ねて，果たして自分が求める結果が得られるであろうか？

「一点突破，全面展開」

- すべての手術は，苦労して行っただけの見返りとして定常状態に進展が得られるわけではなく，苦労して苦労してある瞬間を乗り越えると，それまで行ったことが一挙に効果として実感できる局面を迎える．
- 草むらに覆われた山を登りきって，360 度の展望が広がる山頂にたどり着いたときと同じかもしれない．努力は必ず報われる．その努力を遂行できるかどうかが手術を決める．
- おこがましいが，筆者は次の 4 つの言葉を教えている．

①「腫瘍は摘出されるためにそこに存在しているわけではない」

②「自分の力で上手に手術を展開できることもなくはないが，多くは相手（手術されている患者側のさまざまな因子）が助けてくれていることを忘れるな！」

③「自分が手術すると決めたのであって，何が起きても全責任はすべて自分にある」

- 上記 3 つは多分にオーバーラップするのでまとめて説明したい．

手術はすべて術者である自分の責任

- その症例を手術すると決めて開始されたら，すべては術者である自分の責任である．
- 視野が得られない，出血しやすくて少しも前進できない，結果的に摘出し難かったとしても，誰が悪いわけではない．
- よく，術中うまくいかないときに，「どうしてこんなに血が出るんだ！」「なんで見えないんだ！」と，文句を言っている術者がいるが，最低の考え方であることを自覚すべきだ．
- 何があっても自分の責任である．腫瘍は摘出されるためにそこに存在しているわけではない．

逆に症例に助けられることがある

- 通常この位置の腫瘍であったら全摘出は不可能で，術後かなり重篤な合併症をきたす可能性が高いことが予想される腫瘍にもかかわらず，容易にアプローチできて，腫瘍境界を肉眼的にはっきりと同定でき，腫瘍自体がゼラチン状で軟らかく，出血せず，吸引管で容易に吸引できるために，貫通する微細な血管を残すことができて，合併症なく全摘出できることがある．
- これは，術者が技術的に優れていたから腫瘍を摘出できたわけではない．患者側の因子に助けられたのである．
- ただし，その腫瘍は手術摘出に妥当な症例であったことは間違いなく，手術に向かった判断は，結果的には正しかった．
- 手術が成功した理由を熟考して，それを基にグリオーマに対する手術適応を明確にする資料としなければならない．

④「手術は想像力と愛」

- 「何を言っているのだ」と思われるかもしれないが，一言伝えたい言葉は何だと問われたら，この言葉に集約される．

「想像力」

- これは容易に理解できるであろう．常に，「こうやったらこうなって，あの道具を使ったらああなるだろう，そうしたら次に……」と想像することができるかどうかで手術は決まる．
- 手術戦略に関しては，もう手術開始前までに何度も何度も頭の中で反芻・変更・改善しているであろう．実際に手術に入った後に，その手術戦略に従って，あるところでは実際の状況に応じて微調整しながら，使うべき道具を想像し，選択し，その合致度を確認する．

手術はリズム

- 手術で大事なのは，このリズムである．
- 時として，隣で器械出しをしてくれている看護師が先回りして持っている道具に引きずられることもある．それが自分の想像と合致していることが続くと，手術は無言で進められる．「至福の一時」といったらよいであろうか．
- 逆にリズムの悪いときは，まず想像自体がうまくいかず，その場の想像が最終的な摘出への戦略から常にずれている場合である．
- 落ち着いていられれば，そのリズムの悪さを自覚して，補正作業❶を行うことができるが，その悪いリズムさえも自分で認識できない状況は，最も悪い．

「愛」

- これは，自分が操作している脳・血管を含めた患者の組織がどういう状態にあるかを，指先の感触・見た目などで感じる心である．
- こんな方向に脳べらで引いたら，脳は痛いんじゃないか？　苦しいのではないか？　ある部分「想像力」とオーバーラップする．これは使用している手術器具に対しても一緒である．

手術器具に対する配慮

- 手術器具を大事にできない術者はどうにもならない❷．
- 道具を含めて，生物・無機物を問わないすべてのものに魂が宿っているという考え方をアニミズム（animism）という．
- 日本人によくみられる思考形態であるが，何一つ同じではない生命を相手にして，すべてを自分の思うがままに動かして，計画通りの結果を出せない外科手術において，決して無用な考え方ではないと思う．

グリオーマ摘出術とは何なのか？

可及的摘出の意義

- 目の前に存在するグリオーマを担った患者に対して，手術を行うことによってどれだけ治療予後を改善するのか，極論すると個別に具体的な数値を言及することはできない．
- すなわち，目の前の腫瘍をどれだけ摘出したら，どれくらいの生命予後改善が得られるかは，全くわからないといってもよい❸．

Tips 1

スポーツ選手が行っている“ルーチン”という動作の考え方と同じであるはず．いつも同じように体調管理をして，手術に臨み，手術操作を行っていくことによって，そのとき何がいつもと違うのかを自覚して補正できる．すなわちルーチンという儀式は，本人にとってのチェックリストを確認していることに相当する．

Memo 2

手術器具を投げるなどは言語道断！　器械出しの看護師に器具を返すときは，赤ちゃんを手渡すのと同じように丁寧に扱う．

Memo 3

グリオーマだけではないが，その疾患に思い入れがない限り手術をしないほうがよい．特にグリオーマでは，「やってもやらなくてもどうせ一緒だろ」と思っている術者が手術すべきではない．

摘出領域の判断

- さらに，脳実質内に顕微鏡学的に浸潤性に広がるグリオーマは，理論的にも腫瘍と正常脳との境界は存在しない．
- ただし，1980年代後半に導入されたMRIによって，摘出すべき領域の目安が提唱された．
- 造影される領域には，基本的には機能している神経細胞は存在せず，その領域は積極的に摘出すべきである．治療予後としても造影される領域は摘出されるほど改善することが，およそ30年の歴史の中で明らかとなった．
- 膠芽腫または乏突起膠腫であれば，造影される領域を可能な限り摘出することにより，予後が延長することは後方視的に判明している[1~3]．
- 低悪性度グリオーマでは，FLAIRもしくはT2強調画像における高信号領域の摘出率が高ければ高いほど，残存量が少なければ少ないほど，予後は改善することが判明している[4,5]．
- もちろん，MRIによる腫瘍存在領域判定に問題がないわけではない．不規則な造影効果やFLAIRもしくはT2強調画像における高信号領域は，特に術後画像においてどこまでが残存腫瘍であり，何％の腫瘍が摘出されたかの判定結果が，判定者間でも同一の判定者の中でも均一ではないほど，判定は微妙であるからである❹．

グリオーマ摘出の目標

最大限の腫瘍摘出

- 上述のような問題点をはらむとしても，グリオーマ摘出の目標は，“maximize tumor resection & minimize surgical morbidity”であることは揺るぎないものと考えてよい．決して“total tumor resection”ではない．
- 脳実質から発生する浸潤性腫瘍には，total tumor resectionは理論上あり得ない．

摘出境界決定

- 機能障害をきたすことなく，ぎりぎり最大限の摘出を目指すことは，常に神経機能障害のリスクが付きまとう．
- 逆に，「機能障害をきたさないようにするため」という名目のもと，摘出はいかようにも手前で引き帰ってくることに対して理由付けできる．
- しかし，それでよいのか？　最も簡単に答えを出すとすれば，自分自身がその患者と同様の腫瘍を有していると判明した場合，術前画像のどこに摘出予定ラインを引くのか？　そしてそれが可能なのか？　さらに，いったい誰に手術をされたいのか？　それは，今執刀医として患者を手術している自分自身なのか？
- 摘出境界決定は，グリオーマ摘出にのみに与えられた最大のテーマである．これについては，術者の判断に依存する点が最大の問題であるとともに，逆に術者の誇りであるともいえる．

> ***Troubleshooting 4***
> 術者は自分で残存腫瘍量・摘出率を測定するために，術後のMRIで残存腫瘍と考えられる領域に線を引いてみるべきだ．そうするといかに判定が難しいかがわかるとともに，自分の手術のどこで腫瘍を見落としているか，視野を得ていないかがわかる．

Tips 5

グリオーマ摘出時には，「空間認知」機能を最大限に発揮させる必要がある．現在摘出している領域が，腫瘍赤道面よりどれくらい上方で，上極を12時としたときの，何時何分の位置に相当するのか，三次元的に常に把握していることが重要である（図1）．

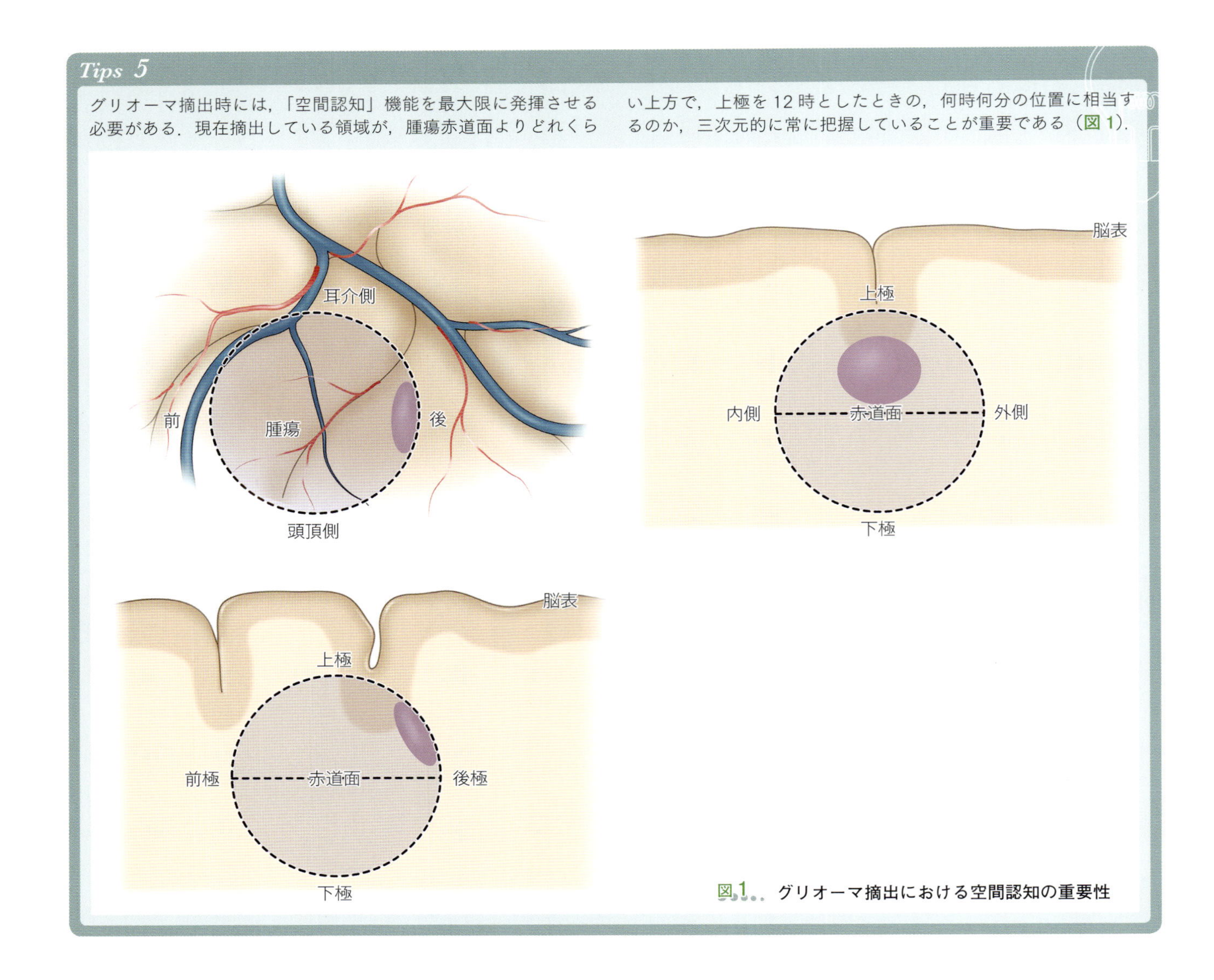

図1　グリオーマ摘出における空間認知の重要性

グリオーマ摘出の基本操作

- グリオーマ摘出術は，摘出する領域が決定された後は，基本的にはきわめて単純な操作の連続となる❺.
- 決定された摘出領域を正確に安全に摘出するために，手術支援装置を最大限活用しつつ，脳裂・脳溝を分ける，もしくは正常（と判断する）脳との間の境界面を決定し，これを繋げていく．腫瘍への栄養血管を正確に判断し凝固切断し，通過する動脈・静脈を腫瘍から遊離させて温存する．これがすべてである．いかに沈着冷静にこの操作を完遂できるかである．
- 具体的には，①摘出境界決定，②血管温存，③止血・摘出，の3つが基本となる．この3つを中心にして次項以降まとめてみたい．

I

2 摘出境界決定

隈部俊宏

グリオーマ摘出術後合併症

- 手術される人間のすべてを決定している脳を切除することがいかに恐ろしい操作であるか，手術のたびに感じる．すなわち，自分の操作一つで，全く別の人間にしてしまう可能性があるのだ．
- この変化（術後合併症）に最も関与する手術操作は，①摘出境界決定の誤りと，②本来は機能障害してはならない領域に腫瘍内を貫通して分岐する動脈への障害（動脈性梗塞），また機能障害してはならない領域からの血流を集めて腫瘍内を貫通して流し出す静脈への障害（静脈性梗塞）による残存脳機能障害，に集約される．
- 本稿では，①の摘出境界決定方法に関してまとめる．

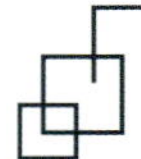

グリオーマの摘出境界決定方法

- 摘出境界の決定方法は，腫瘍境界自体の認識・解剖学的指標・脳機能の3つに集約される．

腫瘍境界自体を認識する方法

肉眼所見

▶ グリオーマ摘出境界決定の概念

- 浸潤性脳実質内腫瘍であるグリオーマ摘出における摘出境界決定操作の特徴は，膨張性脳実質外腫瘍である髄膜腫摘出操作と比較するとわかりやすい．
- 髄膜腫と周囲脳との間には，厳然たる構造的差異が存在する．しかしグリオーマにはそれがない．
- WHO grade 1のグリオーマを除外して，低悪性度グリオーマであればあるほど，周囲脳との細胞密度・血管新生・壊死といった病理学的（構造的）差異が少ない，もしくはない．そのため，肉眼所見では周囲脳との間に厳然たる境界を決定できないことが多い．
- 逆に悪性度が高ければ高いほど，摘出すべき部位は，高い細胞密度・血管新生・壊死を有する「異常」な領域であるために，顕微鏡学的レベルでの腫瘍浸潤領域は別として，肉眼所見によって腫瘍本体と周囲脳との間に境界を決定することは容易となる．

▶ 境界決定と栄養血管（図 1）

- 高悪性度グリオーマでは，腫瘍辺縁に最も多くの血管新生を有し，しかも周囲の脳へ連続的に移行している．そのため，髄膜腫に対して，発生母地を処理して流入動脈を絶った後に，内減圧を行って薄皮 1 枚残すようにして，硬さをもった腫瘍を手前に引き出すように摘出していくことはできない．
- 髄膜腫の場合，たとえ pial supply があったとしてもその数は少ない．境界面をよく観察して，脳実質に分布しているのか，腫瘍へ分岐してい

A：髄膜腫

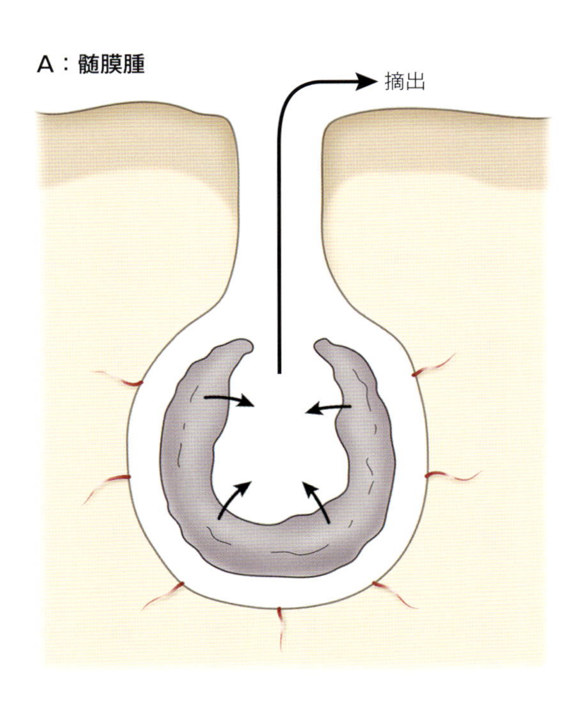

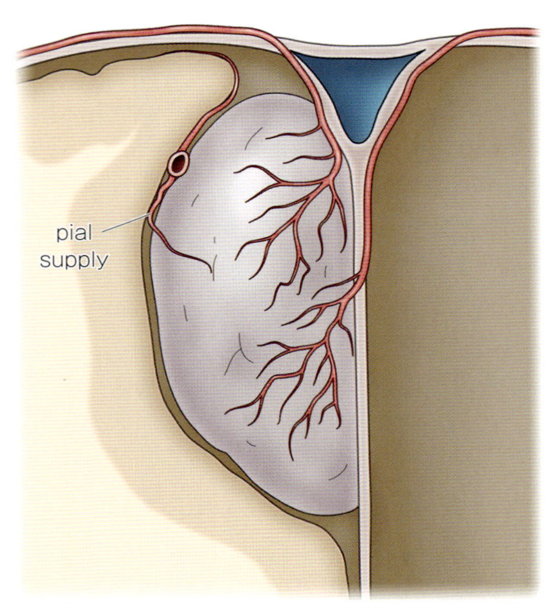

B：高悪性度グリオーマ

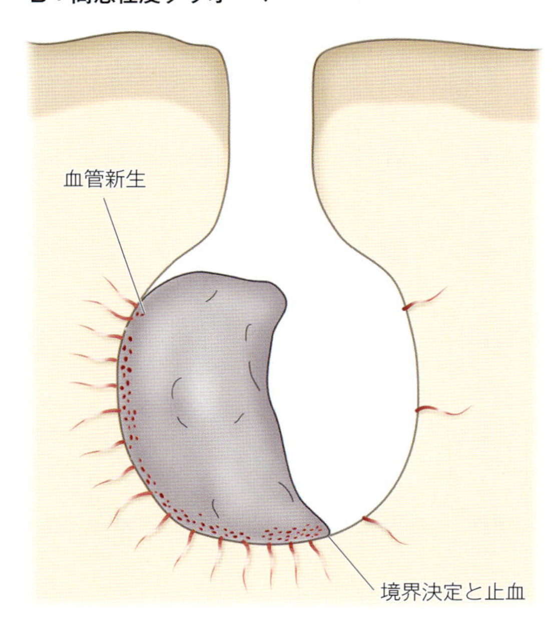

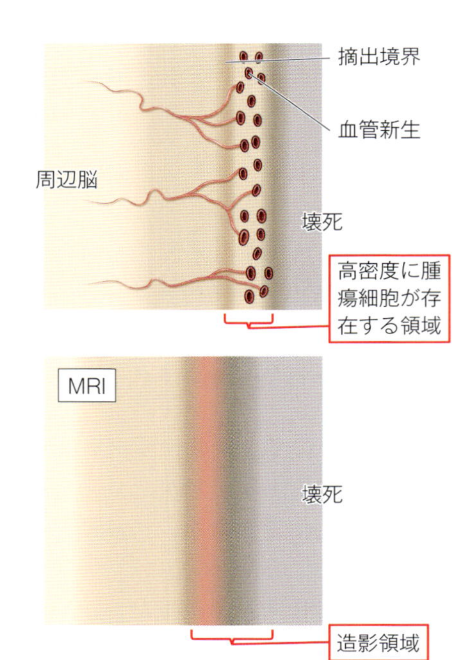

図 1．髄膜腫と高悪性度グリオーマの違い
A：髄膜腫における周辺脳との明確な境界と pial supply.
B：高悪性度グリオーマにおける周辺脳との連続的な移行と多数の血管供給.

るのかは，見極めてその pial supply だけをピンポイントで凝固切断することができる．

- 一方，高悪性度グリオーマの多くの場合，腫瘍の一番辺縁に血管新生を伴った強く造影される領域が存在している．この領域へは周囲から脳実質を通して多くの脆弱な栄養血管が入り，また流出していくために，髄膜腫摘出のように，薄皮1枚残して絶対的に存在する境界面を肉眼的・物理的に引き出してくることはできない．

物理的境界決定

- グリオーマでも，境界鮮明な腫瘍本体がある程度の粘性と硬さを有している場合，この物理的境界決定操作が可能な場合がある．例えば，毛様細胞性星細胞腫では，これに近似した行動を取ることができる．
- このような「力学的に引き出す」ということができると，髄膜腫同様に境界面決定は，引き出す力と余計な物体を脳が排出する力によって一気に進めることが可能となる（図2）．
- しかし，この摘出方法が適応できることは，グリオーマではまれであると心しておいたほうがよい．

グリオーマ摘出境界面決定の事始め

- グリオーマ摘出は，最も機能障害を起こさず血管障害をきたさない安全な領域で，まずその腫瘍の肉眼的形状をよく観察し，周囲の正常白質との有意差を確認することから始まる❶(図3)．

Tips 1

グリオーマ摘出入門としてまず知るべきことは，グリオーマとはどういう色・硬さをしているのかである．それとともに正常脳とは，特に白質とはどういう色・硬さをしているのかを知ることが重要である．熟練者の手技を動画で見たり，実際に行われている手術を見て，グリオーマを理解しよう！

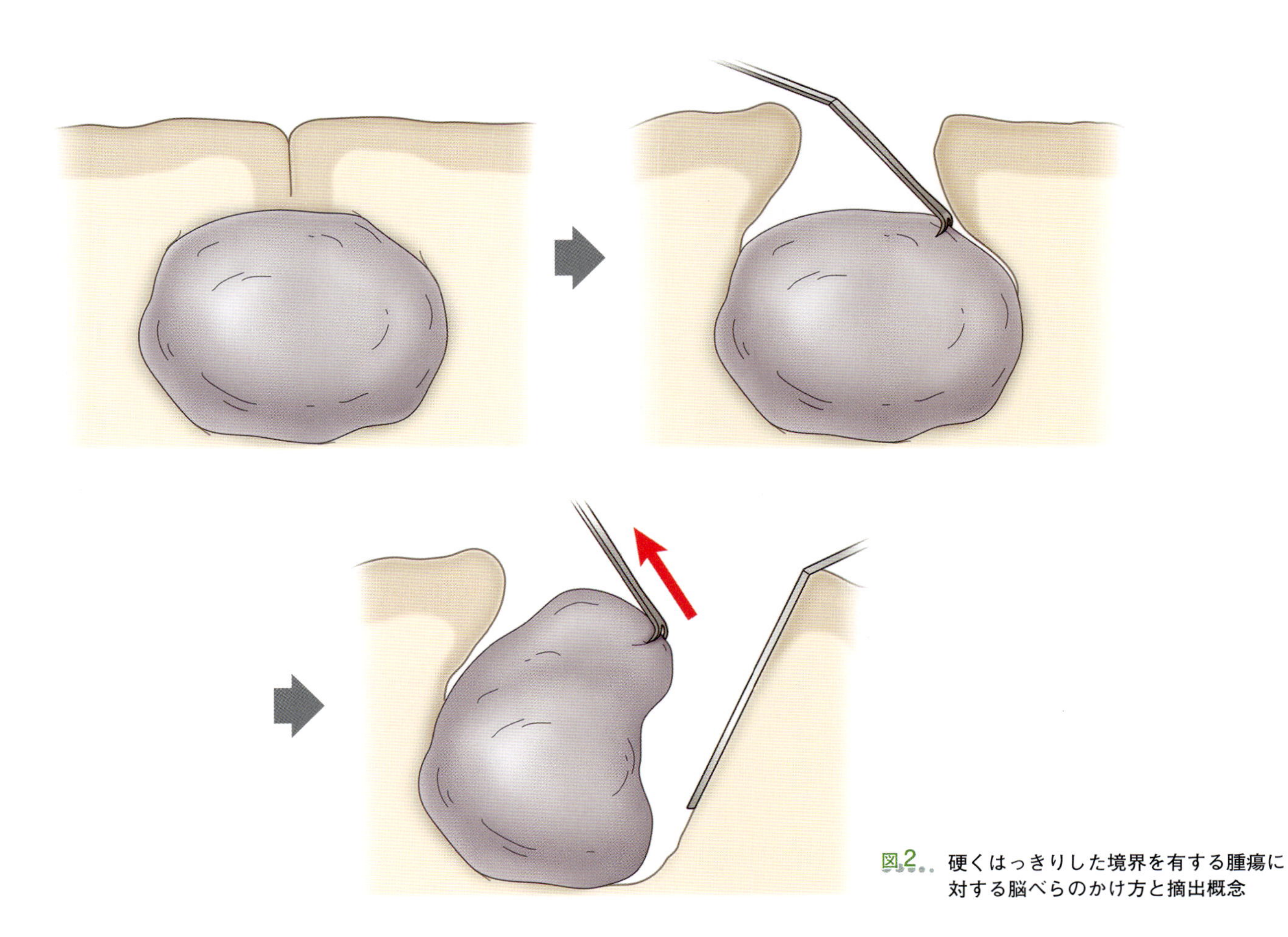

図2．硬くはっきりした境界を有する腫瘍に対する脳べらのかけ方と摘出概念

- 最初の腫瘍性状の確認操作は，ある意味「実験と検証」といってもよい．すなわち，ある部分では腫瘍の中を削り，ある部分では正常脳に深く切り込み，最終的に最良と考えられる境界面を決定する．
- この操作が許される部位で，摘出境界面決定が開始されるべきである❷．

▶ 連続的摘出面形成の必要性

- 最終的に最良と考えた境界面を連続的な面として戦略的に広げていくのが，最も効率的であると考えられる（図4）．いつまでも「実験」的摘出操作を続けていくことが望ましくないのは理解できるであろう．

▶ 内側から外側への摘出の問題点

- 腫瘍の内側から外側に向かって摘出操作を行う不利益な点は，
  ①最も出血しやすい領域が腫瘍の外層にあって，血液は外から受けていることから，上流に向かって止血操作を繰り返さなければならないこと．
  ②そうでなくとも境界を決定するという最もストレスのかかる操作を常に行わなければならないこと．
  が挙げられる．

Memo 2

グリオーマは白質とは色調差があるために比較的鑑別しやすいが，皮質や大脳基底核とは色調が近似するために鑑別しがたい．大脳基底核は黄土色のなかに白色の点状構造物が比較的均一な間隔で散在している点が特徴的である．

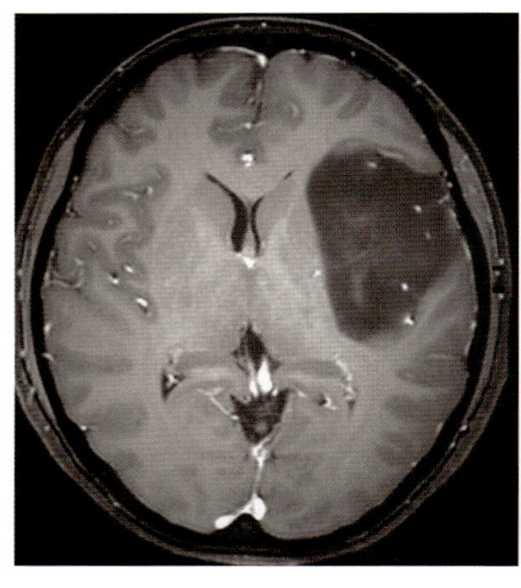

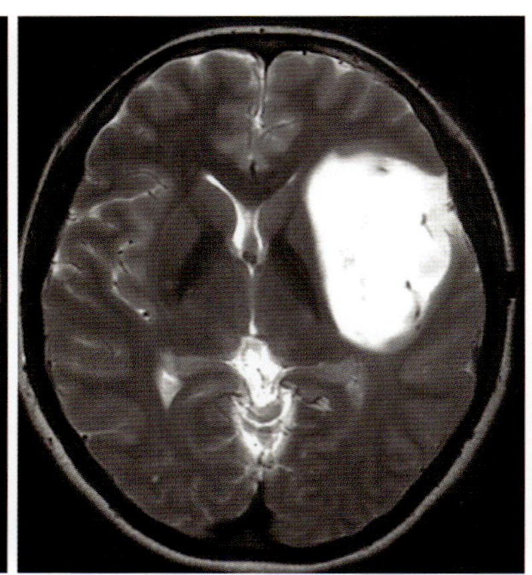

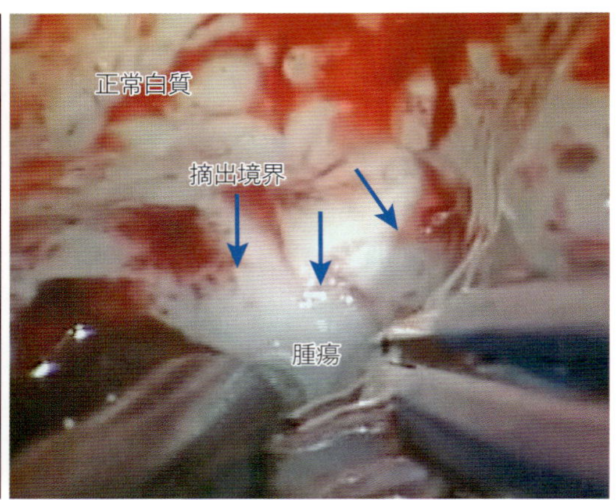

図3．画像上境界のはっきりしたグリオーマの術中所見
肉眼的に周囲の正常白質と比較的はっきりとした色調差があることがわかる．

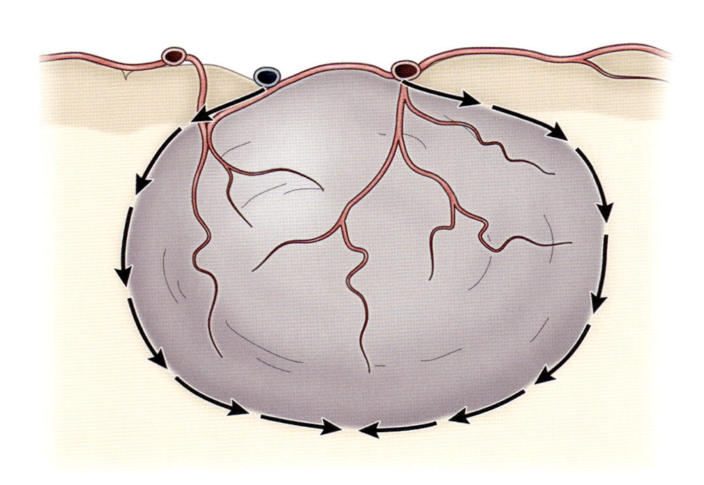

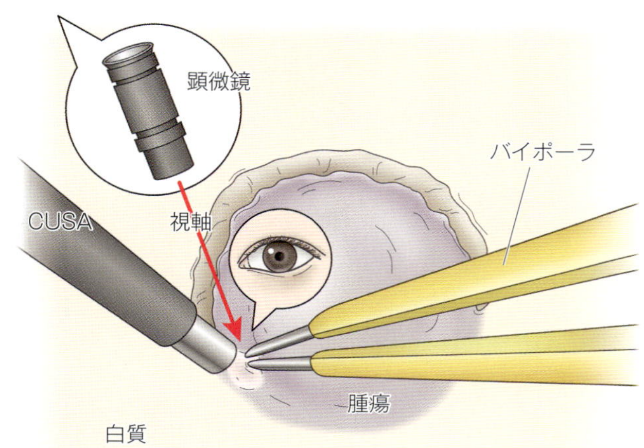

図4．連続的摘出面形成の概念

- すなわち，一度確認した境界面を追っていくという操作ができずに，止血操作に追われることが不利益であるとまとめられる．

非連続的摘出操作の問題点（図 5）

- 空間的に，“あっち” の境界を処理して，“こっち” の境界を処理してという摘出を続けていくのは決して望ましくない．その摘出面が正しいかどうか「検証」するためには，本来であれば摘出したくない正常脳を削り込む必要がある．
- さらに，一度人為操作が加わったグリオーマ摘出面は，もともとはっきりしない境界面が，さらにわかりづらいものに変化してしまう．1 回操作してあやふやなままにして，もう一度やり直すということはきわめて不利益である．
- グリオーマ摘出においては，途中から術者が交代してきれいな摘出を行うことはきわめて難しい．それだけ最初からの「連続的摘出面作成」❸という操作が大事であるということである．
- もちろん腫瘍が深部にあって視野が得られないなどの理由から，腫瘍を内側から外側へ，また分割して摘出せざるを得ないことはある．しかし，グリオーマに対する「連続的摘出面作成」という基本姿勢は崩さないほうがよいと思われる．

> **Tips 3**
> 嚢胞性腫瘍摘出は容易だとみなされることがあるが，嚢胞がつぶれ，周囲脳が変形して薄い嚢胞壁がその陰に張り付くような状況下では，「連続的摘出面形成」という意識がないと取り残しを生じやすいので，安易に考えないほうがよい．

無血で綿片に覆われていない術野保持の必要性

- 摘出境界を肉眼的に確実に見分けるためにも，術野は常に「無血」で綿片などで隠されていないことが重要となる．止血操作の重要性とポイントは後述する．
- 術野が綿片で隠されていると❹，それまで形成してきた腫瘍境界面が見えなくなり，境界を連続的な面として追っていくことができない．

> **Memo 4**
> ほんの 1 枚の薄い綿片の存在によって，摘出部位が全体のどこに相当し，境界設定として妥当かどうか判断できないことがあることを知るべきである．これは，その 1 枚の綿片を外したときに，「あーこうなっているのか」と理解できた瞬間に納得できる．

境界決定が容易なグリオーマの画像上での特徴

- 同じ低悪性度グリオーマであっても，① CT において境界鮮明な強い低信号を示し，② MRI の T1 強調画像における強い低信号領域と T2 強調

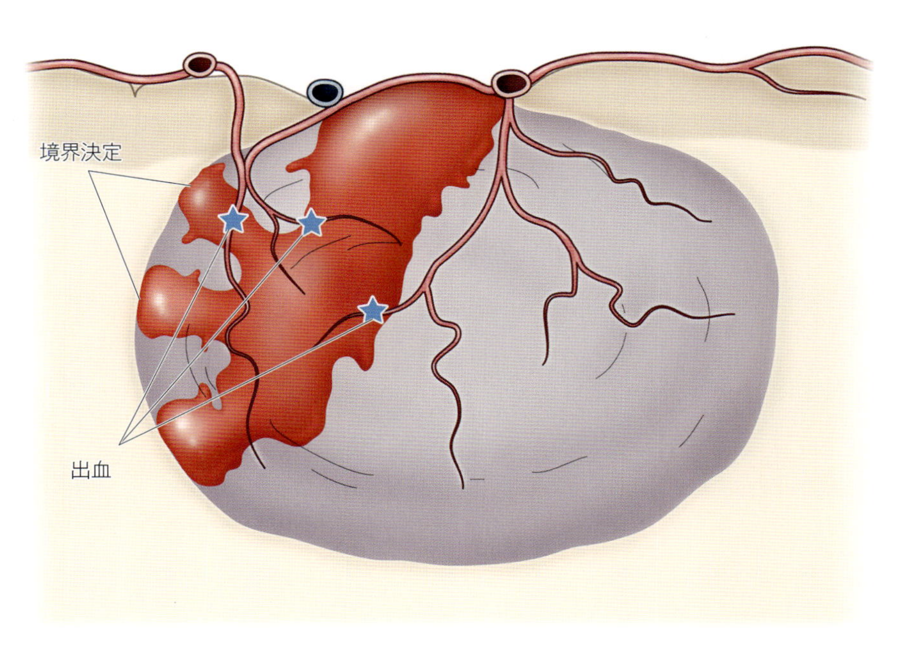

図 5 非連続的摘出の不利益さ

画像における高信号領域が一致し，それらが鮮明な境界を有している場合，肉眼的境界ははっきりしている．

- 多くの場合腫瘍はゼラチン様で，ほとんど出血せず吸引除去していくことが容易である．
- この場合，細かい血管温存も容易となり，部位的に摘出が難しいと考えられる位置に存在する腫瘍に対しても高い摘出率が得られる[6]．
- 肉眼的所見に従って摘出することが最も有効な症例である❺．

ニューロナビゲーションシステム・術中MRI，蛍光診断，術中迅速診断（形態学的・遺伝子学的）

- これらの3つの方法は，第II章において説明があるため詳細は割愛するが，ニューロナビゲーションシステムの必要性・重要性だけは強調したい．
- 図6A・Bのように腫瘍が深い位置にあり，その近傍に指標となる脳室・脈絡叢・脳溝などがなく，深部白質中に完全に存在していると，ニューロナビゲーションシステムを含んだ定位的到達方法を使用しない限り，手術に向かうことはできない．試験的に腫瘍が存在する方向に何本も掘削するわけにはいかないのである．
- わずかに正常脳に覆われた小さな表在性腫瘍においても，ニューロナビゲーションシステムの重要性は計り知れない（図6C～E）．ニューロナ

> ***Memo 5***
> グリオーマに対して自らが執刀医として手術する場合，最初に経験させてもらえるとグリオーマ摘出のポイントが理解できる．一方，これがすべてのグリオーマとは決して思い込まないように！

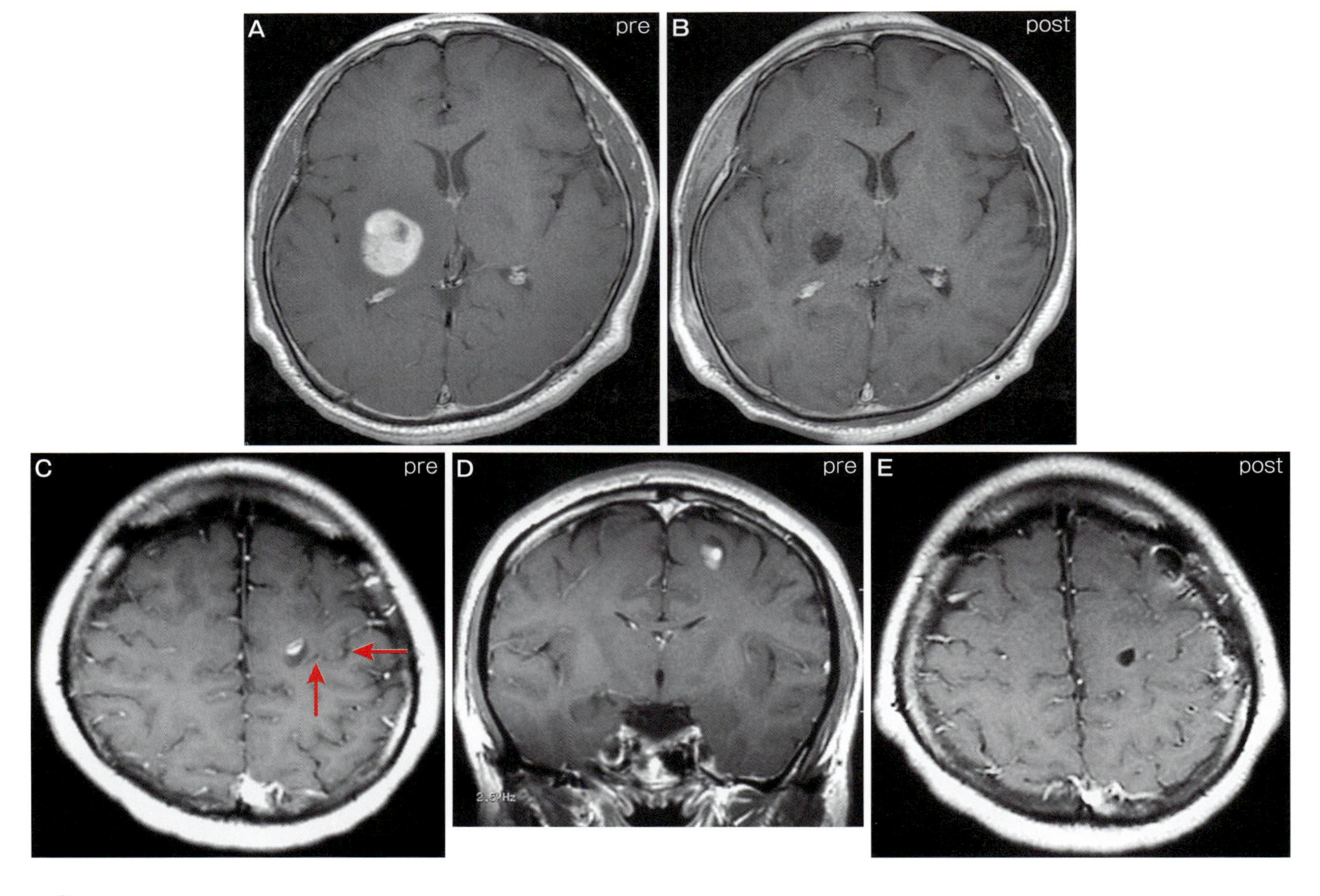

図6．ニューロナビゲーションシステムの有用性

→：precentral knob.

ビゲーションシステムの導入[7]は，グリオーマ手術に革新をもたらしたといっても間違いない．

解剖学的指標による境界決定（脳裂・脳溝）

手術支援装置なしでのグリオーマ手術とは？

- 術前画像がCTしか得られていない患者に対して，ニューロナビゲーションシステムなし・電気生理学的モニタリングなし・蛍光診断なしで摘出しなさいと言われたことを想像すると，グリオーマ摘出に際して用いられるようになったこれらの診断・支援機器がどれだけ役立っているかよくわかる．さすがにどれだけ緊急で手術が必要になったとしても，術前MRIを撮影しないことはないであろう．
- したがって，術前解剖画像は得られている．そこから先，ニューロナビゲーションシステムがない場合に，どうやって位置情報を実際に確認して腫瘍を摘出するであろうか．
- まず肉眼的にどこに腫瘍があるか，すなわち腫瘍と正常脳がどう違うかを見極める作業を開始する．
- 肉眼的境界を目視できる脳表に腫瘍が露出していれば，腫瘍境界を追っていくことは可能である．しかし，腫瘍が脳表に露出していない，小さい，浸潤性で境界がはっきりしない場合，腫瘍に到達することも難しく，肉眼的境界を追っていくことのみでは摘出は不可能である（図6）．

脳裂・脳溝の剥離と連結

- このような場合，術前にMRI画像から脳裂・脳溝・脳表の太い静脈・動脈を摘出の指標として設定し，これらを繋ぎ合わせて切断面を形成する手術計画を立てることになる．そして術中に，指標として設定した脳裂・脳溝・脳表の太い静脈・動脈がどこに存在するかを探すことになる．正常解剖学を理解する空間的・地誌的認識作業である．
- 脳表の切断ラインをこれらの指標を基にして設定した後は，どの脳裂・脳溝とどの脳裂・脳溝を連結させると深度が決定可能で，最終的に目的とする腫瘍を摘出できるかを考えて実行する❻．

▶ Sulcotomy & gyrectomy

- 脳溝はきわめて有効な指標となる．sulcusを分けてgyrusを摘出する“sulcotomy & gyrectomy”という方法（図7）はもともと嘉山ら[8]によって報告されたが❼，グリオーマ手術において脳裂・脳溝を分けるなどという概念からほど遠かった欧米で，近年Langらが学会にてその摘出操作の意義を強調しているのは興味深い．
- “Sulcotomy & gyrectomy”の原点は，より大きな腫瘍に対して行われる“lobectomy”となる．frontal lobectomy，temporal lobectomy（図8）がその代表となるが，そのポイントは後述する．

▶ 脳裂・脳溝を分ける利点

- 脳裂・脳溝を分ける利点は，いずれも動脈が流入，静脈が流出する根幹を先にとらえておくことができる点であり，出血を少なくし，血管に対する障害を少なくするために積極的に利用されるべき方法であるといえる．

Memo 6
この摘出方法は腫瘍だけを摘出するのではなく，腫瘍を見ずに，腫瘍を含んだ解剖学的に命名できる構造を摘出することになる．

Memo 7
脳溝を分けるという考え方の原点には，「脳自体を決して障害しない」「血流コントロールが脳神経外科手術の基本」という脳血管障害に対する思考理念があったものと想像される．

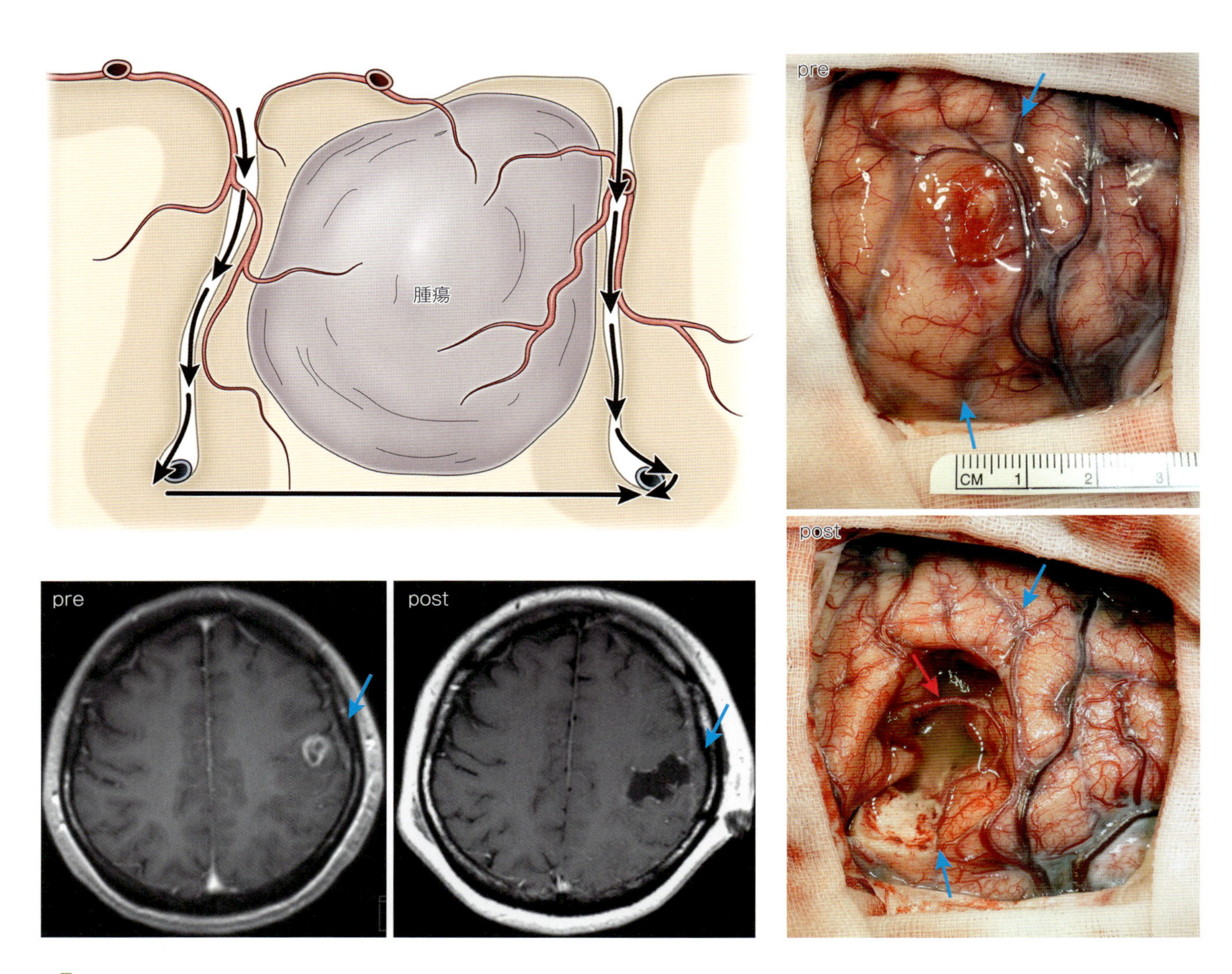

図7 左中心後回に存在する膠芽腫に対する sulcotomy & gyrectomy
→：中心溝，→：温存した動脈.

- 摘出境界ラインを決定した後は，血管の手術を行う.

脳機能に基づいた境界決定

- 機能的に摘出境界を決定することを，Duffau らが近年強く提唱している[9, 10]. MRI 画像上の異常領域を越えて機能が存在する領域ぎりぎりまで摘出する，“supratotal resection” という方法である．すなわち，腫瘍が存在するからその領域を摘出するのではなく，機能が存在しないから摘出するという方法となる.
- 1980 年代後半に導入された MRI に基づいて，グリオーマ摘出領域は決定されてきた．機能的に境界を決定するというこの方法は，パラダイムシフトといえる.
- しかし，本人さえも気づいていない，隠された，そしてそれがその人間をその人間として特徴付ける機能である可能性は十分ある．術中の短い時間の中で，人間がもつすべての機能を脳機能マッピングおよびモニタリング方法で明らかにすることができるとは到底思えない.
- さらに，T2/FLAIR 高信号領域を越えて摘出することによって，腫瘍の

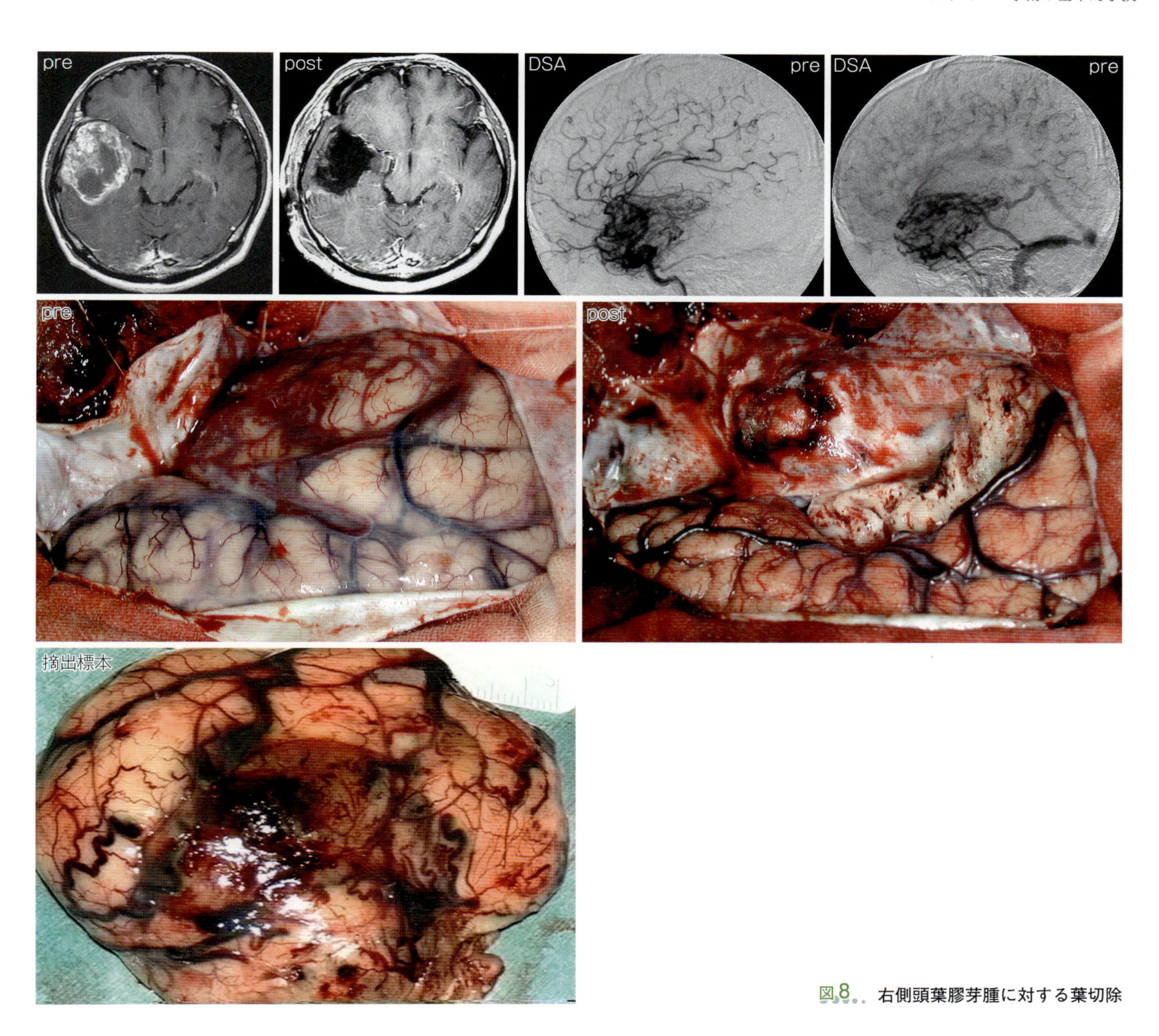

図8 右側頭葉膠芽腫に対する葉切除

局所コントロールがより完全となり，生命予後が改善するという結果を客観的に明らかにできる日はそう簡単に来ないことは，過去，グリオーマに対する摘出が有効であるということを証明するに要した時間を考えると十分想像できる．

- したがって現時点では，術中脳機能解析で得られた情報を拡大解釈せず，これまでの摘出境界の判断材料として使用されてきたMRI画像上の異常領域と総合的に判断して，施行可能な症例でsupratotal resectionを行っていくことになるのではないか．この点に関しては，まだ多くの議論が必要である．

- 上記のように，グリオーマ摘出境界の決定には3つの方法があることを述べた．しかし，どんなに技術的な向上があったとしても，外科的腫瘍摘出の基本は境界面を肉眼的によく観察して決定していくことである．
- グリオーマ摘出においても同様であり，それをさまざまな手術支援装置を用いて補っていくのが現状では妥当であると考えられる．

I 3 血管温存

隈部俊宏

グリオーマ摘出における虚血病巣出現リスク

- グリオーマ摘出時の術後合併症に関与する摘出境界決定がはらむリスクとともに，もう一つの大きな問題として挙げられるのは，腫瘍を貫通して流出入する血管障害による虚血病巣出現がもたらす脳機能障害である．

グリオーマ摘出と虚血病巣出現の証明

- もともとあまりこの点に関しては認識が進まなかったが，術後のMRIを経時的に撮影し出現してくる造影領域は虚血病巣を含んでいるというUCSFからの報告[11]によって，グリオーマ術後に拡散強調画像（diffusion−weighted imaging：DWI）を撮影することが一般化した．
- これによってグリオーマ摘出は，摘出局所の脳機能障害だけを問題としてとらえればよいのではなく，血管温存操作が必要であることが理解された．

虚血病巣出現による機能障害

- さらに，皮質および皮質下摘出操作自体よりも，血管障害による障害は高い確率で永続的な運動機能障害に結びついているという報告がなされている[12]．
- グリオーマ摘出における脳機能温存のためには，血管温存に対する意識が重要であるということである．

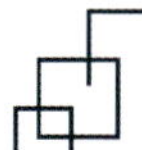

虚血病巣出現の実際

安易な血管認識による障害出現の実例

- 表在性側頭葉先端部腫瘍は，中大脳動脈の前側頭動脈から主に血流を受けるが，この栄養血管がどのように走行しているかを理解していないと，摘出領域の後方に容易に梗塞を生じる．
- 前側頭動脈が中側頭動脈と共通幹をもってM1から起始していることは

よく見受けられる（図1）．この知識を全くもたずに，前側頭動脈だから，出血しているからといって，M1からの分岐部でこの共通幹を凝固切断すると，予定摘出ラインの後方の上・中側頭回に梗塞を生じることになる．

- 言語優位半球であれば，覚醒下手術・脳機能マッピングなどと，より高度な要求事項のはるか手前で手術は終わってしまう．
- さらに腫瘍が拡大し，後大脳動脈の前側頭枝から栄養を受けるようになると，いくら中大脳動脈からの栄養枝を確保し処理しても出血は止まらない．側頭葉底面に入って，この枝を処理しなければならない．このときに，前側頭動脈と同じ考え方が必要となる．
- すなわち，後大脳動脈からは摘出領域だけへの分枝ではなく，共通幹をつくって摘出後方の後頭葉底面へ栄養枝を送っていることはほぼ確実であり，腫瘍によって腫脹している側頭葉と中頭蓋窩底との間の狭い空間から，この分枝を確実に認識して前方への分枝だけを凝固切断する必要がある．
- この処理を間違えると，摘出腔後方の側頭葉底部に梗塞が生じることになる．この言語優位半球における領域は，日本人における漢字に関連した言語処理機能を担っていると考えられており，血管障害によって機能障害をきたすという問題を呈する．

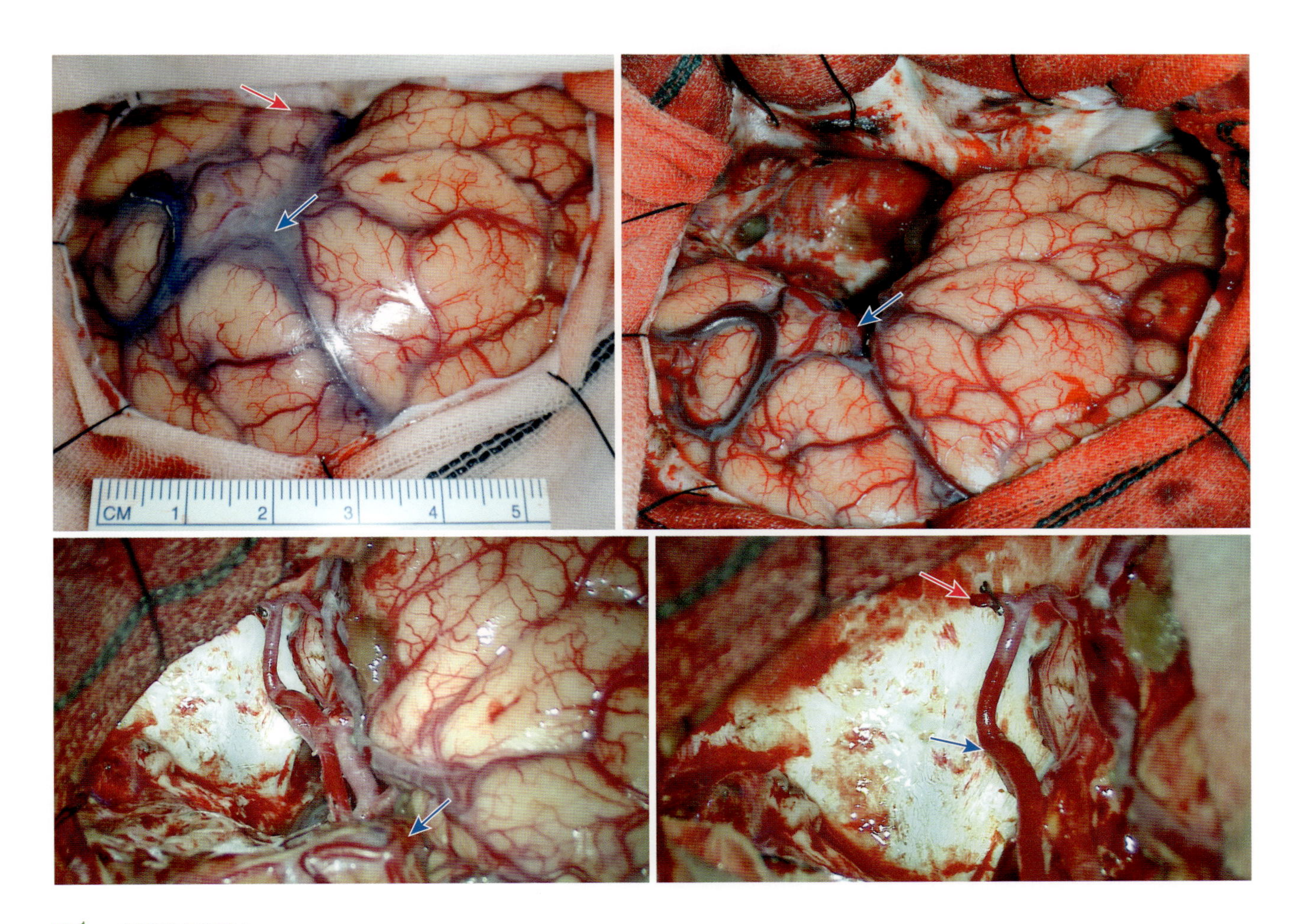

図1 動脈温存の基本

→：前側頭動脈，→：中側頭動脈

解剖学を知らないために逆に血流コントロールができない実例

- さらに，側頭葉内側構造に腫瘍が拡大した場合，例えば鉤に腫瘍が浸潤すると，血流は内頸動脈自体もしくは前脈絡叢動脈からの分枝である鉤動脈が栄養枝となる（図 2）．
- この構造を理解していないと，特に前脈絡叢動脈は見た瞬間からすべて凝固切断することができないと考えてしまい，確実にこの鉤動脈を処理できず，血液にまみれた状態で腫瘍を残してしまうか，逆に鉤動脈からの出血を止めるために，血管分枝確認不良のままに操作を行い，本幹である前脈絡叢動脈へ障害をきたしてしまう可能性を有している．

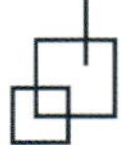

血管温存の基本

- このように，まず脳血管解剖学を知ることが血管温存の基本となる．
- 知らなくても，経験症例数が少ないと，偶然に問題なく摘出ができる運の良いことがありうる．それを術者が「私はその領域の腫瘍を摘出したが，何の問題も起こらずに十分な摘出ができた」と傲慢に解釈していると，症例数を多く経験するうちに，あるとき重大な事実を叩きつけられることになる．

具体的な血管温存操作

直視できる皮質血管

- まず，末梢までその血管を追っていくことである．血管構築を直視できていれば，腫瘍との位置関係で，凝固できる分枝と温存すべき分枝・本幹を誤ることはない．細い動脈であっても，この丁寧な操作の積み重ねによって確実に腫瘍への血流を減らすことができる．
- 島部腫瘍に対して，M2 から分岐する 100 本以上存在する insular artery

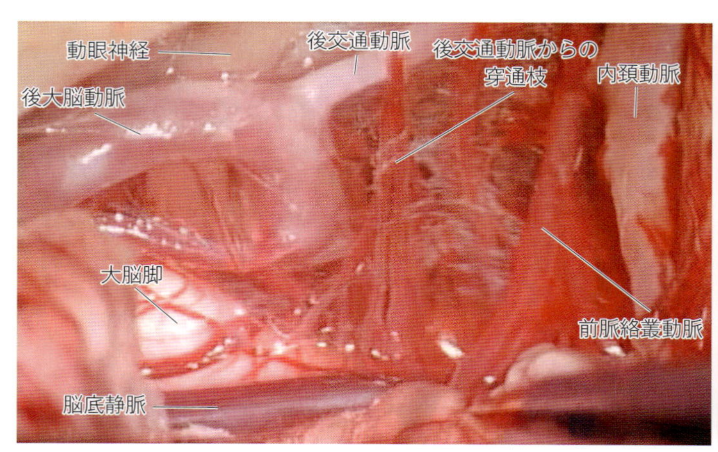

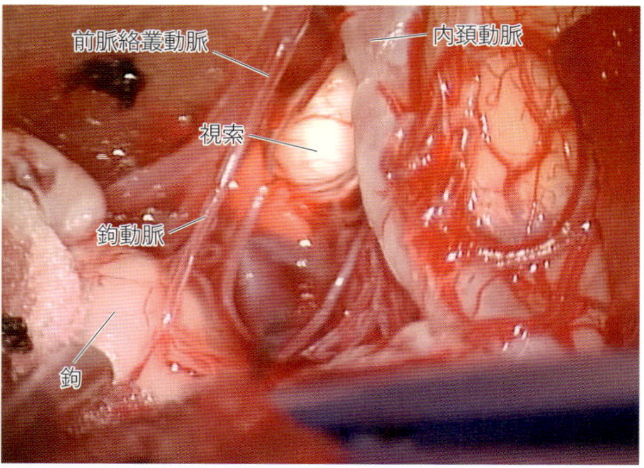

図2．前脈絡叢動脈から分岐する鉤動脈の存在

（島動脈）を凝固切断していくのは，この典型的操作となる．

脳裂・脳溝に入り込む血管

解剖学の理解

- 大事なことは，しつこいようであるが血管走行がどうなっているかを解剖学的に理解して，隠れて走行している血管を想像できることである．
- 例えば，中心前回への栄養血管はどこから由来しているか，外下方から内上方まで確実に理解しているであろうか．有用な論文は必ずあって[13]，いかに興味をもって渉猟しているか，読み込んでいるかが重要である．
- 脳裂・脳溝の奥深くまで走行して，視野から消えている部分から分枝を出しつつ，彎曲して手前に戻ってくる太い動脈はいくらでも存在する．

血管を追跡する

- 効率は悪いが，逆に解剖学を理解していなくても（血管走行が予想できなくても），「摘出予定領域に分岐する動脈は，近位部がどうなっているか判明するまで決してその本幹を凝固切断しない」「最終走行領域がどうなっているか判明しない動脈は安易に切断しない」という信念を貫き通すことができれば，血管温存は可能となる．
- すなわち，「遠位部から逆行性に追って，脳裂・脳溝を剥離して，近位部に到達し，その途中に摘出領域以外への分枝を温存する」「近位部から末梢まで走行を追って分岐領域を確認し，摘出領域への分枝のみを凝固切断する」のがポイントである．

脳裂・脳溝深部の静脈に注意

- 深い脳裂・脳溝の奥には，ほぼ確実といってよいほど比較的太い静脈が存在している．この静脈の存在を予想して剥離操作を行わないと，深部で静脈性出血を起こし，この止血時に，細いながらも重要な脳裂・脳溝の折れ返り（最深部）からの分枝を温存できなくなる危険性がある．
- グリオーマの手術では，摘出すると決定した領域の脳実質を吸引除去することが許されるため，視野を確保することを優先してよい❶.

剥離した血管への配慮

- 血管操作が続くときには，遊離した血管が乾燥しないよう頻繁に生理食塩水（人工髄液）を散布することと，適宜塩酸パパベリンを塗布することが必要である．
- 5〜6 cm にわたって血管を裸に剥くことはグリオーマ手術ではよくあることであり，支持組織を失った血管が乾燥していると，脳べら・吸引管・バイポーラとの摩擦が強くなって，物理的に障害する危険性を有している．

脳実質を貫通する血管（穿通枝）

- 血管温存で最も難しい操作となる．なぜなら，上述の方法は穿通枝では使えないからである❷.

Tips 1

手術の技術獲得および手術に対する「美意識」からは，どんなに厳しい状態であっても自分に課した条件を崩さないという姿勢も必要となる．逆に，合理性を徹底的に求めることも重要な考え方だと思われる．

Tips 2

時として腫瘍自体がゼラチン状のため細い吸引管で除去可能であった場合，前有孔質を貫通した後のレンズ核線条体動脈をかなりの距離で追っていくことができることがある．

- 島弁蓋部グリオーマ摘出術では，レンズ核線条体動脈，long insular artery において次のような問題点を有している．
  - ①そもそも血管径が細く，起始部から手術操作部位まで全長にわたって追っていくことが難しい（レンズ核線条体動脈では，前有孔質を貫いた後いったんさらに内側深部へ食い込んでから翻転してレンズ核表面に立ち上がってくる）．
  - ②手術操作部位ではある深部 / 位置で突然出現するため，遠位部からも近位部に追っていくことが難しい．
  - ③ 100 本以上存在する insular artery のなかの 3〜5％程度が，long insular artery である．さらに，錐体路栄養に関与するのはそのうちの数本であるため，その重要な long insular artery を見極めるのが難しい．
- 温存できなければ片麻痺というきわめて重篤な合併症をきたすため[14, 15]，グリオーマ摘出における最も大きな命題といってもよい．

Memo 3
言語優位半球では，ちょうど long insular artery が起始して脳実質を貫通する島中心溝から後半部の島上限深部白質は，言語に関する連絡線維が走行する位置に相当し，この血管障害は運動・言語両方の機能障害に深く関与する．この血管温存方法の確立は，グリオーマ手術における大きなテーマである．

対処方法

- 対処方法としては，血管解剖を理解したうえで，その症例の穿通枝がどこを走行しているかを術前画像で可能な限り把握することである．
- 現時点では，3T の MRI を用いると 0.5 mm 直径の血管は描出することは可能[16]であるが，さらに細い血管径を有する long insular artery の描出は依然として難しい❸．

I 4 止血・摘出

隈部俊宏

止血操作

悪性グリオーマの血管過剰増生

- 悪性度の高いグリオーマは，非常に多くの血流を受ける．当然のことながら，いきなり腫瘍の中央から腫瘍自体への摘出操作を開始すれば，出血は簡単には止まらない．よく手術所見に「易出血性腫瘍で摘出が困難であった」と記載される所以である．
- 血管芽腫に対しては，腫瘍を分割して摘出するようなことはしないし，迅速診断さえも出すべきではないとされる．
- 髄膜腫のように肉眼的に明らかに存在する腫瘍境界を有した腫瘍であった場合，極論すれば出血は輸血によって補い，時間をかけて境界を追っていけばよい．
- グリオーマでは，血管芽腫や髄膜腫ほどの高い血圧によって腫瘍は栄養されていない．そのため，迅速診断に提出する目的で比較的狭い範囲を摘出した領域からの出血は，圧迫止血することが可能である．
- しかし，術者の判断で境界を決定しなければならない宿命を負ったグリオーマ摘出術において，出血にまみれた手術を行うことは，すでに述べたようにきわめて不利益である．基本的に無血野で，摘出を粛々と進めていくべきである．

出血は腫瘍自体から生じることはない

- これはグリオーマにおいても真実である．必ず血管から生じる．ただし，多くの場合その血管径は細い．
- 腫瘍自体から出血していると勘違いして，腫瘍表面全体を凝固するような操作がなされていることがある．
- バイポーラの使用ブザーが鳴り続け，さらに出血を確実に止めることができず，綿片が挿入される．結果的に腫瘍摘出境界が人為的操作によって変化し，見極められなくなり，さらに視野が綿片によって妨げられる．出血点に対する無関心がなせる業と考え，回避して欲しい．

血流は動脈とそれに連結した新生血管から受ける

- 血行動態の認識が必要である．栄養（血流）を動脈から受け，しかも脳実質から発生する腫瘍である以上，最大のポイントは正常脳の血管支配を理解することである．

具体的な腫瘍への血流遮断方法と摘出

- 思考回路としては，次のようになる．
  ①摘出している領域はどこであるか．
  ②正常脳解剖上，どの動脈で，どの方向から栄養を受けているか．
  ③その血流をコントロールするためには，その動脈からの血流をどこで遮断したいか．
  ④その動脈は摘出領域内で止まっているのか，さらに温存すべき領域まで血流を送っているのかを見届ける．
  ⑤Ⅰ章-3の血管温存方法に従う．
  ⑥腫瘍を摘出する．
  ⑦流出静脈は最終段階まで温存する．

動脈からの出血に対する止血操作

出血させない！

- まず摘出操作の前に，きちんと分枝を凝固して切断することが先決である．
- 分岐部を顕微鏡で確認できる場合は，そのまま凝固切断すればよい．凝固はある程度の距離をもって行い，切断後本幹側に凝固された分枝がわずかに残るようにすべきである1．あまりぎりぎりで切断すると，再出血したときに本幹の血管壁をある程度挟んで止血しなければならなくなるからである．
- 血管の裏から分枝が出ているときには，血管をうまく回転させて分岐部を直視して上述と同じように凝固切断する．もしくはフックなどを用いて本幹をわずかに持ち上げて，顕微鏡を側方に振って分岐部を確認し，凝固切断する2（図1）．

出血点を直視する！

- 出血した血管を直視しないと止血できない．簡単な理論である．出血した血液をいくら凝固しても止血されないのは当然で，出血している血管を凝固しなければならない（図2）．

くも膜下腔の血管

- 皮質に近づくと血管は増加する．そして多数走行する血管は，くも膜の向こう側の脳溝に存在する．
- 追っていった血管の断端がくも膜下腔にまで逃げてしまった場合，これをくも膜の手前からいくら凝固しても止血は得られない．この場合，くも膜をきちんと切離して，出血している血管の断端を確保して凝固止血

Tips 1

M4（中大脳動脈皮質枝）程度の太さの動脈でも，血管クリップで挟んで止血しておく必要はない．ただしこの血管クリップは，術後CTにて血管操作部確認には使える．

Tips 2

顕微鏡を動かすときには，操作を行っているところを中心として，焦点深度を変化させないように，球面をなぞるように動かすのが望ましい．顕微鏡操作に慣れていないと，顕微鏡を左右に振るときに上下方向にも距離を変化させてしまうため，焦点を合わせるまでに時間がかかってしまう．出血している場合には，これが命取りになることがあるので注意！

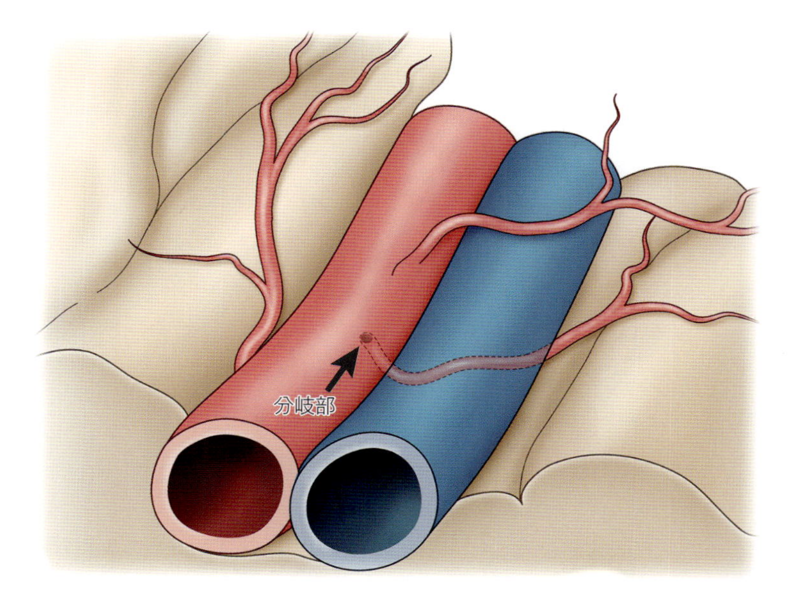

図1　血管分枝の認識
➔の分岐部のように本幹の裏から起始して，さらに静脈などの周辺構造物に覆い隠されている場合，それらを動脈本幹から遊離させ，本幹を裏返して起始部をきちんと認識したうえである程度の距離をもって凝固切断すべきである．

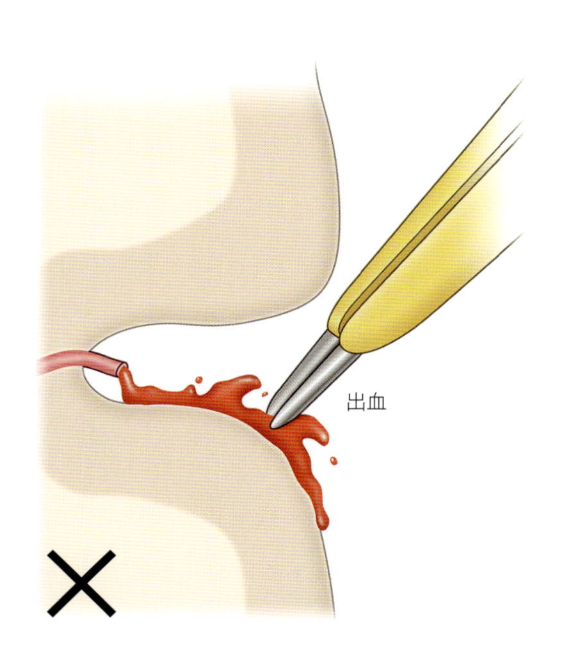

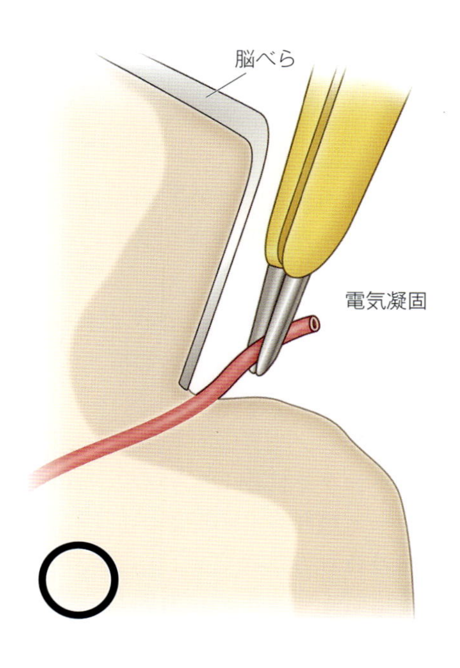

図2　止血の基本概念
出血点を直視する．

する必要がある．

血管を正確に把持する

- 動脈は血管壁がしっかりしているため，きちんと血管を挟んで凝固すれば確実に止血される．
- しかし挟むことをせずに，血管と同方向（縦方向）もしくは斜めに止血しようとすると，止血は確実にはなされない（図3）．周囲の組織を凝固することにより，血管を覆いつくすように凝固塊をつくり出すことになる．
- これをさらにいくら挟んで凝固しても，全く無意味である．

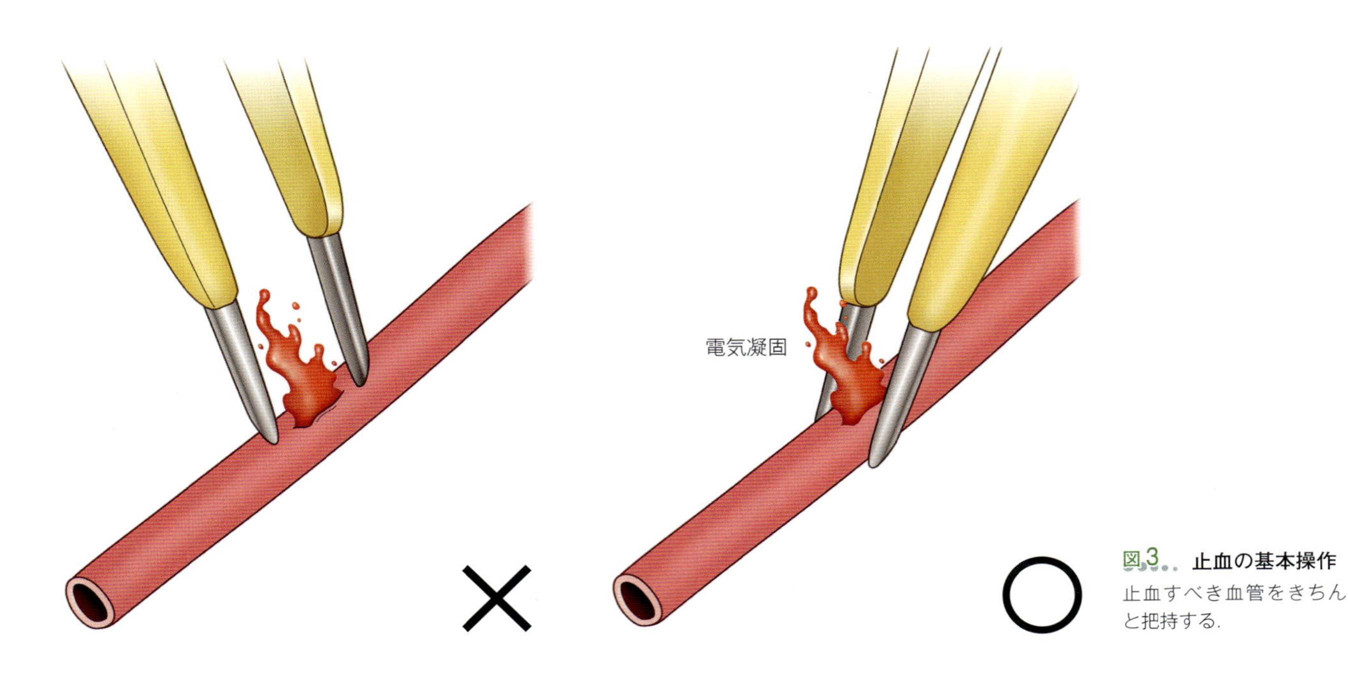

図3．止血の基本操作
止血すべき血管をきちんと把持する．

無用な力を加えない

- 出血が生じた段階で，出血した動脈を洗浄し出血点を直視して，血管壁が密着するような方向に柔らかな力で挟み，ある程度の長さをもって電気凝固するのがポイントである．
- 出血量が多いと肩に力が入って，無用な力でバイポーラを握りしめている状況をよく見るが，止血効率としてはきわめてよくない❸．

バイポーラの設定

- 多くの場合，水出しバイポーラを使用していると思われるが，滴下する水の量・電気凝固のパワー・接触させる時間・把持力の各因子の組み合わせによって，電気凝固のされ方は異なる．
- したがって，目的とする止血を得るために，同じ電気凝固のパワーがいつも正しいということはない．手慣れた術者間でもバイポーラの設定は大きく異なる❹．

静脈からの出血に対する止血操作

- 一方，静脈の止血には注意する必要がある．

静脈の特徴

- かなり太い静脈も腫瘍自体もしくは摘出操作によって圧迫変形していると，多くの血流を受けていても，肉眼的には薄く，細い血管にしか見えなくなっている点に注意すべきである．

静脈からの出血に対する止血の問題点

- 静脈は動脈と異なり，挟んで電気凝固することによって，圧着した血管腔をある程度の距離をもってつくり出すことは難しい．すなわち，止血することが難しい．

Pitfalls 3

すべての道具において力を入れて操作するのは逆効果！　あなた自身がメスを使うときに「力で切るのではないよ！」と必ず教えているはず．

Memo 4

経験を積んだ年齢になると，他人の手術を見たり，同年代の術者と同じ器械を使って一緒に手術をすることが少なくなるが，ときとしてこのような機会があると，まさに「道具は使いよう」ということを実感する．

- 動脈側の処理が不十分な状況で，多くの血流の流出を受け持っている静脈を凝固・切断しようとすると，思いがけない多量の出血をきたすこととなる．
- 少なくともそこに静脈が存在すると意識していれば，すなわちこれは十分な視野が得られていることになり，その後の止血操作は落ち着いてできる❺．しかし，得られていない視野からの出血であった場合，出血点を確保することができず，ある程度の量のサージセル®や綿片を挿入して，空間を潰して圧迫止血せざるを得なくなる．
- 特に深部側に広いくも膜下腔を伴った太い静脈であった場合，その構造を想像できていないと，止血までの時間が長くなり，出血量が増加し，深部に血腫を生じ，さらに温存しなければならない静脈を損傷することになる．
- 視床・松果体部グリオーマで遭遇する脳底静脈，内大脳静脈はこれに相当する．
- これらを障害すると，静脈性梗塞をきたし，麻痺・失語といった重篤な合併症を生じてしまう．

> ***Tips 5***
> 止血操作の基本は出血点をきちんと確認して，ピンポイントでサージセル®をあてて圧迫止血することである．血液には凝固能力があるので，ある程度の時間血流によって流されない凝固塊が出血点に固定していれば止血される．近年はフィブリン糊が利用できるので，止血はより早く容易になった．

グリオーマ摘出：超音波外科吸引装置（CUSA）と脳べらの使用方法

摘出操作の基本概念

- 自分の手は２本，脳べらは多くの場合２本，足は２本しかない．これらを使い切って，いかに顕微鏡をうまく動かし，倍率と焦点を調整し，良好な視野を確保して腫瘍と境界面を直視し，CUSA（SONOPET®：Stryker 社）とバイポーラを術野に挿入し，それらのオンオフを過不足なく行えるかがグリオーマ摘出のすべてであろう．

器械の設定方法

- 筆者は，吸引管と CUSA は左手，バイポーラは右手，左足は CUSA のオンオフと顕微鏡の倍率・焦点・可動スイッチの操作，右足はバイポーラのオンオフとジェット水流のオンオフを行っている．すなわち，左体側は吸引系，右体側は止血系に動いていることになる．
- 左足で顕微鏡操作を行っていることがほとんどであるが，時として CUSA を左足でオンにしたままで顕微鏡操作を行いたいために，顕微鏡の操作盤をほとんど身体の真ん中に置いて，右足で操作することもある．

CUSA を吸引管と同じ感覚で使いこなす

- CUSA を吸引管と同じように使用するのを見たのは，Mitchel S. Berger 氏が初めてであった．そもそも体格が大きく，CUSA が鉛筆のように軽々と見えた．
- Berger 氏は右手で CUSA を，左手でバイポーラを持ち，CUSA もしくはバイポーラのオンオフは言葉で指示して助手にさせていた．
- この方法をまねて，右手で CUSA，左手でバイポーラを持って手術をしていた時期があるが，筆者にとってはどうしても左半身は吸引系，右半身は止血系であり，クロスするとリズムが狂ってしまうため，現在のような使用方法に落ち着いている．ごくまれに左手でバイポーラを使用することはあり，練習は必要である．

- また，すべての道具のオンオフを自分でコントロールしたいがために，足は常にいずれかのペダルを動かしていることになる．したがって，立って手術をすることは不可能である．
- また，脳べらをいかにうまく使用して得たい視野を確保するかがポイントとなる．

CUSA の出力・吸引・水量の調整

- これはバイポーラの各因子の調整ときわめて似たところがある．すなわち，術者の使い方で設定値の意味合いは全く異なるということである．
- 異なる一番の原因は，CUSA の先端をどれくらいの力で摘出部位に接触させるかであると考えられる．
- CUSA は単なる吸引管ではなく，本来の使用方法は先端から発生する超音波の破砕力によって粉砕された腫瘍組織を吸引除去することにある6．決して，硬い先端を使って組織を術者の力でなぎ倒して削るものではない．
- もちろんこの理屈を理解したうえで，ある程度後者の力が加わることは許されるが，あくまでも摘出することを考えている領域に CUSA 先端をやさしく接触させて摘出するイメージが，特にグリオーマでは重要である．

CUSA を用いた軟膜下切除術

- CUSA はくも膜・軟膜といった膜成分に対しては，上記各因子のコントロールと使用方法を間違えていなければ，障害を与える可能性はかなり低い．
- かなり細い血管に対しても障害を与える可能性は低いが，なるべく血管系には直接接触させることは回避して，血管の接線方向に CUSA の先端を外して，血管周囲の腫瘍を削ぎ取るような概念で使用すると安全である．

Self−retaining brain retractors（脳べら）の使用方法

- これに対しては諸説ある．脳べらの使用に対して強く否定する一派が存在する一方，いかに脳べらをうまく使用するかが手術を決めると考えている一派も存在する．筆者は後者に属する．

脳べら使用の基本概念①

- 「脳べらを，どういう接触面で，どの方向へ，どれくらいの力で引いたら脳が苦しくないか想像しろ！」「脳に対する愛だ！」わかってもらえるであろうか．
- 脳べらを介して術者の手にフィードバックされる感触を理解することである．脳べらを使用する際の第一の基本概念である．

Tips 6

吸引で強い破砕力を得ようとすると，吸引管の吸引力をコントロールするための側孔を完全に塞いで，吸引管自体を組織に強く押し付ける，もしくは組織をはらうような動きをしなければならない．これを CUSA では超音波の破砕力と吸引力をコントロールすることによって，「静かに構えて組織をやさしく吸引除去」することを可能とする．

- このニュアンスが理解できないと，必要とする視野は得られないし，脳は挫滅する（図4）.

脳べら使用の基本概念②

- 第二に，脳べらを同一局面で使用する時間も大きなポイントである．最も無意味なのは，視野として得る必要がないところに，無駄な力で引きっぱなしになっている脳べらである.
- そもそもグリオーマの摘出術は，ダイナミックに操作部位を移動させていくことも幸いして，同一視野で同じ位置に脳べらがかかったままになることはほとんどない．そのため，全体を把握する配慮さえあれば，時間的要因で温存すべき周辺の脳を挫滅することはほとんどない 7．それは視床グリオーマなど，深部腫瘍摘出においても同様である.
- 狭く深い視野で，せっかく得られた視野を逃したくない気持ちが強すぎると，どうしてもその視野を得ることを可能としている脳べらを，長時間同じ，もしくはさらに強い力で引いてしまう．結局，全体を見ることができなくなり，当初立てていた手術戦略からずれていってしまう.
- これを避けるためにも，顕微鏡の倍率を常に上げ下げして，今手術している領域は全体のなかのどの局面であるかを常に理解する習慣をつけるとよい 8.

脳べら使用の基本概念③

- 第三に，視野を確保したい深さがどこにあるかを常に考えることである.
- 深部を見たいのであれば，間口は2本の脳べら・両手の道具・顕微鏡の光軸（視軸）の5本が入ればよいのである．そのため，間口から視野を得たい深度まで円筒状に空間を広大に広げる必要はない.
- また，脳べらを斜め上に引き上げることにより，深部の空間を水平方向

Memo 7

今から35年も前に，Journal of Neurosurgeryに信州大学の小林茂昭氏ら[17]による脳べらを引く力と時間的要因による脳への障害を検討した論文が存在する.

Tips 8

術者は自分だけ手術の進行度を理解していればよいわけではなく，第三者が見ても何をやっているかわかるように手術を進める必要がある.

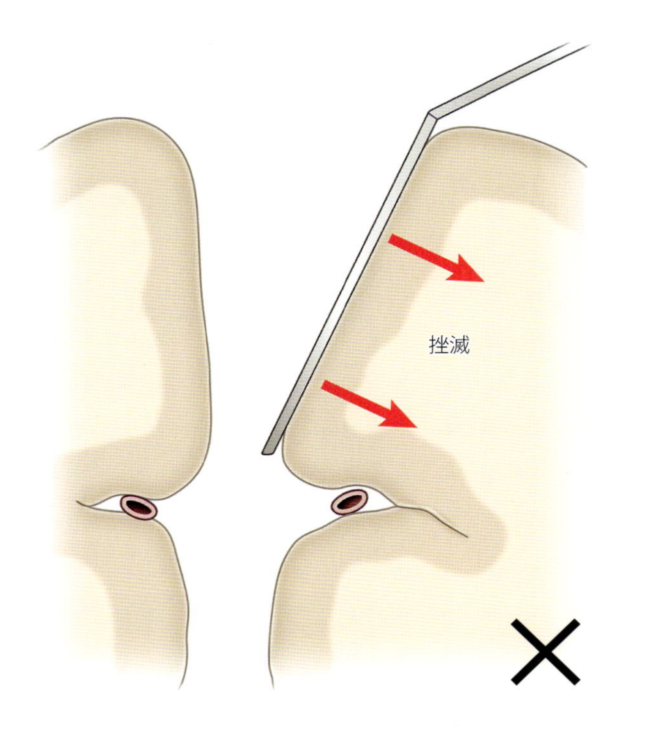

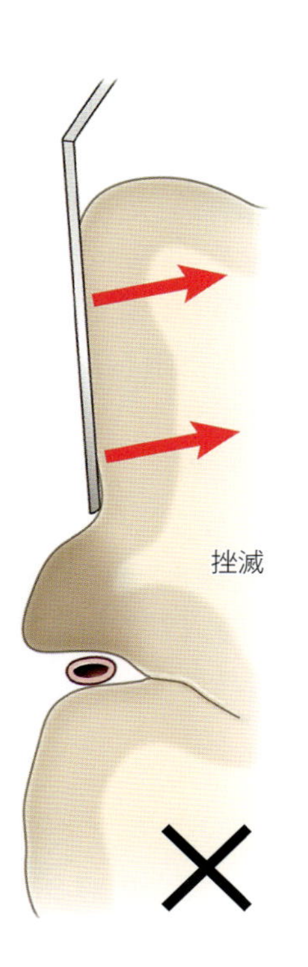

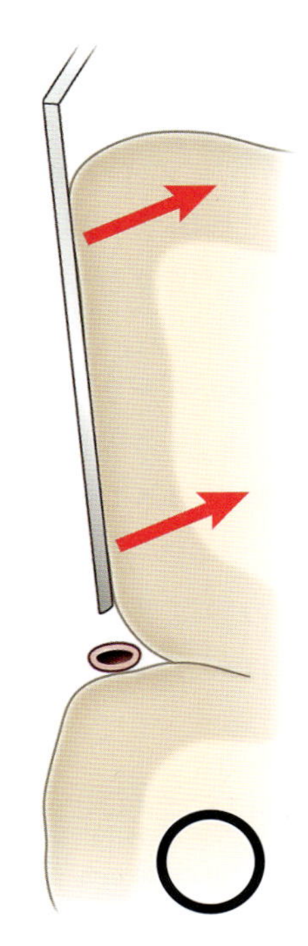

図4 脳べらのかけ方の基本概念

のみならず，上下方向にも広げることは重要である 9（図 4）．イメージとしては巾着袋を膨らませるような感じである．

狭い領域への脳べらのかけ方

- 2 本の脳べらと前述したが，必ずしも 2 本使用する必要はない．
- 特に，深部への到達過程で脳への挫滅を減らす場合には，1 本の脳べらをうまくかけて視野を確保し，片側（主に左手に持っている吸引管 10 11）でわずかに逆側の脳を開くことにより，右手の道具（主にバイポーラ）を操作することが重要である．
- 視野が開けてきた当初も，内部の容積が減少する前に視野を得ることを優先して両側に脳べらを引くのではなく，片側の脳べらをかけて開いた空間に顕微鏡の視軸を入れて，もう一方の脳べらをかけないか，わずかに膨らんでくる脳を押さえる程度のかけ方をするのが望ましい 12．

腫瘍を持ち上げる脳べらのかけ方

- 摘出する腫瘍側をわずかに上方に引き上げるように脳べらをかける方法は，深部腫瘍，特に脳室系に関係する腫瘍摘出の際に必要とされるとともに，表在性のグリオーマであっても摘出の最終局面で深部摘出ラインを決定する際にも使用される．
- この操作に慣れないうちは，摘出操作をよく理解している（おそらく指導医となろうが）アシスタントに腫瘍を腫瘍鑷子で持ち上げてもらうと，深部摘出ラインを直視・確定できるために，摘出操作は格段に速くなる．
- しかし，理想はやはり自分で何とかうまく脳べらをかける訓練をすべきである．

脳べらの機構を熟知する

- 脳べらを固定するそれぞれの機構の特徴をよく理解し，慣れておくべきである．
- 俗称になるが，C-cramp，elephant bar は手軽で使いやすいが，手前から向こうに脳べらを引く操作は難しい 13．蛇腹の長さを最大限利用できるように，工夫をする必要がある．
- C-cramp をメイフィールド頭部三点固定器（欧和通商社）のフレームに付けて使用する場合は，フレームが傾いていると，高い位置からの蛇腹は距離が稼げる一方，低い位置からの蛇腹の到達位置は術野の限られた部位になるし，方向も手前か側方に限られる．
- バデーハロー・リトラクター・システム（欧和通商社）は開頭部位の向こう側に蛇腹の固定リングがあるために，この手前から向こうに脳べらを引く操作がやりやすい．
- 筆者は，バデーハロー・リトラクター・システム用の蛇腹は距離が短く，その分遊びが少ないために，特に軟鉄製で長い蛇腹に比べるとしなやかさに欠けると感じている．これは完全に個人的な意見・好みになるであろう．

脳べらの長さ設定

- 脳べらを曲げ伸ばしして必要とする深さに適合させることは，その回数が少ない場合はよいのであるが，これが頻繁になるとどうしても脳べらの面に凹凸を生じてしまう．

Pitfalls 9
深部腫瘍摘出の際に，最も腫瘍が残存する可能性のある領域は開口部の裏側である．特に eloquent area 裏側の最も浅い所は，残存に注意が必要！

Pitfalls 10
当然脳べらのように平面で脳を引くのではないため，吸引管の軸で脳を局所的に障害しないように注意する必要がある．細長い綿片をうまく挿入して，それを吸引管と脳との間に介在させて脳を障害しないようにするのも方法の一つである．

Memo 11
綿片の硬さについては執刀医の好みがあるため，自分の使い方に最も合った製品を探したい．

Pitfalls 12
視野を得たいから当然の行為として無理やり脳を引くのではなく，脳を引いてもその引かれている脳が苦しくないから引かせてもらっているのである．

Memo 13
最近，蛇腹をさまざまな位置に設定可能として，いかなる方向へも牽引できるような C-cramp の改良版が使用可能となっている．

- 深い視野を得たいときに，このわずかな凹凸が視野を邪魔をするのと，浅い位置に脳べらを合わせていると，浅いところから深いところまで連続的に脳べらを滑り込ませられなくなる．そのため，筆者は予想される深部操作に必要な長さに合わせて使用開始している．

蛇腹のループ

- 脳べらが深く入り込まないように，蛇腹の一部を骨などに接触させることが推奨される．しかし，筆者は蛇腹の一部が接触していると最もきれいなループが描けず，接触した領域に力が逃げるために，本来目的とする方向への力は脳べらに伝わらないと考えている．
- ただし，どこにも接触させずに脳べらを安全に使用するためには，使用する方向が変わるたびに1回ずつ面倒がらずにアンロックして，蛇腹が適切な力できれいなループを描くことを常に意識し，硬さを調整するネジを動かし，再度ロックして使用するように留意している．
- 蛇腹を固定するC-cramp，elephant bar自体が動かないことの確認，アシスタントと器械出しの看護師が蛇腹にぶつからないように指示することはもちろん，その危険が迫っているかどうかを術者自らが察知することも重要である．
- 結局のところ，術野を中心として，脳べら，自分の手，吸引管，CUSA，バイポーラ，顕微鏡の最下端がどういう位置にあるかの空間認知が，きわめて重要であるということである．

脳べらを動かすときの注意

- 脳べらを動かすときは，基本的に面倒がらずに顕微鏡の倍率を弱拡大にして，操作している部位に対してどのように脳べらが入って，どの方向に，どのくらいの力で引くと，最も確実で広い視野にすることができるかを想像すべきである．倍率の低い画像を得ることは，手術戦略のどこまで自分が到達しているかを確認するうえでも必要であるし，術後に動画を見たときに何を意図しているかよくわかる記録となる．
- 微妙な脳べらのかけ替えのときも，やはり顕微鏡の倍率の調整は必要と認識すべきである．
- すなわち脳べらを動かしているときも，倍率と焦点を合わすために，常に顕微鏡の操作盤を足で動かす必要がある．

脳べら使用の究極の姿

- さまざまなポイントを記載したが，究極の脳べらの使用方法は，よくその手術を理解した経験のあるアシスタントが，術者の気持ちをリアルタイムに理解して，次の行動を正確に読み取って，視野を得たい領域を脳にやさしく，最も効率よく脳べらをかけるのと同様に，self-retaining brain retractors（脳べら）を自分自身で設定することである．

おわりに

- 以上，これまで紙面に取り上げられることの少なかった，グリオーマ摘出における基本的手技とその考え方に関してまとめた．

“Nothing is complete. Nothing is definitive. Everything is changing. And surgery is not exception.”

- これは，Dolenc 氏が 2015 年にドバイで開かれた国際学会の発表の最後のスライドで提示した言葉である．手術に命を注いだ脳神経外科医にしか言えない名言だと感銘を受けた．頑固なまでにその手術手技を守り続けないと，この言葉には到達しないと思われる．

真実は一つではない

- そもそも手術は多くのステップが複雑に組み合わさってできるものであり，術者として成長する過程で教育・影響されたことを根本として，本人の身体と考え方に合った方法が選択され，さらに独自の工夫が加わって本人のスタイルが固まっていく．すなわち真実は一つではないということだ．
- したがって，本稿で筆者が述べた内容は，「完全」ではなく，「最終的」なものでもなく，概念としても「移ろう」ものであると考えてもらってよい．本稿では，グリオーマ手術において，それぞれの操作が有する手術戦略全体に対する意義をまとめたつもりである．

- 本書では，この後，腫瘍存在部位別に手術手技の具体的方法が記載されている．それぞれが日々の臨床の一助となれば幸いである．

第 I 章 文 献

1) Lacroix M, Abi−Said D, Fourney DR, et al. : A multivariate analysis of 416 patients with glioblastoma multiforme : prognosis, extent of resection, and survival. *J Neurosurg* **95** : 190−198, 2001.

2) Sanai N, Polley MY, McDermott MW, et al. : An extent of resection threshold for newly diagnosed glioblastomas. *J Neurosurg* **115** : 3−8, 2011.

3) Stummer W, Reulen HJ, Meinel T, et al. ; ALA−Glioma Study Group : Extent of resection and survival in glioblastoma multiforme : identification of and adjustment for bias. *Neurosurgery* **62** : 564−576, 2008.

4) Ius T, Isola M, Budai R, et. al. : Low−grade glioma surgery in eloquent areas : volumetric analysis of extent of resection and its impact on overall survival. A single−institution experience in 190 patients : clinical article. *J Neurosurg* **117** : 1039−1052, 2012.

5) Smith JS, Chang EF, Lamborn KR, et al. : Role of extent of resection in the long−term outcome of low−grade hemispheric gliomas. *J Clin Oncol* **26** : 1338−1345, 2008.

6) Spena G, D'Agata F, Panciani PP, et al. : Supratentorial gliomas in eloquent areas : which parameters can predict functional outcome and extent of resection? *PLoS One* **8** : e80916, 2013.

7) Watanabe E, Mayanagi Y, Kosugi Y, et al. : Open surgery assisted by the neuronavigator, a stereotactic, articulated, sensitive arm. *Neurosurgery* **28** : 792−799, 1991.

8) Maruya J, Kayama T, Kuchiki H, et al. : [Localized glioma in the occipital lobe manifesting as scintillating scotoma : case report]. *No Shinkei Geka* **25** : 265−269, 1997.

9) Duffau H : Long−term outcomes after supratotal resection of diffuse low−grade gliomas : a consecutive series with 11−year follow−up. *Acta Neurochir* **158** : 51−58, 2016.

10) Yordanova YN, Moritz−Gasser S, Duffau H : Awake surgery for WHO Grade II gliomas within "noneloquent" areas in the left dominant hemisphere : toward a "supratotal" resection. Clinical article. *J Neurosurg* **115** : 232−239, 2011.

11) Smith JS, Cha S, Mayo MC, et al. : Serial diffusion−weighted magnetic resonance imaging in cases of glioma: distinguishing tumor recurrence from postresection injury. *J Neurosurg* **103** : 428−438, 2005.

12) Gempt J, Krieg SM, Hüttinger S, et al. : Postoperative ischemic changes after glioma resection identified by diffusion−weighted magnetic resonance imaging and their association with intraoperative motor evoked potentials. *J Neurosurg* **119** : 829−836, 2013.

13) Frigeri T, Paglioli E, de Oliveira E, et al. : Microsurgical anatomy of the central lobe. *J Neurosurg* **122** : 483−498, 2015.

14) Kumabe T, Higano S, Takahashi S, et al. : Ischemic complications associated with resection of opercular glioma. *J Neurosurg* **106** : 263−269, 2007.

15) Iwasaki M, Kumabe T, Saito R, et al. : Preservation of the long insular artery to prevent postoperative motor deficits after resection of insulo−opercular glioma : technical case reports. *Neurol Med Chir* **54** : 321−326, 2014.

16) Saito R, Kumabe T, Inoue T, et al. : Magnetic resonance imaging for preoperative identification of the lenticulostriate arteries in insular glioma surgery. Technical note. *J Neurosurg* **111** : 278−281, 2009.

17) Yokoh A, Sugita K, Kobayashi S : Intermittent versus continuous brain retraction. An experimental study. *J Neurosurg* **58** : 918−923, 1983.

第 II 章

手術支援装置

II 1 電気生理学的モニタリング

村垣善浩

はじめに

- 脳神経外科や脊髄外科など神経を取り扱う外科領域において，術中に神経損傷の有無を準リアルタイムにチェックするモニタリング法は，きわめて有用である．

運動誘発電位 (motor evoked potentials：MEP)

刺激方法と刺激電極（図 1）

- 刺激電極には頭皮（経頭蓋）と皮質（経皮質）の２つの方法があり，測定電極には頚髄硬膜外と筋肉（筋電図）の２つの方法がある❶．一般に使用されるのは，経皮質で頚髄硬膜外電極か筋電図測定，経頭蓋で筋電図測定を行う方法である❷．
- 刺激方法は電極設置の場合双極刺激が一般的であるが，プローブによる白質刺激は単極刺激が主流である．short train で 5 pulse が標準的であり，各刺激の幅（0.2〜0.5 ms）や周波数（300〜500 Hz）や刺激上限（20〜40 mA）はさまざまである．
- 経皮質刺激 / 硬膜外記録方法は，シナプスを介さない直接の神経伝達（direct wave：D wave）を記録できる信頼性の高い方法である．麻酔に影響されず，連続的な観察が可能な優れた方法であるが，硬膜外電極の埋め込みを要する．
- 以下に，現在最も使用されている経皮質刺激 / 筋電図記録法について述べる．
- 筋電図の場合，上肢は短母指外転筋，下肢は大腿四頭筋・前脛骨筋・腓腹筋に記録電極を置く．
- 中心溝を体性感覚誘発電位（somatosensory evoked potentials：SEP）における phase reversal によって同定し，運動野に刺激電極を設置する．SEP 測定に用いた 6 連電極をそのまま MEP 刺激に用いるが，最も高い電圧を発生する２つの電極による双極刺激をモニタリングに用いる❸．耳朶などに対極電極を設置し単極刺激を行う方法もある．
- 摘出前の MEP 値（例：2,000 μV）と摘出中の MEP 値との比（例：500 μV となった場合 25%）や，摘出中の MEP の絶対値を参考にモニタリングを行う❹．損傷を疑う閾値は 50%とする報告が多い❺（表 1）．

Memo 1
さまざまな方法や刺激条件があり，一長一短がある．各方法の特性を理解するとともに，最も重要なのはまず一つの方法に習熟することである．

Pitfalls 2
筋電図記録法では，筋弛緩剤や吸入麻酔薬は MEP を消失あるいは減弱させる．経験の浅い施設では麻酔科医と綿密にコミュニケーションをとり，筋弛緩剤は導入のときのみ使用し，静脈麻酔での完遂のお願いする．一方で，バッキングなどのリスク増加を執刀医は受容すべきである．

Pitfalls 3
MEP 突然消失の原因として，皮質電極自体の位置ずれの場合があり，判断前に電極位置が動いていないかをチェックすべきである．また，MEP 電位低下の原因として電極と皮質の間の乾燥があり，電極周辺に定期的に生理食塩水をかけることに留意する．

Memo 4
習熟した方法で，摘出前後の MEP 値と術後麻痺有無を比較フィードバックして，施設での判断基準（麻痺が起こりうる閾値）を確立することが必須である．

Pitfalls 5
論文的には摘出前値の 50％低下が閾値とされており，摘出後に 50％以上の電位が保たれていれば，永続的な麻痺の可能性は低い．一方で，当科で用いている条件では，前値の 30〜40％程度では永続的な麻痺の経験はほとんどなく，50％基準では，麻痺をおそれすぎて過小摘出の可能性が高まる．

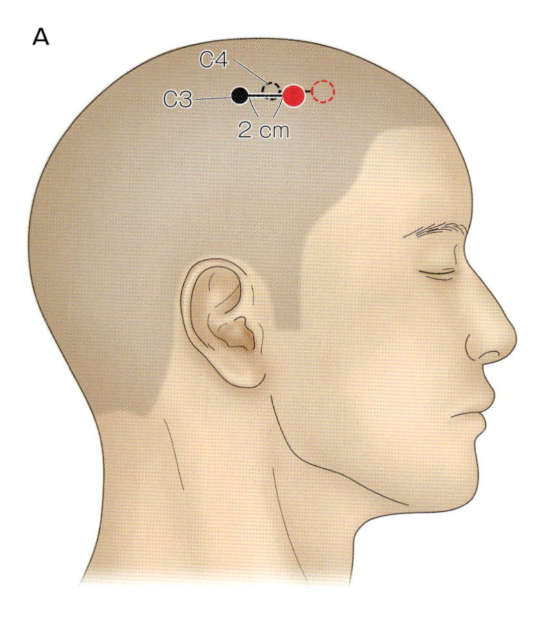

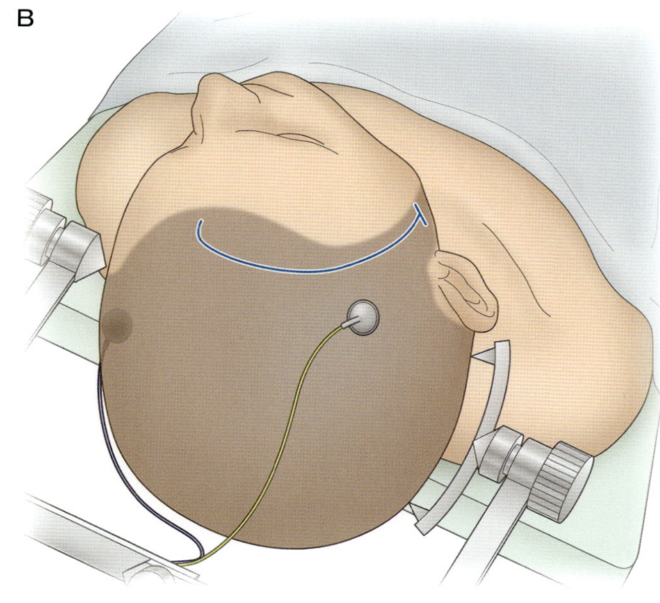

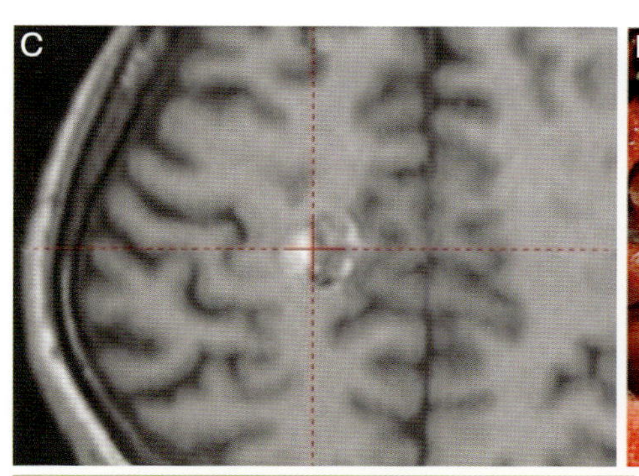

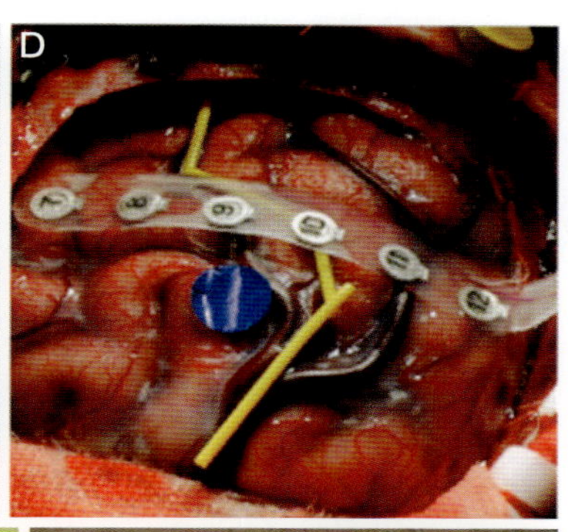

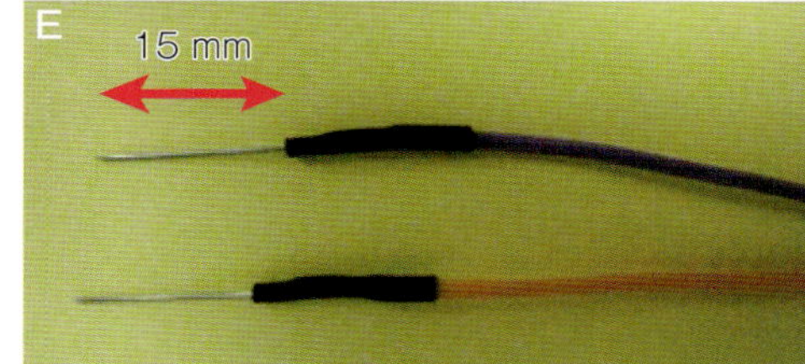

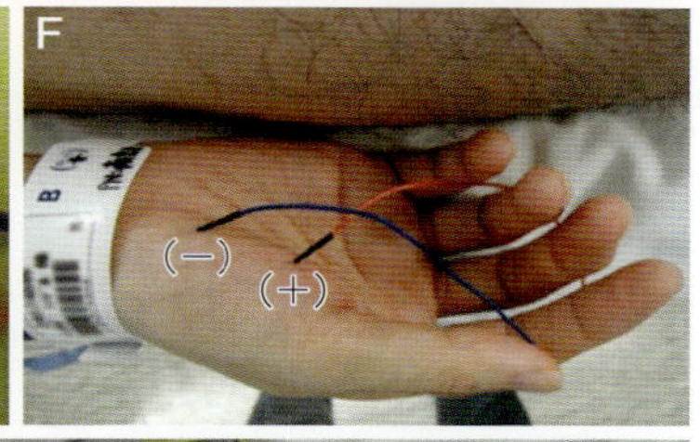

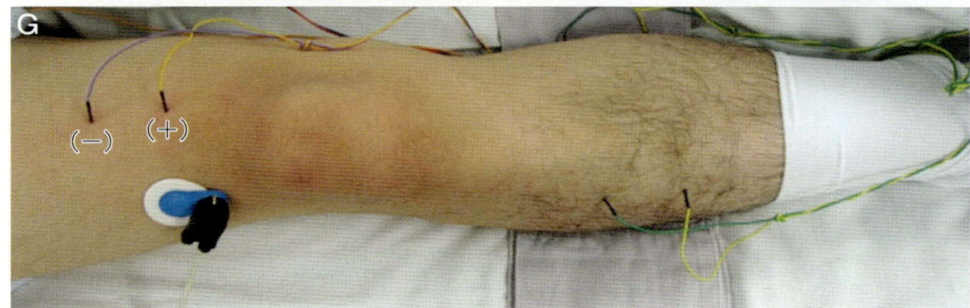

図1．運動誘発電位（MEP）

A・B：経頭蓋刺激は術野側C3，C4の前方2 cmに頭皮電極を設置する．C：経皮質刺激は中心前回の運動野（手が多い）に電極を設置する．D：中心前回内の海綿状血管腫（青丸）の症例で中心溝（黄線）をまたいで設置する．E～G：記録電極は両側に，上肢は短母指外転筋，下肢は大腿四頭筋，前脛骨筋，腓腹筋に設置する．

（東京女子医科大学脳神経外科 福地聡子氏 提供）

刺激電極（単極と双極の違い）

- 刺激電極（プローブ）には，単極と双極がある．単極凝固鑷子と同様に，単極刺激電極の場合対極電極を置く．単極電極は双極刺激と比較してより広い範囲を刺激できる利点があるが，対極電極間での刺激による反応を起こすリスクがあるとされる❻.
- 一方で双極刺激電極は，狭い範囲の刺激であるが刺激部位は正確であり，電極周囲に限定される❼.

Pitfalls 6

単極刺激で，側頭筋の筋電図を拾うという偽陽性の経験をもつ施設がある．対極電極は十分に離れた位置に置くべきである．

表1 グリオーマ摘出のための術中情報可視化（摘出率と術後合併症に注目した最近の文献レビュー）

可視化する情報（GA と AC の区別有無含め）	可視化のための検査	検査対象と目的	検査内容	文献著者	発行年
解剖学的情報（GA と AC 両方含む）	iMRI	正確な局在	iMRI ナビゲーション	Senft et al.[2]	2011
	iMRI	正確な局在	iMRI ナビゲーション	Nitta et al.[3]	2015
	iMRI	正確な局在	iMRI ナビゲーション	Fujii et al.[4]	2017
	iMRI	正確な局在	iMRI ナビゲーション	Fukui et al.[5]	2017
	iUS	正確な局在	iUS ナビゲーション	Prada et al.[6]	2014
病理学的情報（GA と AC 両方含む）	蛍光色素	悪性度	Five-aminolevulinic acid（5-ALA）	Stummer et al.[7]	2006
			5-ALA 蛍光と組織診断との比較	Yamada et al.[8]	2015
	Flow cytometry	悪性度	DNA aneuploidy	Shioyama et al.[9]	2013
機能的情報（GA の場合）	SEP	感覚機能	経皮質刺激	Thirumala et al.[10]	2013
	MEP	運動機能	経皮質刺激	Krieg et al.[11]	2012
				Gempt et al.[12]	2013
		運動機能	経皮質下刺激	Neuloh et al.[13]	2007
				Szelenyi et al.[14]	2010
		運動機能	経頭蓋刺激	Zhou et al.[15]	2001
			（反応がでる最小電圧 2 割上昇を陽性）	Abboud T et al.[16]	2016
	iDTI	運動機能	トラッキング，ナビゲーション	Maesawa et al.[17]	2010
				Prabhu et al.[18]	2011
	iDWI	運動機能	iDWI ナビゲーション	Ozawa et al.[19]	2009
機能的情報（AC の場合）	MEP	運動機能	経皮質 / 経皮質下刺激	—	—
	Real-time HFO	言語機能	Electrocorticogram（ECoG）	鎌田 他[20]	2014
	CCEP	言語機能	経皮質刺激	Yamao et al.[21]	2014
				Saito et al.[22]	2014
	マッピング	運動機能	経皮質刺激	—	—
		言語機能	タスク，経皮質刺激	Sanai et al.[23]	2008
				Duffau et al.[24]	2009
		言語機能	タスク，経皮質下刺激	Trinh et al.[25]	2013
	モニタリング	運動機能 / 言語機能	直接筋力評価 / 直接言語評価	—	—
機能的情報（AC と GA を比較）	（メタ解析）			De Witt Hamer et al.[26]	2010
	（メタ解析）			Brown et al.[27]	2013

GA：全身麻酔，AC：覚醒下手術，iMRI：術中 MRI，iUS：術中超音波，SEP：体性感覚誘発電位，MEP：運動誘発電位，iDTI：術中拡散テンソル画像，
＊：統計学的有意差あり，Trans.：一過性，Perm.：恒久的

皮質・皮質下直接刺激

- Ojemann 刺激器などのプローブによって直接脳を刺激する場合を直接刺激とする．直接刺激は，刺激部位近傍から遠位筋肉までの神経の解剖学的連続性を確認することが可能である 8．
- 直接刺激は，刺激電極を設置しているのではないため，時間的に連続的なモニタリングは困難である．機能組織を同定するマッピングの手技として行われることが多い．皮質マッピングでは機能野を，皮質下マッピングでは機能白質・機能線維を同定する．
- 近年，皮質皮質間連絡線維（主に連合線維）モニタリングを行う皮質－皮質誘発電位が開発されている．言語線維である上縦束（弓状束）など

Memo 7

単極刺激でも双極刺激でも，その方式に習熟することが肝要である．単極刺激では電流強度に応じて刺激到達距離が一体範囲内比例し，双極刺激では刺激到達距離は 5 mm 程度とされている．

Pitfalls 8

皮質下刺激の場合，刺激部位から皮質までの経路で神経が損傷していた場合には，偽陽性（反応があるのに術後麻痺が認められる）となることがある．

検討症例数	腫瘍摘出率（EOR）	術後合併症			エビデンスレベル
		結果	検査の偽陽性	検査の偽陰性	
49	*0 vs 0.03 mL（iMRI 有 vs 無，残存腫瘍量）	13 vs 8%（iMRI 有 vs 無）			2
153	T2 平均摘出率 95%（90%以上摘出群 OS・PFS に有意に長い）				3
122	T2 平均摘出率 88%（AA AOA で 53% 以上摘出群 OS 有意に長い）				3
168	Gd 平均摘出率 94%（残存 3 mL 以下群 OS 有意に長い）				3
67	NA	NA			
251	*65 vs 36%（5-ALA 有 vs 無，完全摘出率）	有意差なし（5-ALA 有 vs 無）			2
99	95%（5-ALA と術中 MRI 併用）	9%（術後 3ヵ月後）	本体 0% 周辺 14%	本体 NA 周辺 29%	3
81	NA	NA			
139		3.6%	6/139（4.3%）	1/139（0.7%）	
112		30.3%（Trans.＋Perm. 両方含む）	15/39（38.5%）	10/73（13.7%）	
70		45.7%（MR 虚血巣確認症例）	5/70（7.1%）	16/70（22.9%）	
72		27.8%（Trans.＋Perm. 両方含む）	12/32（37.5%）	0/40（0%）	
29		44.8%（新たに生じた運動障害）	3/15（20.0%）	1/14（7.1%）	
50		*16.7%（運動機能悪化）	0/8（0%）	0/40（0%）	
93		14%（新しい麻痺あるいは増悪）	0%	0%	
28		42.8%（Trans.），3.5%（Perm.）			
12		プローベー錐体路距離が 5 mm 未満			
7		錐体路距離：0〜4.7 mm 症例			
—		覚醒下で直接運動機能モニタリング可能：検査偽陰性はなし			
7		NA			
6		33.3%（新規出現症状）	0/2（0%）	0/4（0%）	
13	30〜100%（中央値は 95%）	61.5%（新規出現症状）	0/7（0%）	1/5（20%）	
—		覚醒下で直接運動機能モニタリング可能：検査偽陰性はなし			
250	59.6%（完全摘出率）	1.6%言語合併症			
24	62.5%（完全，亜全摘出率）	50%（Trans.）			
214		*38%（術直後），13%（3ヵ月後）			
—	下記メタ解析参照のこと	下記メタ解析参照のこと			
8091	74.8 vs 58.3%（AC vs GA，完全摘出率）	*3.4% vs 8.3%（AC vs GA）			2
951	41 vs 44%（AC vs GA，腫瘍平均摘出率）	*7% vs 23%（AC vs GA）			2

iDWI：術中拡散強調画像，HFO：高周波律動，CCEP：皮質-皮質間誘発電位，NA：記載なし，不明

（文献 1 より改変引用）

のモニタリングが可能で，今後の発展が期待される．

経頭蓋刺激

- 頭皮上から刺激を行う経頭蓋磁気刺激は，電極設置が簡便でかつ，左右上肢下肢含めた四肢の MEP モニタリングが可能な方法である．筆者らは，刺激間隔 2 msec，持続時間 50 μsec の 5 train 刺激を 400〜600 V（1A）の条件で行っている．
- 皮質刺激のための電極設置が困難な症例での MEP が可能である．具体的には，運動野が半球間裂側で電極を配置しにくい下肢 MEP や，運動野が開頭野から離れている上肢 MEP のモニタリングが可能であるが，特有の偽陽性 9 や偽陰性 10 があり注意が必要である．

Memo 9

モニタリング後しばらくして操作に無関係で急激な低下を示すことがあるが，頭蓋骨と脳表との間に空気が入った場合が多い．生理食塩水などを滴下することが重要である．また，施設内で MEP 低下と麻痺との関係を調査し，施設閾値を決めるべきである．

Pitfalls 10

頭皮から高い電圧で刺激するために刺激部位が不明との批判がある．頻度はきわめて低いが偽陽性（反応があるのに術後麻痺を認める）の症例を経験しており，その可能性を認識しておくべきである．

II 2 覚醒下手術

村垣善浩

はじめに

- 放射線学的に機能組織あるいはその近傍に存在するグリオーマの摘出術において，機能温存とともに積極的摘出を目的とする手技である（図 1）.

手術適応

- 重要な機能領域（eloquent area）内あるいは近傍に存在するグリオーマ疑いの脳実質内腫瘍である❶.
- 皮質のみならず白質も含む機能組織（functional tissue）の同定を目的とする.
- 重要な機能とは，一般に全身麻酔で確認できない言語関連機能であるが，運動機能も対象となりうる.
- 言語・運動以外の高次脳機能や右半球機能も対象となりうる．しかし，タスクが複雑になるため十分な反応が得られず，結果としてその領域を

Memo 1

- 経験当初は 65 歳未満の成人を対象とし，徐々に適応拡大すべきである.
- 感情失禁を起こす患者は，既往歴のない若年男性が多い.
- 術前症状があれば通常全身麻酔とする．覚醒下手術時は症状が増悪することが多く，モニタリング不能となるためである.

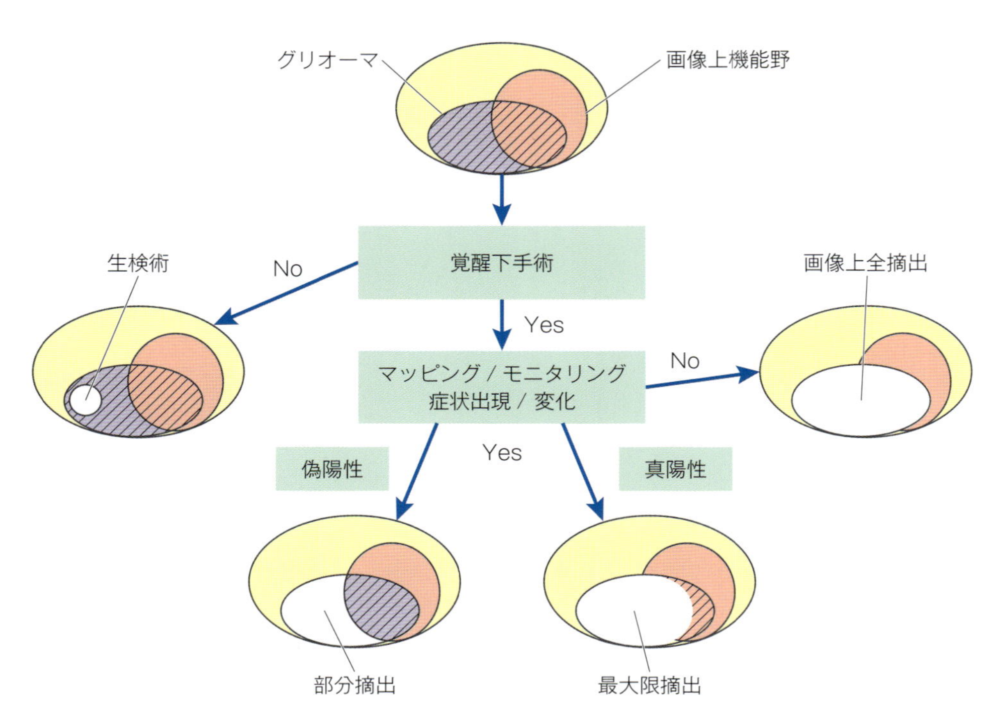

図 1．覚醒下手術の目的

機能野と見間違え（偽陽性），摘出が不十分（過小摘出）となる可能性もある（表 1）．
- 生命予後不良のグリオーマでは，過去の膨大な脳神経外科手術からの知見（例：右前頭葉は silent area）も参考にすべきである．

検査所見 / 画像所見

- MRI 上優位半球前頭葉言語野（いわゆる Broca 野）・側頭葉言語野（Wernicke 野）・頭頂葉言語野（角回周辺）と弓状束（現在は上縦束と呼ばれることが多い）や下前頭後頭束などの言語関連線維のなかに存在する，あるいは近傍にある腫瘍が適応となりうる（図 2）．
- 優位半球の同定は，左利きあるいは右利きで右半球言語野内に腫瘍が存在する場合に必要となる（右利きで左半球言語野内腫瘍なら覚醒下手術となる）．
- 優位半球の同定は，血管撮影時の負荷テスト（Wada test）がゴールド・スタンダードであるが薬剤供給の問題があり，機能 MRI で代用する傾向がある．

表 1．覚醒下手術における偽陽性と偽陰性の原因

	皮質マッピング	皮質下マッピング	モニタリング
偽陽性	覚醒状態不良 タスクを与える条件不良	覚醒状態不良 タスク条件不良	覚醒状態不良 脳べらでの圧迫
偽陰性	刺激範囲不十分 時間制約による不十分なタスク タスクで検知できない高次脳機能 刺激強度不十分	一般に全範囲の刺激不可能 時間制約による不十分なタスク タスクで検知できない高次脳機能 刺激強度不十分	ほとんどなし 術中検知できない高次脳機能

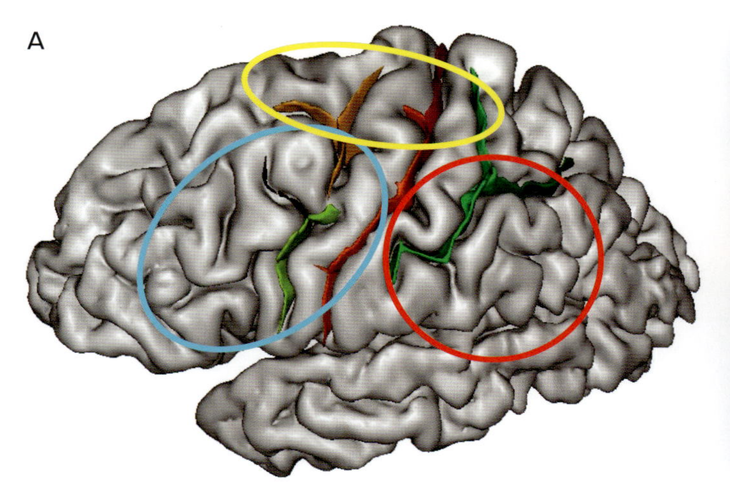

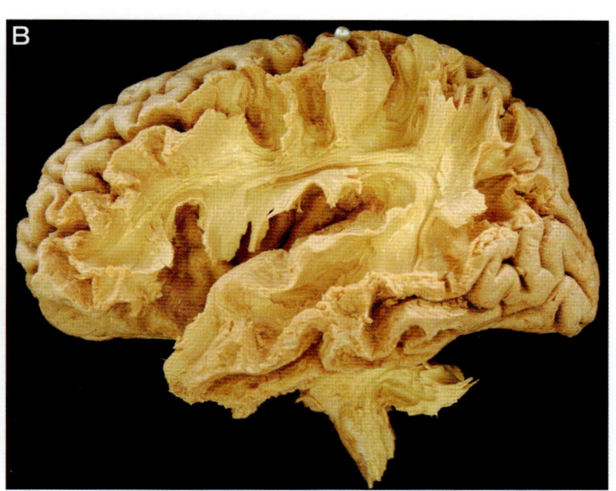

図 2．覚醒下手術の適応となりうる優位半球病変

A：皮質

（青丸）：下前頭回後方部の三角部と弁蓋部（Brodmann の 44 野，45 野）とされる前頭葉言語野（前方言語野あるいは古典的な Broca 野）から中心前回下部にかけての病変．（赤丸）：側頭葉上中下側頭回後半部（41 野，42 野，22 野，37 野）とされる側頭葉言語野や頭頂葉の縁上回，角回（40 野，39 野）とその近傍．（黄丸）：中心前回，中心後回（Brodmann の 4 野，6 野）そして上前頭回後方にかけての運動野近傍病変．

B：白質

上縦束（古典的には弓状束）中心後回と中心前回深部から中前頭回深部を通り，前頭葉・側頭葉・頭頂葉言語野を結ぶ線維．

- グレード2，3疑い症例は迷ったら覚醒下手術とする．
- グレード4疑い症例は症状のない場合，通常全身麻酔とする❷．なぜならば，造影領域内の機能組織が残存している可能性が低いこと，また広い周辺浮腫をもつグレード4で症状がないということは，浮腫内にも機能がないことを示しており，浮腫部分が安全域となるからである．ただし，機能組織側に浮腫が少ない場合は覚醒下手術を検討すべきである．

術前・術中準備

患者

- 患者が覚醒下手術の目的を理解し，リスク受容することが必要である．また，機能組織が腫瘍内に存在した場合に，機能温存優先か摘出優先か，あるいは外科医の意思決定とするかに関して，患者の希望聴取も行う．
- 麻酔科受診によって，起こりうるリスク理解と麻酔科医とのコミュニケーションの機会を設ける❸．
- 手術部看護師が訪問し，覚醒下手術のビデオ閲覧による説明を行い実際の理解を深める．可能であれば手術室に案内し，環境に慣れさせる．

Pitfalls 2

術前症状がある場合には全身麻酔とする．覚醒下手術は術前症状が強く出る傾向があり，摘出前に症状が出てしまっていれば，マッピングやモニタリングはできない．

物品

- 左側のつるのないメガネや患者嗜好の音楽CD．
- ラリンゲルマスク，プロポフォール用ポンプ．
- Bispectral index（脳波解析により覚醒状態を数字で表示）．
- Ojemann刺激器．
- 刺激プローブ❹．
- 脳波計あるいはモニタリング装置．
- タスク表示用紙あるいはタスク表示装置❺．
- 冷リンゲル液あるいは冷人工髄液．
- マッピング結果を術野でマークする滅菌した用紙．
- 透明ドレープ．
- マイク．
- 摘出中のモニタリングの際に必要な共通の話題．

Memo 3

頭皮の局所麻酔は疼痛管理の要である．ペインコントロールのプロである麻酔科医に行ってもらう手もある．

Memo 4

タスク提示と電気刺激開始のタイミングについて，モニタリング担当と術者の打ち合わせが必要である．物品呼称は同時に行えばよい．

機能別手技

運動機能組織周辺

- 電気刺激による機能マッピングや，摘出中に運動機能を確認する機能モニタリングが容易であり❻，経験の少ない施設が最初に行うのに適している❼．
- 電極設置筋数が限られる運動誘発電位（motor evoked potentials：MEP）と比較して，筋肉別の皮質と皮質下マッピングが可能である．

Memo 6

- 損傷がなくとも圧迫などで麻痺が出現することがある．特に硬膜切開は工夫し，中心前回が硬膜切開縁で局所圧迫を受けないようにする．
- さまざまな状況に対応するため，通常皮質MEPも併用する．

Pitfalls 7

- 痙攣発作を起こしやすく，低電流強度，1秒未満の超短時間の刺激時間とする．
- 刺激後痙攣に対処するため，発作波の脳波モニタリングと冷リンゲル液の準備を行い，発作が長時間となるときはジアゼパムを投与する（覚醒不良となってもMEPでモニタリングは可能）．

- 筋肉を動かし続けてもらうことにより，critical な部位の摘出で持続モニタリングも可能である．
- 電極設置が必要ないため，中心前回内の腫瘍で有用である．
- 電極設置が容易でない半球間裂側下肢運動野に連続する補助運動野腫瘍の摘出時の下肢運動モニタリングに有用である．

言語機能組織周辺

タスク

- 術中言語タスクの基本は，スピードがあり結果の解釈が容易な物品呼称である．
- 動詞生成（例：“雨” と表示→「雨が降る」と回答）がより鋭敏（より低い電流で反応）であるが，物品呼称と同じ部位のことが多く，物品呼称による陽性部位の再現性をみるのに用いる．
- 読字や復唱は，言語の機能マッピングには十分ではないが，摘出中に物品呼称ができなくなった場合に“最低限の言語（発語）機能”のモニタリングタスクに用いる．

Memo 5

物品呼称のための絵は，線が太く色が明瞭であり，回答が 1 つのものを用いる．年齢による時代背景の考慮も必要である（図 3）．

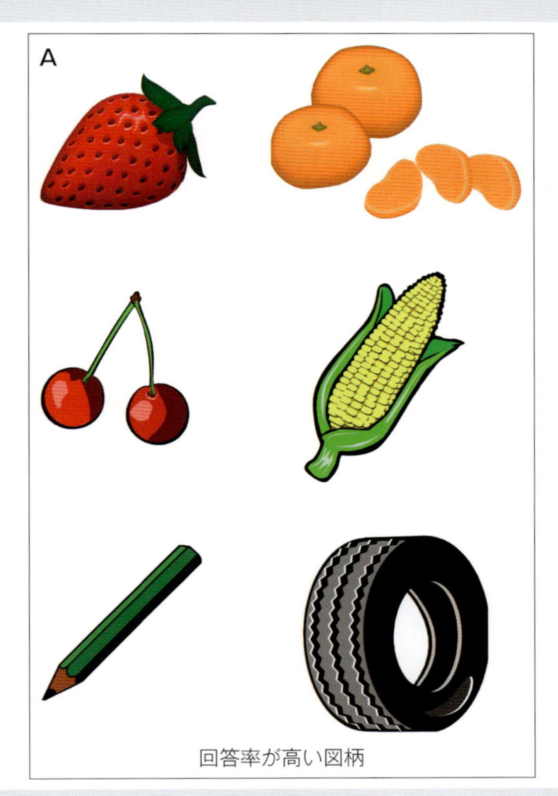

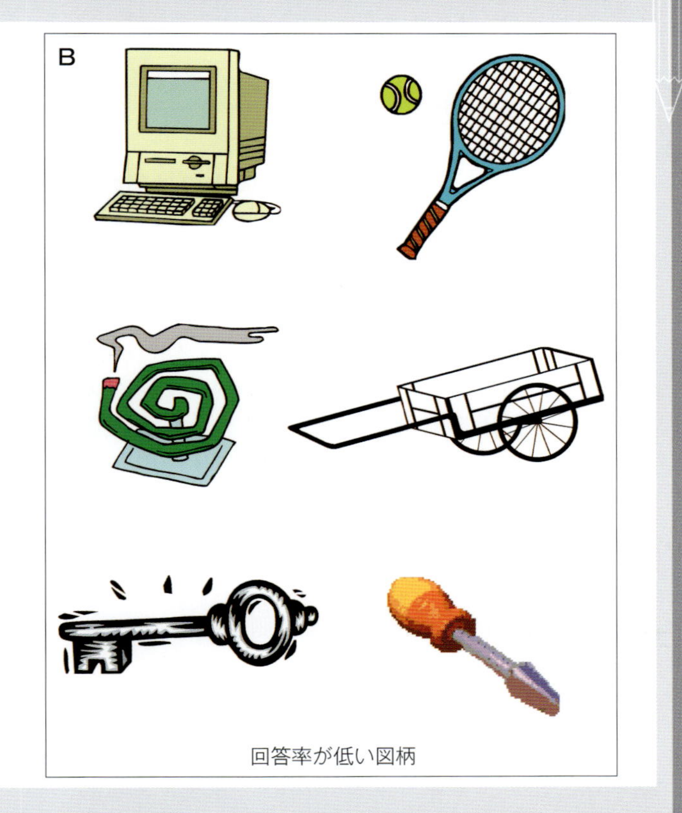

図3．呼称タスクデザイン

A：回答率が高い図柄．答えが 1 つで現在も流通している物品で，図柄自体が明瞭である．B：回答率が低い図柄．いくつかの回答がありうる図柄（左上：パソコン，デスクトップ，モニター，右上：ラケット，ボール），若年者は知らない物品（左中：蚊取り線香，右中：リヤカー），図柄自体わかりにくいもの（左下：鍵，右下：ドライバー）は避けるべき．

- マッピングとモニタリングの準備として，術中施行予定のタスクを事前に病室で行い，回答できない問題は省く．特に，高次脳機能のマッピングは平時に回答可能かの確認は必須である．

皮質マッピング

- 電気刺激の条件は施設によりさまざまだが，当科では双極矩形波（刺激幅 0.5 msec，50 Hz，1〜2 秒）で，刺激器表示で 2〜8 mA（双極なので刺激は 2 倍であり 4〜16 mA となる）8を用いている．
- Sanai らは，60 Hz で 6 mA（刺激器表示は 3 mA）の刺激で反応がなければ本質的な機能部位ではなく摘出可能であるという negative mapping technique を報告している[23]．熟練した外科医を有する施設からの報告で，一般施設では電流強度を上げてでも言語野をできる限り同定して（positive mapping technique），温存すべき部位を明確にしてから摘出に入るべきだと考える．
- 前頭葉言語野近傍9では，言語停止を起こす部位には運動野，陰性運動野，言語野があり，それぞれ口角などの筋収縮，離握手などの共同運動も同時に停止，筋収縮や共同運動停止どちらも発生しない，で鑑別する10.
- 陰性運動野は中心前回のシルビウス側に存在し，言語野はその前側の弁蓋部あるいは三角部に存在することが多い．
- 側頭葉言語野近傍では，複数同定できることも多い11.
- 頭頂葉言語野近傍では，言語というより角回症状（Gerstmann 症候群）の発生を確認する．計算と左右の手指認識（例：「右手の親指を動かしてください」）がタスクとして簡便である12.

皮質下マッピングとモニタリング13

- 言語関連線維は多数あり，皮質下刺激によって言語停止を生じる部位は多い14．最も重要と考えられているのは弓状束を含む上縦束であり，その他として下前頭後頭束（inferior fronto-occipital fasciculus：IFOF），鉤状束（uncinate fasciculus），下縦束（inferior longitudinal fasciculus：ILF）などが挙げられる．
- 腫瘍と言語関連線維との位置関係は，テンソル画像の 3DAC で推測することが可能であり，術前に皮質下マッピングの部位をシミュレーションすることが重要である．例えば，左中前頭回腫瘍の場合は，上縦束が存在すると思われる摘出後方深部白質を重点的にマッピングする（図 4）．
- 下前頭後頭束は，比較的小さな島回腫瘍で錯語の症状として同定した経験をもつ．
- 上縦束を含むネットワークは背側言語ネットワークとも呼ばれ，構文（文法）と言語の入出力インターフェイスの役割をもち，下前頭後頭束は腹側ネットワークとも呼ばれ，構文（文法）と音韻の役割をもつとされる．また，最近同定された frontal aslant fasciculus（FAF）は左右大脳半球にまたがるネットワークの一部と考えられ，構文（文法）と補助システムの役割と考えられる．
- 古典的な脳神経外科学では，摘出可能な部位であるにもかかわらず，刺激による言語停止や言語症状を呈する場合がある．
- 前頭葉深部の脳室前角外側部や側頭葉内側の脳室下角前上方部などであ

Memo 8

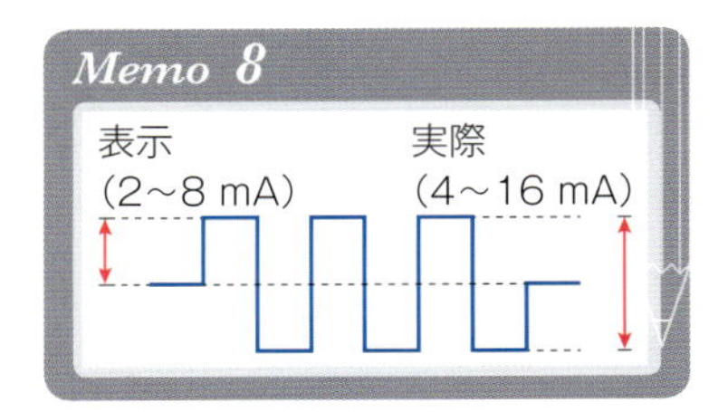

Memo 9

古典的には，言語野は運動性言語中枢（Broca 野）と感覚性言語中枢（Wernicke 野）であり，2 つの中枢を結ぶ言語線維を弓状束と呼んでいた．近年は，言語停止が起こる部位で前頭葉言語野（Broca 野に相当），側頭葉言語野（Wernicke 野に相当），頭頂葉言語野（角回とその周辺）に分類され，3 つの言語野を結ぶ線維は上縦束（superior longitudinal fasciculus：SLF）と呼ばれ，前頭側頭を結ぶ弓状束はその一部の構成要素である．

Memo 10

- 中心前回のシルビウス側に存在する陰性言語野を同定した後，その前方の言語野を同定するのが効率的である．言語野は，やはり弁蓋部あるいは三角部に存在することが多い．
- 言語マッピングで言語野を同定できない症例が 17％存在し，腫瘍が三角部に存在する症例で有意に多い．皮質下マッピングやモニタリングで言語症状に注意して摘出する．

Pitfalls 11

側頭葉言語野で発作を起こすと長時間言語機能が回復しない．刺激時間を必要最小限にする，after discharge 発生部位の刺激をマッピングの最後にするなどの工夫が必要である．

Pitfalls 12

頭頂葉言語野はタスクの種類が多く，マッピングを深く追求しすぎると患者疲労や所要時間によってより重要な摘出時のモニタリングに悪影響が出ることがあるので注意する．計算を中心にマッピングし，左右手指認識で確認する方法などがよいが，マッピングの刺激時間が長くなりがちなので注意する．例えば「10+8 は」の場合，JU-TASU-HACHI-HA の JU ではじめ HA の瞬間に終了する．また，モニタリングには適したタスクであり，失計算は 100 から−7 の繰り返しで，左右と手指失認は「右手の小指を動かして」で簡便に確認できる．

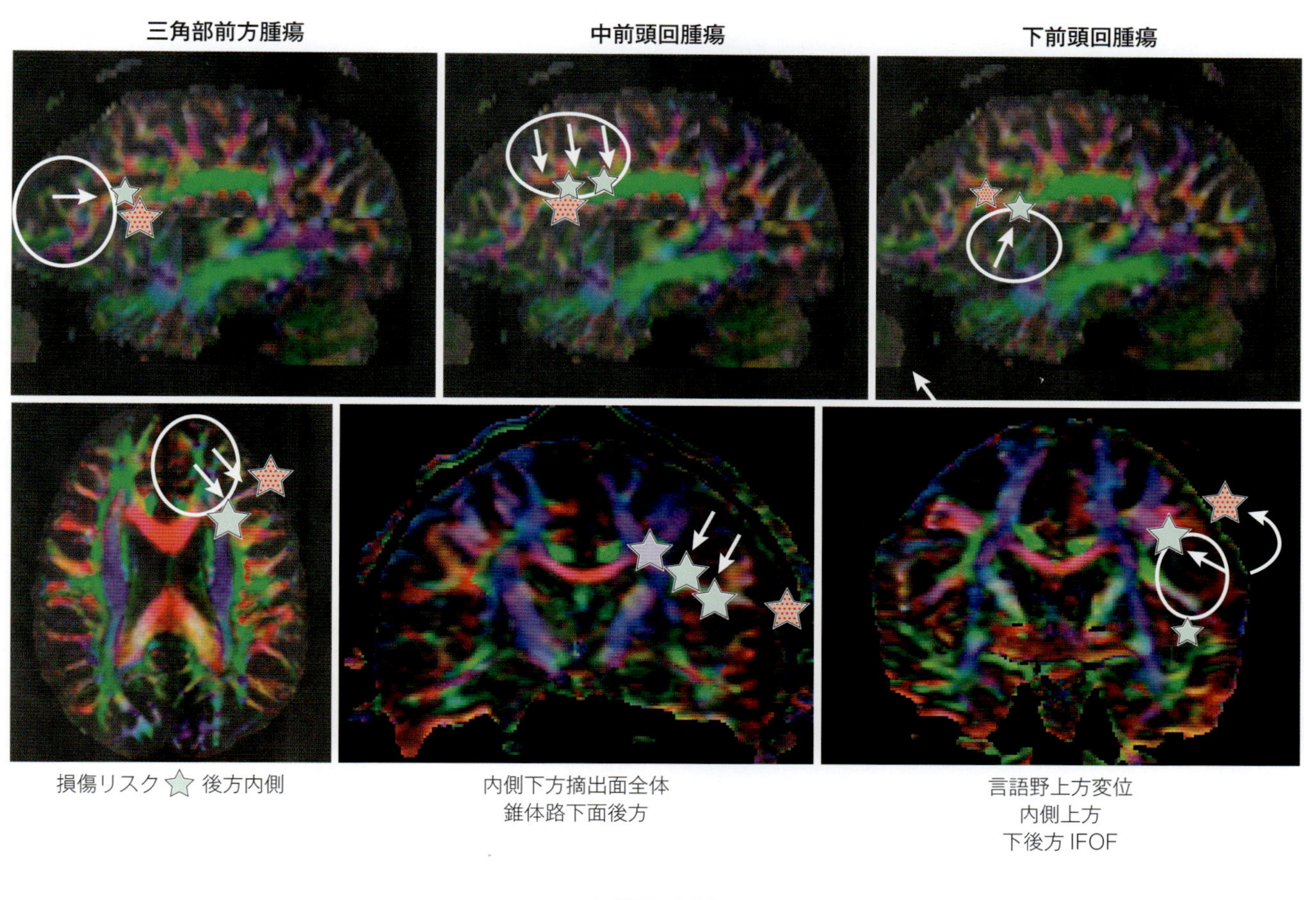

損傷リスク ☆ 後方内側

内側下方摘出面全体
錐体路下面後方

言語野上方変位
内側上方
下後方 IFOF

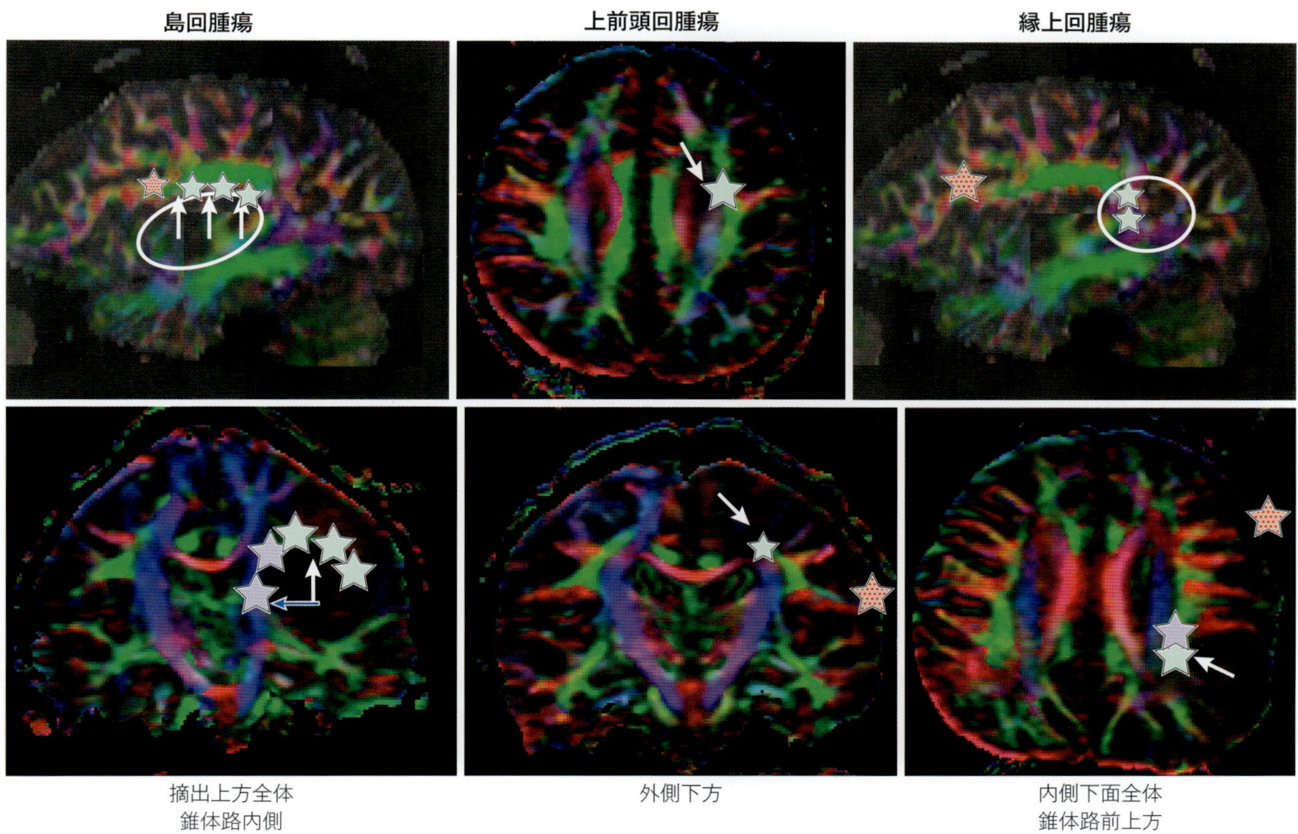

摘出上方全体
錐体路内側

外側下方

内側下面全体
錐体路前上方

図4. 腫瘍部位ごとにみた皮質下マッピングのポイント

皮質マッピングで予想される言語野（☆）と，上縦束や錐体路などの重要な神経線維損傷を予防するための皮質下マッピングを行うべき位置（☆：上縦束や下前頭後頭束，☆：錐体路），すなわち注意して摘出を行うべき場所を示した．

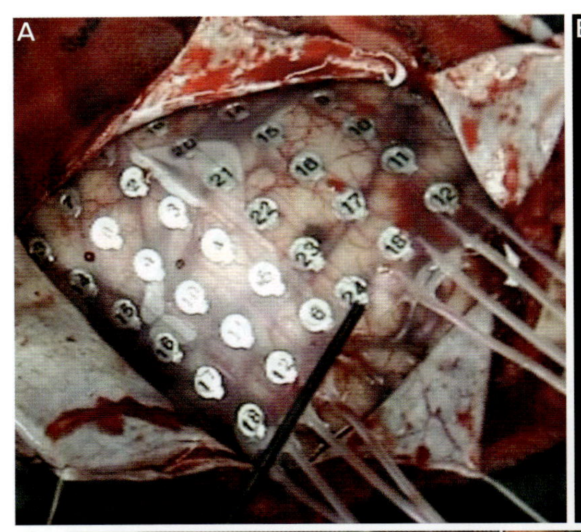

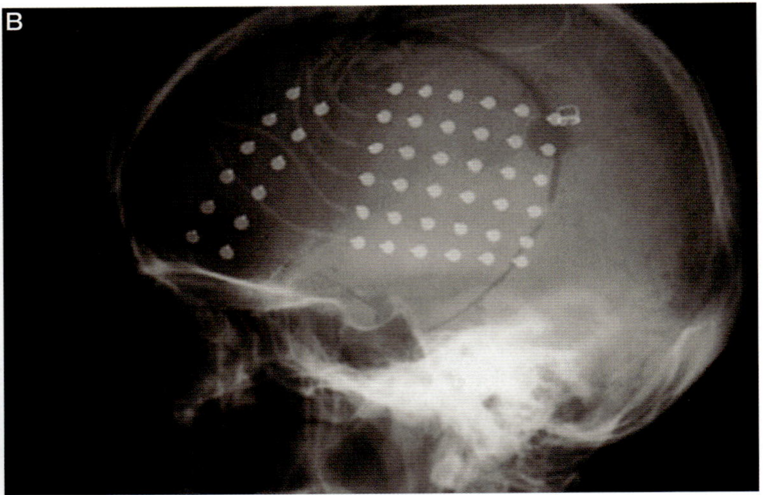

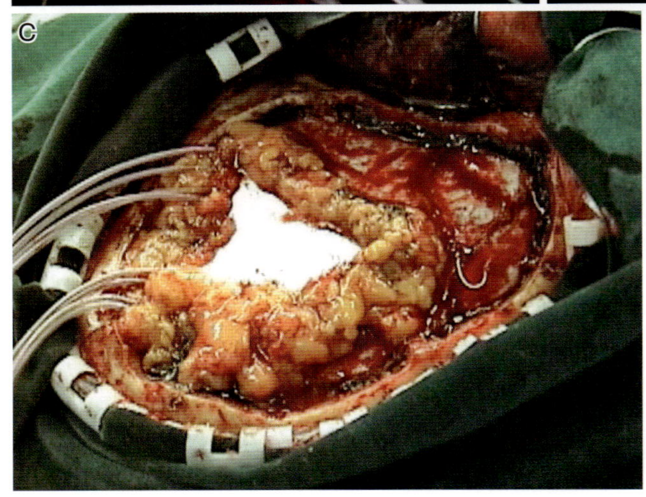

図5. グリオーマに対する慢性硬膜下電極埋め込み術

てんかん患者と異なり，頭蓋内圧亢進が存在するため（A），人工硬膜による減張が必須である（B）．また，脂肪の充填や電極コードの皮下トンネルを長くするなどの工夫が必要である（C）．※A～Cはすべて異なる症例なので工夫が必要．

り，前者は梁下束，後者は鉤状束あるいは下縦束が関与していると考えられる．

- （てんかんと異なり）グリオーマでは，生命予後と機能予後とのバランスを考慮した摘出意思決定が必要である．その際，当該部位や線維が，最近提唱された3つの主要な言語ネットワークに入っているかで決定する方法もありうる．

さらなる高次脳機能に関するマッピング・モニタリング

- 遂行機能などの社会的活動に重要な機能に対して，術中マッピングを行う方法の報告がある．
- 高次脳機能の検査はタスクが複雑となる傾向があり，術中行った場合での結果の信頼性（患者がもともと答えられない，術中のため部位にかかわらず答えられない）や，実際の高次脳機能が温存できたかどうかの検証が，今後の普及のためには必要である 15 ．
- 非優位半球（右半球）に関しても機能マッピングを行う試みがある．右頭頂葉における半側空間無視症状の同定のための，線分二等分試験などがある．

Memo 13

言語の皮質下マッピングとモニタリングは覚醒度が成功の鍵となる．硬膜切開後は静脈麻酔薬をできる限り使用しないこと，時間とともに覚醒度が落ちるため極力時間短縮に努めることが重要である．

Memo 14

言語線維近傍で術者が刺激部位を展開し，助手が刺激器で皮質下電気刺激を行うのが理想である．道具を変える必要がなく，反応がなければそのまま摘出を継続できるため時間短縮につながる．

Pitfalls 15

神経科学の進歩のために重要な臨床研究である．一方，長時間のマッピングや偽陽性によって摘出率を向上させるという覚醒下手術本来の効果を減弱させないように留意する．

その他のマッピング・モニタリング

皮質－皮質誘発電位 (cortico－cortical evoked potentials：CCEP)

- 電気刺激によって連合線維を介した誘発電位（皮質－皮質誘発電位）を導出し，術中同定しモニタリングに使用する試み 16 が報告された．
- 前頭葉言語野と側頭葉言語野間の線維である上縦束や下前頭後頭束の術中モニタリングへの応用が期待されている．

慢性硬膜下電極によるマッピング

- 慢性硬膜下電極の埋め込みによるマッピングは，時間をかけて繰り返し行え，（病棟のため）覚醒状態でのマッピングなのでより正確である 17 （図 5）．

Memo 16

- 刺激部位は fMRI などでの hot spot を参考にする．
- 術中 CCEP の導出は容易ではない．皮質マッピングも複雑になる頭頂葉症例では慢性硬膜下電極を埋め込み，CCEP が検出できる刺激皮質と導出皮質を事前に同定する方法もある．

Pitfalls 17

- 埋め込み直後は手術操作や電極の物理的圧迫により症状が出やすい．一方長期にわたると感染のリスクが増えるため，3～5 日後より 2 週間程度でマッピングを行うとよい．
- てんかんと異なり mass effect があるグリオーマでは，慢性硬膜下電極の埋め込みによる脳ヘルニアなどの合併症がありうる．大きな開頭や人工硬膜使用による減張などで対策する．
- 経験の浅い施設では髄液漏も発生しやすい．硬膜切開部周辺に脂肪の充填や電極コードの皮下トンネルを長くするなどの工夫を行う．

II 3 ニューロナビゲーションシステム

村垣善浩

はじめに

- 術者がバイポーラ鑷子などで操作している脳内での部位を，CT や MRI などの画像上にリアルタイムに表示するシステムである．

開発の経緯

- 世界で最初の報告は，Watanabe らが開発した機械式ナビゲーションであり，現在も販売されている❶.
- 同時期に Kato らが磁気式ナビゲーションを開発し，形を変えて内視鏡などで利用されている❷.
- 最も普及しているのは，POLARIS™（アドバンストシステムズ社）という赤外線を用いた位置同定装置を用いた光学式ナビゲーションである❸.

ナビゲーションの原理と役割

- 本稿では，最も普及している光学式を中心に原理を述べる．
- 位置同定装置から投射された赤外線が，術具に装着した反射球と呼ばれる装置に反射する．その反射赤外線を位置同定装置の 2 つのカメラで同定し，三角法で反射球の三次元的位置を同定する．顕微鏡に反射球を装着し，顕微鏡画面の中に腫瘍などを重ねて表示するナビゲーションもある．
- ナビゲーションには，次の 2 種類の登録作業が必要である．反射球とナビゲーションしたい術具先端との位置関係を登録することと，MRI あるいは CT の画像空間と実空間との位置合わせのための登録（いわゆるレジストレーション）である．
- 最も一般的なレジストレーションは，マーカー（目印）を用いる方法である．術前に頭皮・顔面にマーカーを数ヵ所貼付したうえで MRI 撮影を行う．頭部固定後に特定の鑷子でそのマーカーの位置を指定し，マーカーの指定位置（実空間）を MRI 画像上のそのマーカー位置（画像空間）に登録することで位置合わせが完了する．
- 最も大きな役割は，操作部位を画像上に示すことである．グリオーマにおいては，摘出範囲の決定にきわめて有用であり，具体的には皮質の切

Memo 1
機械式は，操作道具からナビゲーション用プローブへの持ち替えが必要だが，認識が安定している．

Memo 2
磁気式は，先端が見えないあるいは曲がる道具の先端を同定することは可能であるが，精度はほかの 2 方式より高くなく，強い磁場や電場環境では使用できない．

Memo 3
光学式は汎用性が高く，さまざまな操作道具をナビゲーション可能であるが，操作道具と POLARIS™ の間に顕微鏡の鏡筒や術者の肩などの遮蔽物があると，赤外線なので認識できない．

開線決定，白質切開進行方向の決定，深部白質切開終点（折れ返し点）の決定，そして重要神経線維までの距離の推定に役立つ．また，生検や脳室穿刺時の目標に向けての穿刺進行角度の決定にも有用である．

- 2D の 3 断面図で示す方法，3D で示す方法❹，手術用顕微鏡や内視鏡の画面上に直接投影する方法などが考案されている❺．
- 2D 方法が主流で，Axial，Sagittal，Coronal の 3 断面画像の十字の交点（中心）に操作部位がリアルタイムに表示される．

Memo 4

3D 表示は直感的であり，腫瘍と操作部位とのおおよその位置関係を把握することに適しているが，腫瘍境界との正確な位置関係の把握（例えば境界まであと何 mm か）は困難である．その点で 2D 表示の 3 断面表示は，2 断面以上を同時に認識する技術は必要であるが，慣れれば有用である．

Pitfalls 5

近年多種類の術前画像を同一画像に重畳する技術が開発され，術前シミュレーションとして解剖学的位置関係の把握にきわめて有用である．ナビゲーションにも応用されているが，後述するナビゲーションの誤差とともに各画像の誤差や重畳時の誤差などが考えられるため，参考程度とするべきであろう（図 1）．

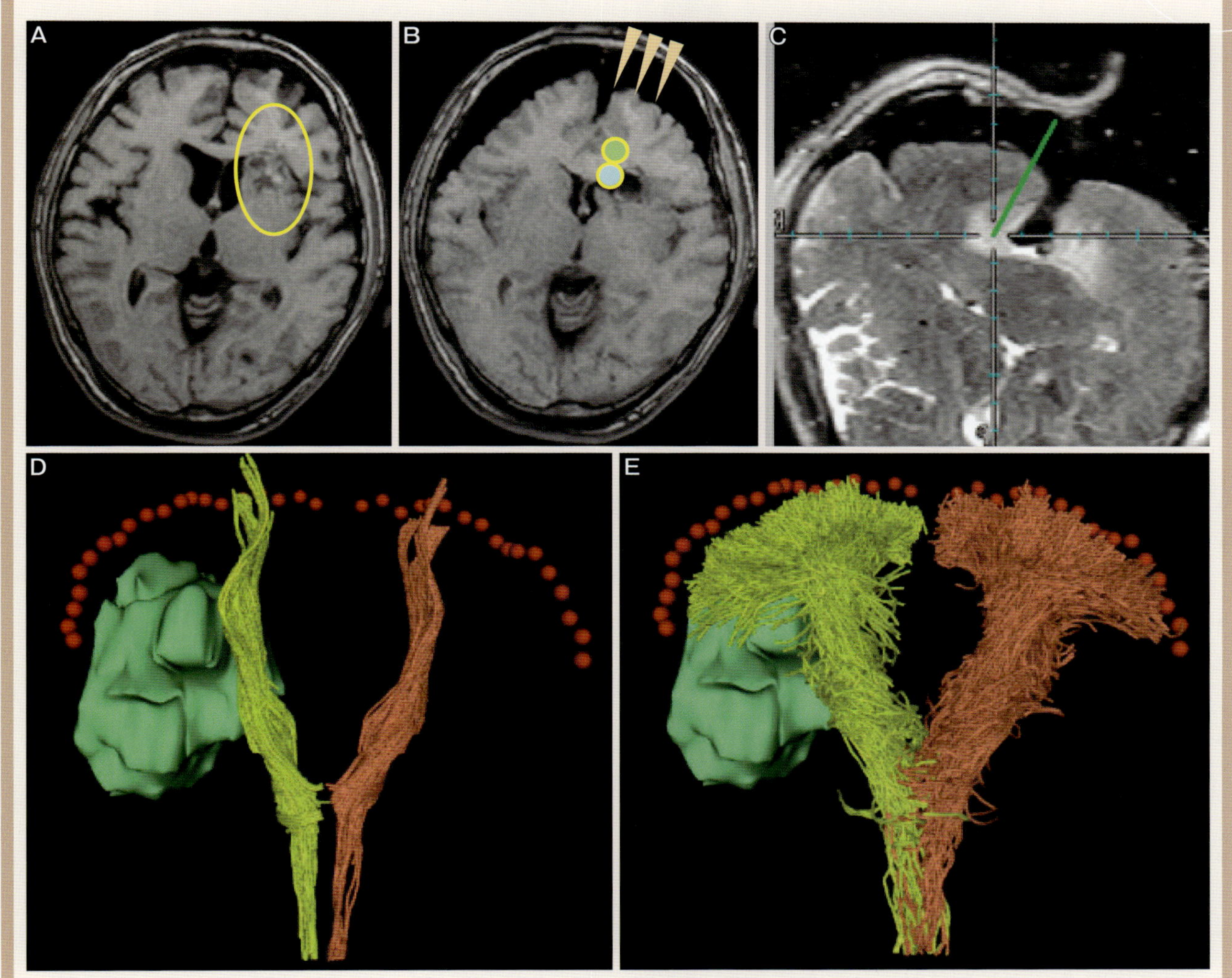

図 1　ナビゲーションと tractography の pitfalls

A～C：brain shift の実例（右脳室前角外側病変で開頭前後の画像）．術前画像（A）と比較し，開頭後髄液漏出などで全体的にシフトし，病変も術前位置から 1 cm 近く移動している（B）．島回の症例における術中 MRI で brain shift が起こっていることがわかる（C）．D・E：tractography の測定者間における違い（同一患者のテンソル画像を，異なるチームの異なるソフトで解析した tractography の実例）．偽陽性は少ないが偽陰性が多いパターン（D）と偽陰性は少ないが偽陽性が多いパターン（E）．どちらにしても，測定者間でこれだけ差があることに留意する．一般の tractography では，ほかの線維と交差すると線維は描出できない．上肢の錐体路は上縦束と交差するために描出されないことが多く（D），描出には特殊な方法が必要である．したがって，ナビゲーションに重ねる場合は偽陰性と brain shift 両者を考慮すべきである．

Memo 6

ナビゲーションの登録（皮膚）マーカーは3ヵ所あればよいが，さまざまなトラブル想定し，通常4～5ヵ所貼付する．コツは，病変を挟み込むように設置すること（理想的には立体的に挟み込む），同一平面上に設置しないことであり，レジストレーションの誤差を減少させる．頭位も想定しポインター先端をそのマーカーに接地させたときにきちんと認識できる場所に設定する（図2）．

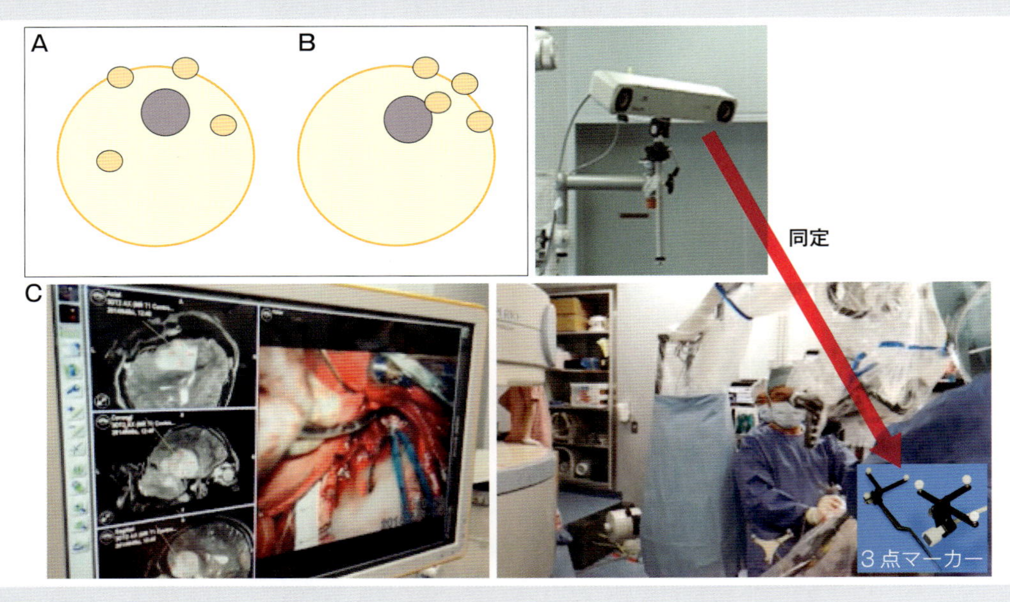

図2．登録マーカー設置のコツ

A・B：皮膚マーカーの設置位置．病変を取り囲むように，かつ，4個以上の場合4つめが同一平面上のないこと（A）が精度を向上させるコツである．病変の一方に偏り，かつ同一平面上にある場合（B），少しのずれが大きな誤差になる可能性がある．C：ナビゲーションのセンサーPOLARIS™の設置．病変の左右や術者の利き手，そして顕微鏡の鏡筒を考慮したうえで，3点マーカーが常に同定できる位置に置く．

術前・術中準備と誤差対策

- ドーナツ型皮膚マーカーを術野周辺や前額部に貼付する 6 7．
- 術前にMRIあるいはCT画像を撮影し，画像データをナビゲーション装置に転送する．
- 手術時頭部固定後，登録用装置（ポインターと呼ばれることが多い）でマーカーを指し，レジストレーションを行う→ここからナビゲーションが使用可能で皮膚切開の参考になる 8．
- 手術操作時，メインとなる道具（多くはバイポーラ凝固鑷子）に反射球を設置後，同様に道具側のレジストレーションを行う → ここから操作部位（バイポーラ先端）のナビゲーションが開始可能になる．
- 2次マーカーをベッドに設置する → ベッドを上下・回旋してもナビゲーションが追随する．
- ナビゲーションには誤差がある．装置自体の誤差は1 mm以内であるが，レジストレーションに伴う誤差やMRI画像の歪みによる誤差がある 9．
- 最も重要なのは術中に腫瘍摘出や髄液漏出によって起こる脳自体の偏位，すなわちbrain shiftに起因する誤差である 10 11．
- ナビゲーションに術前画像でのtractographyを用いる方法もあるが，実際に存在するのに描出されない場合（偽陰性）もあり注意が必要である 12．

Pitfalls 7

皮膚マーカーは皮脂などで外れやすいため，ナビゲーション用の画像撮影は手術直前が望ましい．また，マーカー周囲を油性マジックで描画して外れても再貼付できるようにする，あるいは頭皮内の場合では部分剃毛する，などの対策がある．

Memo 8

位置同定装置（2つ目の装置）の設置は熟考し，頭位や顕微鏡そして術者と助手の位置をイメージしたうえで，できるだけ干渉しない場所に設定する．

Pitfalls 9

皮膚マーカーが頭部固定や皮膚切開後ずれるという報告があり，これらを含めてレジストレーションに伴う誤差は3～5 mm程度といわれている．

Memo 10

髄液漏出による脳の沈下での誤差（**Pitfalls 11** の brain shift）を最小化するため，必要な場合であっても脳室開放など，急激な骨髄液漏出を伴うような操作はできるだけ摘出の最終段階に行う．

Pitfalls 11

- Brain shift は脳表で平均 8 mm，深部で平均 4 mm 沈むとの報告がある．一般的に摘出後半では“浅く”表示されている，すなわち真の腫瘍境界は若干深いところにあることを想定して手技を進める（図 1）．脳表を何点かナビゲーションシステム上で測定してどれくらい沈んでいるかを推定する方法も有用だが，根本的な対策は第Ⅱ章-5「蛍光診断（5-ALA，ICG）（p. 057 参照）で述べる．
- 逆に頭蓋内圧が高く，mass effect が強い症例では，摘出途中で圧迫が解除され脳が持ち上がる brain shift がありうることを認識しておく．

Pitfalls 12

神経線維が通過する 2 点を指定し，そこを通過する線維を描出するのが tractography であるが，ソフトウェア間そして測定者間で描出する線維に大きな違いがある．また交差する線維は一般に描出できないことを理解したうえで利用すべきである（図 1D・E）．

Memo 13

事前に挿入位置を検討しておく．特に錐体路など重要な神経線維周辺では，部位だけでなく深さも決めておく．また，摘出中に抜けたり，深く入ったりしないような工夫が必要である．

Pitfalls 14

底面が間口より広くなると，一塊での摘出の場合には底面の合わせが困難となる．分割摘出の検討も必要である．

Brain shift 解決方法

- 解決方法は，brain shift 発生前に支柱（fence post）のようにチューブを打ち込み目印とする方法と，brain shift 発生後に術中画像を撮影してナビゲーションをアップデートする方法である．

Fence post 法

- 硬膜切開後にナビゲーション下で，腫瘍境界の予定切除線に沿って数ヵ所チューブを埋め込む方法である 13．
- 皮質切開部位からの進入角度とともに，切除最深部の位置を特定するのに有用である．最深点をつなげば切除が完成する 14．

術中画像によるアップデートナビゲーション

- Brain shift が発生した後であっても，術中に CT や MRI を撮影した画像 15 で情報をアップデートすることによって，誤差の少ないナビゲーションが可能となる 16．

Pitfalls 15

再発症例では時間とともに造影剤が漏出し，摘出前造影領域の範囲を超えて増強されることがある．摘出前画像と比較して“偽増強”でないことを確認してからの摘出が推奨される．特に，重要な神経線維周辺では過剰摘出とならないように注意を要する．

Memo 16

- 術中画像回数を少なくするためには，摘出開始前にくも膜下腔からの髄液排除を行ってから撮影する．
- 摘出境界などのポイントとなる場所に小マーカーを置いてから術中画像を撮影すると，摘出の良い指標になる．

II 4 術中 CT/MRI

村垣善浩，隈部俊宏，壇　充

はじめに

- 頭蓋内腫瘍，特に髄内腫瘍，なかでもグリオーマの摘出術に有用な手術支援装置である．残存腫瘍同定による摘出コントロール，ナビゲーションの brain shift 補正，術中合併症同定などに有用である．
- 手術時間延長が伴い，患者移動や感染リスクに対する特有のリスクマネジメントが必要であり，対応機器の導入や壁の遮蔽・シールドなどの経済的負担を伴う．

機器の特徴

- 術中 MRI は，診断用と同様に軟部病変の描出に優れている．CT と比較し被曝がないことや，スライス断面や撮影シークエンスの自由度が高く髄内腫瘍の描出に優れているのが特徴である．その一方で，撮像時間が長く，ガントリーが狭い，アーチファクトが入りやすいなどのデメリットをもつ．
- 術中 MRI には，移動型（ポータブル型）と設置型がある．設置型には，手術室と同じ部屋に設置する型〔1-room system（dedicated system）〕と，手術室と別の部屋に設置する型（2-room system）がある❶（図 1）．
- 術中 CT は，腫瘍病変の描出は可能であるが MRI よりは解像度が低く，骨と出血描出にはより強い．脳腫瘍とともに脳内出血性病変などの脳神経外科救急疾患や，脊椎スクリュー挿入などの脊椎外科領域での適応が広がっている．
- X 線を利用した術中画像装置に O-arm と呼ばれる装置や血管内弁置換術で用いられるハイブリッド手術室を脊椎脊髄外科に応用している施設もある．

Memo 1

MRI 撮影には画像ノイズを防ぐために電波シールドが必要であるが，診断用 MRI と同じく部屋全体をシールドする方法と，撮影部位（患者）と MRI のみを暗幕のようなものでシールドする方法がある．部屋の全体シールドは理論上完全なシールドが可能となる利点があるが，工事を含めた費用が高額となる欠点がある．部分シールドはその逆であり，一般に中高磁場装置は部屋全体を，低磁場の一部特に移動型は部分シールドを用いる．

術中 MRI（低磁場，高磁場それぞれの利点）

- 術中 MRI は，磁石の磁場強度により高磁場（1.5 テスラ以上）と中低磁場に分けられ，前者は 2-room system，後者は dedicated system を採用することが多い❷．
- 高磁場 MRI は，磁場が強く漏洩磁場が広くなる．例えば，3 テスラで

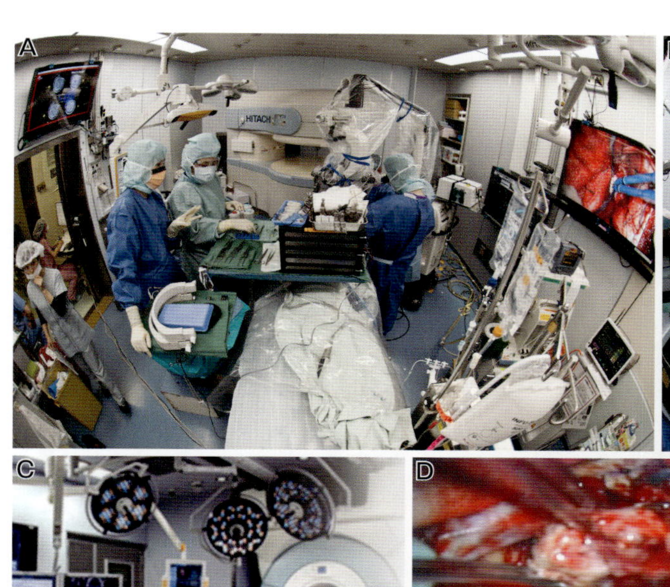

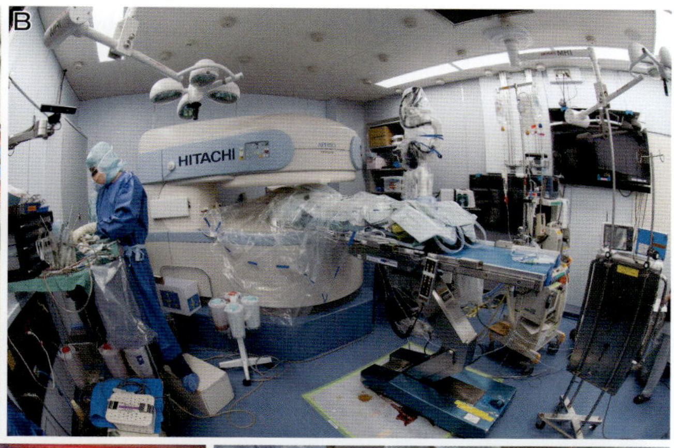

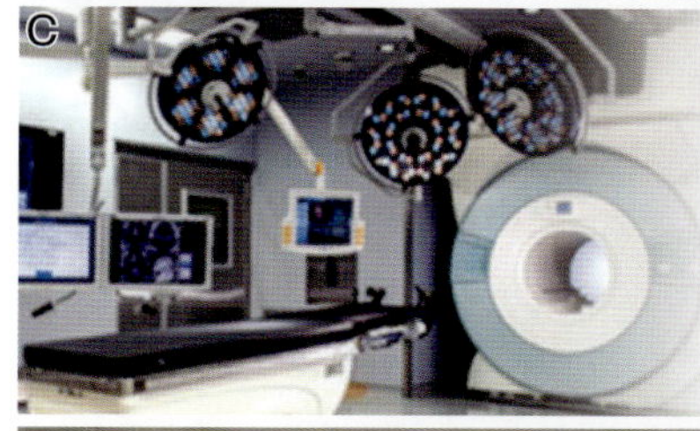

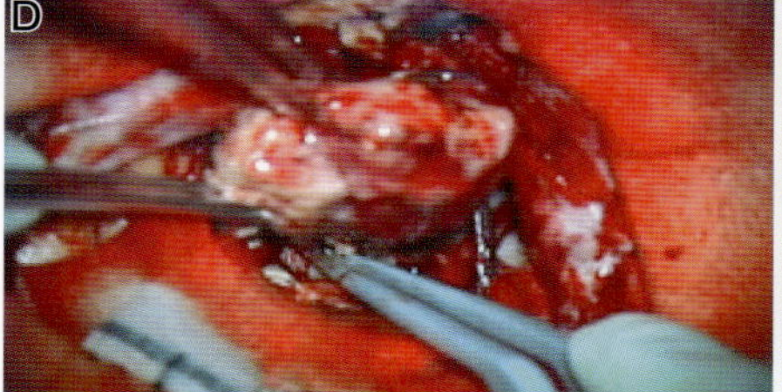

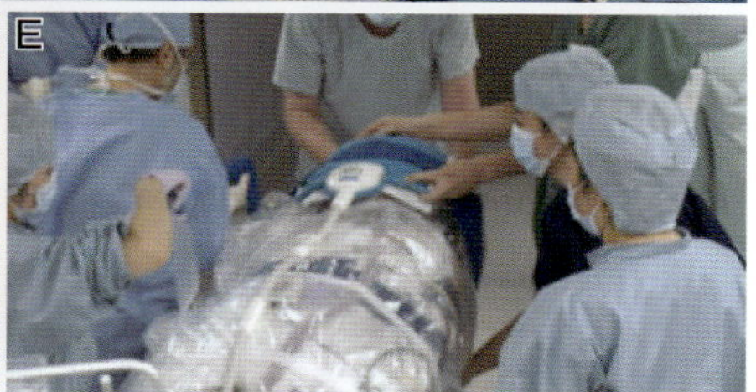

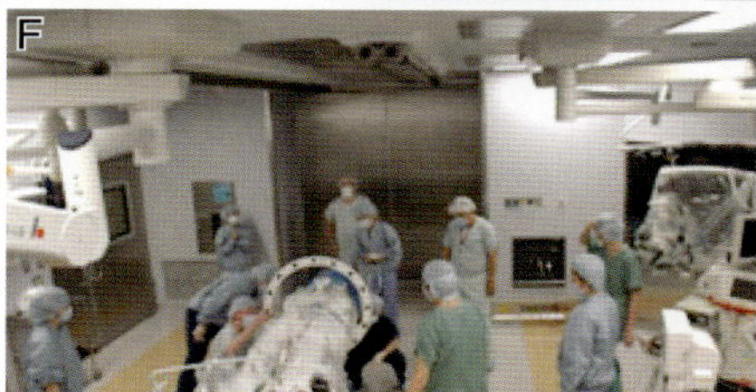

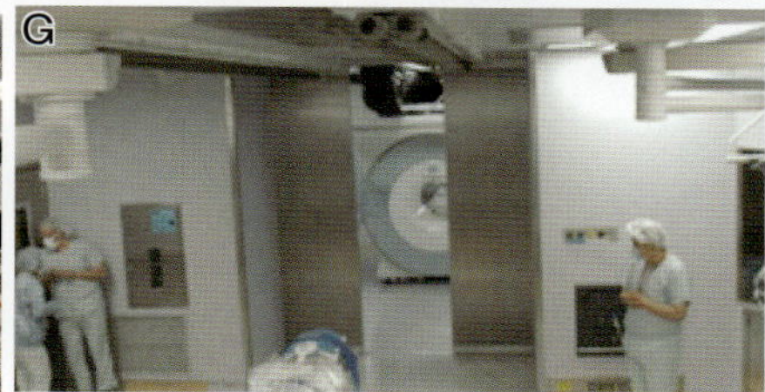

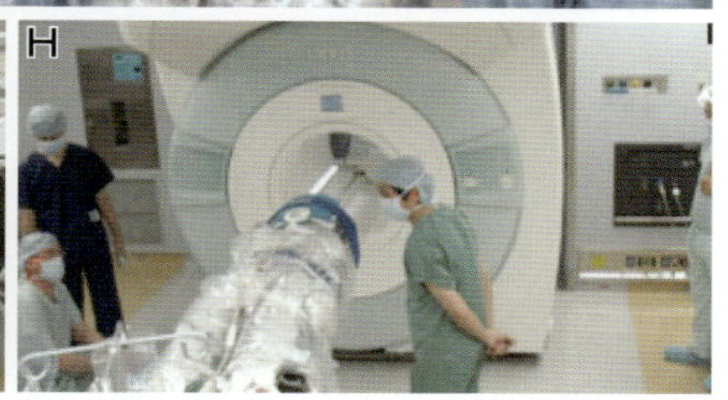

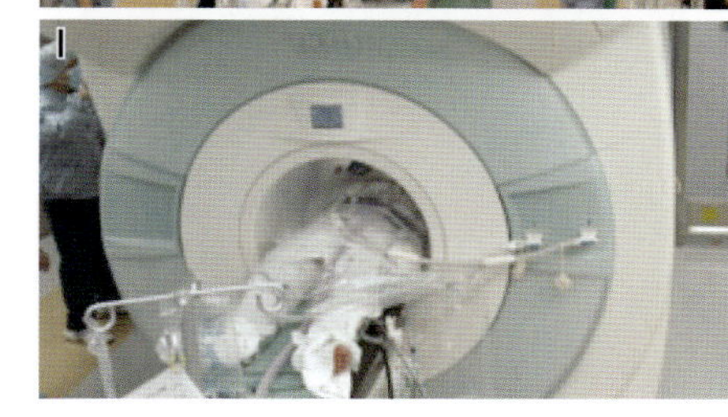

図1 術中 MRI の 2 タイプ

1-room system（dedicated system）（A・B：日立製作所社 0.4 テスラ）と 2-room system（C：IMRIS 社 1.5 テスラ）．中低磁場 MRI であると漏洩磁場が少なく，同じ部屋で通常機器を用いての手術が可能（A），MRI 撮影時はベッドを移動し患者をガントリー内に動かす（B）．高磁場 MRI では別の部屋で手術を行い（D）コイルを設置し（E），MRI 撮影前にガントリーに入るかを確認し（F：頭部の輪），隣の部屋にある MRI が患者まで移動し（G），撮影する（H・I）．

（C〜H：筑波大学石川栄一氏の厚意により提供）

は一般電気機器に影響を与えないとされる 5 ガウス以下となる範囲が部屋の外となることが多く，2-room system となる．加えて，高磁場 MRI は，超電導のため維持に費用がかかるため，普段は一般診断用として稼働させたいという理由からも，2-room system を採用することが多い．

- 一方，中低磁場 MRI は漏洩磁場が少なくガントリーの外 1 m 程度のことが多く，dedicated system が可能である．また，低磁場 MRI は永久磁石のことが多く維持費用はより安価である．
- 2-room system は，移動距離が長いため移動リスクが大きく，準備などの loss time を含めた 1 回撮像時間が長い③．一方 dedicated system は，2-room system と比較し移動距離が短く撮像時間が短いが，手術専用となる．
- 高磁場 MRI は，一般環境では高画質で同じスキャンであれば撮像時間は短い．また，diffusion tensor imaging などの特殊画像の撮影が可能である④．

Pitfalls 3

- 患者を移動させる方式とガントリーが移動するシステムがある．看護チームや麻酔科の医師との緊密な連携が必須であり，移動前確認のプロトコールが必要となる．
- 低磁場，高磁場にかかわらず，撮影中に起こった緊急事態への対応のシミュレーションや訓練が必要である．術中 MRI を用いた覚醒下手術で，撮影中に呼吸停止が起こった症例の経験がある．

Memo 2

以前は 0.1〜0.2 テスラを低磁場，0.3〜0.9 テスラを中磁場，1.0 テスラ以上を高磁場と呼んでいたが，臨床 3 テスラ機の登場により，わが国では 1.0 テスラ未満を低磁場，1.0 テスラ以上を高磁場と呼ぶことが多い．移動型の低磁場 MRI あるいは簡易シールドを用いる低磁場 MRI では十分な画質を得られない症例があると聞くが，固定型で部屋全体をシールドする低磁場 MRI の画質は，摘出に必要な基本画像としては十分である（図 2）．

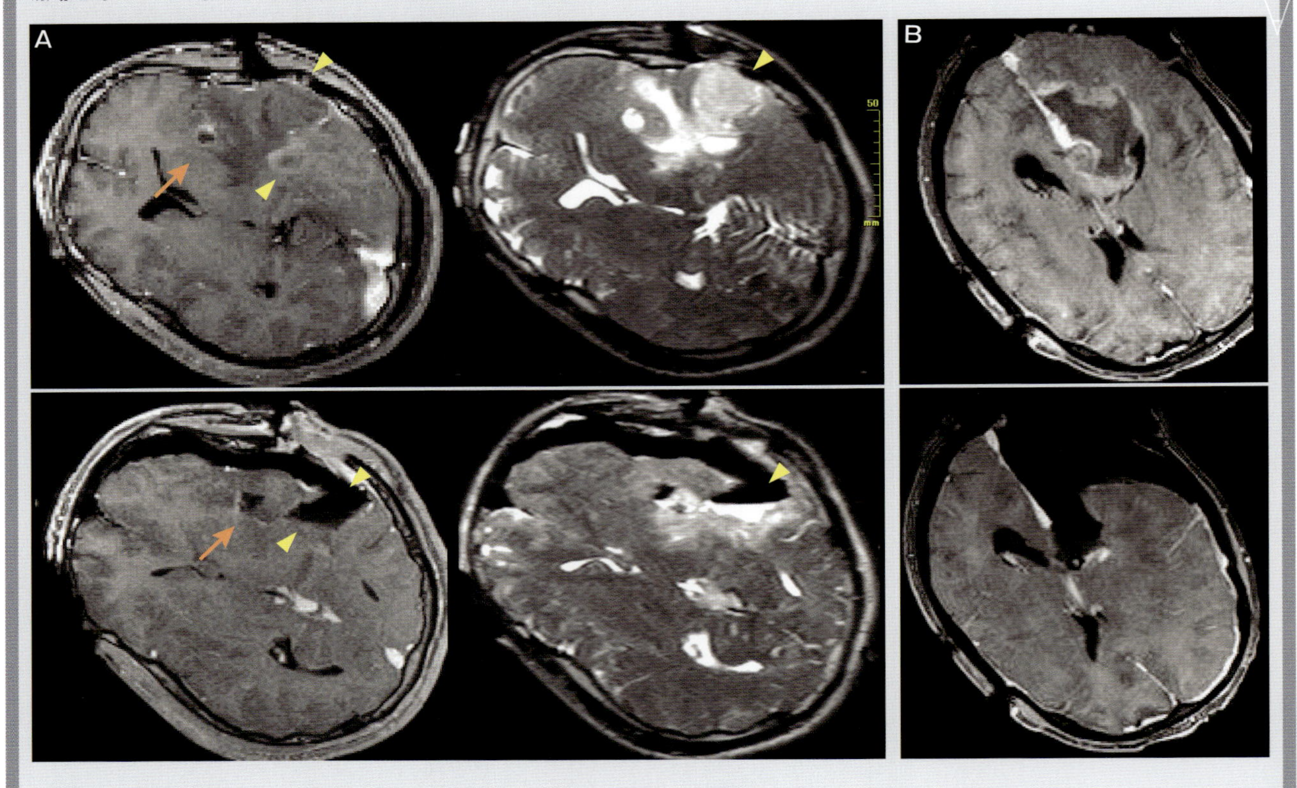

図 2　低磁場術中 MRI 画像

多中心性の膠芽腫症例．A：造影腫瘍（→）と腫瘍内出血（▶）が描出され，全摘出が術中画像上で確認された．B：腹臥位で脳梁膨大部から後頭葉膠芽腫の摘出．

Memo 4

高磁場 MRI 装置による術中 tractography や術中 MRS の撮影が行われている．それぞれ brain shift 後の錐体路や言語線維（上縦束 / 弓状束）の位置描出や，腫瘍 / 正常境界の推定に有用である．偽陽性や偽陰性の可能性もあるため，それぞれ電気刺激によるマッピングや術中迅速診断というゴールドスタンダードでの確認も必要である．

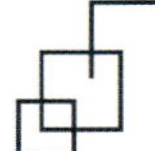

術中 CT（図 3）

- わが国での歴史は術中 MRI より古く，すでに 30 年以上前から使用されていた．
- MRI と比較して，次のような利点が挙げられる❺（図 4）．
  - ①磁場の影響を考える必要がないため，撮影部位以外に金属が存在しても安全性に問題がない．
  - ②ガントリーが広く，さまざまな体位・頭位を（通常の開頭手術ではストレスフリーで）撮影可能である．
  - ③撮影時間が短い．
  - ④造影剤使用により，微細血管を含め血管系の評価が可能である．
- 一方，欠点として次のことが挙げられる．

Memo 5

脳内出血に対する内視鏡手術や，外傷性頭蓋内出血に対する血腫除去後もしくは状況の急変時における術中確認，造影剤を使用しての脳動脈瘤・脳動静脈奇形に対する根治術やバイパス術後の血行動態確認，頭蓋骨腫瘍摘出・頭蓋底および脊椎手術を含めた骨病変に対する手術操作の確認，などには術中 CT はきわめて有用である．さらに，他分野・他科への展開が広がっており，生命に対する問題事象が生じた場合の緊急確認などにも，術中 CT は応用が可能である．

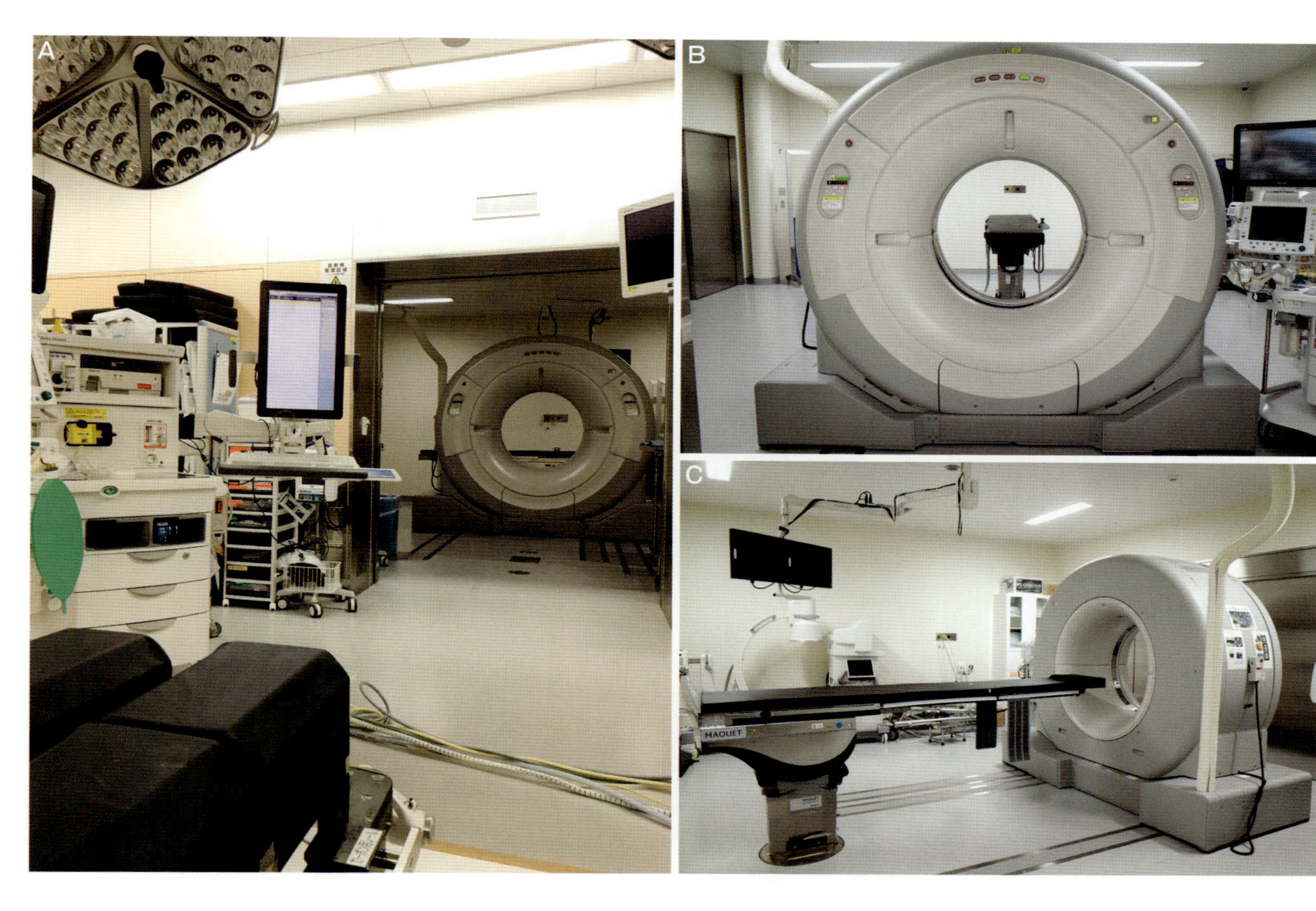

図3．術中CTの実際（CTが移動し撮影するタイプ）
隣室から（A）と部屋内頭側（B），そして部屋内足側（C）から見た術中CT装置．ガントリーは広く，一般体位に対応可能である．

①MRIと比較すると浸潤腫瘍の描出能が劣る．
②被曝の危険性をはらむ．
③チタンやサファイア製の頭部固定ピンによりアーチファクトはかなり減弱したものの，ピン直下の画像の歪みの問題は完全に解決できていない❻．

- これらの理由により，現在グリオーマ摘出には，術中MRIが主流となっている．

Pitfalls 6
固定ピンの影響によりアーチファクトを減ずるためには，関心領域にピンが入らないように頭部固定時に十分なシミュレーションが必要である．

術中MRIでの手順

- 詳細は「術中MRIガイドライン」がWeb上で公開されているため参照されたい．
- 術中CTも基本的には同じであるが，頭部固定器具などの対応機器が異なり，術者を含めたスタッフの被曝低減対策が必要となる．

体位と頭部固定

- 仰臥位に限定するタイプと腹臥位にも対応可能なタイプがある❼．
- 気管挿管後❽，狭いガントリー内に衝突なく入れるために，肩枕を最小限にベッド床から極端に身体が突出しない体位とし，極端なhead upやhead downを行わずに頭部固定する❾．

Memo 7
専用のベッドと一体化した頭部固定器具を用いるタイプは，仰臥位のみのことが多い．MRI対応の4点固定を用いるタイプは，体位の工夫が必要であるが腹臥位が可能であり，後頭葉，松果体，後頭蓋窩へアプローチできる．また腹臥位で頭部回旋し，腹臥位として小脳橋角部病変へのアプローチも可能である．

Pitfalls 8
スパイラル気管チューブは中のワイヤーがMRI対応ではなく，大きなアーチファクトの原因となる．術中MRIには禁忌である．

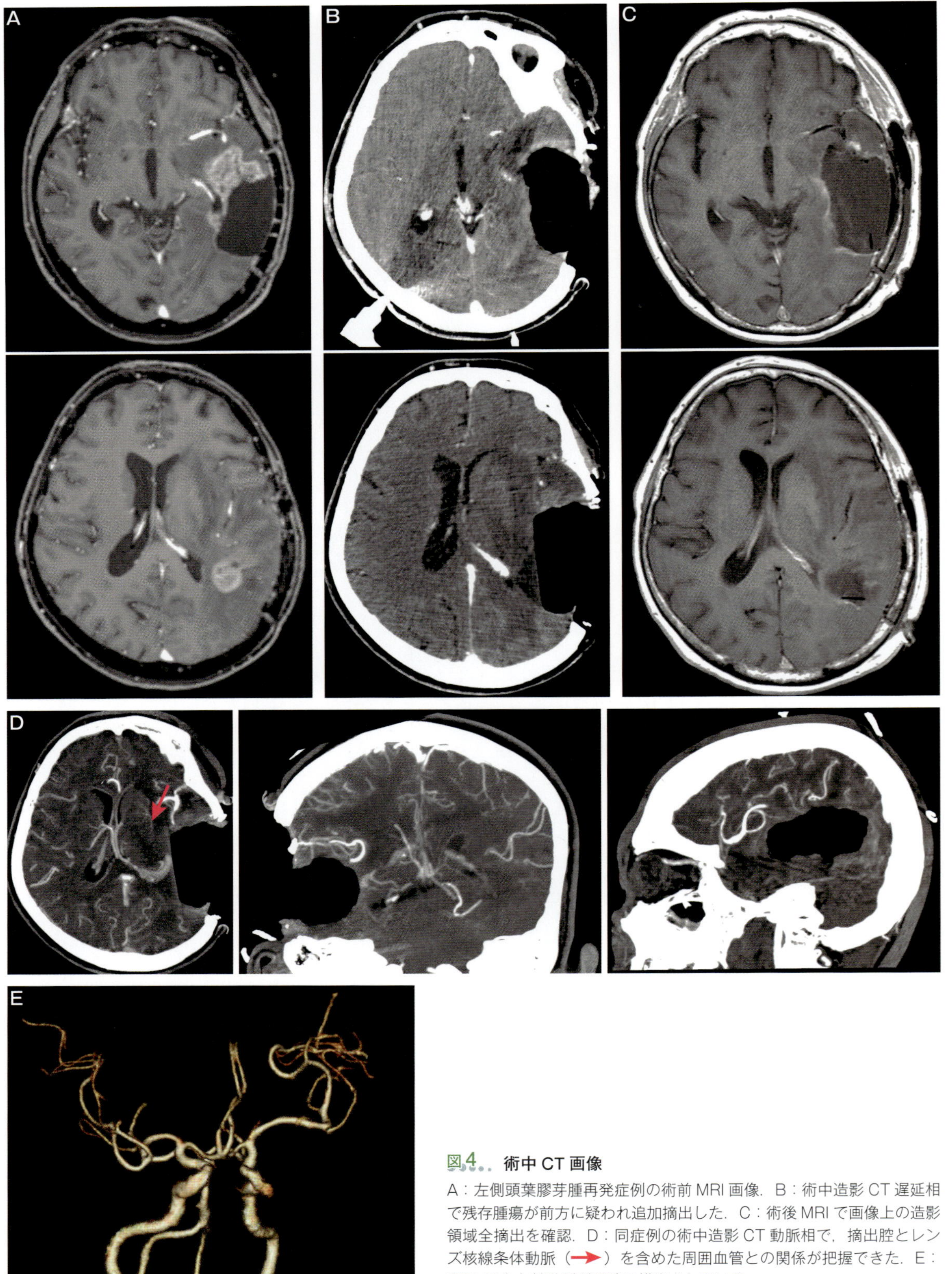

図4．術中 CT 画像

A：左側頭葉膠芽腫再発症例の術前 MRI 画像．B：術中造影 CT 遅延相で残存腫瘍が前方に疑われ追加摘出した．C：術後 MRI で画像上の造影領域全摘出を確認．D：同症例の術中造影 CT 動脈相で，摘出腔とレンズ核線条体動脈（➡）を含めた周囲血管との関係が把握できた．E：CTA でも主幹動脈が明瞭に描出されている．

Memo 9

- ガントリー幅やガントリー径に一致した計測器を作成し，固定後にガントリーに入るかどうかを確認する．計測器は簡便なもの（段ボールに穴をあけたもの）でかまわない．
- 術中 MRI，術中 CT それぞれに対応した固定ピンや固定器具が必要である．
- ピンはねじ切り型が多く，小児では深く入りすぎ硬膜外血腫発生などのリスクがあるので，点滴瓶の蓋ゴムを入れて一定の深さにならないような工夫が必要である．

MRI 撮影

- 開頭後，術中 MRI の撮影準備を行う．具体的には，開頭野周辺の MRI 非対応器具除去，ナビゲーションマーカー設置，開頭野の綿やガーゼによる保護，MRI 受信コイル設置，機械台を含めた周辺機器の離脱，滅

Pitfalls 10

移動時に挿管チューブ接合部が外れた例が稀にあり，麻酔科医との連携のもと直視下での移動が必要である．また，滅菌部分と不潔部分との区別を含めた情報共有と教育も重要である．

Pitfalls 11

画像アーチファクトの原因として，金属手術器具の遺残，電源の切り忘れ，受信コイルの接続不良などがあり，予防のためには指差し確認を含めたルーチンでのチェック機構が必要である．また，MRI 対応機器や受信コイルの経年劣化が原因のことがあり，MRI 対応生体モニターの故障や輸液ポンプのシールドボックスの一部破損で電磁波が漏れていた経験がある．市販トランシーバーで発生部位を推定することも，原因特定には有用である．

Memo 13

- 開頭硬膜切開後摘出前の MRI は，開頭後の状態をみることとナビゲーション用の画像撮影のためである．くも膜切開あるいは脳槽開窓してできる限り髄液排除した後，すなわちなるべく brain shift を起こした後に撮影（1 回目）を行うことにより，精度が高くなると考える．
- 摘出が目標に達した，あるいは機能野近傍で摘出限界に達したと術者が判断したら，摘出後 MRI（2 回目）を撮影する．摘出可能な残存腫瘍があれば再摘出，なければ閉頭となる．再摘出には摘出後 MRI でアップデートしたナビゲーションを用いて残存腫瘍を摘出する．ちなみに brain shift は表面で平均 8 mm，深部で平均 4 mm とされる．
- 摘出コントロールのための MRI は 1～3 回程度であり，摘出前後の T1 と T2/FLAIR 画像を 4 画面で比較しながら，残存腫瘍，髄液，脳浮腫（術前より存在か，脳挫傷含む術中の変化か），予想外の変化などの鑑別を行う．
- 再発例や短時間での繰り返しの撮影では，摘出前造影よりも広い範囲が造影され，残存腫瘍との区別が困難なこともある．これも転出前後の T1 造影と T2/FLAIR 画像を 4 画面で比較によって検討する．

Pitfalls 14

退室前に MRI を行うことは面倒であるが，硬膜外血腫などを発見し再開頭により事なきを得た経験がある（図 5）．術後 CT の代替えとして，術後出血摘出のための再手術の必要がなく良い方法である．術後出血の大部分が術中摘出後出血であると思われる．

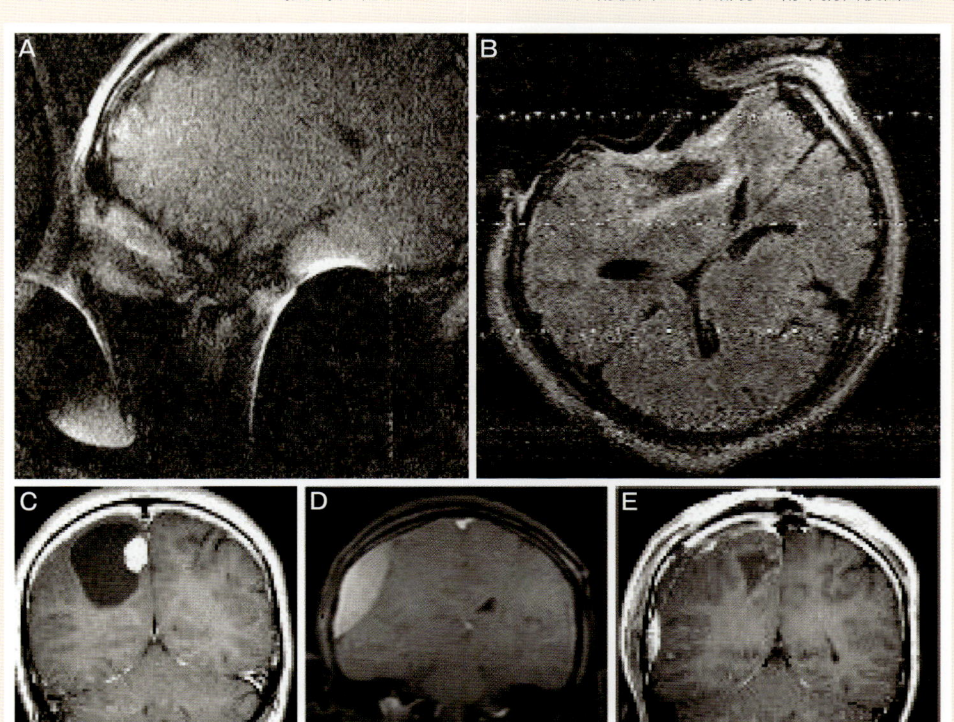

図5．術中 MRI のアーチファクトと術中閉創後硬膜外出血同定

A：挿管入れ替えが必要となりスパイラルチューブを挿入した患者の MRI 画像．B：電源切り忘れでの術中 MRI 画像．C～E：閉頭後 MRI で急性硬膜外血腫が同定され，血腫除去を帰室前に施行した症例．

菌ドレープ覆布，挿管チューブや点滴ラインの移動前チェック，である10.
- MRI 対応手術台上の患者をガントリー内に移動させ，受診コイルを接続し，必要最低限の機器以外は電源 OFF にして撮影を開始する11. 機器ごとで異なるが，T1，T2/FLAIR，造影 T1 を撮影することが多い12.
- 開頭硬膜切開後摘出前，摘出確認のため MRI 撮影を行う13.
- 閉頭後退室前に MRI 撮影を行うことも推奨される14.

Memo 12

Thin slice で撮影することが多いが，ナビゲーション用のマーカーが入るように頭側は余裕をもった範囲の撮影を行う．造影が薄い場合があり，倍量投与や投与後間隔をあけての撮影などの工夫を行うことがある．

脳機能マッピングやモニタリングの併用

- 全身麻酔での MEP や覚醒下手術下での機能マッピングやモニタリングと，術中 CT や術中 MRI の併用は可能である．
- 低磁場や多数例の経験などで安全性が一定担保されている場合以外は，一般的には，MRI 撮影時に電極はいったん抜去する．

II 5 蛍光診断（5-ALA, ICG）

村垣善浩

はじめに

- さまざまな蛍光物質を投与し，血管や腫瘍を標識する術中診断方法である．
- バイパス術や動脈瘤クリッピング術の手術時に血流状態を観察するためのインドシアニングリーン（ICG），腫瘍細胞特異的に蛍光を発し残存腫瘍の観察に用いるための5-アミノレブリン酸（5-ALA）が代表的である．
- 光線力学的診断（photodynamic diagnosis：PDD）とも呼ばれる．

蛍光診断の原理と各種蛍光物質の特徴

- 投与された物質そのものが蛍光物質（光感受性物質）であるICG，フルオレセイン，タラポルフィン（レザフィリン®）と，投与物質は非蛍光であるが細胞内で代謝され蛍光物質となる5-ALAがある．
- ICG蛍光脳血管撮影は，脳血管障害の手術時に脳血流を可視化する優れた方法である．グリオーマの手術でも流入動脈の確認や通過動脈との鑑別，穿通枝の可視化などに用いる報告がある．
- フルオレセインは眼底検査などに用いられている蛍光物質であり，古くからグリオーマなどの腫瘍摘出に用いられていた．摘出前の腫瘍同定に有用だが，摘出開始後は血管内のフルオレセインが漏出するため残存腫瘍の同定は困難である．
- 5-ALAは生体内因性物質の一種であり，細胞内に取り込まれ代謝中間産物であるプロトポルフィリンIX（PPIX）が蛍光を発する．正常細胞と比較し腫瘍細胞がこのPPIXをより蓄積する性質を利用して腫瘍細胞を可視化し，正常組織との境界の視認性を向上させる．
- 5-ALA投与後に青色光線（400～410 nm）を励起光として照射すると，赤色蛍光（635 nm付近）が発生し，発生蛍光波長未満の波長の光を遮断する黄色のフィルターを用いて観察する．
- 5-ALAは血管や漏出血液が蛍光を発しない，腫瘍特異的な蛍光診断である．また，経口投与でよく，簡便に術野全体を観察でき，かつ発光部分を直視下で確認できる．
- タラポルフィンは葉緑素由来の蛍光物質であり，腫瘍細胞により多く集積する．PDDの報告は少ないが，5-ALA同様に青色光源を照射すると赤色光を観察できる．

蛍光診断・光線力学的診断の実際（図1）

- 術前・術中投与した蛍光物質の術中蛍光診断・光線力学的診断法にはさまざまあるが，ここでは5-ALAの方法を述べる．
- 麻酔導入3時間前に水50 mLで溶解し，必要量（50 mg/kg）を経口投与する❶．
- 開頭後，必要に応じて蛍光観察を行う．専用装置が装着されている顕微鏡では，励起光照射モードに切り替えて，手術室内の照明を落とし，観察を行う❷．
- 補助光源を用いて，光ファイバーがつながったプローブから直接術野を照射する方法もある．また蛍光診断が可能な内視鏡も販売されている．
- 残存腫瘍と考えられる強い蛍光が観察されれば，白色光に切り替え追加摘出を行う．残存蛍光が認められなくなるまでの摘出を目指す❸．

Memo 1

柑橘系のジュースを少量加えると飲みやすい（メーカーの推奨とは異なる）．

Memo 2

- 腫瘍が脳表に浸潤する症例には摘出前に脳表で，深部に存在する症例は摘出腫瘍で，腫瘍本体の蛍光の有無と蛍光強度を確認しておくと，境界領域での摘出意思決定に役立つ．
- 周辺に重要な血管系がないことが確認できていれば，蛍光下で陽性部分を摘出すると効率がよい．徐々に蛍光強度が低下してさらに摘出を進めるとほぼ消失するまでの連続的な変化が観察できれば，摘出限界の判断が容易である．

5-ALAによる蛍光領域と組織診断の関係

- 初発膠芽腫で蛍光が強陽性の場合，腫瘍が存在している．摘出腔全体を観察して蛍光陰性となるまで摘出を行うことが目標である．

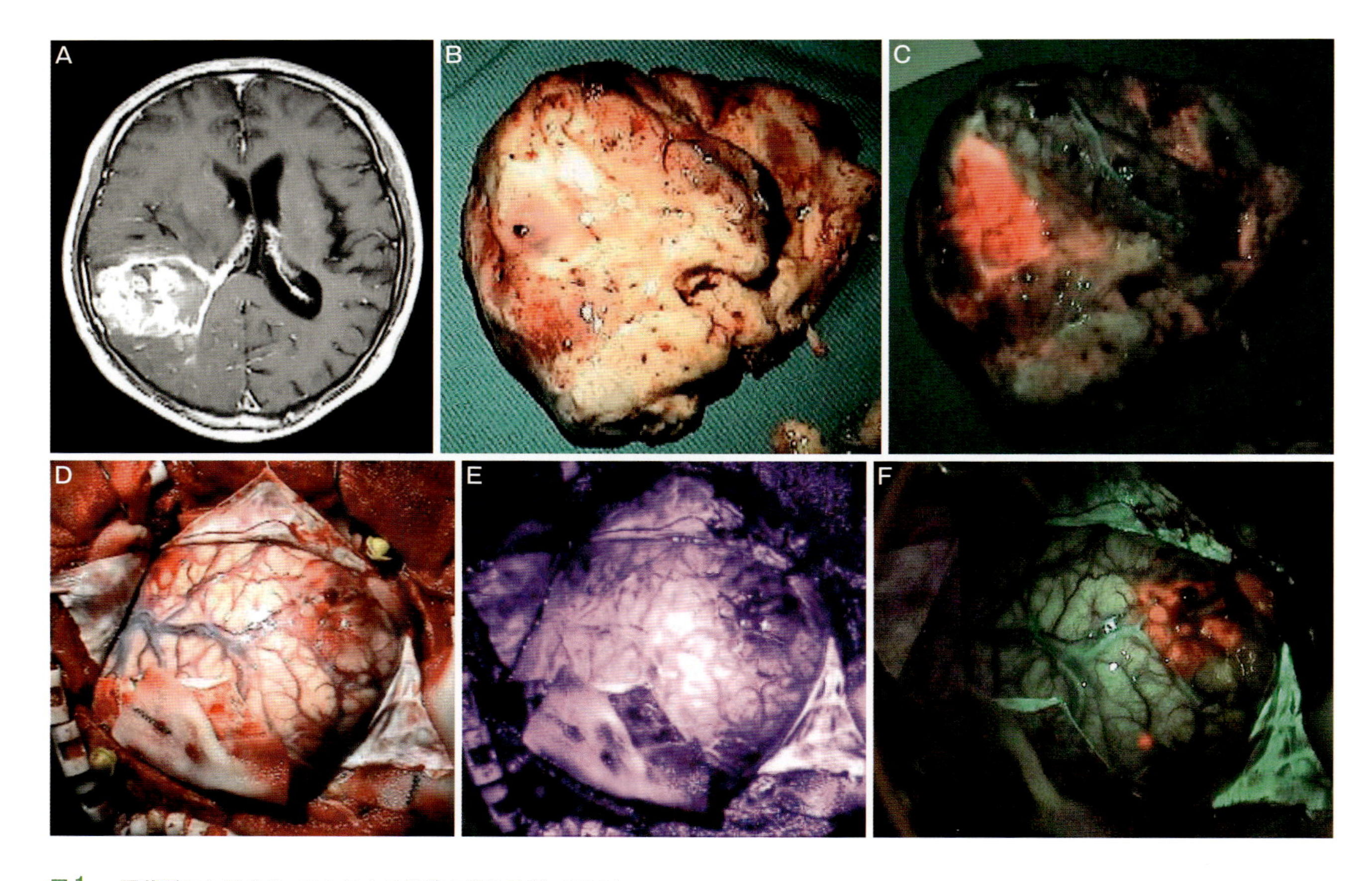

図1 膠芽腫における5-ALAによる光線力学的診断（PDD）

A：右頭頂葉膠芽腫．B：摘出標本．C：摘出標本のPDD．D：白色光下での皮質観察．E：青色励起光（400～410 nm）を照射．F：フィルター（480 nm以下をカット）で赤色光（635 nm）を観察．

- ナビゲーション上造影領域外に達すると，蛍光が陰性となることが多い．蛍光が弱陽性の部位は腫瘍細胞が存在していると考えるべきだが，ほかの所見を参考に摘出限界を決定する❹.
- 初発膠芽腫での摘出腔周辺の脳室壁や，再発例での腫瘍境界で弱陽性を示すことが多い❺.
- グレード2や3でも蛍光観察可能との報告はあるが，グレード4ほどの陽性率ではなく，それに頼る摘出計画を立案すべきではない.
- ステロイド投与中の患者は陽性率が低下するとの報告があるが，膠芽腫ではほぼ全例，当施設での経験では術前ステロイドの投与有無にかかわらず膠芽腫は蛍光を観察可能であった.

Pitfalls 3

- 綿片や血餅あるいは液体（特に出血）があると正確な蛍光観察を行えない．綿片や血餅の除去と止血を確実に行う．また顕微鏡の場合，鏡筒（光）に平行な壁面は見落としがちで，鏡筒の角度を変えての観察が必要となる.
- 長時間励起光を照射すると蛍光強度が低下する現象（photo bleaching）があり，蛍光観察初期の所見を大事にする.

Memo 4

弱陽性の部分は，腫瘍細胞の浸潤は否定できないが，腫瘍塊（腫瘍細胞が集簇し，組織学的にHE染色でわかる明らかな腫瘍）はないことも多い．ナビゲーションや皮質下マッピングやモニタリング，そして術中組織診断などのほかの所見を参考に摘出可否を判断する．一般的には機能的情報を優先すべきで，例えばMEPで大幅な電位低下があれば摘出中止すべきと考える．肉眼的観察と比較してより客観的な方法として，蛍光スペクトラム測定がある．自家蛍光との鑑別や弱陽性の判断に有用である.

Pitfalls 5

脳室壁での蛍光も腫瘍細胞が存在するとの意見が多い．その部位が画像上も造影され，主要な造影病変と連続していれば摘出が推奨される．しかし，造影病変と非連続で強陽性でない場合には，脳室壁直下に連合線維が通過することが多く，温存すべきと考える．再発の場合，手術や放射線治療後の反応性の細胞による蛍光の可能性もあり，また（深部に再発することが多いので）重要な神経線維近傍のことが多く，慎重な摘出が要求される.

光線力学的療法

- 光線力学的療法（photodynamic therapy：PDT）は，薬剤へのレーザー光線の照射（光化学反応）で発生した一重項酸素を中心とした活性酸素の作用で治療効果を発揮する療法である.
- 光線力学的療法に用いられる薬剤は光感受性物質と呼ばれ，病変への集積性をもつDDS（drug delivery system）的性質とレーザーなどの一定波長の光に反応し特定の物質を発生する性質との，2つの特性を有する物質である.
- タラポルフィンは664 nmに吸収帯をもつ光感受性物質であり，早期肺癌，悪性脳腫瘍と薬剤抵抗性食道癌が保険適用疾患であり，皮膚疾患や感染症にも臨床応用されている.
- 5-ALAも光感受性物質であるが，PDT効果はタラポルフィンより低いとされている.

将来的な展望

- 蛍光を用いた術中診断は，現在の腫瘍や血流の描出に留まらず，臨床応用可能な新たな蛍光物質の発見や蛍光観察機器の開発によって，今後もさらに発展すると考えられる.
- 期待される蛍光物質は，低悪性度グリオーマ細胞に集積するもの，あるいは脳機能活動に応じて蛍光を発するものなどが考えらえる.
- 顕微鏡に関しては，より蛍光観察感度が上がる性能や2つ以上の蛍光を同時に観察できる機能が求められる．より発展が見込まれる内視鏡への蛍光観察機能の搭載である.
- 光線力学的療法に関しては，より深達度の深いレーザー（現在は4～5 mm，最大で10 mm程度）あるいは側面照射が可能なレーザーの開発や，光線力学的診断も同時に可能なレーザー搭載顕微鏡の開発などが望まれる.

第Ⅱ章文　献

1） Tamura M, Muragaki Y, Saito T, et al. : Strategy of Surgical Resection for Glioma Based on Intraoperative Functional Mapping and Monitoring. *Neurol Med Chir* **55** : 383–398, 2015.

2） Senft C, Bink A, Franz K, et al. : Intraoperative MRI guidance and extent of resection in glioma surgery : a randomised, controlled trial. *Lancet Oncol* **12** : 997–1003, 2011.

3） Nitta M, Muragaki Y, Maruyama T, et al. : Proposed therapeutic strategy for adult low–grade glioma based on aggressive tumor resection. *Neurosurg Focus* **38** : E7. doi: 10.3171/2014.10.FOCUS14651, 2015.

4） Fujii Y, Muragaki Y, Maruyama T, et al. : Threshold of the extent of resection for WHO Grade Ⅲ gliomas : retrospective volumetric analysis of 122 cases using intraoperative MRI. *J Neurosurg* **8** : 1–9, 2017.

5） Fukui A, Muragaki Y, Saito T, et al. : Volumetric Analysis Using Low–Field Intraoperative Magnetic Resonance Imaging for 168 Newly Diagnosed Supratentorial Glioblastomas: Effects of Extent of Resection and Residual Tumor Volume on Survival and Recurrence. *World Neurosurg* **98** : 73–80, 2017.

6） Prada F, Del Bene M, Mattei L, et al. : Fusion imaging for intra–operative ultrasound–based navigation in neurosurgery. *J Ultrasound* **17** : 243–251, 2014.

7） Stummer W, Pichlmeier U, Meinel T, et al. : Fluorescence–guided surgery with 5–aminolevulinic acid for resection of malignant glioma : a randomised controlled multicentre phase Ⅲ trial. *Lancet Oncol* **7** : 392–401, 2006.

8） Yamada S, Muragaki Y, Maruyama T, et al. : Role of neurochemical navigation with 5–aminolevulinic acid during intraoperative MRI–guided resection of intracranial malignant gliomas. *Clin Neurol Neurosurg* **130** : 134–139, 2015.

9） Shioyama T, Muragaki Y, Maruyama T, et al. : Intraoperative flow cytometry analysis of glioma tissue for rapid determination of tumor presence and its histopathological grade : clinical article. *J Neurosurg* **118** : 1232–1238, 2013.

10） Thirumala P, Lai D, Engh J : Predictive Value of Somatosensory Evoked Potential Monitoring during Resection of Intraparenchymal and Intraventricular Tumors Using an Endoscopic Port. *J Clin Neurol* **9** : 244–251, 2013.

11） Krieg SM, Shiban E, Droese D, et al. : Predictive value and safety of intraoperative neurophysiological monitoring with motor evoked potentials in glioma surgery. *Neurosurgery* **70** : 1060–1070, 2012.

12） Gempt J, Krieg SM, Huttinger S, et al. : Postoperative ischemic changes after glioma resection identified by diffusion–weighted magnetic resonance imaging and their association with intraoperative motor evoked potentials. *J Neurosurg* **119** : 829–836, 2013.

13） Neuloh G, Pechstein U, Schramm J : Motor tract monitoring during insular glioma surgery. *J Neurosurg* **106** : 582–592, 2007.

14） Szelenyi A, Hattingen E, Weidauer S, et al. : Intraoperative motor evoked potential alteration in intracranial tumor surgery and its relation to signal alteration in postoperative magnetic resonance imaging. *Neurosurgery* **67** : 302–313, 2010.

15） Zhou HH, Kelly PJ : Transcranial electrical motor evoked potential monitoring for brain tumor resection. *Neurosurgery* **48** : 1075–1080, 2001.

16） Abboud T, Schaper M, Dührsen L, et al. : A novel threshold criterion in transcranial motor evoked potentials during surgery for gliomas close to the motor pathway. *J Neurosurg* **125** : 795–802, 2016.

17） Maesawa S, Fujii M, Nakahara N, et al. : Intraoperative tractography and motor evoked potential（MEP）monitoring in surgery for gliomas around the corticospinal tract. *World Neurosurg* **74** : 153–161, 2010.

18） Prabhu SS, Gasco J, Tummala S, et al. : Intraoperative magnetic resonance imaging–guided tractography with integrated monopolar subcortical functional mapping for resection of brain tumors. Clinical article. *J Neurosurg* **114** : 719–726, 2011.

19） Ozawa N, Muragaki Y, Nakamura R, et al. : Shift of the pyramidal tract during resection of the intraaxial brain tumors estimated by intraoperative diffusion–weighted imaging. *Neurol Med Chir* **49** : 51–56, 2009.

20） 鎌田共輔，小川博司，田村有希恵，他：リアルタイム高周波脳律動解析による脳機能マッピング．脳外誌 **23**：862–870, 2014.

21） Yamao Y, Matsumoto R, Kunieda T : Intraoperative dorsal language network mapping by using single–pulse electrical stimulation. *Hum Brain Mapp* **35** : 4345–4361, 2014.

22） Saito T, Tamura M, Muragaki Y : Intraoperative cortico–cortical evoked potentials for the evaluation of language function during brain tumor resection : initial experience with 13 cases. *J Neurosurg* : **121** : 827–838, 2014.

23） Sanai N, Mirzadeh Z, Berger MS : Functional outcome after language mapping for glioma resection. *N Engl J Med* **358** : 18–27, 2008.

24） Duffau H, Moritz–Gasser S, Gatignol P : Functional outcome after language mapping for insular World Health Organization Grade Ⅱ gliomas in the dominant hemisphere : experience with 24 patients. *Neurosurg Focus* **27** : E7, 2009.

25） Trinh VT, Fahim DK, Shah K, et al. : Subcortical injury is an independent predictor of worsening neurological deficits following awake craniotomy procedures. *Neurosurgery* **72** : 160–169, 2013.

26） De Witt Hamer PC, Robles SG, Zwinderman AH, et al. : Impact of intraoperative stimulation brain mapping on glioma surgery outcome : a meta–analysis. *J Clin Oncol* **30** : 2559–2565, 2012.

27） Brown T, Shah AH, Bregy A, et al. : Awake craniotomy for brain tumor resection : the rule rather than the exception? *J Neurosurg Anesthesiol* **25** : 240–247, 2013.

第 III 章

部位別グリオーマ摘出方法

III 1 前頭葉

01 前頭葉解剖

丸山隆志

はじめに

- 脳腫瘍を摘出するためには，適切な皮膚切開，頭蓋骨の開頭，部位に応じた皮質の構造と機能を知るとともに，病変の広がり，予測される症状，腫瘍の進展に関与する神経線維の走行を理解する必要がある．
- 前頭葉腫瘍の摘出に必要な，主要な構造とランドマークを列記する．

前頭葉の解剖[1]（図1）

- 頭蓋骨上のランドマークは，皮膚切開・開頭のデザインに有用である．
- Stephanion は側頭線（linea temporalis）と冠状縫合（coronal suture）との交点であり，直下には下前頭溝（inferior frontal sulcus：IFS）と中心前溝（precentral sulcus：PreCS）との交点が位置する．
- Anterior squamous point（ASqP）とは，pterion から約一横指離れた鱗状縫合（squamous suture）上の点であり，直下に上行枝（ascending ramus）と水平枝（horizontal rams）との交点 anterior sylvian point（ASyP）が位置する[2] ❶．
- Inferior rolandic point（IRP）とは骨上の ASqP よりも後方で，鱗状縫合（squamous suture）のカーブの頂点を superior squamous point（SSqP）と呼ぶ．
- 直下の皮質では IRP が相当し，ASyP の後方約 2.3±0.5 cm に位置する．ここは中心溝の延長線とシルビウス裂が交わる交点に相当し，中心前回と中心後回との移行部に相当する．

脳溝と脳回の解剖[3]

脳溝（図2）

- 大脳半球間裂は左右の大脳の中央に存在する境界であり，大脳鎌にて帯状回よりも外側面は境される．

Memo 1

Pterion（Pt）
前頭骨，側頭骨，頭頂骨および蝶形骨大翼のH字型の縫合線の集合．眼窩の外角突起の約3 cm後方にあたる．計測点ではない．

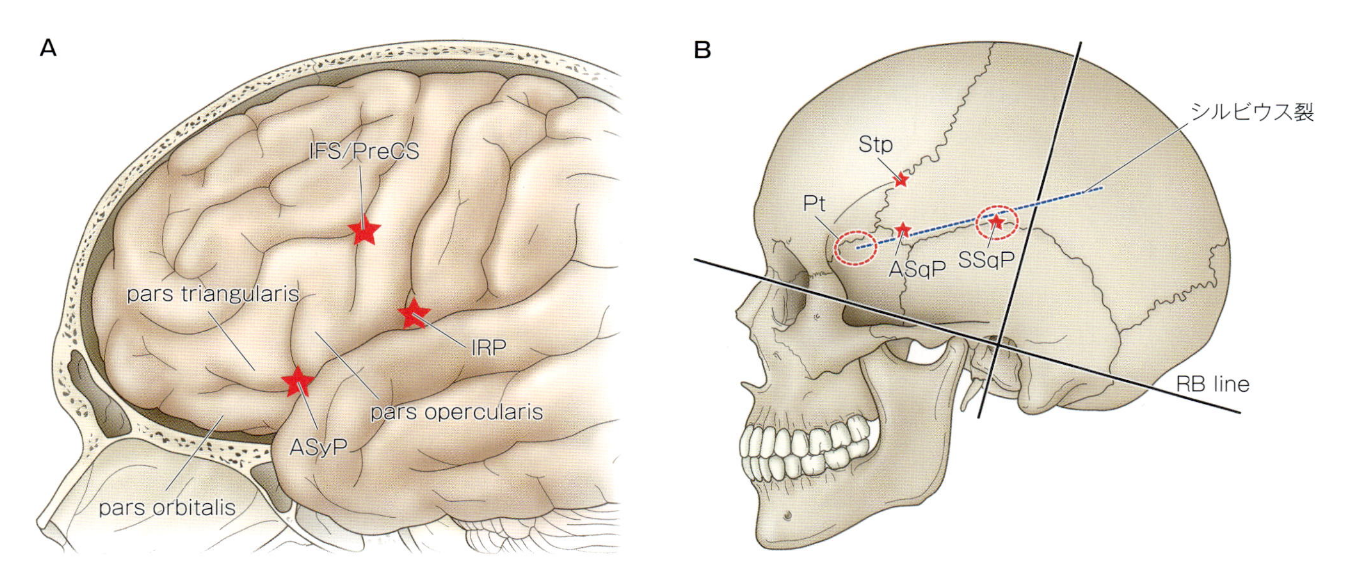

図1 前頭葉弁蓋部の脳表上ランドマーク（A）と前頭葉開頭のためのランドマーク（B）

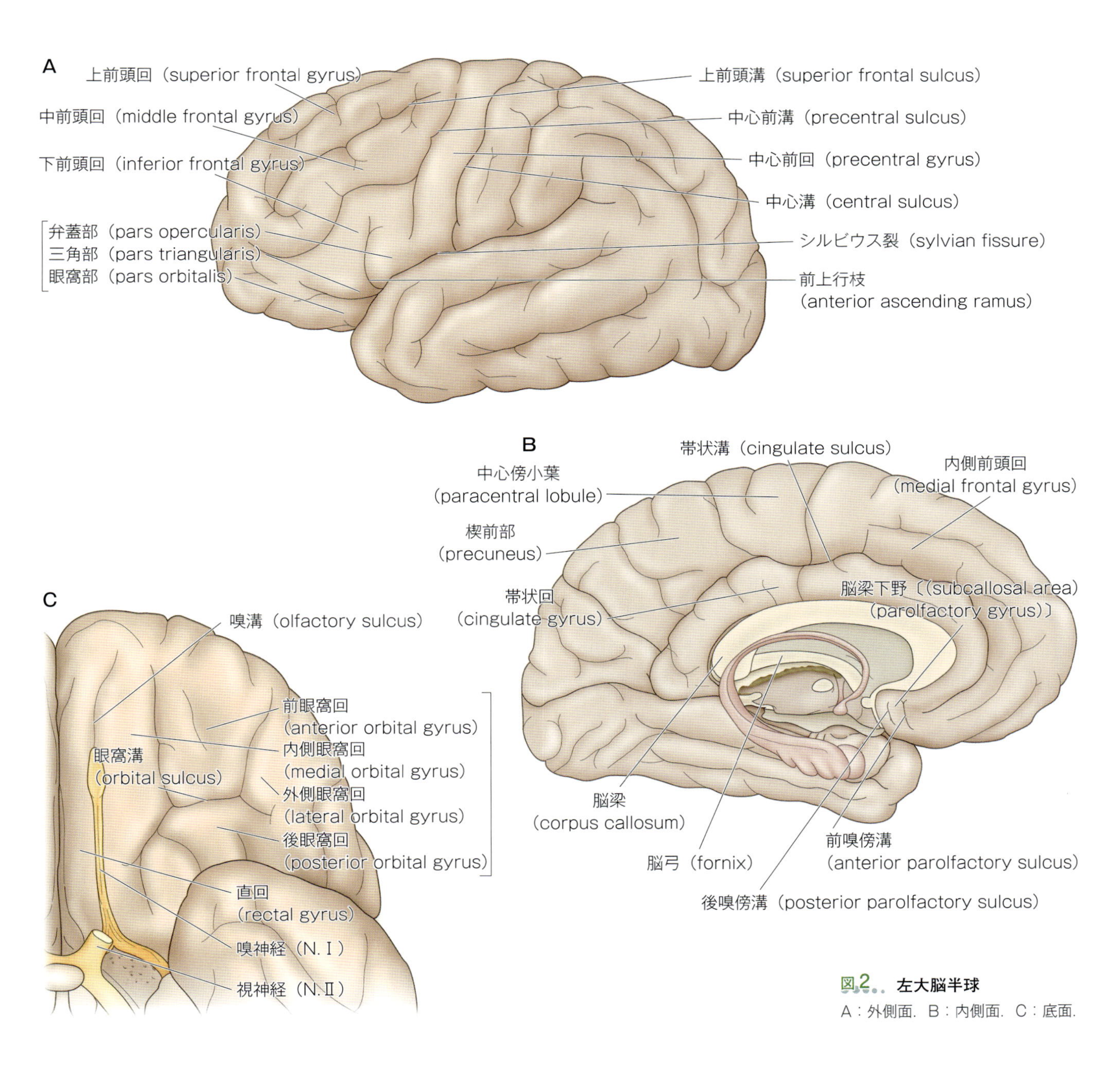

図2 左大脳半球

A：外側面．B：内側面．C：底面．

- シルビウス裂は前頭葉と側頭葉の境界であり，深部に島回が位置する．
- シルビウス裂内は，穹隆面の脳溝が延長してシルビウス裂に交わる脳溝（sulcus）と，シルビウス裂が枝状に張り出した分枝（ramus）とに区別される．
- 中心溝は比較的バリエーションの少ない脳溝であり，前頭葉と頭頂葉の境界を形成する．
- 帯状溝辺縁枝（marginal ramus of cingulate sulcus）の前方からシルビウス裂近傍までほぼ一条の連続した脳溝である（90％以上）．
- 中心前溝は中心溝の前方を平行して走る脳溝である．
- 中心前溝が連続した一条の溝であることは稀で，位置に応じて上・中間・下中心前溝と呼ばれる．
- いずれも上・下前頭溝と交わる（90％以上）ために，中心前回の同定のためのよいランドマークとなる．
- 上前頭溝は高位の前頭穹隆面を前後に走る脳溝である．
- 上前頭溝は分節状になっている割合が高く（30〜40％），後端はほぼ中心前溝と交わり（90％以上），中心溝との鑑別に役立つ．
- 上前頭溝と中心前溝の交点のすぐ後方に，いわゆるinverted−Ωまたはイプシロンと呼ばれる脳回を形成する．ここは上肢に関連する一次運動野が位置する[4, 5)]．
- 下前頭溝は上前頭溝と平行して低位を走行する脳溝であり，多くは分節状になっているバリエーションの多い脳溝である．
- 前端は前頭眼窩溝または前頭辺縁溝と結合し，後端は中心前溝と合流する．
- 上・下前頭溝の間を前後方向に走行する脳溝を中間前頭溝と呼び，多くの大脳で観察される．前端は前頭葉穹隆面で終止し，後端は上下前頭溝と違いほかの脳溝と結合せず終止する場合が多い．

脳　回（図2）

- 前頭葉の外側面は，前後に走行する上前頭溝，下前頭溝，上下に走行する中心前溝により，上前頭回，中前頭回，下前頭回，中心前回の4つの脳回にて形成される．
- 中前頭回は一条の脳回であることは少なく，約90％に中間前頭溝が認められる．この中間前頭溝の30〜40％が中心前溝と交わる．個人差の多い構造である．
- 下前頭回はシルビウス裂からの前水平枝（anterior horizontal rams），前上行枝（anterior ascending rams）により眼窩部（pars orbitalis），三角部（pars triangularis），弁蓋部（pars opercularis）の3部分に分かれる（図1A，図2A）．
- 前頭弁蓋部を構成する眼窩部はBrodmann area 47，三角部はarea 45，弁蓋部はarea 44に相当し，後方に中心前回下部Brodmann area 4が続く❷．
- 中心前回は中心溝の前面にわたって一条で上下に走行する脳回である．
- 一次運動野は中心前回の後方（中心溝側）に局在が偏っている．
- 前頭葉の内側面では帯状溝が脳梁吻（rostrum of corpus callosum）の下方から始まり，脳梁の周囲を弧状に走行し後方で上方に向かい，大脳半球の上内側縁に到達する（図2B）．

Tips 2

前方言語野領域の障害により生じる失語症状は一過性のことが多く，かつてBroca失語と呼ばれた永続的な失語症には至らないことが多い．従来のBroca失語はこの領域を広範囲に損傷した場合に起こる神経症状であり，発語に関する機能は前方言語野に広く分布している可能性が示唆されている．

- 途中，帯状溝から上方に分かれる溝にて，前方の内側前頭回（medial frontal gyrus）と後方の中心傍小葉（paracentral lobule）に分けられる．
- 中心傍小葉は前頭葉と後頭葉の両者にまたがることになり，対側の下肢および会陰部の運動の調整に関与するといわれる[6)]．
- 前頭葉下面は内側を前後に走行する嗅溝により，内側に直回，外側に眼窩回が位置する（図 2C）．
- 眼窩回はH型をした眼窩溝により，anterior，posterior，medial，lateral の 4 つの脳回に分かれる．

前頭葉の血管（図 3，図 4）

- 前頭葉を栄養する血管は，前大脳動脈が内側 1/3 を，中大脳動脈が外側 2/3 を栄養している．
- 内側面は前大脳動脈により栄養され，灌流領域は底部より orbitofrontal artery，前頭極動脈（frontopolar artery），middle internal frontal artery，posterior internal frontal artery，paracentral lobule artery と続く．
- 外側面は中大脳動脈により栄養され，前方外側底面より orbitofrontal artery，前頭前動脈（prefrontal artery），中心前動脈（precentral artery），中心動脈（central artery）と続く．
- 中大脳動脈は内頚動脈から前大脳動脈分岐後，視交叉の外側からシルビウス裂内を蝶形骨縁に沿って後外方に走行する．
- この領域を holizontal segment（M1）と呼び，上方の前頭葉底面である前有孔質に向かい数本のレンズ核線条体動脈を分岐する．島限の膝部分で後上方に屈曲し，表面に沿って数本に分岐し insular segment（M2）へと移行する．
- 中大脳動脈はシルビウス裂内を走行する位置関係から，M1（holizontal），M2（insular），M3（cortical）segment に分類されている．
- 中大脳動脈穿通枝の数は 10 本前後で，その発生部位や灌流領域により lateral，medial の 2 群に分類されている．
- レンズ核線条体動脈の 60% は親血管の後面から分岐している❸．

Tips 3
稀ではあるが，分岐部以後の M2 からレンズ核線条体動脈が分岐する場合があるので注意を要する．

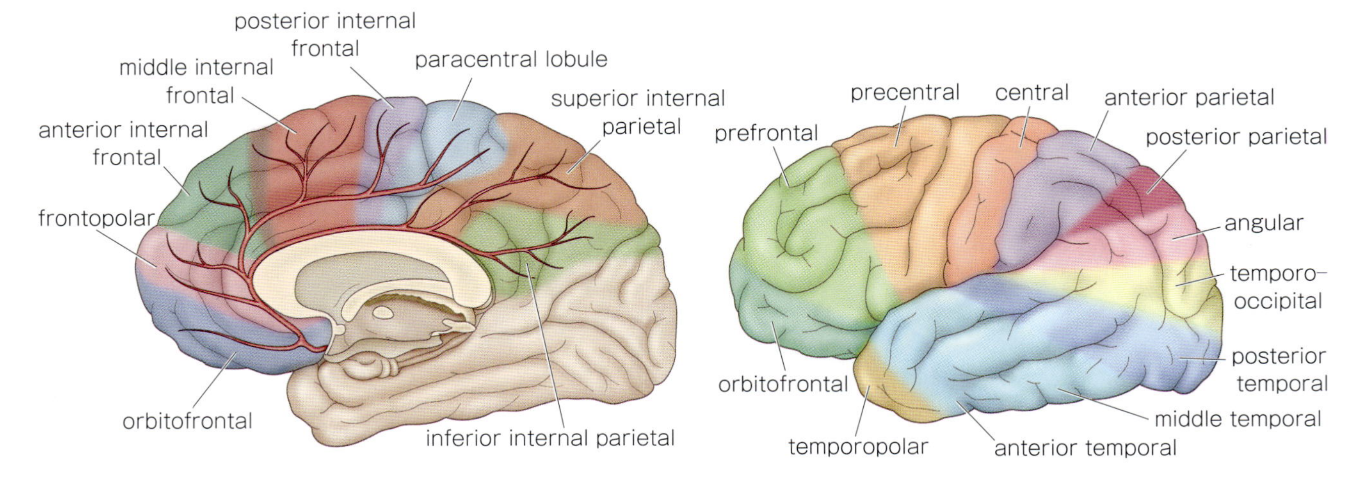

図3 前大脳動脈の支配領域

図4 中大脳動脈の支配領域

静脈系

- 外側面の静脈は上方または下方に走行し，上矢状洞または浅シルビウス静脈に流入する．
- 内側面は，上前頭回からの血流を集め上方の上矢状洞に流入する．
- 脳梁や帯状回の血流は下方の下矢状洞に流入する．
- 前頭葉底面の血流は前前頭眼窩静脈と嗅架静脈，後前頭眼窩静脈に流入する．

皮質下線維の解剖[7〜10]（図 5）

- 言語機能の温存を目的としたグリオーマ摘出を行う場合，言語機能に関連する連合線維は以下のとおりである．
  ①上縦束（superior longitudinal fasciculus：SLF）
  ②上前頭後頭束（superior fronto−occipital fasciculus：SFOF）
  ③下前頭後頭束（inferior fronto−occipital fasciculus：IFOF）
  ④鉤状束（uncinate fasciculus：UF）

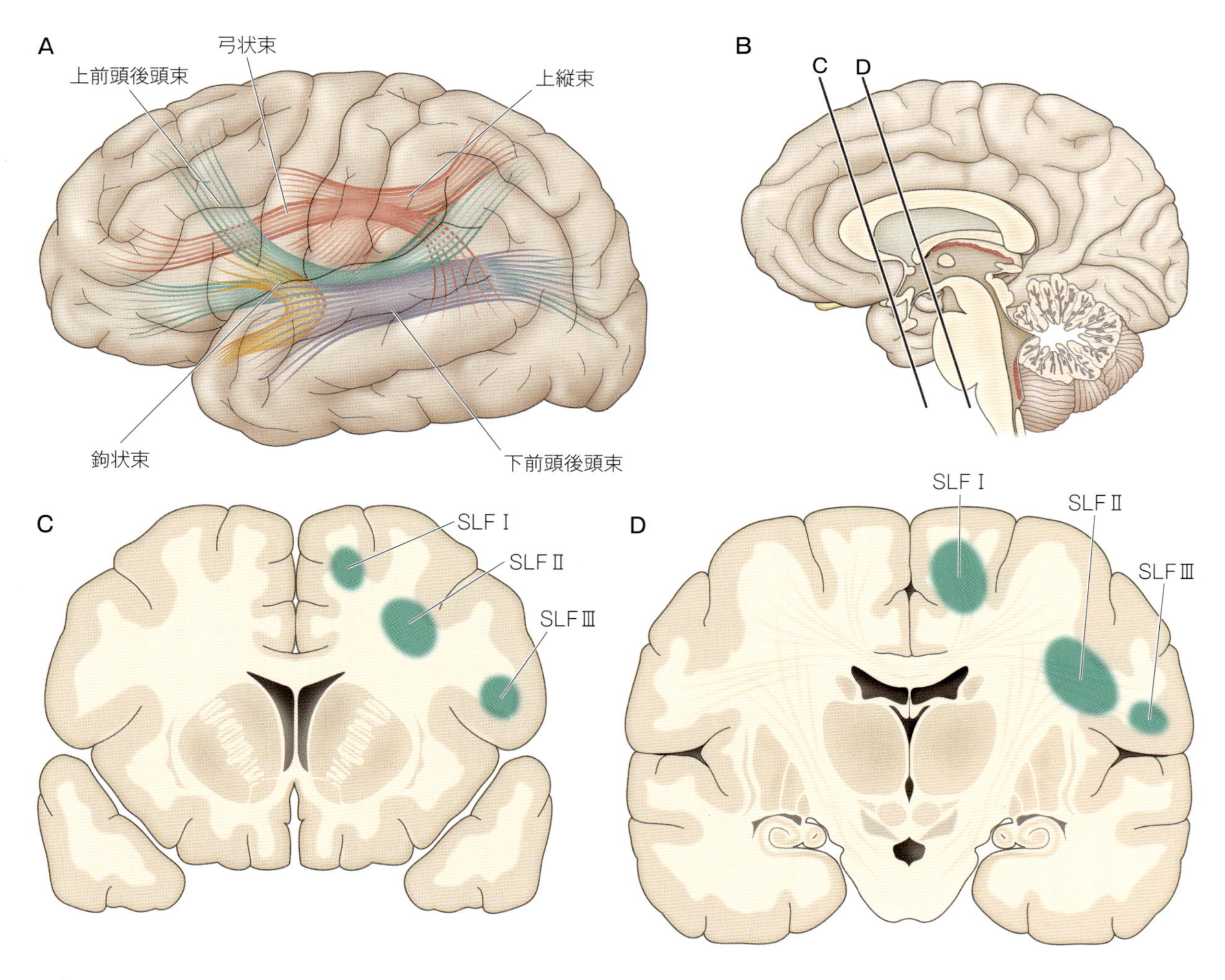

図5．神経連絡線維の走行

A：皮質下線維の解剖．B：冠状断の断面．C・D：上縦束の走行（冠状断）．

上前頭後頭束

- 前頭葉の中・下前頭回から頭頂葉を経由し，後頭葉までを連絡する．
- 深部白質において側脳室体部の上外側角に接し，尾状核体部の上外側，放線冠の内方を前後に走行する．放線冠により外側には上縦束が，内側には上前頭後頭束が区別される．
- 梁下束とも呼ばれ，言語機能のなかでも言語始動障害に関する情報伝達に関与するといわれる．

上縦束[11)]

- 下・中前頭回から発し，島上端内側，前障の上縁を経由し，前頭葉，頭頂葉，後頭葉を連絡する．
- 側脳室体部の上外側角に接し，島回後方で弓状にカーブし側頭葉に向かう．
- 上縦束は以下の 4 つの要素から構成されることが報告されている．

SLF Ⅰ

- 前頭葉背側，内側皮質，補足運動野と上頭頂皮質へと投射し，運動制御にかかわっていると考えられている．

SLF Ⅱ

- 上縦束の主要な要素で，下尾側頭頂皮質（caudal–inferior parietal cortex）から背外側前頭前皮質（dorsolateral prefrontal cortex）へと投射される．
- 空間注意と視覚，眼球運動機能に関与する下尾側頭頂皮質に接続することから，視覚空間認知に関する情報を連絡すると考えられている．

SLF Ⅲ

- 縁上回から腹側前運動野と前頭前野へと投射する．
- 腹側中心前回からの情報を吻側下頭頂皮質へと連絡していることから，言語の調音などの体性感覚情報を腹側前運動野，弁蓋部，縁上回，前頭前野などのワーキングメモリーに関連する皮質へと連絡していると考えられている．

SLF Ⅳ[12, 13)]

- 中・下前頭回から外包を経由し，縁上回の深部を通過し上側頭回を連絡する．
- 運動性言語野と感覚性言語野を連絡する主たる経路と考えられ，障害により伝導失語を呈する．
- この線維はより広く上・中側頭回後部と中・下前頭回後半部を結ぶが，前頭葉後部と下頭頂小葉を結ぶ前頭部分と，下頭頂小葉と側頭部後半を結ぶ後半部分とに分かれる間接経路があることが示されている．

- 広義の SLF は浅層・深層の 2 線の線維群から構成され，浅層は前後に前頭葉と下頭頂小葉（inferior parietal lobule：IPL）を結ぶ SLF Ⅱ とⅢ，後方では上頭頂小葉（superior parietal lobule：SPL），下頭頂小葉と側頭葉をつなぐSLF TP−IPL，SLF TP−SPL，深層は前頭葉・頭頂葉・側頭葉を連絡するAF long segmentと呼ばれる[7, 11, 14, 15]．

- SLF Ⅱは角回・縁上回から起始し，外包の外側白質を走行し中心前回中部・中前頭回後部とをつなぐ．主に視覚空間認知に関する情報を連絡すると考えられている．
- 弓状束（AF）は中・下前頭回から外包を経由し，縁上回の深部を通過し上側頭回とを連絡する．前方言語野と後方言語野とを連絡する主たる経路である．
- Frontal aslant tractとは下前頭回弁蓋部，中心前回下部と上前頭回に位置する補足運動野，前補足運動野とを縦方向に結ぶ神経線維で，運動の開始に関与すると考えられている[8)]．

下前頭後頭束[16)]

- 下前頭回と後頭極を連絡し，外包底部でレンズ核と鉤状束の間を通り中・下側頭回を連絡する．
- 下縦束とともに外包と最外包を形成する．
- 腹側ネットワークとも呼ばれ，統語の処理，文脈理解にかかわる意味処理の遂行的側面，語彙の選択と意味記憶との関連づけなど，単語レベルを超えるさまざまな言語の意味関連の処理に関与していると推定される．

下縦束

- 側頭葉前部から起こり，側脳室下角，後角の外側を通って後頭葉後端に達する．
- 側脳室三角部，後角の外側では視放線とともに外側矢状層に加わる．
- 下前頭後頭束と下縦束とは明瞭に分離することはできない．
- 本線維の障害の場合，外傷後の逆行性健忘のような記憶障害に関連する症状が出現する[17)]．

鉤状束[18)]

- 島回の前下縁を経由し鉤状に曲がる線維束で，腹側成分と背側成分に分けられる．
- 腹側成分は前頭葉眼窩回と側頭極，扁桃体，海馬回を連絡する．
- 背側成分は中前頭回付近と側頭葉前外側部を連絡して下前頭後頭束と合流する．

02 Eloquent（awake, mapping）

丸山隆志

はじめに

- 優位半球前頭葉のグリオーマでは，言語・運動機能を温存しつつ腫瘍摘出を行うことが求められる．

- 本稿では，言語機能に関する皮質，皮質下解剖と術中マッピングを用いた腫瘍摘出術の要点について解説を行う．

手術適応

- 前方言語野，すなわち前頭弁蓋部から下部中心前回に主座する腫瘍で，術前の神経障害が軽微で術中の機能評価およびマッピングにて，摘出操作による神経症状の悪化を予防できる可能性がある．
- 積極的な腫瘍摘出によって長期予後が期待できるものの，摘出の際に言語機能障害をきたす可能性が高いと考えられる．
- 腫瘍による高度な浮腫や脳腫脹を伴わない．
- 術前の症状で失語症状がみられた場合や，血管撮影による provocation test や functional MRI にて腫瘍が優位半球側に存在する可能性が高い．
- 患者，術者，麻酔科医すべてが，覚醒下手術を行う目的，方法，リスクを十分に理解し，覚醒麻酔に耐えることができると判断できる❹．

術前処置

- 手術までの期間に余裕がある場合には事前に抗痙攣薬の投与を開始し，良好なてんかん発作のコントロールができていることが望ましい❺．
- 確実な術中覚醒を得るため，鎮静作用が残存する可能性のある前投薬は行わない[20]．やむを得ず投与が必要な場合には，拮抗が可能なベンゾジアゼピン系薬物とする[20]．
- 制吐薬では，塩酸メトクロプラミド（プリンペラン®）は蠕動亢進による弊害の危険性もあり推奨されていない[9]．

体位と皮膚切開（図 6）

- 覚醒手術の成功の可否は，長時間にわたる患者の協力が得られるかどうかにかかっている．頭部固定および体位の準備は，患者の快適な状態をいかに保つことができるかを十分に考慮する必要がある．
- 圧のかかる部位には，必要に応じてパッドやリネンを用いて除圧を図る．
- 現在の覚醒下手術の麻酔方法の主流は sleep–awake–sleep 法である．すなわち脳表が露出するまでは鎮静下で行われ，腫瘍摘出時には覚醒状態を導入，閉創時には再び鎮静を導入する方法である[21]．
- 局所麻酔薬による皮膚切開部位への浸潤麻酔，および固定ピンによる固定部位と神経支配領域の近位部への神経ブロックを併用し，十分な除痛を行う❻．
- 局所麻酔薬はロピバカイン，レボブピバカインなどの長時間作用型を主に用いる．
- 覚醒下手術での局所麻酔による血中濃度の報告では，ロピバカイン平均 3.6 mg/kg でも局所麻酔中毒などの問題は生じていないが，大量の使用による麻酔中毒には十分注意を要する[20]．

Tips 4

覚醒下手術ガイドラインでは，推奨年齢は 15～65 歳とされている[19]．すでに中等度以上の症状が出ている症例では，覚醒下手術は困難とされている．

Pitfalls 5

術中の痙攣発作は覚醒状態を悪化させるのみならず，発作後の失語症状を誘発し機能評価ができなくなってしまう．ただし，抗てんかん薬が有効血中濃度に至っていたとしても，術中の痙攣発作の予防効果に差はなく，電気刺激の条件や刺激頻度に左右される可能性が高い．

Tips 6

頭部固定および体位設定に絶対的な方法はない．ピン固定を行い頭部の動きを完全に制限するか，全く頭部を固定せずに患者の頭部移動を許容するか，施設に応じた設定が必要である．

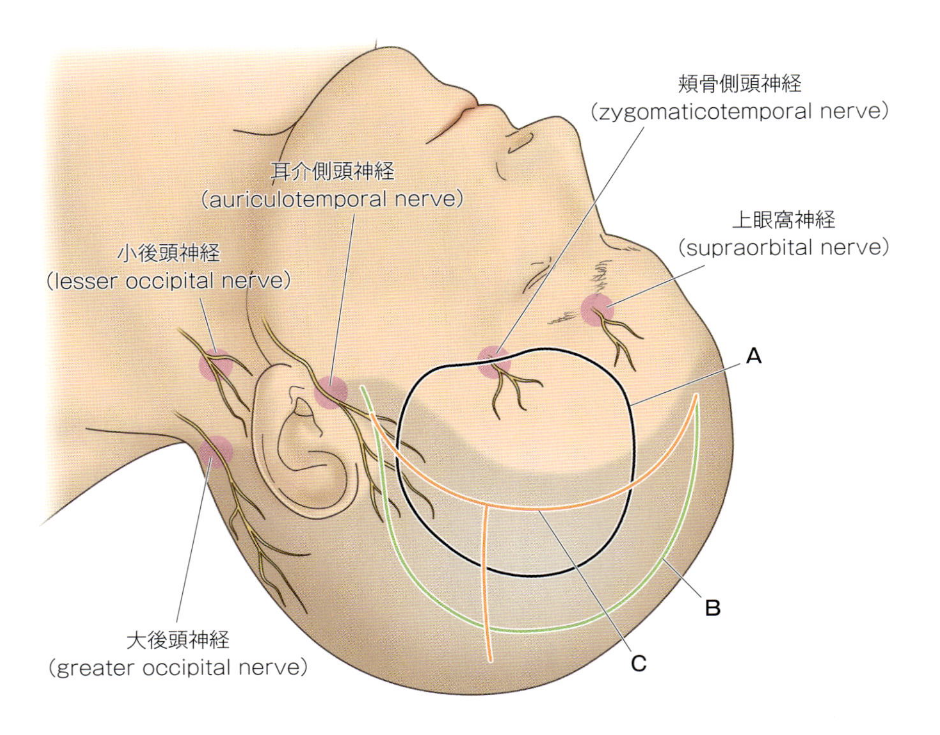

図6 左前頭葉腫瘍に対する覚醒下手術

覚醒下手術のための神経ブロックと覚醒下手術時の皮膚切開．A：開頭ライン．B：通常の皮膚切開．C：覚醒下手術の場合，皮弁による視野への影響を避けるためT字型の皮膚切開を用いることもある．

- 皮膚切開は，半円弧状切開または半弧状切開に後方への直線の切開を加えたT字型の切開が用いられる7.

手術手技（図7，図8）

- 多くの腫瘍の場合，腫瘍のなかに機能野が共存する可能性は低く，機能野は腫瘍の外側に移動していることが想定される．
- 摘出前の機能の同定には positive mapping technique と negative mapping technique の2通りの方法がある8.
- Positive mapping technique の場合には，腫瘍の外側へと移動した機能野（positive area）を探索することが必要になるため，必然的に開頭範囲は広くなる9.
- 露出した脳表をよく観察し，シルビウス裂，中心溝，中心前溝，下前頭溝を同定し，腫瘍の主座する脳回と腫瘍周囲の正常な脳回とを判別する．
- 体性感覚誘発電位（SEP）を用いて中心溝の同定を行う．また，経皮質運動誘発電位（MEP）をモニターする場合には，脳表に電極を留置・固定する．刺激による痙攣発作誘発（after discharge）の予知を目的として，脳表電極による持続脳波記録を準備する．
- 腫瘍辺縁の脳回に対してタスク下での刺激を行い，マッピングによる機能野の同定を行う10.
- 周辺脳の刺激を終えた後に腫瘍直上の刺激を行い，腫瘍と機能の共存がないかを確認する．

Tips 7

覚醒下手術の場合には，大きな皮弁により片方の視野が遮られてしまう場合や，牽引により開眼できなくなってしまう場合がある．T字型の皮膚切開では両眼による視野を確保することができ，前頭側頭開頭の場合にしばしば用いられる．

Tips 8

Positive mapping とは，先に機能野を同定したうえで摘出予定である腫瘍内に機能が誘発されないことを確認して摘出する方法である．Sanai らは，negative mapping technique として一定の電気刺激で症状がでなければ，摘出により永続的な言語障害が残る可能性は低い（1.6％）と報告している[22, 23]．

Tips 9

腫瘍が前頭弁蓋部から中心前回までを占める場合には，中心前回下1/3に位置する口腔・顔面領域の一次運動皮質は，腫瘍により上方に偏移している場合が多い．ゆえに，運動機能への positive mapping を行う場合，後上方の中心前回が術野に露出されるよう大きく開窓する必要がある．

Tips 10

数字のカウントで発話の運動要素を，視覚性呼称では物品呼称による言語の表出要素を，聴覚性理解では受容要素と表出要素の両者を確認することを目的として機能マッピングを行う．同一部位で1課題につき2回以上刺激し，再現性をもって異常反応が誘発される部位を言語野と同定する．

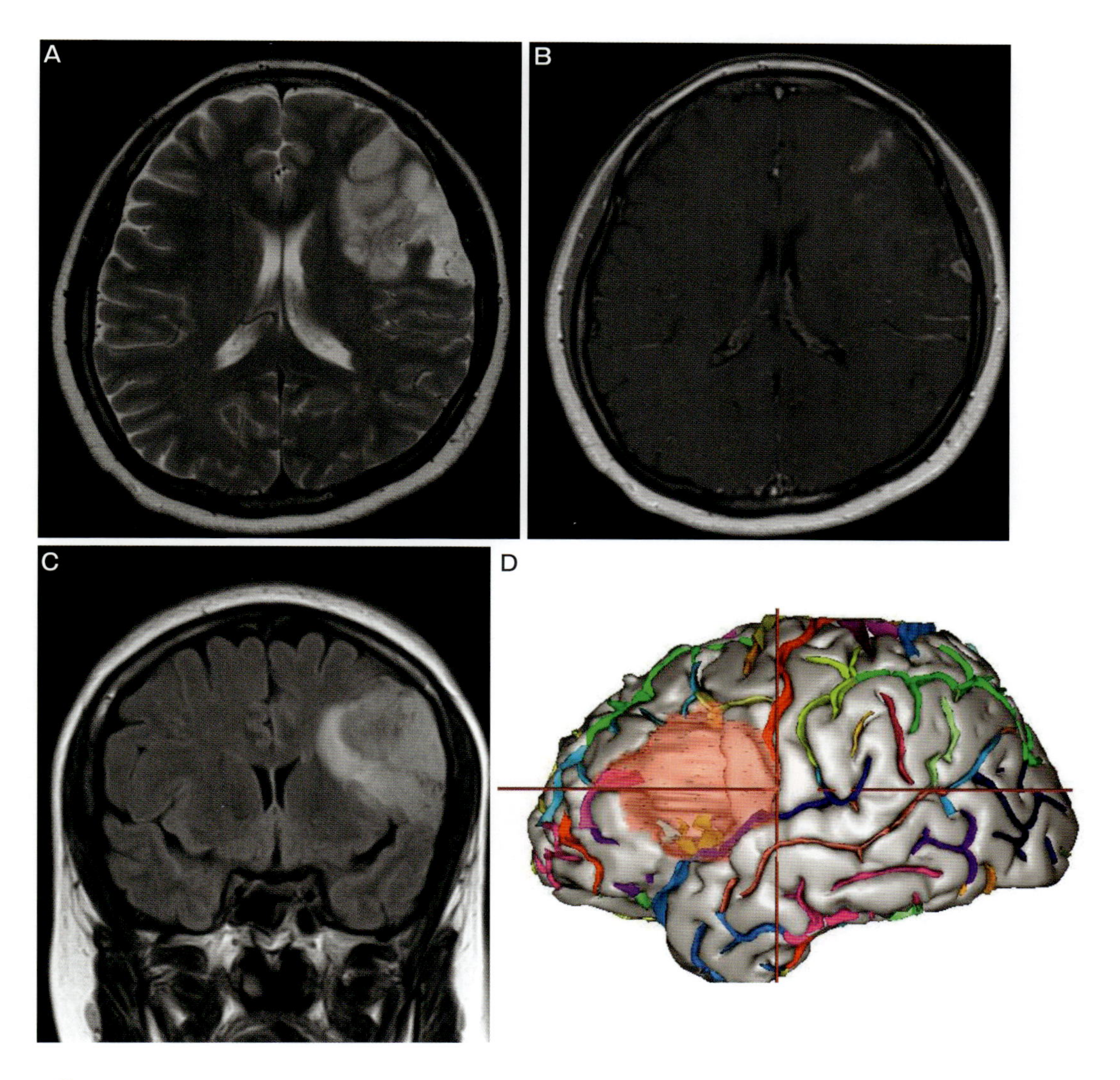

図7．優位半球下前頭回に主座する腫瘍

A：T2．B：T1-Gd．C：FLAIR 冠状断．D：三次元構成．腫瘍部分が赤で描出されている．

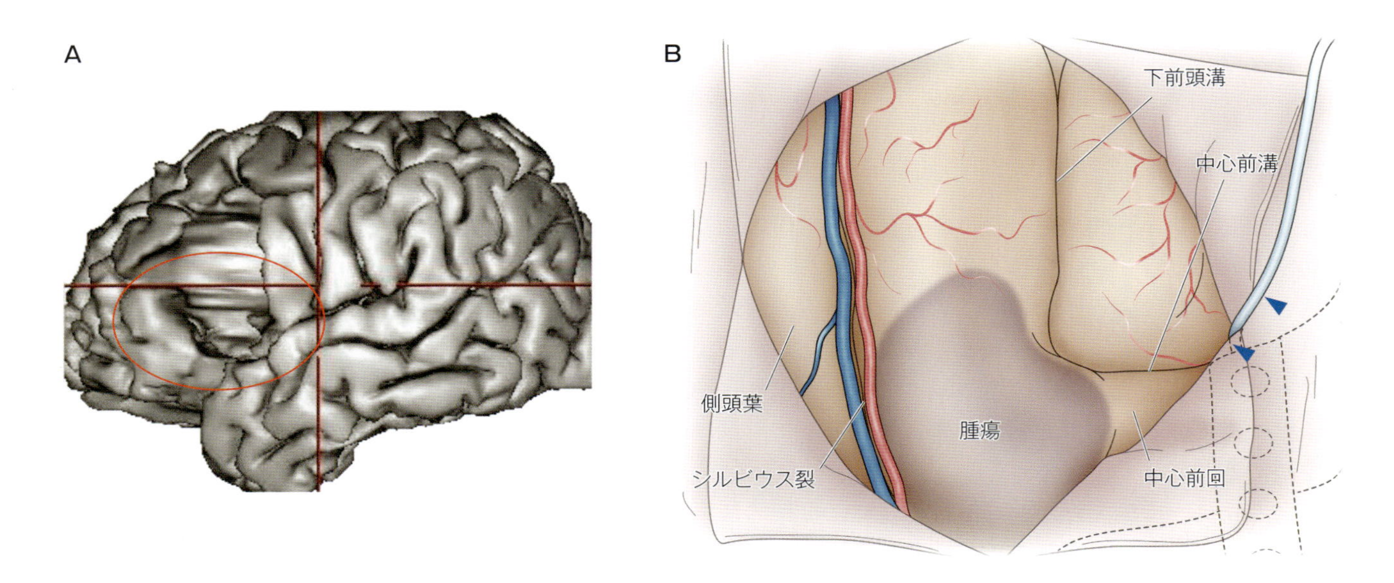

図8．硬膜切開後の脳表

A：三次元構成による再現では，腫瘍部分は欠損として表されている．B：下前頭溝とシルビウス裂の間の下前頭回の表面は，腫瘍により正常構造が消失している．MEP のモニタリングのために脳表へのグリッド電極が挿入されている（►）．

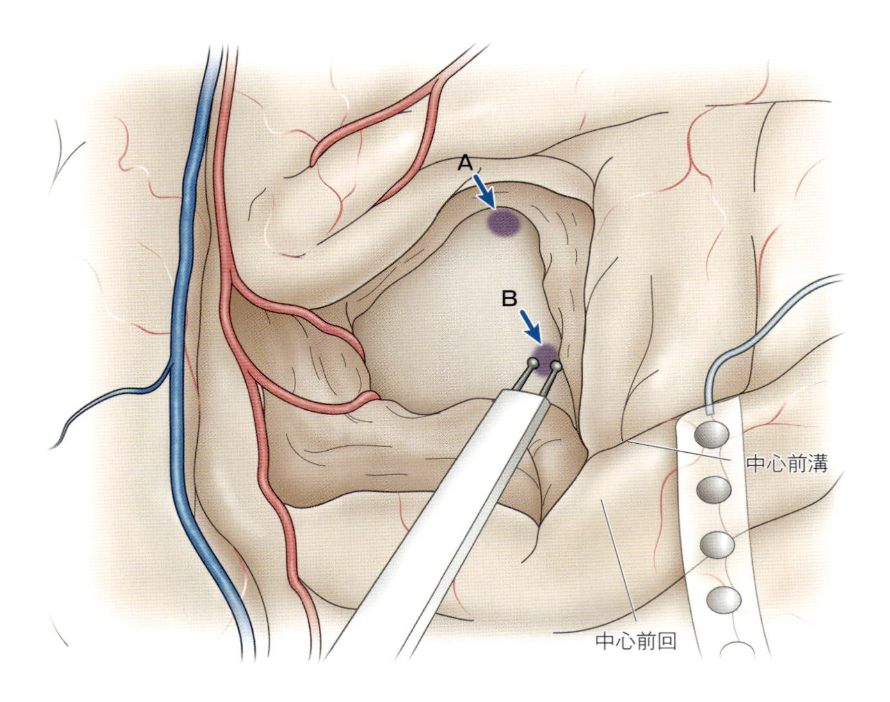

図9 腫瘍摘出後の術野
三角部（pars triangularis），弁蓋部（pars opercularis）が摘除されている．A・Bの2ヵ所において，直接刺激による発語停止が確認された．

- 脳回切除に準じて走行する血管を傷つけないように脳溝を開く．または，脳溝に沿って脳表の軟膜から灰白質を剥がすように，脳溝の最下点まで到達する．これにより，脳溝内を走行する動静脈を極力温存しながらの脳回切除が可能となる 11 12．
- 腫瘍から正常脳への移行部が予測される場合には，白質内に切り込む前には必ず電気刺激を行い，症状が誘発されないか確認しながら白質切開を加える．
- 下前頭回は前後に連続する脳回であり，前方，後方で正常脳への移行部で切開を加える必要がある．特に後方では pars opercularis から中心前回へと連続する．
- Pars opercularis から中心前回へと移行する部分では，正常構造が保たれている場合に陰性言語野が同定される場合がある．
- 本症例では，pars opercularis から中前頭回への移行部において物品呼称課題で発語停止が観察された 13（図9）．

Pitfalls 11

前頭弁蓋部は前頭前動脈，中心前動脈，中心動脈より血流を受ける．中心前溝，前上行枝のなかを通過し，腫瘍を通過した後に中前頭回や中心前回など腫瘍により移動した機能野を栄養する場合があることから，できる限り温存に努める．

Troubleshooting 12

覚醒下手術の場合には，動脈の近位部を確保したらテンポラリークリップにて一時的に血流を遮断し，その間に機能障害が生じないか確認した後に凝固・切断を行うことが望ましい．

Memo 13

前頭弁蓋に主座する腫瘍では，脳表のマッピングにて機能野を同定できない症例も多い．筆者らの施設では，優位半球前頭葉腫瘍に対して覚醒下手術を実施した82例中14例で機能野の同定ができなかった．このうち11例（61%）は腫瘍が pars triangularis を含んでいた[21]．

おわりに

- 低悪性度グリオーマを主とした前方言語野近傍の病変摘出で典型的な運動性失語が出現しない場合も多いことから，いわゆる運動性失語とは限定された領域による局所の機能障害ではなく，前頭葉から頭頂葉や側頭葉への連絡線維の損傷に起因する障害と考えられるようになった．
- すると，前頭葉での言語関連領域は下前頭回以外に中前頭回も含めて言語線維にアクセスすることが可能な領域として解剖学的構造を考える必要がある．
- また，腫瘍内に機能野が共存した場合に，経時的に脳機能が腫瘍周辺へと移動することが脳機能の可塑性として知られている[24~26]．
- 合併症を回避する目的で意図的に腫瘍を残存し，後療法または経過観察を行った後に再増大をきたしてから再度摘出を行うことで，合併症の出現を回避できる可能性があることも考慮に入れる必要がある．

03 Non-eloquent

丸山隆志

はじめに

- 非優位半球前頭葉に発生する腫瘍の場合，明らかな神経脱落症状が現れにくいために，前頭葉に広範囲に浸潤する腫瘍が多い．このため，広範囲の前頭葉切除，すなわち前頭葉切除術に準じた摘出術が選択されることが多い領域である．

手術適応

- 多くは前頭前野（prefrontal cortex）に存在する境界不鮮明な腫瘍，特に高悪性度グリオーマに対して拡大摘出を目的として選択される．
- 非優位半球であっても，下前頭回に位置する前頭弁蓋部や前頭葉底面には遂行機能などの高次脳機能に関与する領域がある[27~30] 14 15．
- 腫瘍が前頭葉の広範囲に及ぶ場合でも，前頭葉底面直回部分や外側部の下前頭回または内側上方である上前頭回などの領域は一部残存していたり，浮腫が及ぶのみである場合も多い．

術前準備

- 腫瘍の主座，浸潤範囲により，脳表上の切開線をどこに設けるかを事前に計画する．
- 外側では下前頭回，底面では直回，深部では脳梁・帯状回への腫瘍の浸潤の有無を術前画像にて判断し，温存可能かどうか検討する．
- 術前画像より，架橋静脈の走行と予定する切開線の位置関係を把握しておく．
- 症例は頭痛，てんかん発作にて発症した右利きの30歳代，女性である．画像からは内側帯状回付近から発生した，右前頭を主座として対側浸潤をきたした腫瘍である．前頭葉底面および外側面には浮腫はみられるものの，直接腫瘍の浸潤は進んでいないと思われた（図10）．

体位と皮膚切開

- 通常は仰臥位で，上体を右心房より高く位置する．
- 頭位は腫瘍が上・中前頭回を主座とするのであれば正中位に，中・下前頭回を主座とするのであれば健側に15～30度回転させる 16（図11）．
- 皮膚切開は，頬骨の基部から対側のこめかみ付近までの冠状皮膚切開を毛髪線内におく．
- 皮弁の血流を保つために，浅側頭動脈の本幹および前頭枝を温存する．
- 側頭筋は皮膚切開直下で一塊として切開し皮弁とともに翻転する one layer 法と，帽状腱膜下の疎な結合組織層にて皮弁側と側頭筋・骨膜側

Memo 14

遂行機能（executive function）とは，言語，行為，認知，記憶など，ある程度の独立性をもった高次脳機能を制御し統合するさらに高次な脳機能といえる[30]．この障害は失語，失行，失認，健忘などの諸検査では明らかな障害を伴わずに起こるものもある[29]．

Pitfalls 15

術前に遂行機能などの高次脳機能障害の有無を検査し，術前での機能障害がない場合には，不必要に切除範囲を広げてはならない[27]．特に正中を越えての脳梁離断や梁下野への摘出の拡大は，後の高次脳機能に与える影響が予測困難であることからも，不用意な切離は控えたい．

Memo 16

前頭洞発達の程度により，開頭範囲が制限される場合がある．また，皮弁の翻転を考慮して Bis モニターを貼付する必要がある．

とを分離する two layer 法がある．

- 顔面神経の側頭枝，頬骨枝も帽状腱膜より浅い層を走行し，耳介前方で頬骨弓の上を走行する．皮弁と筋肉弁を分離して翻転する two layer 法の場合には，pterion より二横指の位置で側頭筋膜浅層を皮弁につけたままで翻転するなど工夫し，末梢性顔面神経麻痺の予防に努める．

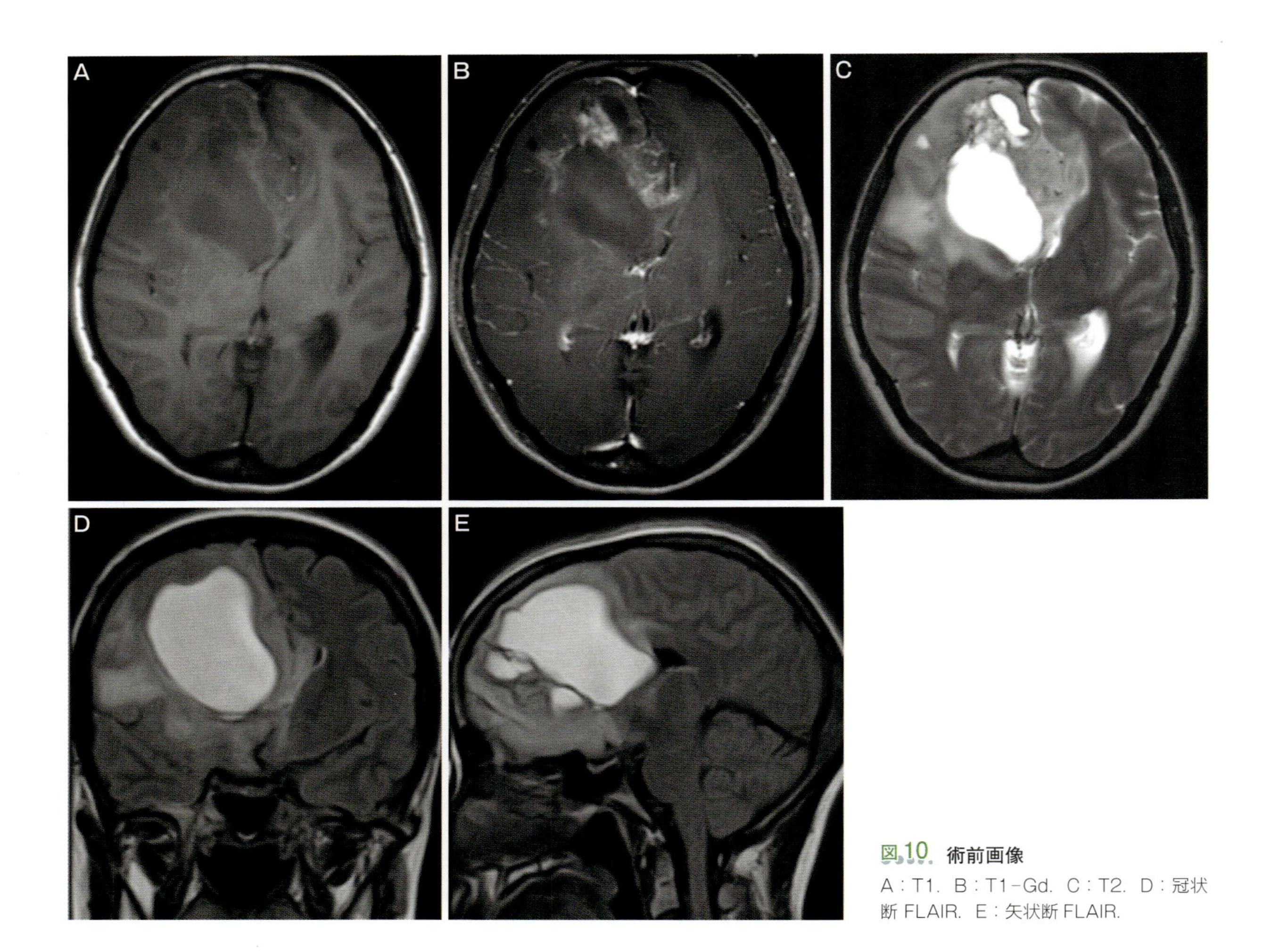

図10. 術前画像

A：T1．B：T1-Gd．C：T2．D：冠状断 FLAIR．E：矢状断 FLAIR．

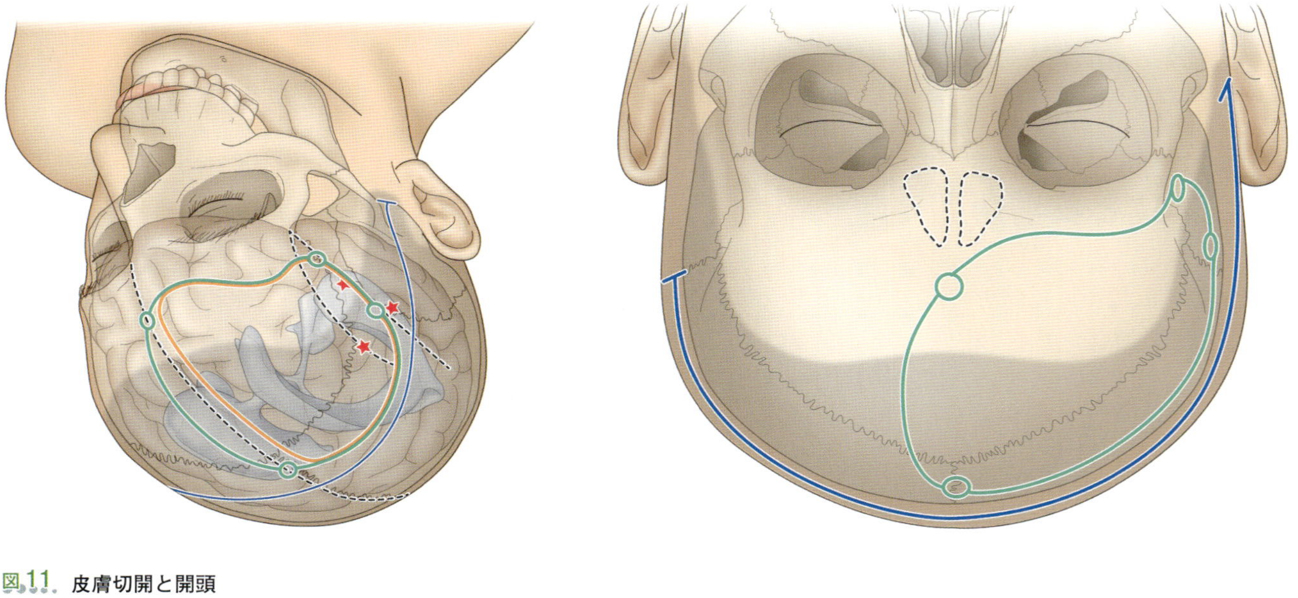

図11. 皮膚切開と開頭

- 正確な頭蓋骨の開窓のためのランドマークとして，冠状縫合と側頭線がよい指標となる．これらと架橋静脈の走行を参考に，必要な骨窓を設ける17．
- 下前頭回まで含めた摘出が必要な場合には，骨窓の外側はシルビウス裂が術野に確認できる程度が望ましい18（図11，図12）．

手術手技

- 腫瘍の後方が補助運動野（supplementary motor area：SMA）や中心前回近傍に至る場合には，経皮質MEPによる運動機能のモニタリングを併用する．
- 術後の感染や髄液漏の予防のためにも，術前画像で前頭洞の位置を確認し，手術操作に影響しないようであれば開放しないよう開頭を行う．前頭洞が発達している症例の場合など，前頭洞が開放されてしまったときには，骨膜を用いた修復を閉頭時に行う19．
- 主要な栄養血管は，内側から前大脳動脈，外側から中大脳動脈である．血流が多い腫瘍の場合には，早い段階でこれら流入血管を処理することで，術野の出血を少なくすることができる20．
- 本症例では，先にシスト（嚢胞）内容液の吸引を行い減圧を行った．
- 腫瘍の後縁付近の中前頭回上に皮質切開を設け，脳室前角までの皮質切除を行い脳室の開放を行った21（図12）．
- いったん脳室が開放されたならば，切開線を左右に展開しつつ円錐状に切離面を拡大し，外側および半球間裂側の切開線と合流させる．途中，脳溝内を走行する皮質動脈は十分に凝固してから切断する．
- 術前計画で確認した腫瘍後縁の指標とした脳表上の流出静脈を目安に皮質切開を加える．本症例では腫瘍の主座は上・中前頭回であったために，脳梁動脈・脳梁周囲動脈からの栄養動脈を遮断することで，出血のコントロールは問題にならなかった22．

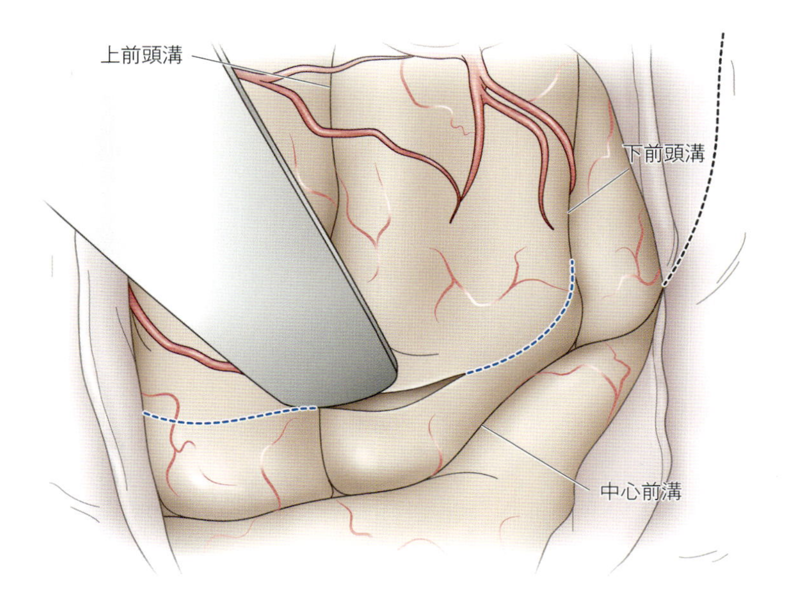

図12．右前頭葉皮質の切開線
側脳室を開放するための皮質切開の位置．

Tips 17
腫瘍による脳腫脹が強い場合や，腫瘍が脳梁を介して反対側まで広く進展する場合，早期に半球間裂より前大脳動脈を同定するためには，正中を越えて開頭するほうが半球間裂を剥離しやすい場合もある．ただし，片側のみの前頭葉切除の場合には，先に脳室を開放することで脳の腫脹を軽減することができれば，片側のみの開窓でも上矢状洞を広く露出せず半球間裂の操作は可能である．

Tips 18
硬膜切開を行う前に，骨上のランドマークやナビゲーションを利用して，予定切開線の目安となるよう fence post を留置すると，硬膜切開後の脳の偏移の影響を回避することができる．

Pitfalls 19
高悪性度グリオーマの場合，術後に放射線化学療法を行うことになる．創部感染が生じると後療法の開始が遅れたり，治療途中で中断してしまうことになるため，前頭洞の処置をおろそかにしてはならない．

Tips 20
脳の腫脹がなければ，大脳半球間裂から前大脳動脈を確認し，腫瘍への栄養動脈を遮断する．下前頭回の温存が可能な場合には，下前頭溝を開くと，中大脳動脈の orbitofrontal artery または prefrontal artery からの流入枝を確保できる．

Pitfalls 21
脳の腫脹が強い場合，上前頭溝を目安にして中前頭回の内側（上前頭溝側）の灰白質と白質との境界を目安に，一気に脳室体部が開放されるまで白質切開を行うと，脳室前角に到達する．髄液を吸引することにより脳の腫脹が軽減され，後の操作を容易に行うことができる．

Tips 22
血流の豊富な悪性腫瘍の場合，架橋静脈は腫瘍血流の流出路になっていることが多い．できれば先に流入血管の処理をした後，最後に静脈を切離することが過度な脳腫脹の予防につながる．

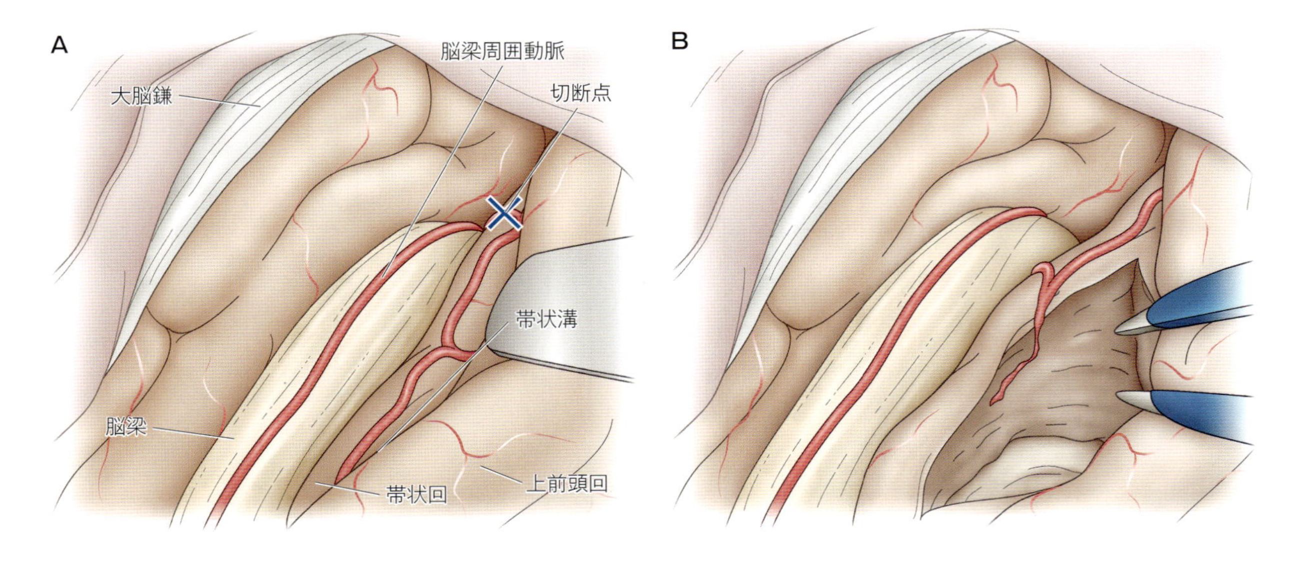

図13 大脳半球間裂を展開し栄養血管を切断，脳室の開放を行う

A：大脳半球間裂．帯状回上の血管を温存する．B：脳梁外側部で側脳室を開放する．

- 外側面で下前頭回を温存するため，下前頭溝内を走行する中大脳動脈からの栄養動脈である前頭前動脈や中心前回動脈からの流入動脈を凝固・切断する．
- 脳室と下前頭溝底部とを結ぶように白質に切開を加えることで，下前頭回を温存することが可能となる．
- 皮質面は大きめの綿片で覆いながら先へと切開を進める．脳べらで切除する腫瘍側を軽く牽引し，切開断端を直視下に吸引管や超音波吸引器（CUSA；アコム社）を用いて，線を引くようにシャープに切開を加える．
- 脳表のくも膜をバイポーラ電気メスで凝固し，ハサミで切開する．皮質を切開する場合には脳実質を切るように吸引しつつ，血管があればその都度凝固しハサミで切開する．慣れれば軟膜を把持しつつ，軟膜下に灰白質を削ぐように剥離除去を行うと，半球間面の血管や静脈の損傷が少なくなる．
- 1ヵ所だけ深く掘り下げず，全体を均一に切開するよう手術を進める．
- 帯状回の上面に脳梁辺縁動脈が，脳梁の上面には脳梁周囲動脈が露出されるので，本幹を損傷しないように，腫瘍への栄養動脈となっている分枝を凝固・切断する 23（図13A）．
- 帯状回を切除する場合には，前大脳動脈膝部を目安に下に現れる色調の違う脳梁を損傷しないように帯状回を除去すると，側脳室の天井が開放される（図13B）．
- 脳梁を経由して反対側へと浸潤する腫瘍の場合，正中を越えた反対側までの摘出を行うべきかは未だ結論には至っていない．
- 前頭葉底面では直回を温存できるのであれば，眼窩回を切離しつつ内側面に現れる眼窩溝までに摘出をとどめる．
- 直回まで含めて前頭蓋底までの摘出を行う場合には，早いタイミングで嗅神経を剥離し温存に努める（図14）．
- 腫瘍塊摘出後は断端面を注意深く観察し，止血を十分に確認した後閉創を行う．

> *Tips 23*
> 太い血管の切断を行う前には，テンポラリークリップを用いてMEPに変化がないか確認したうえで切断を行う．

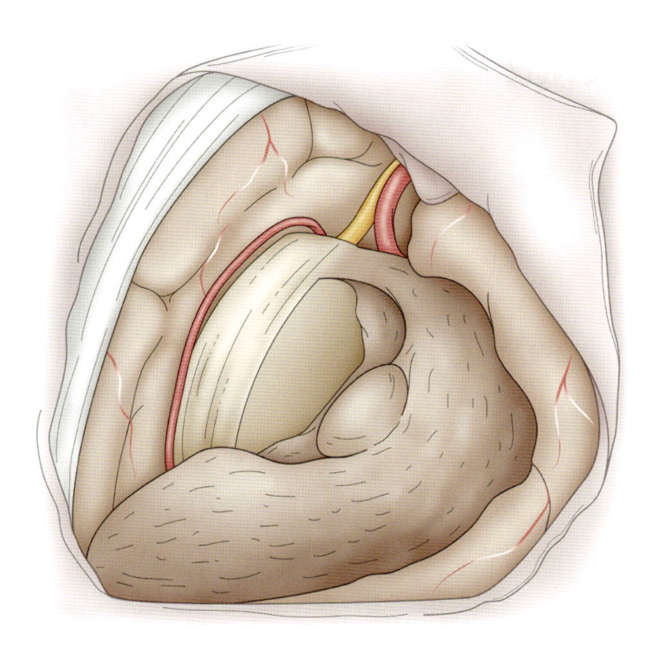

図14 摘出後の術野
上・中前頭回を含む前頭葉が切断され，脳室が開放されている．

- 本症例は膠芽腫 *IDH1* mt，Mib−1 11.5% との結果であった．術前の頭痛，軽度意識障害は改善し，初期治療として放射線化学療法を行った後，合併症なく自宅退院を果たすことができている．

おわりに

- 摘出率の向上が，グリオーマの治療成績に貢献することは数々の報告が示している[31]．膠芽腫の再発パターンを調査した報告では，半数以上が摘出後の局所からの再発であったとしている[32〜34]．
- ただし，拡大摘出が達成された場合には局所再発率が低下し，かつ生存期間の延長にもつながる可能性が示されている[35]．
- 拡大摘出が可能であれば合併症の発生を最大限に予防しつつ，積極的に適応を考慮したい．

04 中心前回

丸山隆志

はじめに

- 中心前回にグリオーマが発生する場合，多くは無症状またはてんかん発作にて発見される場合が多い．
- 摘出術の目的は組織診断の確定とともに，合併症をきたさない範囲で最大限の摘出を行うことが求められる．そのためには，運動機能に関連したマッピングとモニタリングを駆使した摘出が要求される．
- 本稿では，経皮質 MEP と覚醒下手術による摘出術について解説を行う．

解　剖（図 15，図 16）

- 中心前回の後方は中心溝で深く境される．
- 中心前溝は中心溝と平行して走行し，上方で上前頭溝と交わる（96～100%）．下方では下前頭溝と交わる（90%）（図 2A）．
- 上前頭溝の後端と中心前溝との合流地点に，precentral knob と呼ばれる形状をした主に上肢の運動に関与する部位が存在する 24．
- 中心溝の前に位置する脳回は Brodmann の area 4 の部分に相当し，一次運動野として対側の運動機能をつかさどっている．
- 一次運動野は正中側では中心前回の全幅に存在するが，外側に行くに伴い脳回の後方で中心溝寄りに限局される．
- 片側運動野は，対側の身体の筋肉および両側の顔面上半分と咽喉頭部の随意運動を制御している．正中側から外側に向かい，下肢，体幹，上肢，顔面，口腔，咽喉頭の順で局在がある．
- 中心前皮質の内錐体細胞層，別名 V 層には巨大な（70～100 μm）錐体

Tips 24

Precentral knob とは，上前頭溝と中心前溝との交点の後方あたりに存在し後方に凸状に突出する，いわゆる inverted-Ω またはイプシロンと呼ばれる領域である．計測すると，正中から平均 23mm の場所に位置する．上肢の一次運動に関与し，運動の中枢は Ω 状の中心溝側の皮質に配置されている[36]．

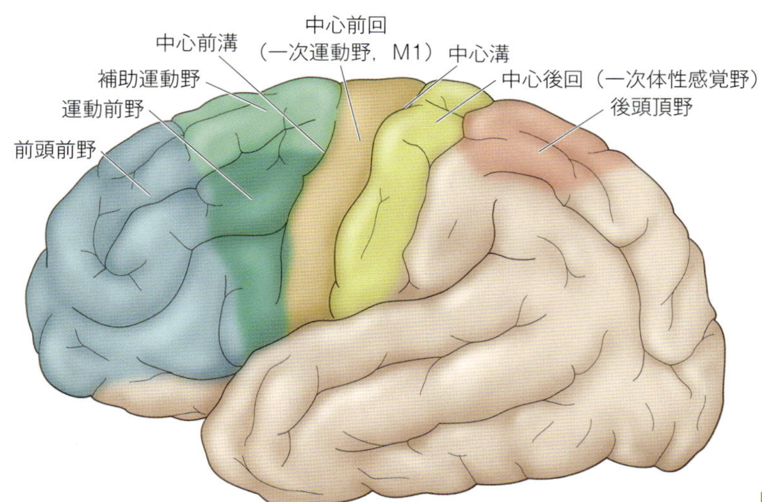

図 15．左大脳半球機能野と構造

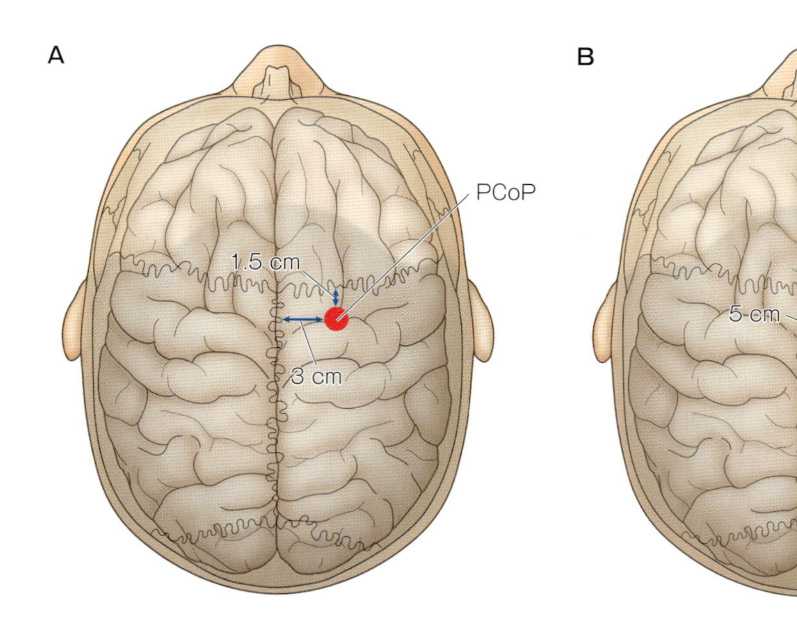

図 16．骨上のランドマーク
PCoP（posterior coronal point）とは，矢状縫合と冠状縫合との交点から側方 3 cm，後方に 1.5 cm の場所で，上前頭溝と中心前溝の合流点の目安になる．この位置で脳室に至ると視床の表面に到達する．SSaP（superior sagittal point）とは，bregma から後方 5 cm 後方に位置し，中心溝が大脳半球間裂と合流する点を示す．

細胞（別名 Betz 細胞）があり，この細胞は長い軸索を反対側にある脳神経の運動核と脊髄腹角の下位運動ニューロンに接続している．これら神経線維は皮質脊髄路を形成している．

- 一次運動野には，Betz 細胞と呼ばれる脊髄を下行する長い神経線維をもった細胞が多く存在する．この神経線維は，アルファ運動ニューロンと呼ばれる筋肉に接続したニューロンとシナプス接合している．
- 中心前回下 1/3 は両側の顔面上半分，咽喉頭部の運動機能に関与する．本領域の腫瘍では症状が軽微であるとともに，前方で下前頭回と連続するために，前方方向に進展し大きな腫瘤塊を形成する場合がある[37]．
- 前頭弁蓋部から中心前回への移行部，すなわち一次運動野下部と前方言語野の間に陰性運動野（negative language area）が同定される場合がある[38〜40] 25 26 27（図 17）．

術前計画

- 運動野に位置する腫瘍摘出の場合，全身麻酔下で経頭蓋および経皮質 MEP モニター下にて摘出を行う方法と，覚醒下での自動運動および経皮質 MEP にて摘出を行う方法がある 28．
- 侵襲が少なく多用されるのは MEP による皮質への直接刺激であり，目的とする筋肉に針電極を刺入した筋電図にて記録される．全身麻酔による影響を少なからず受けるとともに，正確なモニタリングのためには筋弛緩薬の使用は控えなければならない．
- 侵襲的ではあるが，術前に X 線透視下に頚髄硬膜外腔にカテーテル留置したうえで，皮質運動野への直接刺激が皮質脊髄路ニューロンに生じる D-wave を記録する cortico-spinal MEP では，全身麻酔下で筋弛緩薬を使用した状態でも安定した記録が可能である[43] 29．
- DTI color map や tractography による腫瘍周囲を走行する神経線維の走行を事前に描出することで，術中マッピングの際に参考になる[44, 45] 30．
- Tractography を術前 MRI に fusion する場合，術中の髄液の流出や摘出に伴う脳の偏移により，−8〜＋15 mm の範囲で移動するといわれている[44, 48]．

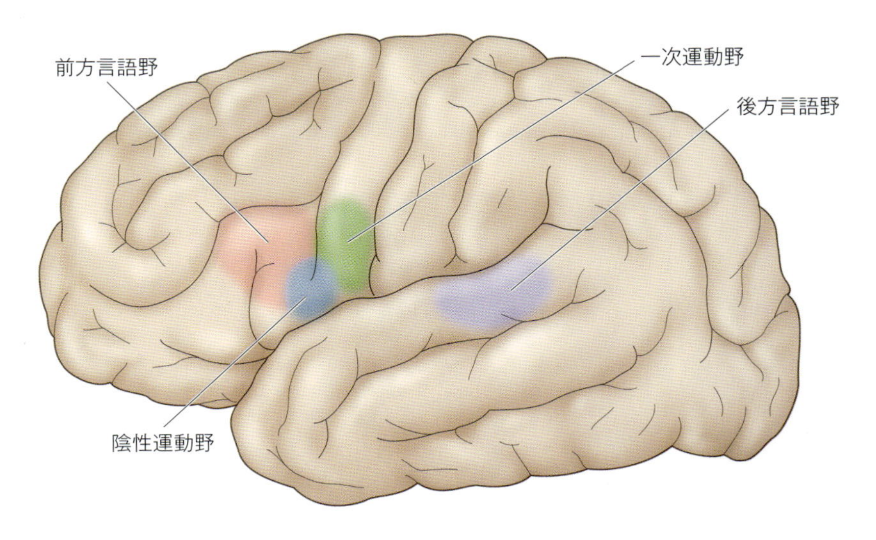

図 17. マッピングにて発語停止をきたす部位

Memo 25

陰性運動野は運動前野まで広がるミラーニューロンの分布と同様であり，言語獲得に重要な役割をもっていると考えられている．覚醒下手術による言語マッピングでは，発語停止をきたす理由として言語野への直接刺激，構語に関連する一次運動野への直接刺激，および陰性運動野への刺激の 3 つの理由が考えられる．陰性言語野は明確に同定できない場合も多い．

Pitfalls 26

術中の皮質直接刺激にて発語停止をきたした場合，陰性運動野を鑑別するには，一次運動野刺激による陽性運動反応ではないこと，運動停止は両側性に起こることを確認する必要がある．前者に関しては，舌を左右に動かしている状態で電気刺激を行い，舌の収縮がみられないことを視認する．運動停止は両側の離握手を行いつつ電気刺激を行い，運動の停止が一側のみでないことを確認する[21]．

Tips 27

陰性運動野への直接刺激では発話が不完全に停止する場合や，流暢な発語が乱れる断綴言語様の症状を呈することがある．構音に関与する一次運動野に隣接することから，同時に構音障害を併発する場合もある[38, 41, 42]．最近の報告では，行動認知や抑制プロセスへの関与も示唆されている[38]．この領域の機能やネットワークは未だ不明な点も多い．

Tips 28

運動野の機能モニタリングに経皮質 MEP と覚醒下手術を併用する理由として，皮質に留置するグリッド電極が手術操作に伴い位置がずれてしまうこと，腫瘍の圧迫や浸潤により安定した記録ができない場合があること，覚醒下手術では記録用針電極を刺入した筋肉以外の細かな筋収縮を観察することが可能であることが挙げられる．

Tips 29

D-wave の振幅がベースラインの 50〜70％以下となった場合を critical point とすることが多い．

症例提示

- 45歳，男性．てんかん発作にて発症．左中心前回に主座する腫瘍を認める．
- 腫瘍は石灰化は伴わず，中前頭回から中心前回の前半部までを占める（図18）．

術前準備（図18）

- 術前MRI画像で腫大した中心前回が描出され，拡散強調画像（diffusion weighted image：DWI）をもとにした拡散テンソル画像（diffusion tensor imaging：DTI）によるcolor mapとtractographyでは，腫瘍により皮質脊髄路が圧排されている様子が確認された．

> *Tips 30*
> 白質刺激部位における刺激強度と刺激部位からの距離には，高い相関関係が認められる[46, 47]．

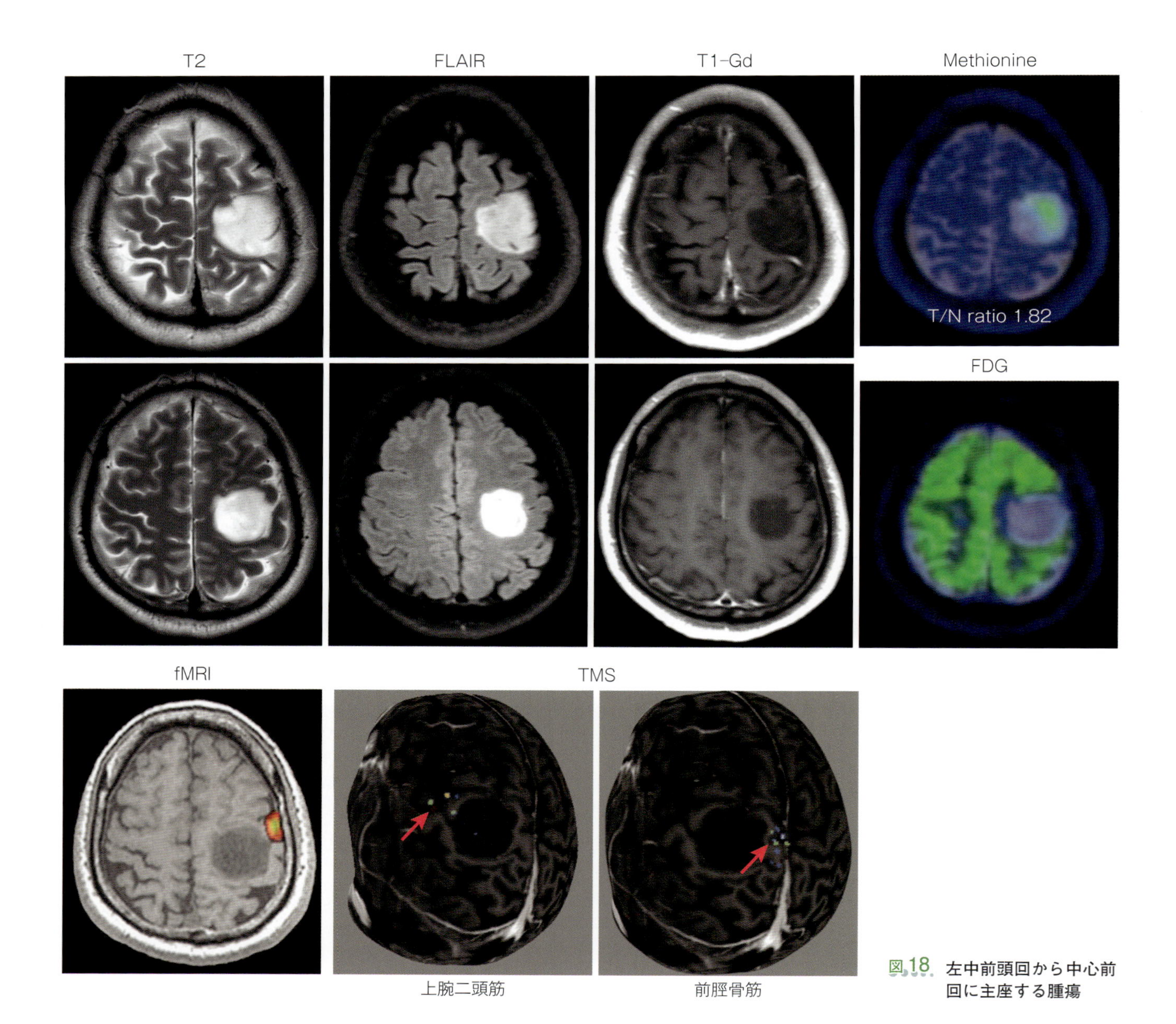

図18　左中前頭回から中心前回に主座する腫瘍

- fMRIでは，腫瘍外側部分にfinger tappingによる上肢の機能局在が観察された．
- 術前に施行した経頭蓋磁気刺激（transcranial magnetic stimulation：TMS）では，腫瘍との外側境界部分で上腕二頭筋の収縮が，内側境界部分では前脛骨筋の収縮が確認された31．
- 中心前回に位置するグリオーマでは麻痺症状が出現する前に，てんかん発作にて発症する場合が多い．覚醒下手術を予定するのであれば術中のてんかん発作の予防のために，抗てんかん薬による安定した発作の抑制状態で手術に臨むことが望ましい．

皮膚切開と開頭（図19）

- 腫瘍の後方進展に応じて弧状または冠状の皮膚切開を設ける．
- 骨上のランドマーク（図16）として，冠状縫合と矢状縫合の交点から側方3 cm，冠状縫合から後方1.5 cmの点の直下に上前頭溝と中心前溝との交点が位置するといわれる．
- 中心溝は矢状縫合上でbregmaより後方5 cm付近に位置する．
- 運動機能のマッピングやモニタリングのために，術野の後方には中心後回までが露出していることが望ましい．
- 腫瘍の側方進展と，腫瘍外側部分の皮質マッピングのためには，腫瘍を越えた広めの開頭が推奨される32．

摘出術の実際（図19）

- 露出された脳表を観察し，上前頭溝，中心前溝，中心溝の走行を確認する．
- 術前のfMRIやTMSによる上肢刺激の誘発部位を参考に，中心溝に直交するようにグリッド電極を留置し，正中神経刺激による位相の逆転をもって中心溝を同定する．

Memo 31

8の字型の電磁石によって生み出される，急激な磁場の変化によって（ファラデーの電磁誘導の法則により）弱い電流を組織内に誘起させることで，脳内のニューロンを興奮させる非侵襲的な方法である[49]．

Tips 32

経皮質MEP用のグリッド電極は上肢，下肢それぞれを対象として2セット留置することができれば，より正確な機能モニタリングが可能となる．下肢のモニタリングを目的として大脳半球間裂にグリッド電極を挿入するのであれば，開頭の範囲は上矢状洞の縁まで開窓することが望ましい（図19）．

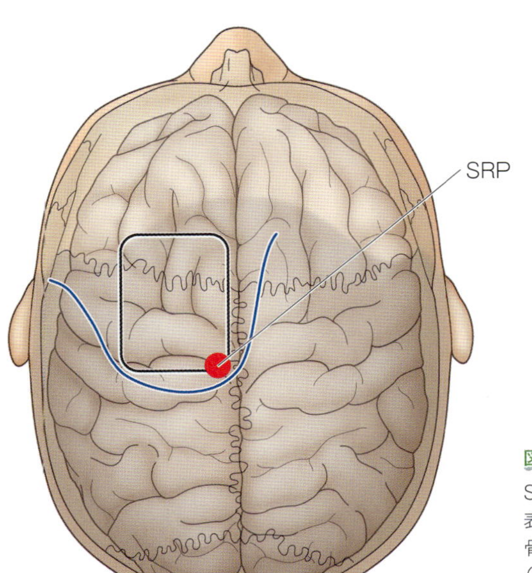

図19 皮膚切開と骨窓

SRP（superior rolandic point）は，脳表上の中心溝と大脳半球間裂との交点で，骨上ではSSaPの位置に相当する（図16参照）．中心溝同定のためのランドマークの一つである．

- 下肢の経皮質 MEP モニタリングを目的として，架橋静脈を避け大脳半球間裂にグリッド電極を挿入する 33 .
- 上肢の経皮質 MEP モニタリングを目的として，術前の fMRI を参考にして摘出の邪魔にならないようグリッド電極を脳表に留置する．
- Positive mapping として，中心前回脳表の直接刺激により腫瘍周囲に偏位している上下肢の反応領域を同定する 34 .
- 本症例では，2 mA の刺激で腫瘍の内外側に下肢・上肢の反応が筋収縮，MEP いずれでも確認された（図 20A）.
- 陽性領域の刺激閾値から最大 6 mA までの刺激を行い，腫瘍の直上の刺激で筋収縮，MEP いずれにも反応がみられないことを確認する (negative mapping)．特に，機能野は中心溝側に位置する場合が多く，マッピングでは中心溝側の反応の有無を確認する必要がある．
- 術後の血流障害を回避するために，腫瘍上の脳表を走行する動静脈はできる限り温存する．やむを得ず切断を要する場合，動脈に対してはテンポラリークリップによる一時遮断を行い，自動運動，MEP の反応に変化がないことを確認のうえ凝固切断する．
- 腫瘍の上下は機能野と隣接している．直接刺激で反応がないことを確か

Memo 33

施設により刺激条件は異なる．当施設での刺激条件は以下のとおりである．
経皮質刺激条件：双極，矩形波（単相性），5 train，間隔 0.2 msec，頻度（50 Hz），刺激強度 0〜10 mA.
刺激条件は施設により多少の違いがあり，一定のものではない．

Memo 34

腫瘍や腫瘍周囲は易刺激性であるため，てんかん発作の誘発を避けるためにも少ない刺激条件から開始し，必要最小限の刺激にとどめる．摘出部位の周囲脳表に留置したグリッド電極による脳波をモニターし，脳波の乱れ（after discharge）を生じた場合には速やかに冷水をかける．

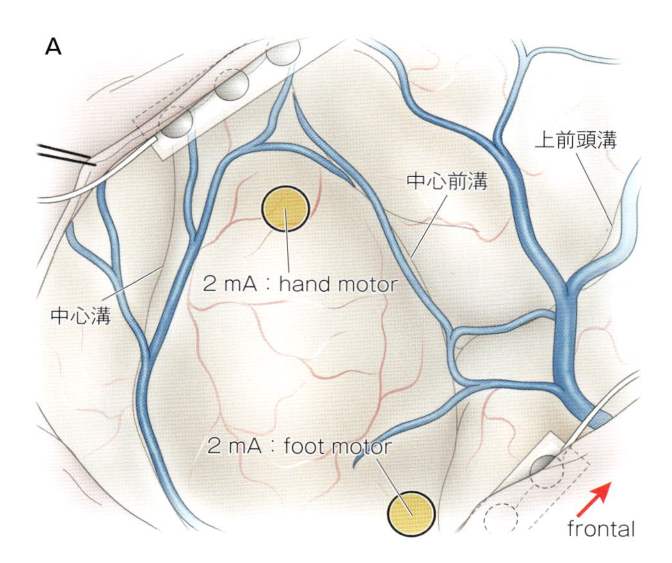

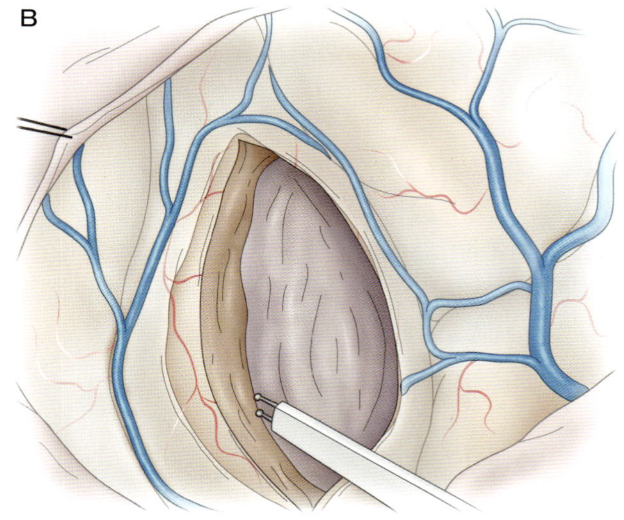

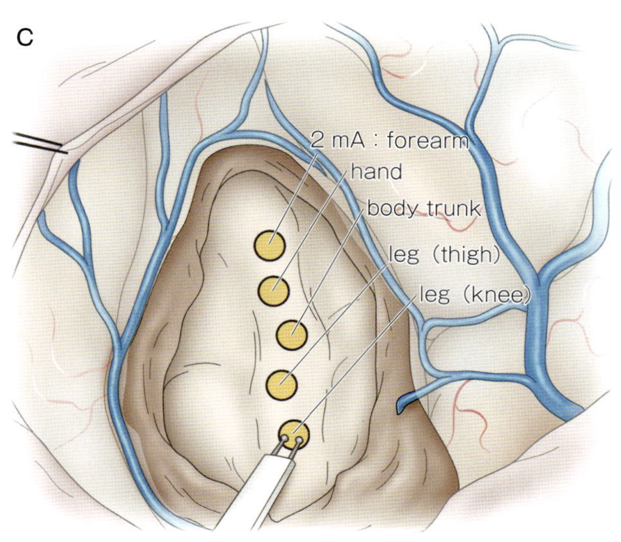

図20．左中心前回に主座する腫瘍に対する脳表のマッピング（A），摘出中（B）および摘出後の機能局在（C）

めた後に，良好な覚醒状態であれば，目的とする部位の自動運動を継続してもらいつつ慎重に皮質切開を開始する．高めの刺激強度にて白質刺激を行いながら深部に向かい白質切開を進める．
- 脳回の前方・後方で中心前回上に脳溝から4〜5 mmの部位に軟膜切開を行った後，軟膜下に灰白質を剥がすように脳溝の深部に向かう．機能部位が脳溝内部に移動している場合があることを想定し，直達刺激を行いつつ脳溝の最深部まで到達する 35 (図20B)．
- 自動運動の低下やMEPの変化がみられた場合には，刺激強度を順次下げながら神経線維との距離を想定する．刺激強度と実際の神経線維との距離は相関するといわれている．当施設では，経験上3 mAで反応がみられた場合には摘出限界が近いと考え，バイポーラでの凝固は行わず物理的な切開のみに切り替えている．刺激強度1 mAで反応がみられたら，数mm先に神経線維の走行があると考え切離を中止している．
- 本症例では，白質深部にて2 mA刺激で下肢〜体幹〜上肢まで連続する局在が観察された（図20C）．
- 術後一過性に上肢を主体とした3/5 MMTの筋力低下がみられた．病理診断は退形成性星細胞腫，*IDH1*-wt，1p19q loss なし，Mib-1 index 3.3%であり，初期治療終了時には麻痺症状は改善し，独歩退院した．

Tips 35
脳溝を慎重に開く方法や脳溝内を走行する細かな動静脈の損傷を避ける軟膜下剥離を行うことで，術後の摘出腔周囲のFLAIR imageの変化を最低限に抑え，術後の血流変化によるてんかん発作の予防にもつながる．

おわりに

- 中心前回に主座する腫瘍摘出に覚醒下手術を用いるかどうかは，各施設の経験値と習熟度，MEPモニタリングの精度などに依存する．全身麻酔による経皮質，経頭蓋MEPにて摘出を行う施設もある．
- それぞれのモニタリング法には一長一短があり，これらを習熟したうえで摘出術を計画するべきである．
- また，手術の目的は合併症のない範囲で最大限の摘出を達成することであり，過度なモニタリングでは摘出率が下がり，精度の低いモニタリングでは合併症のリスクが増してしまう．通常臨床にて十分な経験を積んだうえで実施することを推奨したい．

05 弁蓋部

丸山隆志

はじめに

- 島回を取り囲むように前頭・頭頂・側頭弁蓋部が島回を覆い，シルビウス裂を形成する．
- 本稿では，前頭弁蓋部から島回に位置する腫瘍摘出に必要となる前頭葉弁蓋部からシルビウス裂内を走行する動脈と灌流領域を主に解説する．

解　剖

- シルビウス裂には，穹隆面の脳溝が裂内に延長して交わる脳溝（sulcus）と，シルビウス裂が枝状に張り出して脳溝を形成する分枝

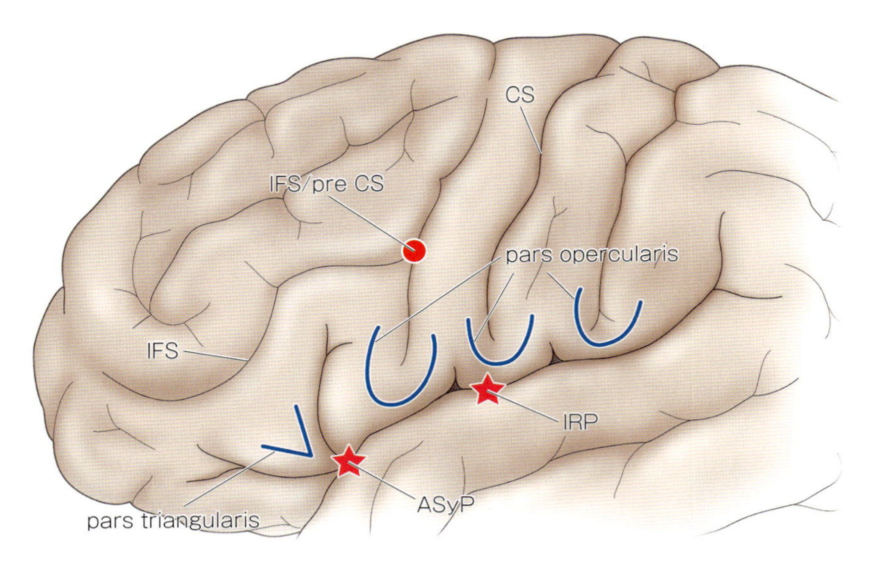

図21. 前頭葉から頭頂葉に至る連続する脳回

(ramus) が存在する (図 21).

- 分枝の深部はシルビウス裂奥の島回を取り囲む peri−insular sulcus, 別名 limiting sulcus へと合流する 36.
- Brodmann の area 44, 45 を構成する前方言語野 (いわゆる Broca 領域) は, 水平枝 (horizontal ramus) と上行枝 (ascending ramus) によって3つの領域に分類され, 水平枝より前方が眼窩部 (pars orbitalis), 水平枝と上行枝の間を三角部 (pars triangularis), 上行枝より後ろを狭義の弁蓋部 (pars opercularis) と呼ぶ.
- シルビウス裂上の水平枝と上行枝の交点を anterior sylvian point (ASyP) と呼ぶ. 中心溝の延長線上でシルビウス裂との交点を inferiro rolandic point (IRP) と呼び, ASyP と IRP の距離は 2.3 ± 0.5 cm と報告されている[50].
- 内頚動脈から分岐した中大脳動脈は, シルビウス裂内を蝶形骨縁に沿って走行した後, 島回の表面を走行し, シルビウス裂内から前頭葉・頭頂葉・側頭葉の弁蓋部表面を走行して大脳表面に出る (皮質枝の分布は図 23 を参照).
- 中大脳動脈は走行上の特徴から sphenoid segment (M1), insular segment (M2), opercular segment (M3), cortical segment (M4) の4つに分類される.
- M1 は内頚動脈から分岐した後シルビウス裂内深部を外側に向かい, 島限 (limen insula) の膝部で後上方へ屈曲するまでの間をいう (図 22).
- M1 からの皮質枝が本幹部よりも近位に起こる場合を early branch と呼び, 主に側頭葉, 前頭葉の先端部を灌流するものが多い. 前頭葉では約6%で眼窩前頭動脈の領域を分布するが, 太いものでは前頭前動脈の領域まで灌流するものもある[51].
- M1 から分岐する穿通枝はレンズ核線条体動脈と呼ばれ, 片側に 1～26 本 (平均 10.4 本) 存在する[52] 37.
- レンズ核線条体動脈は 60%が M1 の後面より発生しており, まれに M2 領域からも発生することがあるので注意を要する (7.5%)[53].

Tips 36

島回を取り巻く脳溝は前方を anterior−limiting sulcus, 上方を superior−limiting sulcus, 下方を inferior−limiting sulcus と呼ぶ.

Tips 37

Rosner らは穿通枝を検討し, 発生部位, 前有孔質の貫通部位, 灌流領域の違いで medial, intermediate, lateral の3群に分類している. 特に lateral lenticulostriate artery は, 脳出血・脳梗塞とともに島回グリオーマの摘出時には重要な血管である[52] (図 22).

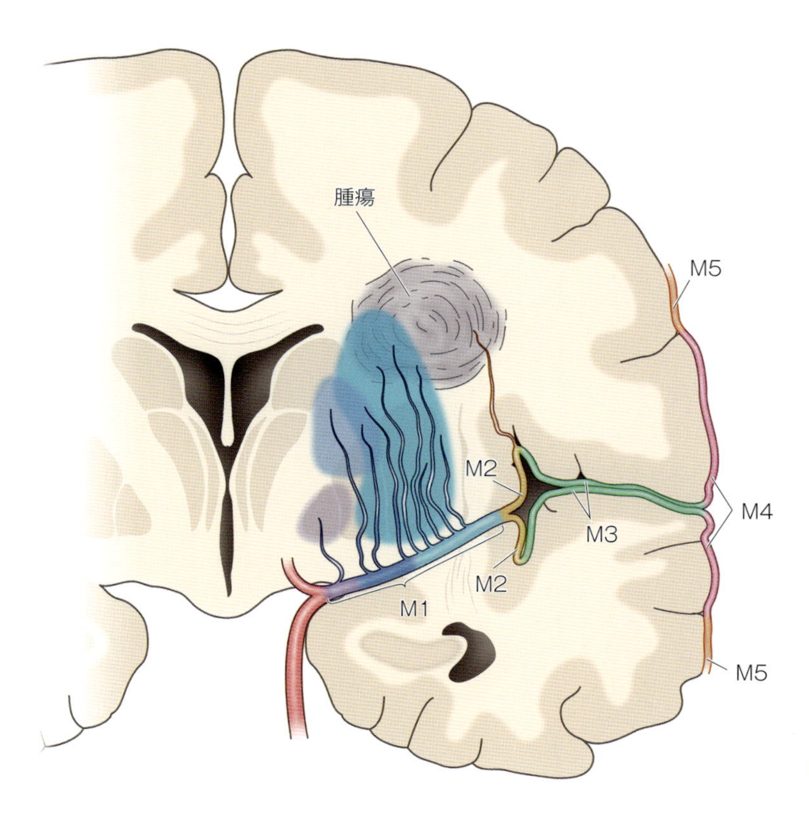

図22. 冠状断での中大脳動脈の分枝分類と灌流領域

Insular segment（M2）（図 23）

- 通常は約 50％で島根（limen insula）のレベルで上行枝（superior branch）と下行枝（inferior branch）に分岐する（図 23B）．
- Insular segment（M2）の分枝には多くのバリエーションがあり，single trunk から trifurcation，quadrifurcation と呼ばれる複雑な分枝を出すものまである．そのため，シルビウス裂を開く操作を要する場合には注意を払う必要がある 38．
- 島回の構造と名称を図 23 に示す．central insular sulcus を境として前方を short gyrus，後方を long gyrus と呼ぶ[55]．
- M2 上行枝と下行枝の島回灌流領域を図 24 に示す．M2 から分岐したそれぞれの分枝からの血流を受ける．
- M2 から島回へと分岐する血管を島動脈（insular artery）と呼び，平均の本数は 96 本（77〜112 本）ともいわれている．このうち 85〜90％は島皮質から最外包までを栄養する短い分枝で，10％は前障から外包までを栄養する中間の長さをもち，3〜5％は長い距離を走行し放線冠までを栄養する．この長い分枝を long insular artery（LIA）と呼び，島回グリオーマの摘出の際には最も注意を要する血管である[53, 56, 57]（図 24B）．
- 通常 LIA は，central insular sulcus よりも後方の long insular gyrus 周囲から起始するといわれている．この領域は Sanai らにより提唱された島回グリオーマの Zone 分類における Zone Ⅱに相当する．ただし，LIA はこの領域以外からも分岐することが報告されており，島回後方表面を長く走行する血管の分枝を無防備に凝固してはならない[57] 39．

Tips 38

通常は下行枝から側頭葉に，上行枝から前頭葉に分枝を出すが，なかには pseudo-trifurcation として middle trunk が側頭側から分岐するタイプ（図 23D，10％），前頭側から分岐するタイプ（図 23E，15％），下行枝からの分岐で頭頂葉のほぼ全域を灌流するタイプ（図 23F，15％）がある．島回グリオーマで表面を走行する血管は，これらバリエーションが半数近くあることを前提で剥離操作を行う[54]．

Tips 39

LIA の障害により放線冠に梗塞を生じた場合には，上肢に強い片麻痺を呈する[58]．ただし，LIA の障害が錐体路障害とは直結しない場合もある[56]．

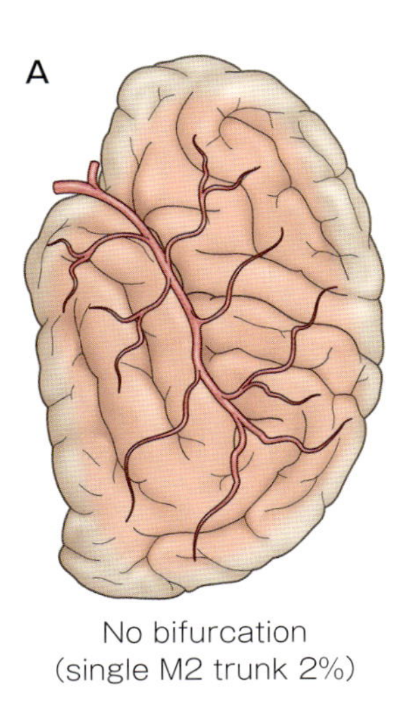

No bifurcation
(single M2 trunk 2%)

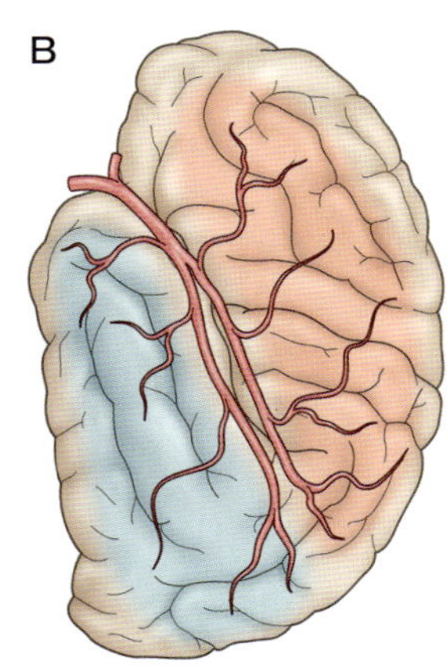

Symmetrical superior and
inferior trunk

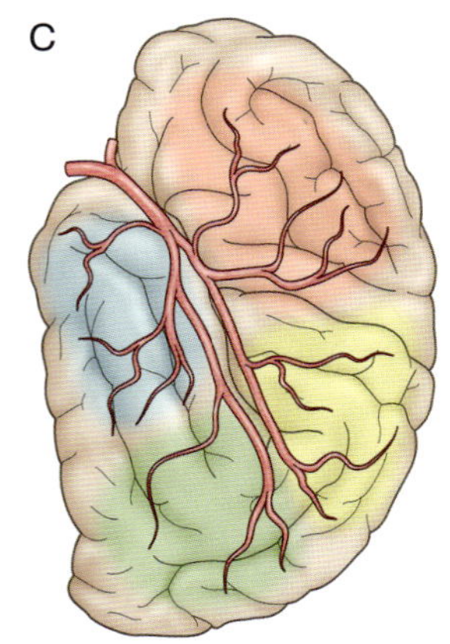

Pseudo-tetrabifurcation 5%,
four M2 segments

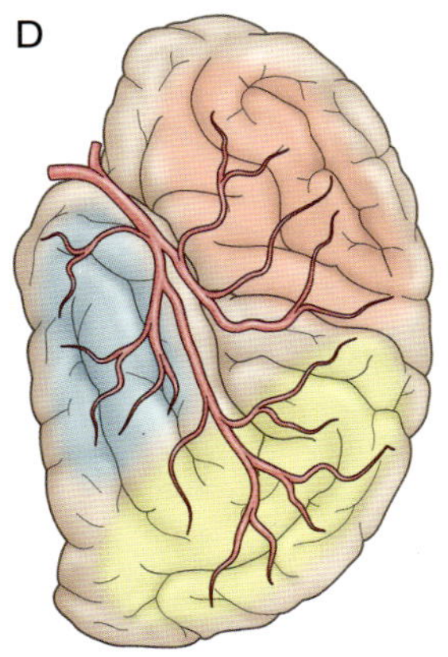

Pseudo-trifurcation, three M2 trunks
(middle trunk from temporal side 10%)

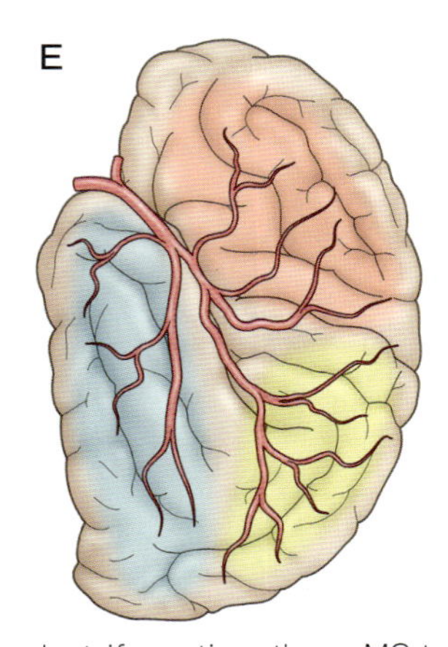

Pseudo-trifurcation, three M2 trunks
(middle trunk from frontal side 15%)

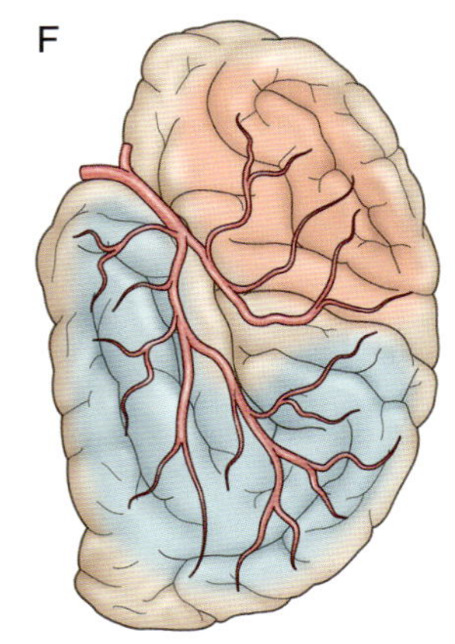

Inferior trunk supply, three M2 trunks
Centro-parietal region 15%

図23. 中大脳動脈分布のバリエーション（左半球）　（文献 54 を参照して作成）

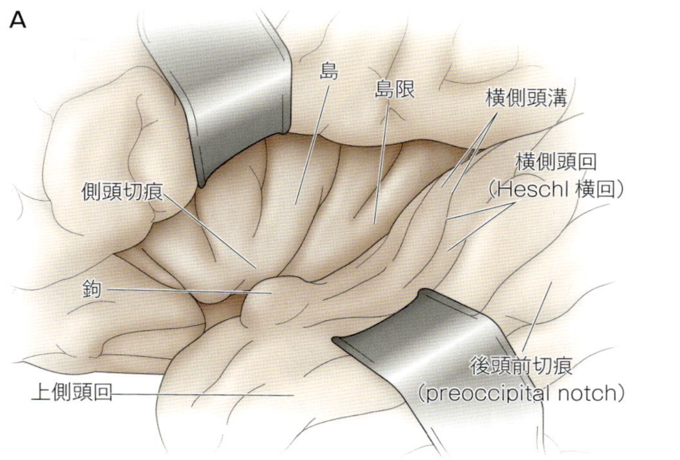

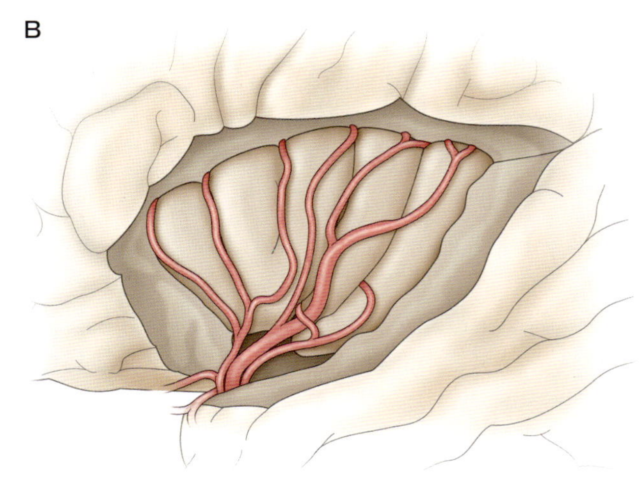

図24. 左島回の解剖と島動脈

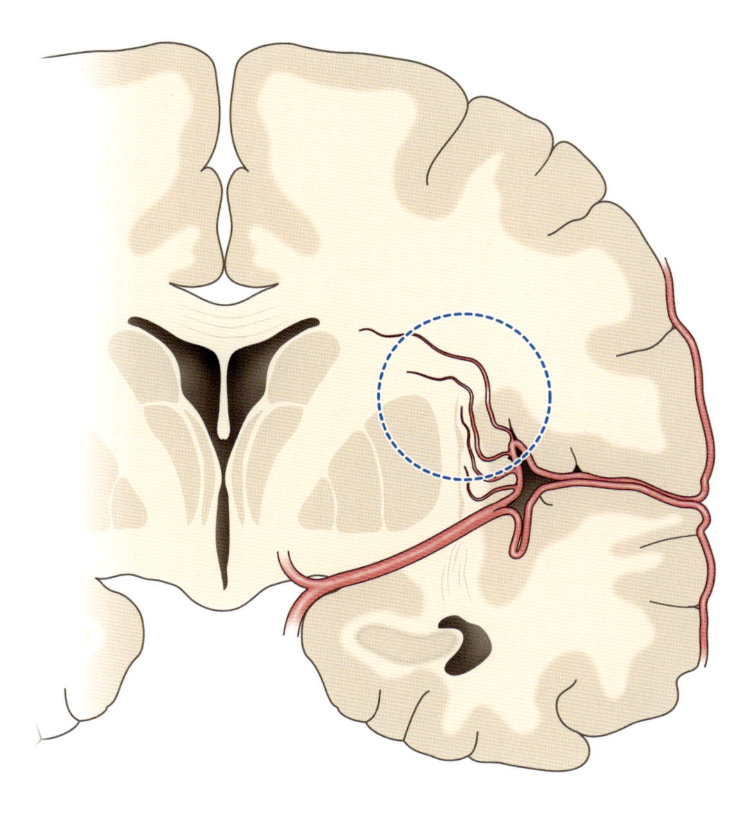

図25. 損傷に注意を要する血管

Opercular segment（M3）

- M2 が上限・下限の位置で翻転し弁蓋部の裏側を走行する．この後 M4 として脳表に現れるまでを opercular segment（M3）と呼ぶ．
- シルビウス裂近位部 M1 から分岐する側頭極動脈と眼窩前頭動脈では，島回を経ずに直接 M3 へと移行する場合がある．
- M2－M3 移行部で superior limiting sulcus から皮質下へと流入する血管では，弓状束を栄養するといわれている．
- Insular long gyrus の上方で superior limiting sulcus へと流入する血管群では，45% で皮質脊髄路を栄養し，最も長いものでは 36% で occipitofrontal fasciculus を栄養しているとの報告がある．よって，術後の虚血症状として言語や運動の障害を誘発する可能性があるために，島回の後上方を走行する血管をむやみに損傷してはならない[57]（図 25）．

おわりに

- M2，M3 は弁蓋部や中心前回，縁上回，上側頭回など機能を有している皮質に血流を送りつつ走行する．グリオーマ手術で脳回切除の場合にこれら血管をむやみに損傷せず，主要血管の血流を妨げない操作が必要である．

06 中前頭回

丸山隆志

はじめに

- 優位半球の中前頭回に主座する腫瘍の場合，上方には補助運動野，下方には前方言語野，後方には一次運動野が位置するため，合併症を回避するためには慎重な操作と判断が求められる．
- 腫瘍を取り囲むように重要な白質線維が走行している可能性が高く，機能評価を用いない摘出では術後に思わぬ障害を生じてしまう可能性がある．
- 言語線維のネットワークとしては，Broca 野（運動性言語中枢）と Wernicke 野（感覚性言語中枢）とを弓状束（AF）が連絡するという単純な構図から，現在では複数の連絡線維が広い範囲の脳皮質を連絡するというネットワークモデルに発展している．
- また，最近の研究では，言語の音韻認知や単語レベルの復唱，文法処理は両側の大脳で処理されていることが明らかになりつつある[59~61]．
- 本稿では，上方を上前頭溝，下方を下前頭溝，後方を中心前溝に囲まれた領域に主座する腫瘍に対する手術手順について解説を行う．
- 上前頭溝と中心前溝の交わる交点のすぐ後方に，inverted−Ω またはイプシロンと呼ばれる脳回を形成する．ここは上肢に関連する一次運動野が位置する[62]．
- 中前頭回の深部には上前頭後頭束（SFOF），上縦束（SLF），frontal aslant tract が走行する[63, 64]．特にこの領域では，上縦束を中心とする背側音韻処理系ネットワークが関与する．
- これに対し，前頭葉底面から側頭葉において下前頭後頭束（IFOF）を中心とする腹側意味処理系ネットワークが存在する 40（図 26）．

Tips 40

過去，上縦束と弓状束は同義語として扱われてきたが，MRI を用いた最近の解析では上縦束は走行に応じて複数の経路があることが示され，弓状束は広義の上縦束に含まれるようになった．

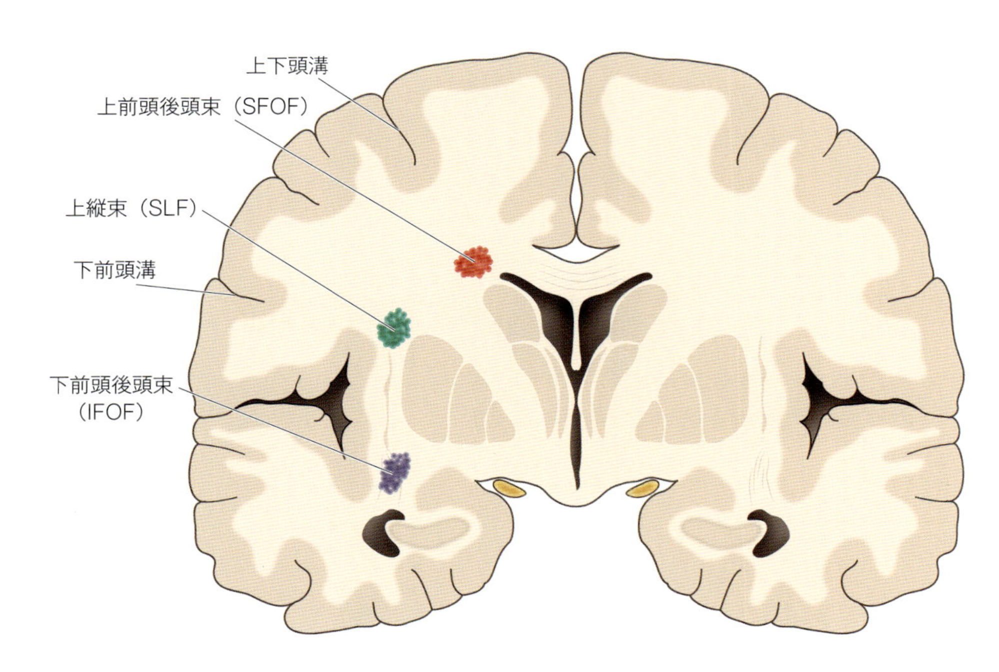

図 26．冠状断での神経線維の走行

術前準備

- 言語領域の同定に fMRI が有用である．
- DTI による tractgraphy や color map を用いると，腫瘍を取り巻く神経線維の走行が確認できる[65)]（図 27）．
- 腫瘍が優位半球の言語野近傍に位置し術前に言語障害がない場合，積極的摘出を考慮するのであれば覚醒下手術も選択肢の一つである．
- 腫瘍が中前頭回上方で上前頭回，中心前回寄りに位置する場合，術後には補助運動野による一過性の失語や運動障害を生じる可能性がある．

皮膚切開と開頭

- 腫瘍の後方進展に応じて，弧状またはT字型の皮膚切開を設ける（図 28）．
- 言語機能マッピングを行うのであれば，直接の脳表刺激のために少なくとも下前頭回上方が術野内にあることが望ましい．
- 運動機能のマッピングやモニタリングのために，術野の後方には中心溝までが露出していることが望ましい．
- 中前頭回は一条の脳回のみで構成される頻度は低く，中間前頭溝などにより区切られて存在する場合が多い．
- 腫瘍が存在する脳回を術前画像から読影し，過不足ない摘出範囲を決定する必要がある（図 29）．
- 腫瘍が脳回を越えて深部の白質に進展する場合や，脳室壁までの浸潤が確認できた場合には，皮質切開は脳室まで至ることになる．
- 摘出は脳回切除の要領が基本であり，脳溝から白質に至る段階で言語機能，運動機能，補助運動機能を目的とした深部白質刺激を行う（図 30）．

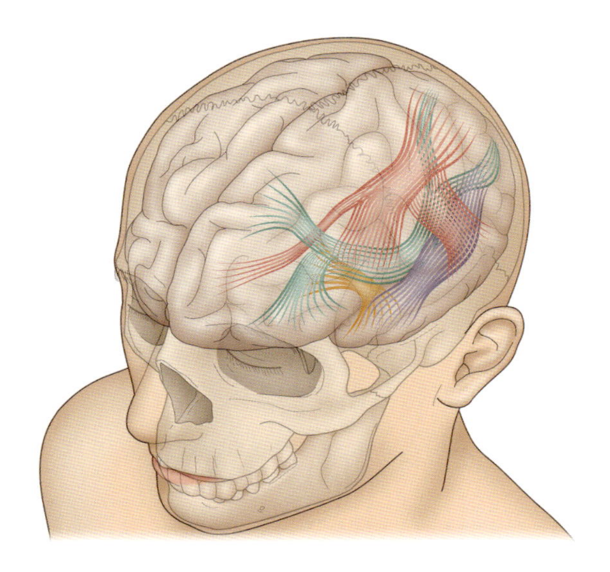

図27．中前頭回周囲の神経線維の走行

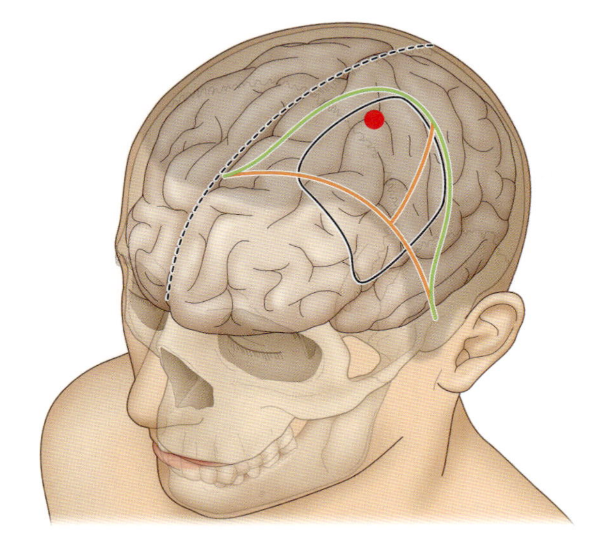

図28．中前頭回腫瘍に対する皮膚切開と骨窓

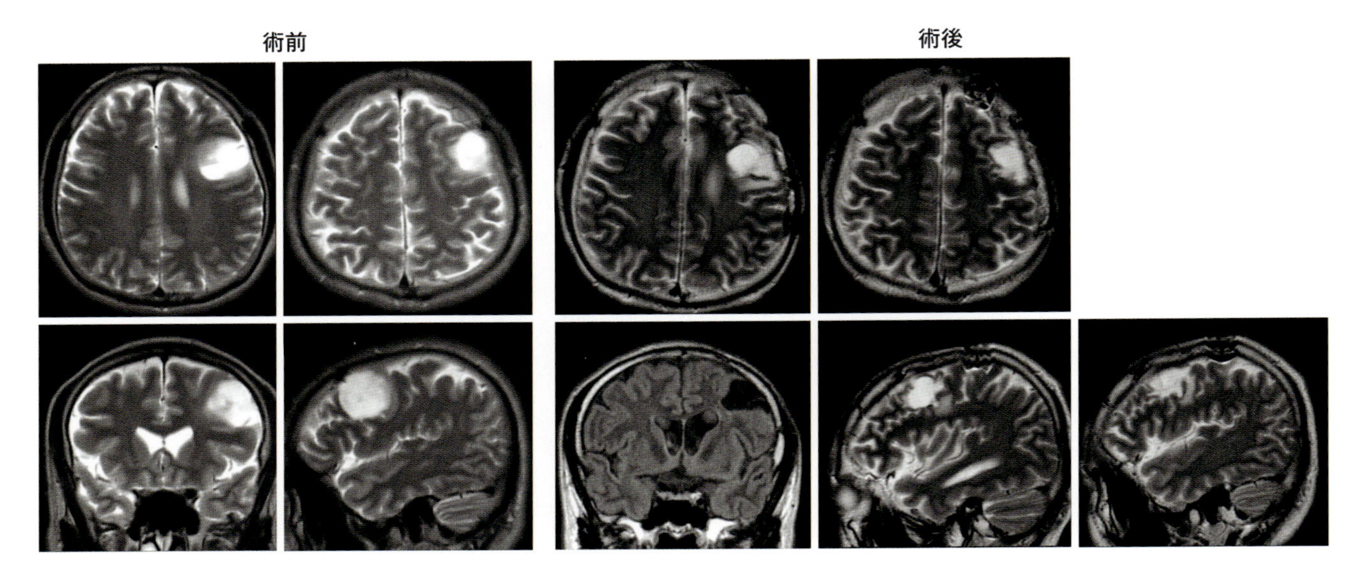

図29. 術前後画像

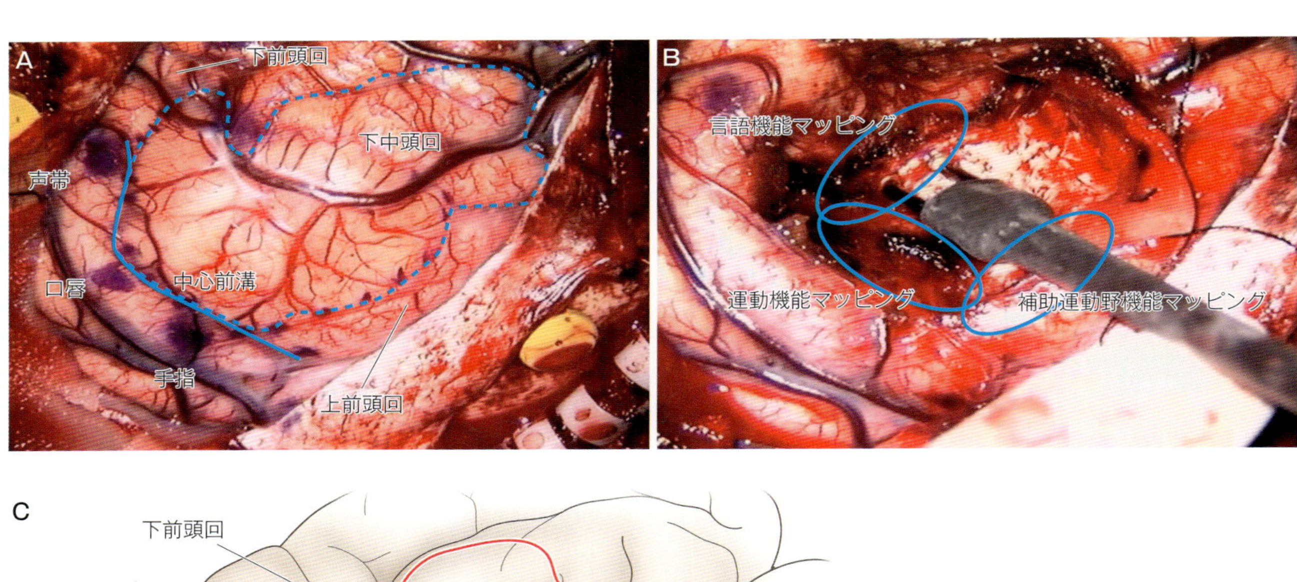

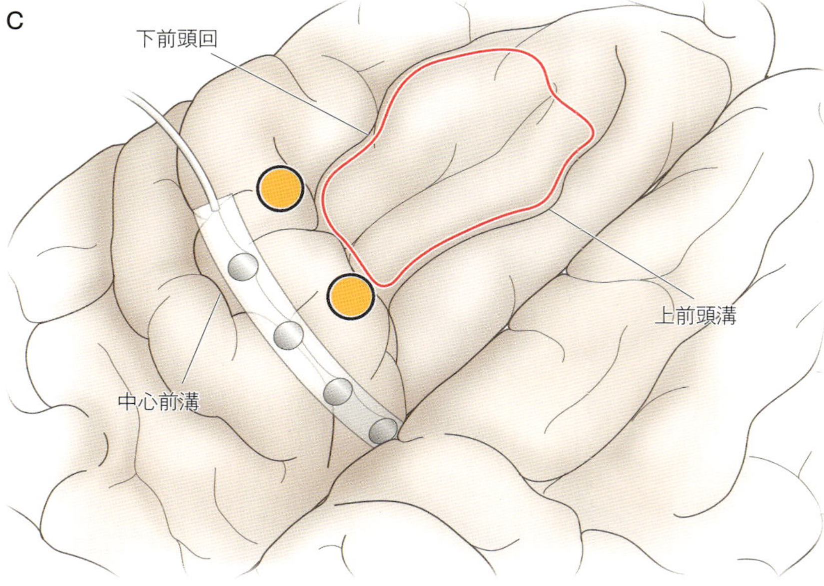

図30. 中前頭回腫瘍摘出の実際

症例提示

- 37歳，男性．てんかん発作で発症した中前頭回に主座し，一部上前頭回まで進展するグリオーマ．
- 露出した脳表をよく観察し，上前頭溝，下前頭溝，中心前溝，中心溝の位置を確認する．
- SEPモニタリングで中心溝を同定した後，経皮質MEPのため中心前回上に電極留置を行う 41．
- 術中の持続運動モニタリングを目的として，経皮質MEPを測定するために，摘出の妨げにならないようグリッド電極を脳表に留置する．
- Positive mappingのために，各種タスクを用いて下前頭回の言語野と想定される部位を同定する．
- 中心前回・一次運動野に対するpositive mappingとして，低い刺激電流にて上肢，顔面の反応を観察する 42．
- 下前頭回への移行部では言語，特に動詞生成や文法に関するタスクや自由会話を行い，発語や動詞生成の停止などの症状に注意を払いつつ慎重に摘出を進める[21] 43．
- 腫瘍が脳回内に限局する場合には，脳溝にて境された周囲の正常脳を保護しつつ，腫瘍を含む脳回切除の要領で脳溝に沿って脳溝最下点まで到達する．
- 白質の切開を加える前に局所の白質刺激を行い，神経症状が誘発されないことを確認する．
- 中前頭回深部の白質刺激にて，frontal eye fieldへの刺激による共同偏視がみられることがある[66]．
- 上前頭溝・中心前溝との境界付近では，継続的な上肢の自動運動，直接刺激による運動の誘発，経皮質MEPを頻繁に行いながら，運動障害を起こさないよう細心の注意を払いつつ境界の切離を行う．
- 上前頭回との移行部では補助運動野を意識し，上肢の運動，特に運動や発話の遅延を主体にタスクを行う 44 45．
- 本症例では，脳溝深部の白質刺激を行い動詞生成にて発語停止が観察された．

Tips 41

手根部正中神経刺激によるSEPでは，N20-P20は中心溝後壁の3b野での前方陽性後方陰性を示す水平方向の双極子で形成される電位の逆転をとらえるために，皮質上のグリッド電極はinverted-Ωまたはイプシロンの部位を目安に留置する．

Tips 42

上前頭溝と中心前溝の交点の後方はprecentral knob領域と呼ばれ，中心溝はinverted-Ωまたはイプシロンという特徴的な構造を呈する．ここに，上肢に関する一次運動野が存在する[62]．

Tips 43

深部白質から側脳室前角周囲に摘出が及ぶ場合には，発話量の減少や文レベルの発話障害が起こることが多い．よって，タスクは動詞生成など文章を構成するような内容を選択する[27, 60]（図31）．

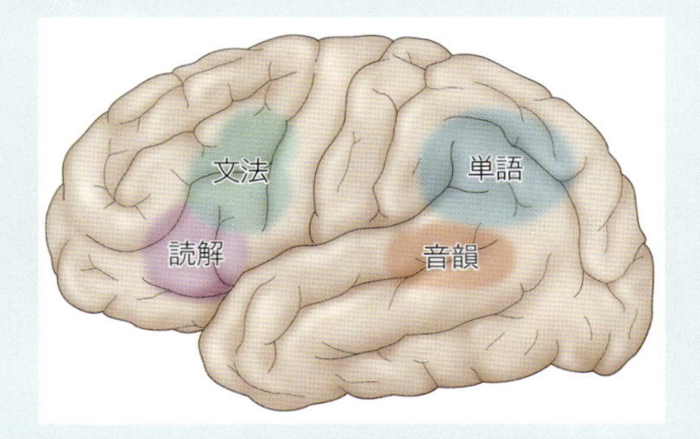

図31. 左大脳半球における言語関連領域

Tips 44

中前頭回の深部で側脳室の外側部の白質内には上前頭後頭束が走行する．また，その浅層にaslant fiberが位置するために，発語の遅延が起こることがある．

Tips 45

覚醒下手術の場合，補助運動野による一時的な麻痺症状が出てしまうと自動運動による持続モニタリングができなくなってしまう．よって，上前頭溝深部の境界の操作はできるだけ摘出の後半に行うことが望ましい．

- 腫瘍は乏突起膠腫〔WHO grade Ⅱ，*IDH1*（R132H）+，1p19q loss なし，Mib−1=1.8%〕であった．術後一過性の発話の遅延，右上肢を主体とした軽度不全麻痺を認めたが，約2週間で術前の状態まで改善し独歩退院した．

おわりに

- 優位半球の中前頭回に位置する腫瘍摘出の場合には，深部に位置する神経線維の走行，障害時の症状を知ったうえで摘出範囲を決めることが求められる．
- 非優位半球の場合，これら連絡線維の障害により生じる臨床症状としては，作業記憶，注意，遂行機能など術中に評価することが難しい高次脳機能障害が想定されている．
- 現時点で，非優位半球症例に対し同様のアプローチを要するかどうかは定まっていない．

07 上前頭回

新田雅之

構造の特徴

- 前頭葉最内側に位置する前後に長い脳回であり，Brodmann area 6，8，9を形成する．
- 外側境界を上前頭溝，後方境界を中心前溝，下方境界を帯状溝によって分けられ，それぞれ中前頭回，中心前回および帯状回が隣接する（図32）．前方境界は眼窩回である．
- 最後方（Brodmann area 6）は補足運動野（supplementary motor area：SMA）であり，運動の開始や優位半球では発語の開始を司る（次項で述べる）．

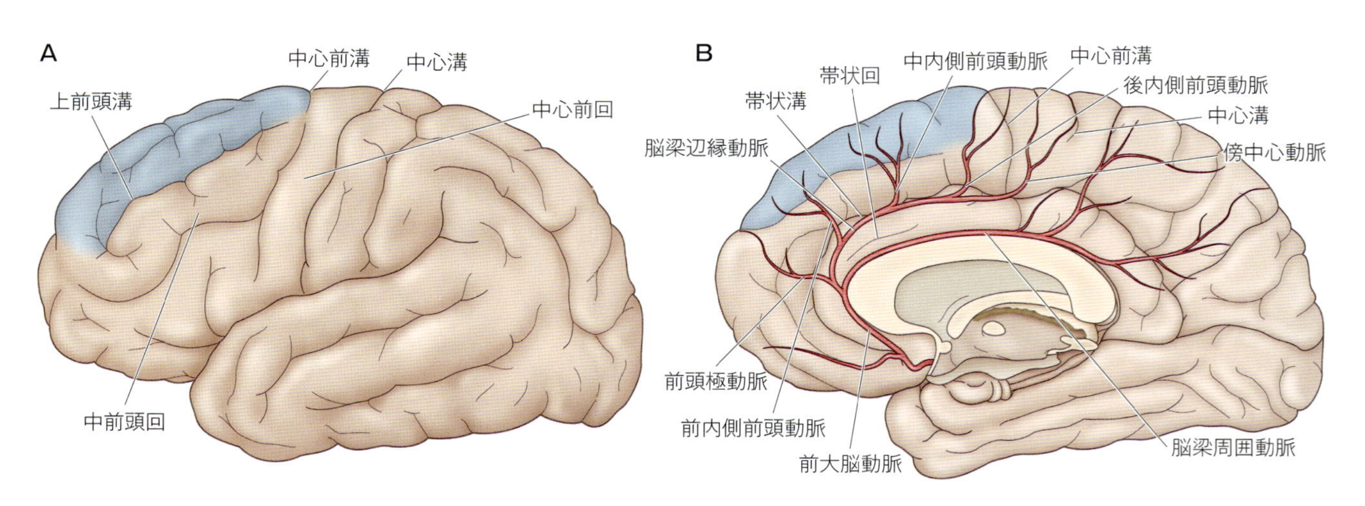

図32 上前頭回の解剖
A：外側面．B：主な血流支配（前大脳動脈の分枝）．

- 血流支配は，概ね前大脳動脈の分枝より血流を受ける．前方は前頭極動脈，脳梁周囲動脈から分岐する脳梁辺縁動脈より3本の内側前頭動脈（前・中・後）によって灌流される（図32B）．

術前検査

- 高次脳機能検査として，HDS-R（改訂・長谷川式簡易知能評価スケール）やMMSE（mini-mental state examination）を行う 46．
- 優位半球の同定は，脳血管撮影によるWada testが一般的であったが，イソミタール®は製造中止となったため，現在はfMRIによる優位半球評価が一般的になっている 47．
- 術前画像評価としては，MRI 3方向による腫瘍進展評価に加え，中前頭回や後方へ進展した腫瘍では，diffusion tensor imaging（DTI）を用いたtractgraphyや，fractional anisotropy（FA）color mapによる言語線維や錐体路の描出を行い，腫瘍との位置関係を評価する．
- 脳血管評価として3D-CTAにより，前大脳動脈から分岐する血管と腫瘍との関係を把握することが重要である（図32B）．正中側に張り出した腫瘍では，脳梁辺縁動脈やinternal frontal arteryなどの重要な血管を腫瘍が巻き込んでいることもあり，腫瘍摘出中に誤って損傷しないよう注意が必要である．また，静脈系の評価も重要で，架橋静脈の走行を術前に確認しておく．架橋静脈が腫瘍上を走行している場合は，静脈を剥離し温存する．

皮膚切開と開頭

- 腫瘍の前後方向および外側への進展に応じて，弧状あるいは冠状の皮膚切開を行う．
- 腫瘍と頭蓋骨の位置関係はbregmaを基準に計測する．
- 開頭は原則正中まで行い，体側まで開頭を延長してもよい 48．

上前頭回から帯状回，前脳基底部へ進展する腫瘍の摘出症例

- 37歳，女性．健康診断にて偶然見つかった左前頭葉浸潤性腫瘍．
- 術前MMSE 30点で，明らかな高次脳機能障害は認めなかった．
- 術前MRIでは左上前頭回を中心に，帯状回，脳梁，眼窩回，前脳基底部にびまん性に浸潤する大きな腫瘍性病変を認めた（図33）．メチオニンPETでは上前頭回を中心に集積を認めた（図33）．
- 全身麻酔下にてT2高信号領域の90%以上の摘出を目標として，術中MRIを用いた腫瘍摘出術を行った 49．
- Hair line後方に冠状の皮膚切開を設け，正中までの左前頭開頭を行った．脳表は色調の変化を認めなかった（図34A）．ナビゲーションで腫瘍部位を確認後，上前頭回腫瘍を生検し，迅速病理診断にてグリオーマであることを確認した．

Tips 46

前頭葉腫瘍摘出後は，HDS-RやMMSEなどの簡易試験では抽出できない高次脳機能障害が生じることがあり，社会復帰できるかどうかが問題になる．WAIS-Ⅲ（ウェクスラー成人知能検査）やWMS-R（日本版ウェクスラー記憶検査），前頭葉機能検査であるWCST（ウィスコンシン・カード・ソーティングテスト），遂行機能障害を評価するBADS（behavioural assessment of the dysexecutive syndrome）といった詳細な高次脳機能検査評価を術前後に行うことが望ましい．

Memo 47

最近，術前の経頭蓋磁気刺激（transcranial magnetic stimulation：TMS）による，運動野の同定や優位半球の同定が試みられている．

Tips 48

前方の腫瘍で，前頭洞が発達している症例では，開頭時に前頭洞を開放しないよう気をつける．腫瘍の前縁が前頭洞より前方に存在する場合も，開頭後脳が沈むにつれ容易に腫瘍の前方境界に到達できる．

Tips 49

上前頭回腫瘍では，基本的に全身麻酔下での摘出を行うが，腫瘍後方が補足運動野や運動野に進展している場合や，優位半球腫瘍で深部白質で上縦束へ進展がみられる場合は，覚醒下手術を検討する．

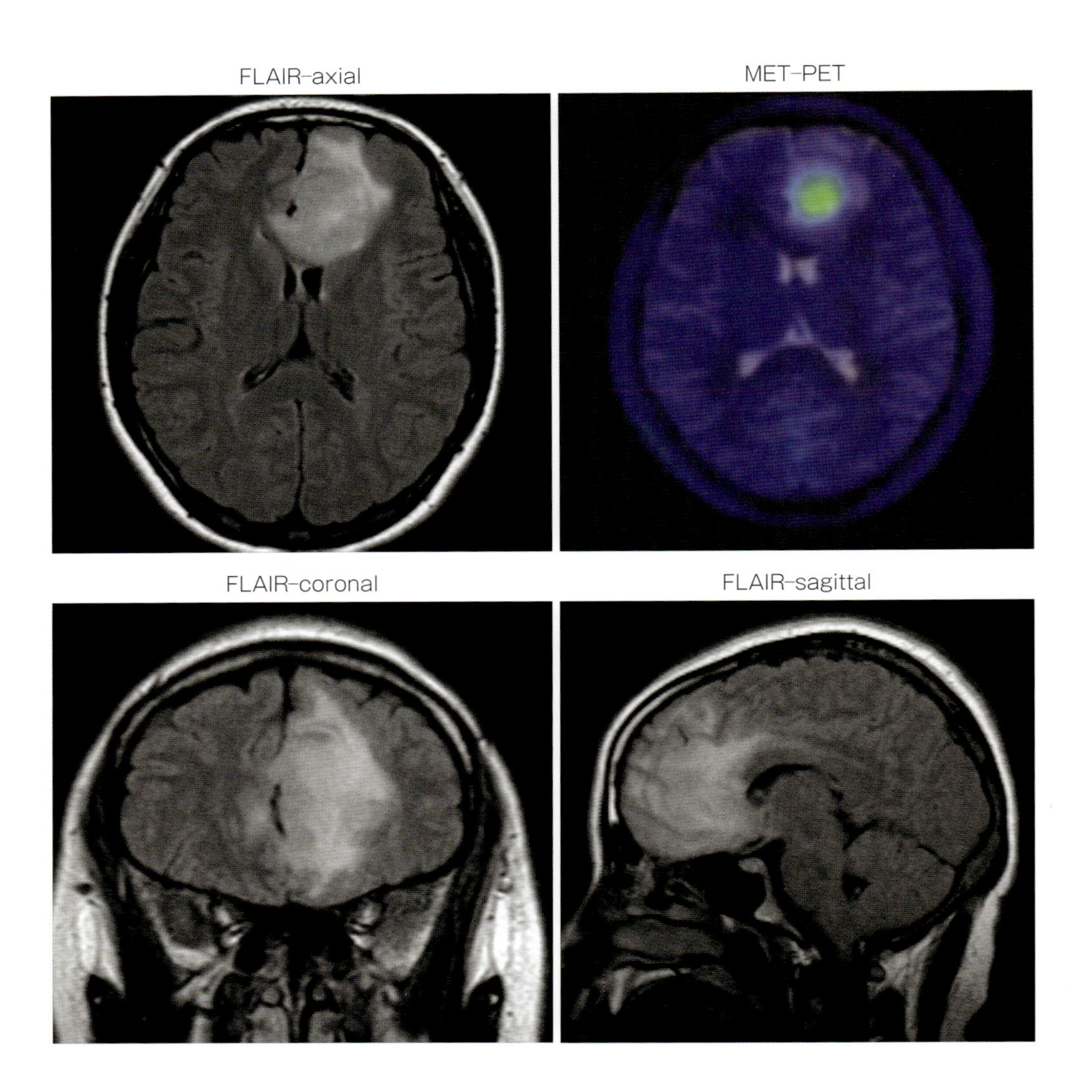

図33. 上前頭回・帯状回症例の術前画像

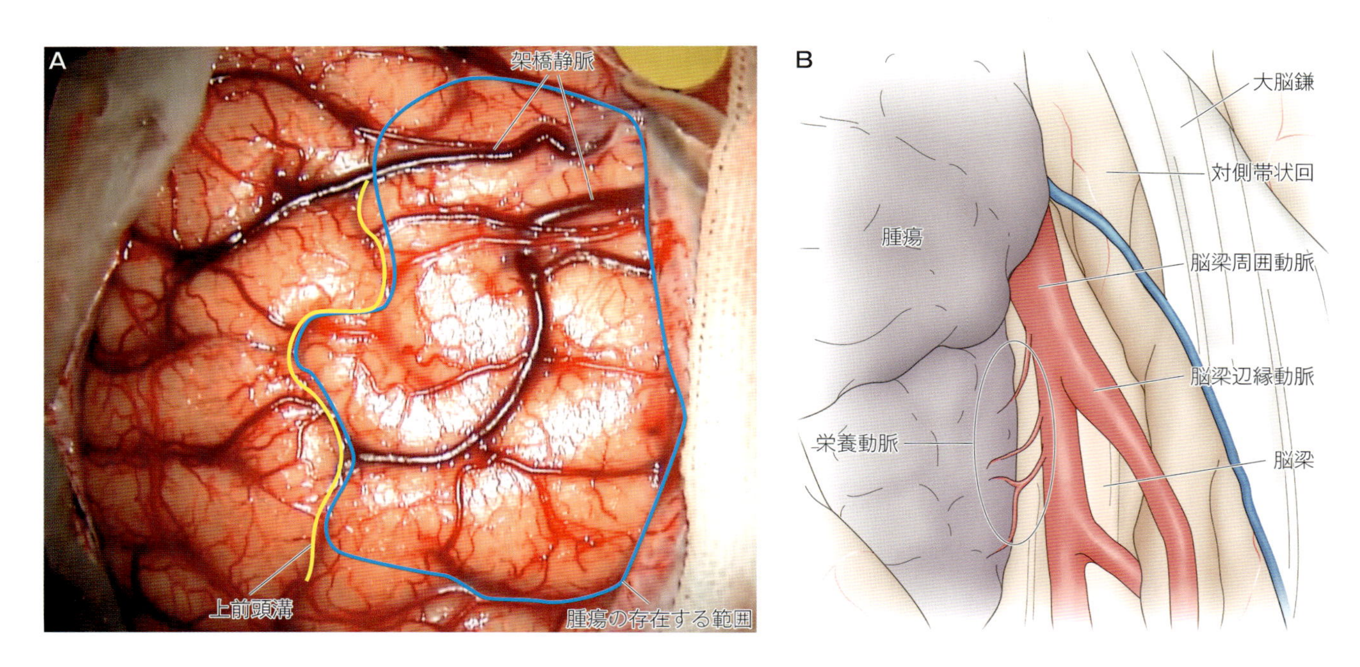

図34. 上前頭回症例の術中所見

A：脳表の観察．B：脳梁周囲・辺縁動脈の露出・剥離．

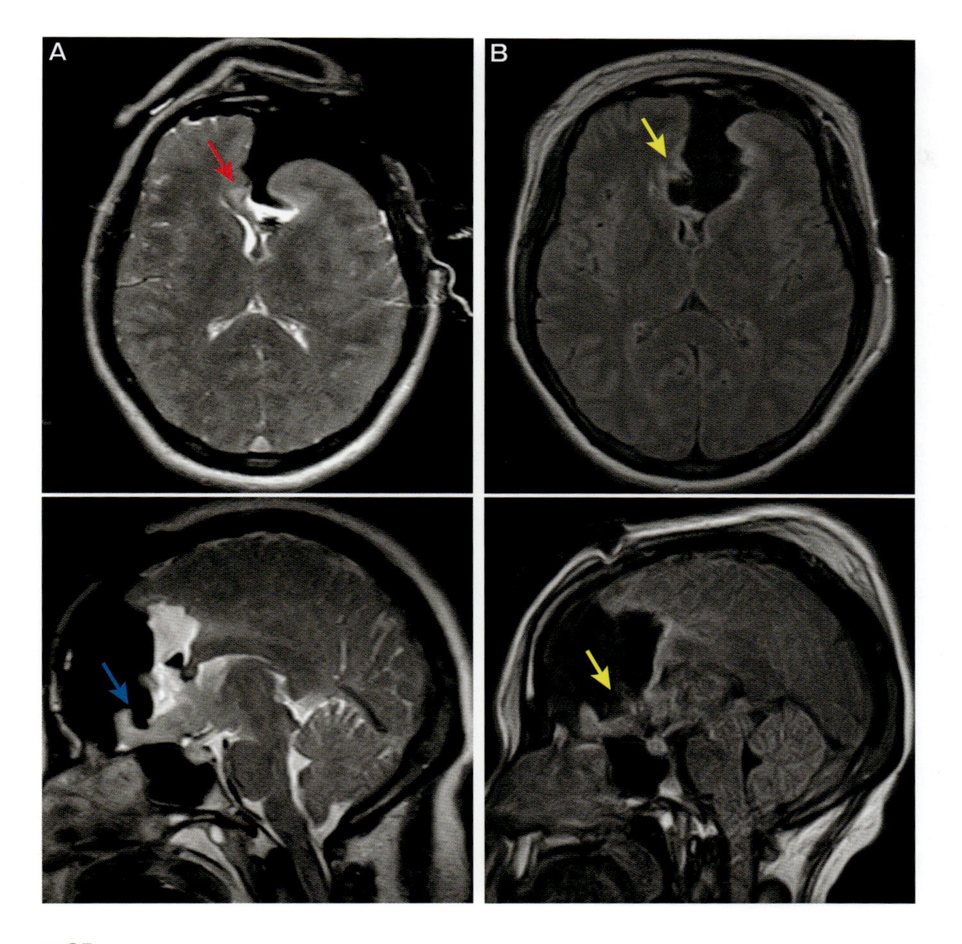

図35. 上前頭回症例の術中および術後 MRI 所見

A：術中 MRI 画像（腫瘍摘出後）．→：対側脳梁の残存 T2 high 病変．→：梁下野深部の残存 T2 high 病変．B：術後 MRI 画像（術翌日）．対側脳梁および梁下野深部の病変が追加摘出されている（→）．FLAIR 高信号領域の摘出率は 95% 以上であった．

- 外側境界である上前頭溝を軟膜下に底部まで開き，後方境界の脳溝を剥離後，大脳半球間裂を開き，腫瘍を外側に牽引して脳梁辺縁動脈，傍脳梁動脈および脳梁を露出（図 34B），脳梁膝部から生検し，迅速病理診断にて腫瘍細胞浸潤を確認した．
- 脳梁辺縁動脈，傍脳梁動脈から分岐する腫瘍栄養動脈を凝固・切断した 50．
- 上前頭溝底部から深部白質の外側境界の剥離を進め，前角を開放した 51．
- 脳梁膝部より上方の腫瘍を摘出，続いて帯状回部分の腫瘍を摘出した．
- さらに，梁下野部分の腫瘍を摘出した．
- 術中 MRI にて残存腫瘍を評価し，対側脳梁部および前頭葉底部に一部残存を認めたため（図 35A）追加摘出を行い，対側の前角も開放した．
- 画像上，FLAIR 高信号領域 95% 以上の摘出ができた（図 35B）．
- 術後，明らかな高次脳機能低下はなく，病理診断は oligodendroglioma, WHO grade 2 であったため，術後後療法は行わず経過観察とした 52 53．

Troubleshooting 50

グリオーマ手術において，主幹動脈から分岐する細い栄養血管の引き抜きによる動脈性出血が大きな問題の一つで，絶対に避けるべきである．このような出血が生じた場合，助手に吸引してもらいながら出血点を確認し，proximal にテンポラリークリップを置いて，引き抜き部分の穴を弱い出力のバイポーラで焼灼することで塞ぐことができる．穴が大きい場合は縫合が必要となる．

Tips 51

深部白質の境界部分の摘出は施設によってさまざまであるが，当施設では，腫瘍と正常白質の境界部を，腫瘍を吸引管の腹で牽引して，緊張が生じた部分をバイポーラで蒸散させながら摘出を進める．ナビゲーションで境界を確認しながら，また肉眼的な色調の違いや吸引管による吸引の程度の違いなどを参考にする．この操作を全周性に進め，最終的に腫瘍底部の境界を中心に向かって剥離していくと，無理なく腫瘍を一塊として摘出できる．間口の狭い深部腫瘍においては，適宜腫瘍を分割しながら摘出を進める．

Memo 52

術中 MRI を有する施設では，腫瘍摘出後に MRI にて残存腫瘍病変の評価を行い，残存があれば再摘出を行う．術中 MRI がない場合，術中迅速病理診断にて明らかに腫瘍本体と同様の所見であれば，残存ありとして追加摘出を検討する．断端における腫瘍細胞浸潤領域の迅速病理診断による評価は難しく，まだ確立されていないが，術中フローサイトメトリーの有用性が示唆されている．

Memo 53

残存病変の評価は，高悪性度グリオーマでは 5-ALA による蛍光診断が有効であるが，低悪性度グリオーマでは疑陽性や疑陰性の問題があるため，術中 MRI や迅速断端病理診断を併用することが望ましい．

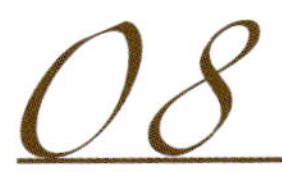

08 補足運動野

新田雅之

解剖学的特徴

- 補足運動野は，上前頭回の最後方，下肢一次運動野前方に存在し，Brodmann erea 6 内側部に相当する．
- 補足運動野は後方の中心前回と中心前溝で隔てられるが，中心前溝は通常大脳半球間裂までは到達していないため，内側後方は下肢一次運動野（中心前回）と連続している（図 36）．

機　能

- 補足運動野の機能は主に，随意運動の開始や抑制，優位半球で発語の開始に関わっている．また，順序動作の制御や両手の協調運動を司っている．
- 補足運動野外側（上前頭回）と Broca 野（下前頭回）を結ぶ frontal aslant tract（FAT）があり，FAT 損傷により運動開始の遅れや，優位半球では発語開始の遅れが出現する[67, 68]（図 37）．FAT と SLF は近くを走行しているため，側方進展腫瘍では SLF 損傷に十分な注意が必要である．

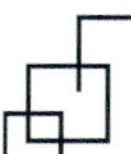

術前準備

- DTI による tractgraphy や FA color map にて，錐体路や言語線維の走行を確認しておく．
- 3D−CTA によって架橋静脈の走行を確認する 54．

Tips 54

補足運動野や運動野近傍の腫瘍では，大きな架橋静脈が腫瘍上を走行していることが多い．これらの静脈は脳表から十分に剥離し温存する．比較的大きな腫瘍では，摘出の進行に伴い脳が沈むため，架橋静脈が強く牽引され損傷しやすくなるため，特に注意する．

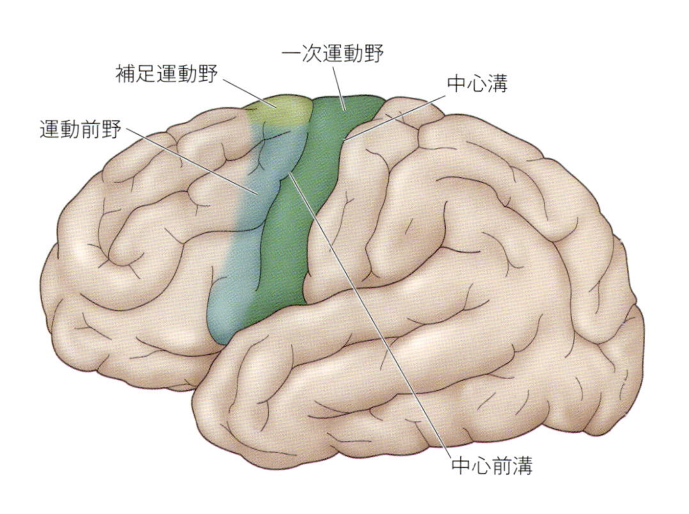

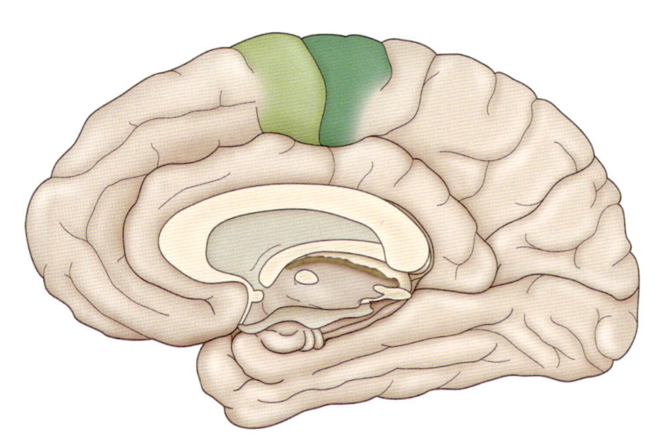

図 36．補足運動野

皮膚切開と開頭

- 腫瘍の進展範囲に応じて，弧状あるいは冠状の皮膚切開を設ける．
- ランドマークとしては，中心溝が bregma から 5 cm 後方に存在する．
- 開頭は腫瘍の大きさに応じて行うが，後方は運動野（中心前回）のマッピングを行うため，中心溝を露出させる開頭が望ましい．

補足運動野腫瘍の手術手順

- 左補足運動野に進展したグリオーマに対し，覚醒下にて摘出を行った症例を示す．
- 41 歳，女性．全身痙攣で発症．MRI にて補足運動野を中心とし上・中前頭回および帯状回に進展する，造影効果を示さない腫瘍性病変を認め，腫瘍外側後方に錐体路（青）を認めた（図 38）．覚醒下開頭による腫瘍摘出術を施行した．
- 全身麻酔にて弧状の皮膚切開を設け（図 39），左前頭開頭を行い，硬膜切開後術中 MRI を施行し，ナビゲーションを設定後，患者を覚醒させた．
- 脳表で中心溝を同定し，一次運動野上に 6 極ストリップ電極を留置し，右上下肢の経皮質 MEP を行い，続いて Ojemann 刺激装置を用いて右上下肢の機能領野を同定した．脳表の電気刺激では，腫瘍外側後方運動野の電気刺激にて右上肢の運動反応のみが得られた 55 (図 40)．
- 続いて前方境界の脳溝を底部まで軟膜下に剥離し，大脳半球間裂側は内側前頭動脈や脳梁辺縁動脈の走行を確認し，腫瘍側への栄養血管は凝固・切離し，通過動脈は温存した 56．
- 上前頭溝を軟膜下に底部まで開き，電気刺激で発語停止を確認しながら深部白質の境界部を摘出した 57．

Tips 55

通常，補足運動野を電気刺激しても発語停止や運動反応は生じないが，逆に補足運動野の電気刺激で陰性運動反応による運動停止が生じることがある．例えば，下肢を動かしながら補足運動野を電気刺激すると運動停止が生じる．

Tips 56

腫瘍栄養血管と思われる血管でも，後方の運動野を栄養している可能性がある場合は，テンポラリークリップをかけて MEP の低下や麻痺が生じないことを確認後，凝固・切断する．特に，中心前溝内を走行する動脈は，細くても極力温存すべきである．

Pitfalls 57

補足運動野腫瘍摘出術では，外側下方の深部白質での境界が言語線維（上縦束など）に近い場合があり，拡大摘出による損傷に注意する．後方深部白質では錐体路の損傷に注意する．

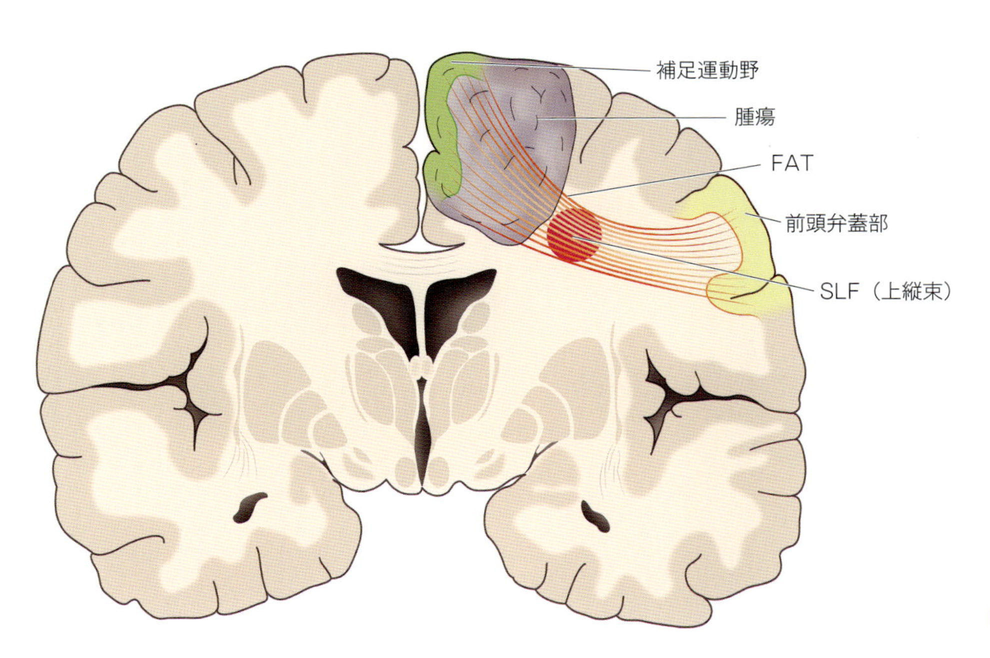

図 37. FAT と SLF

- 本症例では，補足運動野前部の上前頭溝底部近傍を操作中に，急に眠気と反応性の低下が出現し，FAT の損傷が示唆された[58][59]（図 37）．
- 続いて後方境界である中心前溝を底部まで軟膜下に剥離し，底部および深部白質を電気刺激し，錐体路刺激による運動反応を確認しながら，また

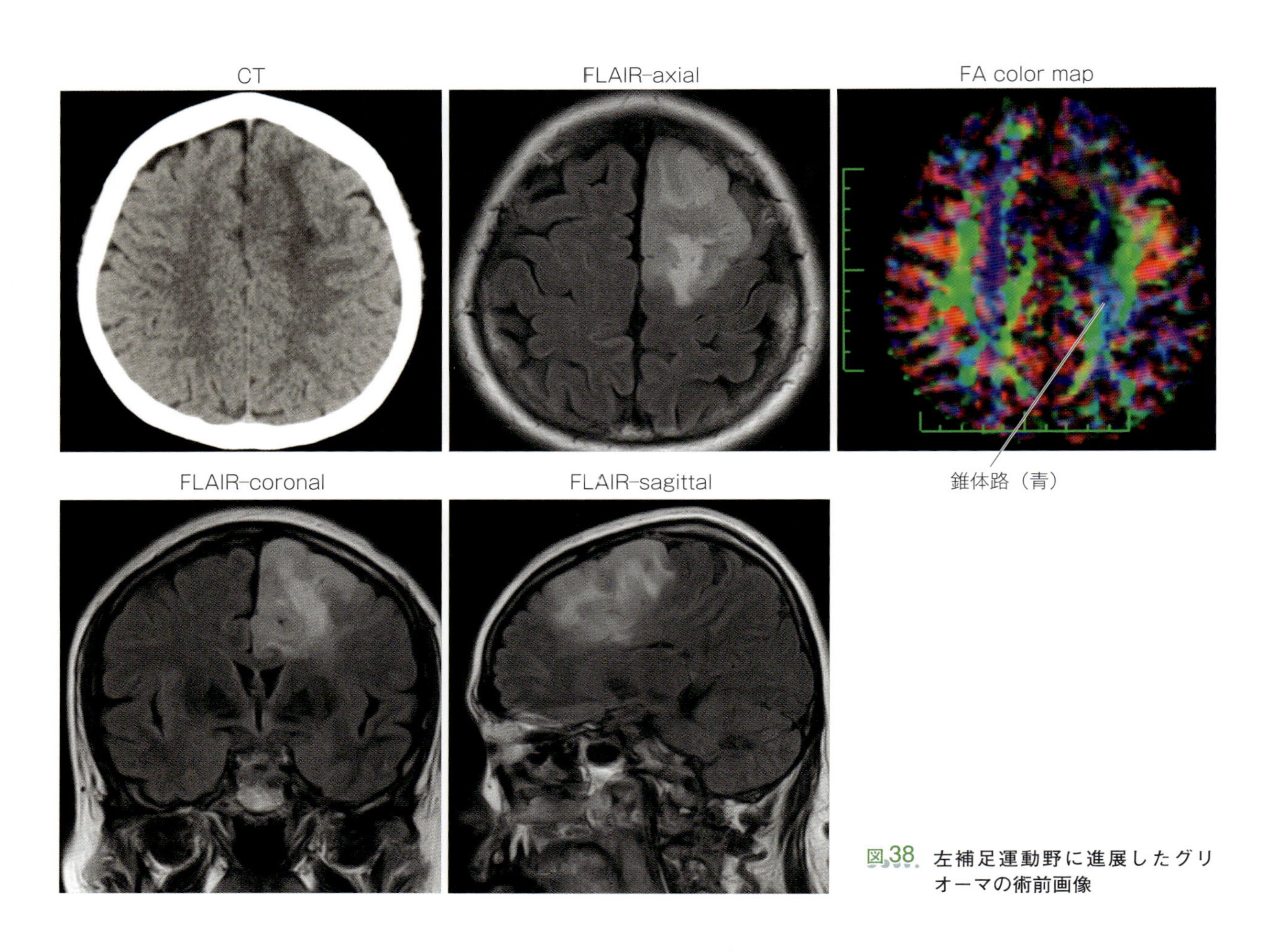

図38. 左補足運動野に進展したグリオーマの術前画像

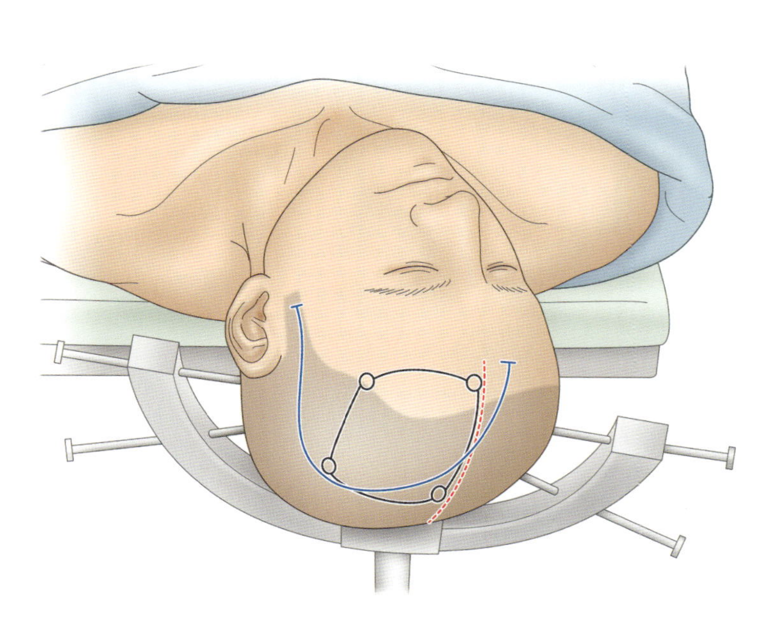

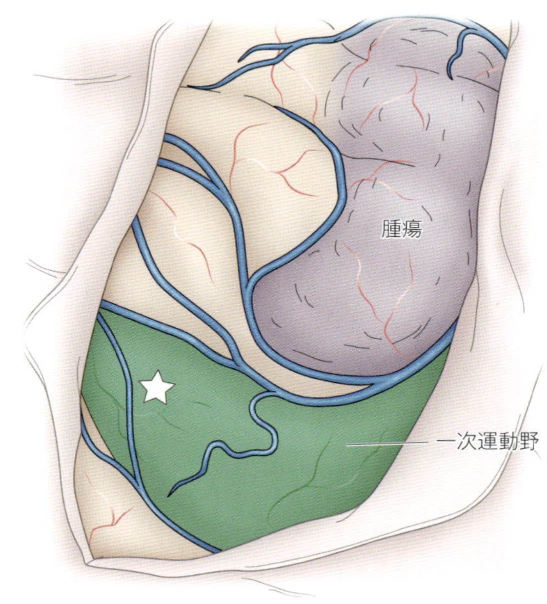

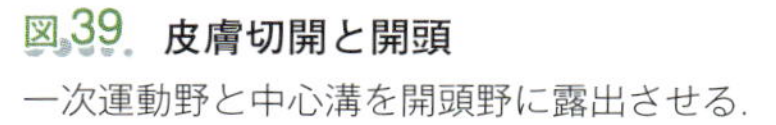

図39. 皮膚切開と開頭

一次運動野と中心溝を開頭野に露出させる．

図40. 開頭時の脳表

☆：電気刺激にて右上肢の運動反応があった部位．

患者に右上下肢を動かしてもらいながら摘出を進めた（図 41）.

- 後方深部白質の腫瘍境界部を剥離し，腫瘍を一塊として摘出した 60.
- 本症例では，手術終了前には，右上下肢の動きに問題なく，naming などのタスクもできていたが，術後 ICU 帰室後には右上下肢は完全麻痺，発語も全くない状態であった．術後 4 日目から発語と遠位筋からの運動回復がみられ，3 週間で麻痺はほぼ回復し，失語も 2ヵ月でほぼ完全回復した．術後 MRI では T2 高信号病変の 95% 以上が摘出できていた 61 62（図 42）.
- 本症例の病理診断は anaplastic oligodendroglioma，WHO grade 3 であったため，術後分割放射線治療および ACNU 化学療法を施行した．現在術後 3 年間再発なく経過している．

Tips 58
覚醒下手術では，術中に補足運動野症状が出現するとその後の術中機能評価が困難になり，過少摘出や運動・言語線維損傷による永続的障害の可能性があり，摘出の早期に FAT を損傷しないよう摘出の順序を工夫すべきである．

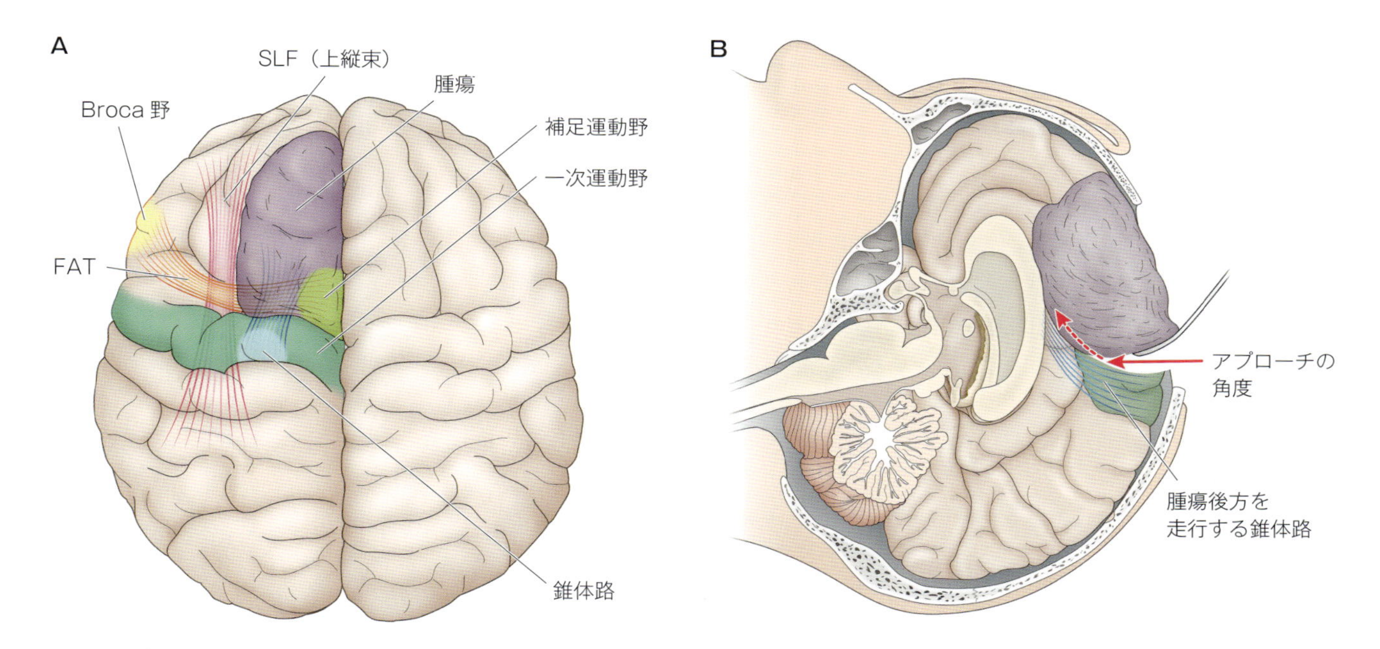

図 41．腫瘍と神経線維の位置関係
A：腫瘍と各種線維の位置関係．B：錐体路の進入角．

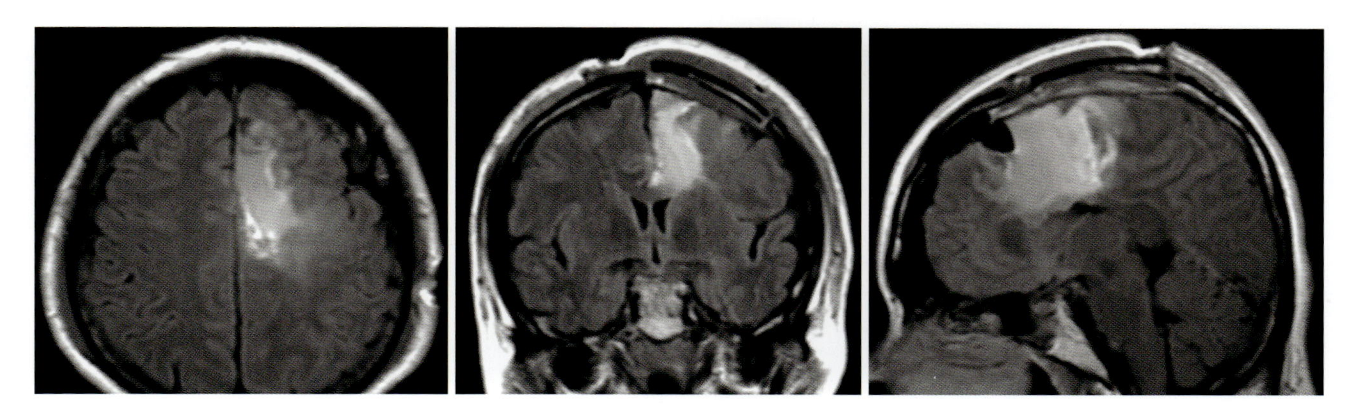

図 42．術翌日 MRI

09 帯状回

新田雅之

解剖学的特徴（図 43）

- 脳梁を包むように，前頭葉深部下方から後方は頭頂後頭溝に終わる前後に長い脳回である．
- 前方は眼窩回，上方は上前頭回，後方は下部頭頂葉および後頭葉に包まれる．前方および上方境界は帯状溝，後上方境界は頭頂下溝，後方境界は頭頂後頭溝で，下方境界は脳梁溝で分けられる．
- Tate らによれば，前方から，膝部周囲の Zone Ⅰ，脳梁膝部より後方，帯状溝までの Zone Ⅱ，帯状溝より後方の Zone Ⅲ，脳梁膨大部後方の Zone Ⅳの 4 つに分けられる[69]．

機能および症状

- 帯状回の機能は部位によって異なるが，主に感情や情動の制御，注意や運動の選択（認知機能），作業記憶などに関わっている．
- 帯状回腫瘍摘出後の主症状は部位によって異なるが，上記機能障害に加え，補足運動野症状，運動麻痺，感覚障害などが生じうる．しかしながら，腫瘍に置き換わった病変を摘出しても上記症状はほとんど出現しない．

Troubleshooting 59

もし覚醒下手術中に FAT 損傷と考えられる麻痺と失語が生じた場合は，その後の腫瘍外側の上縦束近傍病変における正確な言語機能評価が困難になってしまう．FAT 損傷では永続的な失語は生じないが，その近傍の上縦束損傷では永続的失語を生じうる（図 37）．このような場合は，深部白質の外側境界の上縦束付近の無理な摘出は避けるべきである．後方深部白質の錐体路は MEP で確認しながら摘出を続ける．MEP が不安定な場合は無理をしない．

Pitfalls 60

後方境界の深部白質を切除する際，つい後方の錐体路を損傷する角度になりがちである（図 41B）．意識して腫瘍を前方に持ち上げながら境界部を摘出すべきである．

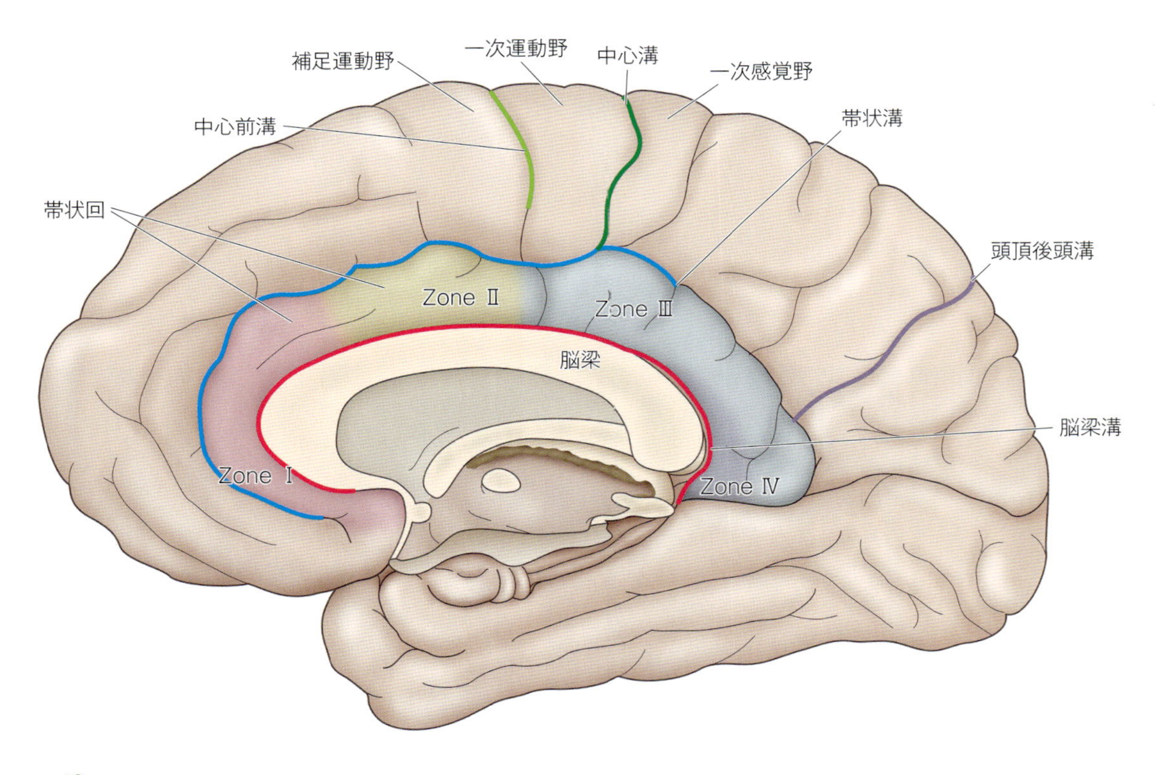

図 43. 帯状回の解剖

術前準備

- 帯状回腫瘍は帯状回に限局する場合と，外側の深部白質を通って上前頭回や脳梁に進展している場合とで，摘出アプローチおよび摘出範囲が異なる．
- 帯状回に限局する場合は，腫瘍上方の脳回を外側に牽引して帯状回のみの摘出を行う（63）．開頭は正中まで，あるいは対側まで行い，架橋静脈の走行によってアプローチの角度を定める．Zone Ⅱ，Zone Ⅲ腫瘍では，運動野を直接牽引しないようアプローチの角度に留意する．
- MRI による腫瘍の部位や進展形式の詳細な検討に加え，3D-CTA，CTV による栄養血管および架橋静脈の検討が重要である．
- 帯状回腫瘍は前後方向に進展するため，腫瘍摘出後に前方および後方の断端から生検を行い，術中迅速病理診断にて残存腫瘍細胞を確認することが望ましい．残存腫瘍細胞があれば追加摘出を行う．

Zone 別の留意点（図 43）

Zone Ⅰ

- 脳梁膝部を包むように存在する Zone Ⅰ腫瘍では，前大脳動脈 A2 分枝や脳梁辺縁動脈および視床下部動脈を損傷しないよう，腫瘍と血管の剥離に留意する．
- 腫瘍が梁下野や直回に進展している場合は，前交連およびその後方構造を損傷してはならない．

Zone Ⅱ

- 腫瘍が外側および上方に進展して運動野や補足運動野に広がっていることが多い．この部位の手術では覚醒下手術を検討する．
- アプローチの角度は，架橋静脈の走行および腫瘍の部位と運動野との関係を考慮して決定する．

Zone Ⅲ，Ⅳ

- 頭頂葉側からのアプローチとなるため，体位は腹臥位で行う．
- 側方進展がある場合は，頭頂後頭溝を同定し，楔前部を一部切除して深部白質病変を摘出する．

Zone Ⅱ～Ⅲ帯状回腫瘍の摘出症例

- Zone Ⅱ～Ⅲの境界に存在する帯状回に限局した腫瘍の摘出症例を提示する．
- 38 歳，男性．右下肢の部分痙攣で発症．左帯状回に限局する病変を認め，わずかに造影効果を示した（図 44）．

Memo 61

覚醒下手術による補足運動野腫瘍摘出術おいて，補足運動野腫瘍を摘出しても術中にはほとんど麻痺や失語を生じない場合でも，術後から症状が顕著になることがある．この場合も，通常，症状は翌日から 1 週間以内に回復を始め，数ヵ月でほぼ完全回復することが多い．

Memo 62

補足運動野腫瘍の摘出後，多くの場合，一時的な運動麻痺，優位半球では麻痺に加え一時的な失語が発生することが多い．通常，術翌日から術後 1 週間程度で回復し始め，最終的にはほぼ完全回復する．発語の遅れや巧緻運動障害は永続する場合があるが，この場合は上縦束などの言語線維を損傷した可能性が高い．

Memo 63

帯状回限局グリオーマの摘出において，帯状回のみを摘出すべきか，隣接する脳回や深部白質を拡大摘出すべきかは議論の分かれるところである．筆者らは，帯状回限局腫瘍であっても，側方進展を考慮し，腫瘍上方の脳回を一部摘出したうえで，腫瘍側方の深部白質まで拡大摘出を行うようにしている．

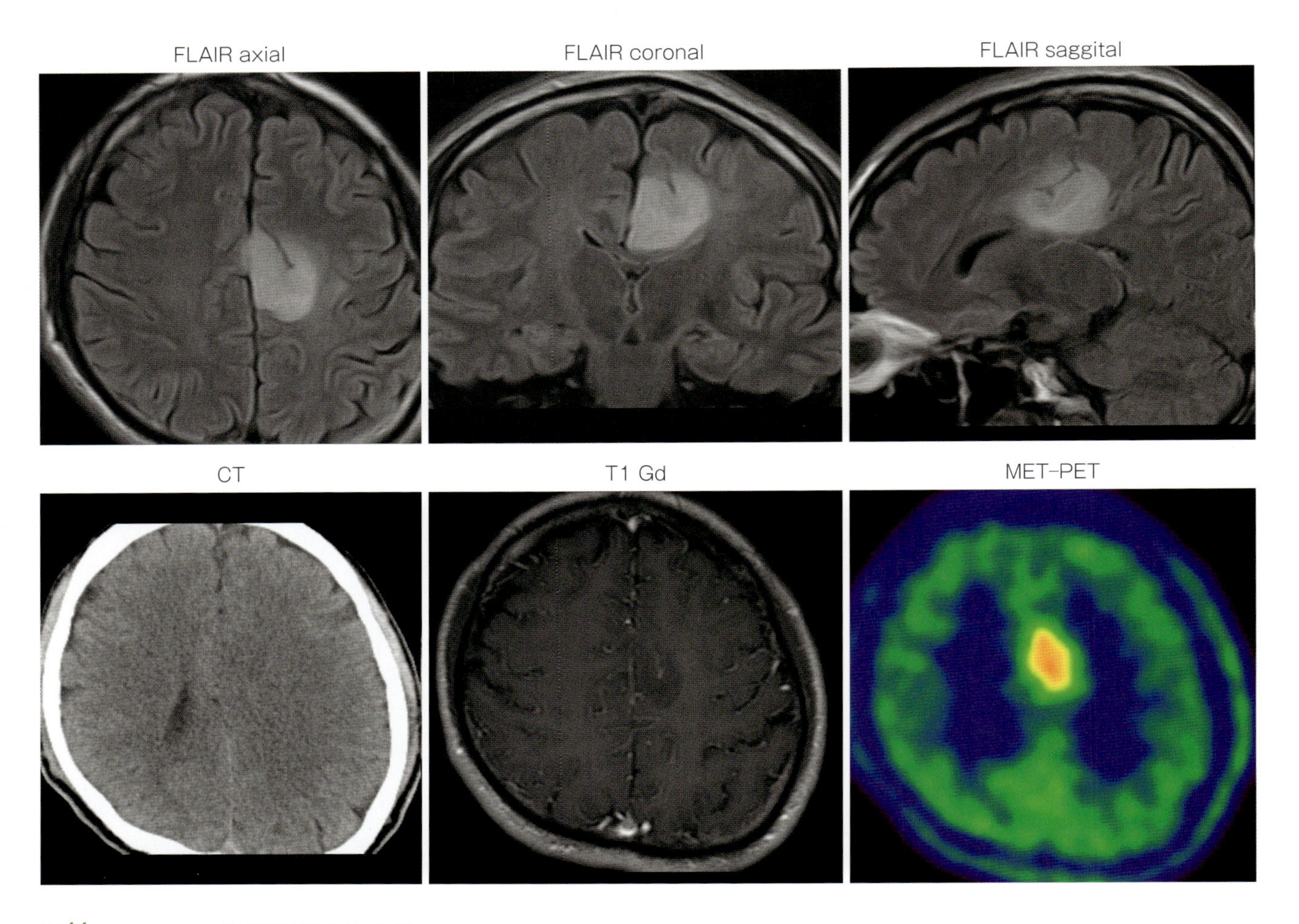

図44 Zone Ⅱ～Ⅲ帯状回腫瘍の術前画像

- CT で石灰化はなく，メチオニン PET では軽度の集積（TN ratio：1.73）を認めた（図 44）.
- 腫瘍後方は錐体路が近く，また補足運動野や上縦束にも近いため，覚醒下にて腫瘍摘出術を行った.
- 左前頭部に弧状の皮膚切開を置き，正中までの左前頭開頭を行った（図 45A）.
- 脳表には大きな架橋静脈が存在し，アプローチの妨げになるため，これを脳表から十分に剥離し温存した.
- 大脳半球間裂を開き，腫瘍上方の上前頭回を牽引するが，腫瘍は帯状溝底部よりも外側に進展していたため，腫瘍の拡大摘出を行う目的で，上前頭回を楔状に切開して間口を確保した 64（図 45B・C）.
- 帯状溝の底部まで剥離した後に，言語タスクおよび右上下肢の運動を確認しながら，腫瘍の前方，外側および後方の境界を剥離した 65.
- 脳梁辺縁動脈を露出させ，分岐する腫瘍栄養動脈を凝固・切離した 66.
- 腫瘍と脳梁の境界を前方および後方から剥離し，腫瘍を摘出した 67.
- 画像上 T2 高信号病変をほぼ全摘出して手術を終了した（図 46）.
- 術後，患者は一過性の補足運動野症状を呈したが，2 週間程度で完全回復した.

Tips 64

腫瘍が帯状溝外側端を越えて外側深部白質に進展している場合は，腫瘍上方の上前頭回を牽引するだけでは腫瘍の外側境界に到達できない，あるいは上前頭回に脳挫傷を生じる可能性がある．このような症例では，腫瘍上部の上前頭回を必要に応じて切除する.

Tips 65

Zone Ⅱ～Ⅲの帯状回の後方外側の深部白質は錐体路が近いため，不注意な損傷に注意する．頻繁に MEP や覚醒下での運動を確認しながら慎重に摘出する.

Tips 66

このとき，脳梁辺縁動脈から脳梁に分岐する血管を安易に凝固・切離すべきではない．脳梁に梗塞をきたす場合が少なくない.

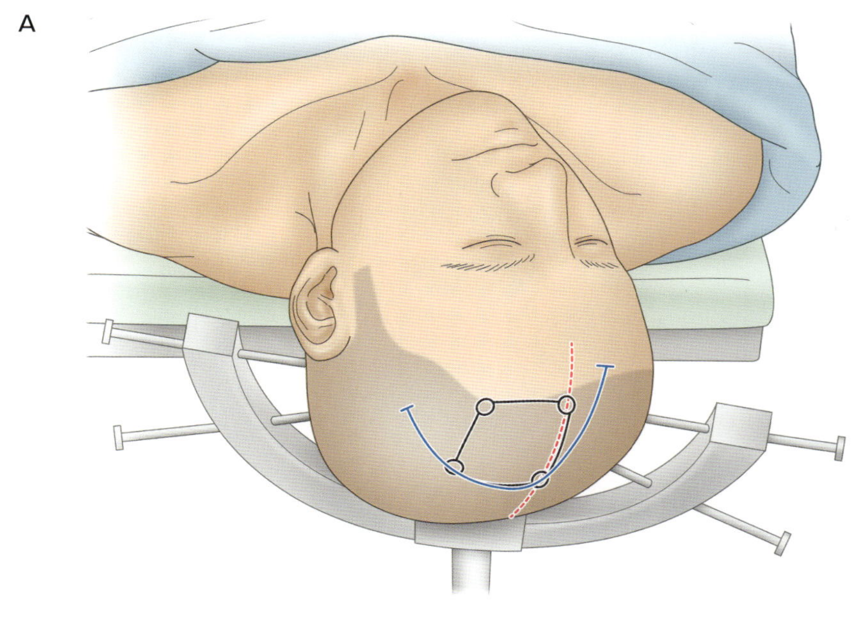

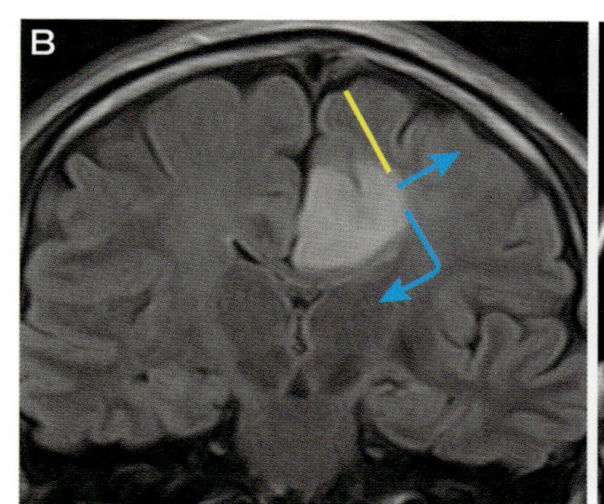

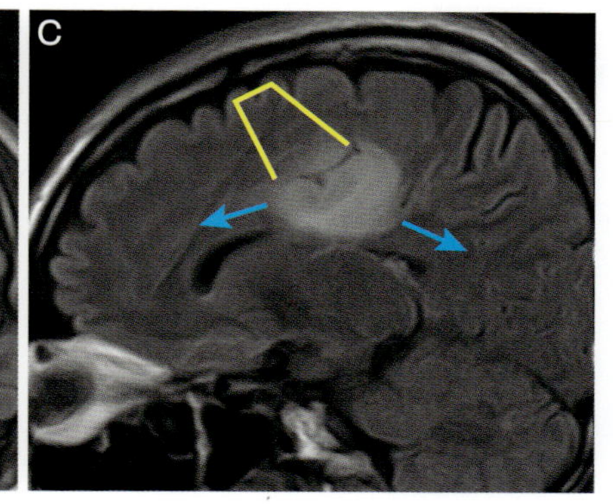

図45. 手術戦略
A：皮膚切開．B・C：摘出戦略．——：上前頭回切除範囲，→：腫瘍の浸潤方向．

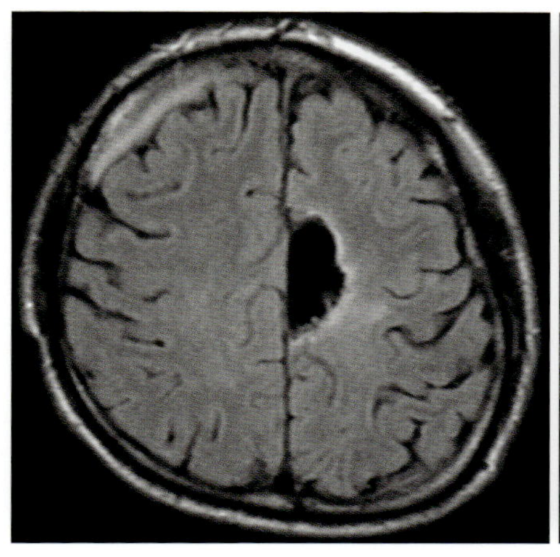

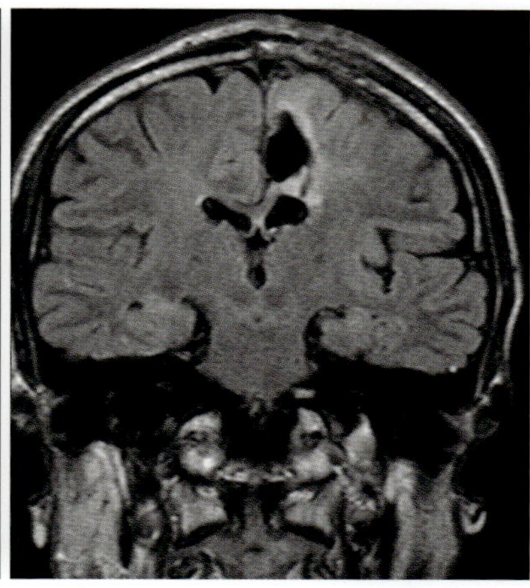

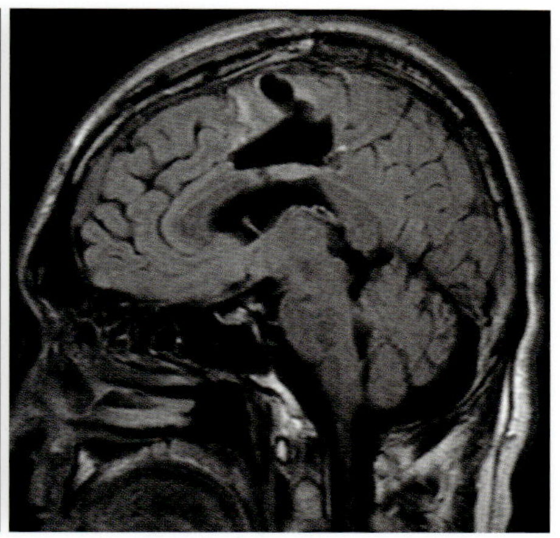

図46. 術後 MRI

Memo 67
帯状回と脳梁は脳梁溝で区切られており，このような腫瘍摘出の際は脳梁を温存できる．脳梁溝あるいは帯状溝の外側端から脳梁や側方深部白質に腫瘍が進展しているかどうかが，摘出の難易度を決定する（図 45B：→）．

- 病理診断は，退形成星細胞腫，WHO grade Ⅲ，IDH wild-type であったため，術後放射線化学療法を行った．術後 21ヵ月の時点で腫瘍再発を認めていない．

III 2 側頭葉

01 側頭葉グリオーマ摘出術のための基本知識

中村英夫

側頭葉（主に外側部）の解剖と支配血管

側頭葉の解剖

- 側頭葉の外観を図1に示す．
- 側頭葉と前頭葉の境界はシルビウス裂であるが，頭頂葉や後頭葉との境界となる明瞭な指標はない．一般的には外側面において後頭前切痕（preoccipital notch）と頭頂後頭溝（parieto-occipital sulcus）を結んだ線が後頭葉との境であり，シルビウス裂の後端から垂直にこの線に下した線が頭頂葉との境界である．

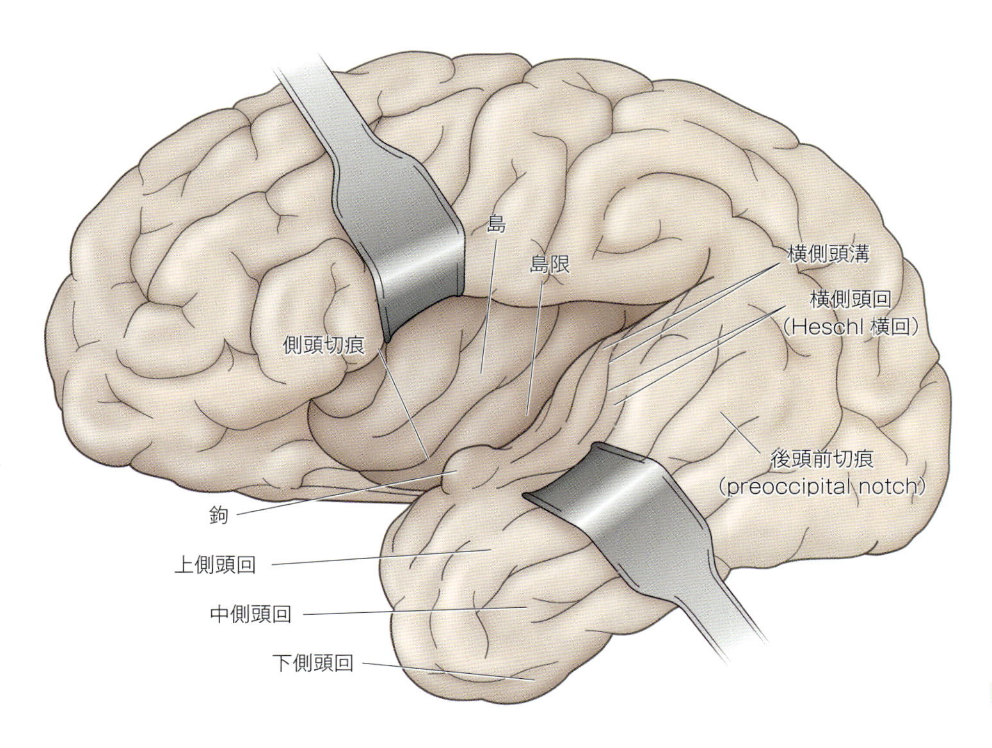

図1 側頭葉の外観

- 脳回としては，外側面から見れば上・中・下側頭回があり，内側面において上方にはシルビウス裂中央部からやや後方に 2〜3 の脳溝と脳回が存在する．これらの脳回は横側頭回（transverse temporal gyrus, Heschl 横回）であり，下方には海馬傍回の内側に鉤が存在する．
- 側頭葉を内側から見た外観を図 2A に示す．
- 内側面では鳥距溝の前半部で頭頂葉と，頭頂後頭溝と鳥距溝が交わる点と後頭前切痕を結んだ線で後頭葉と境される．下面を外側から見れば，下側頭回の内側が外側後頭側頭回（紡錘状回：fusiform gyrus），海馬傍回（parahippocampal gyrus）〔後方では内側後頭側頭回（舌状回：lingual gyrus）〕が存在する．
- 海馬傍回に平行して痕跡的な脳回である歯状回がある．歯状回は細く，凸凹した構造であり前方は鉤に至る．
- 側頭葉後方の内側部を持ち上げると，脳幹との間の迂回槽（ambient cistern）に滑車神経（trochlear nerve）と上小脳動脈（superior cerebellar artery）が認められる（図 2B）．
- 側脳室下角から迂回槽へは脈絡裂で交通している（図 2C）．この脈絡裂で脳室と迂回槽との境界を形成しているのが脈絡ヒモ（tenia choroidea）と采ヒモ（tenia fimbriae）である 1．

Tips 1

側脳室内に入る動静脈で重要な血管のほとんどが，脈絡ヒモ側から側脳室下角に進入するので，采ヒモ側から脈絡叢と采の間で脈絡裂を開放すると血管損傷することはない．

A

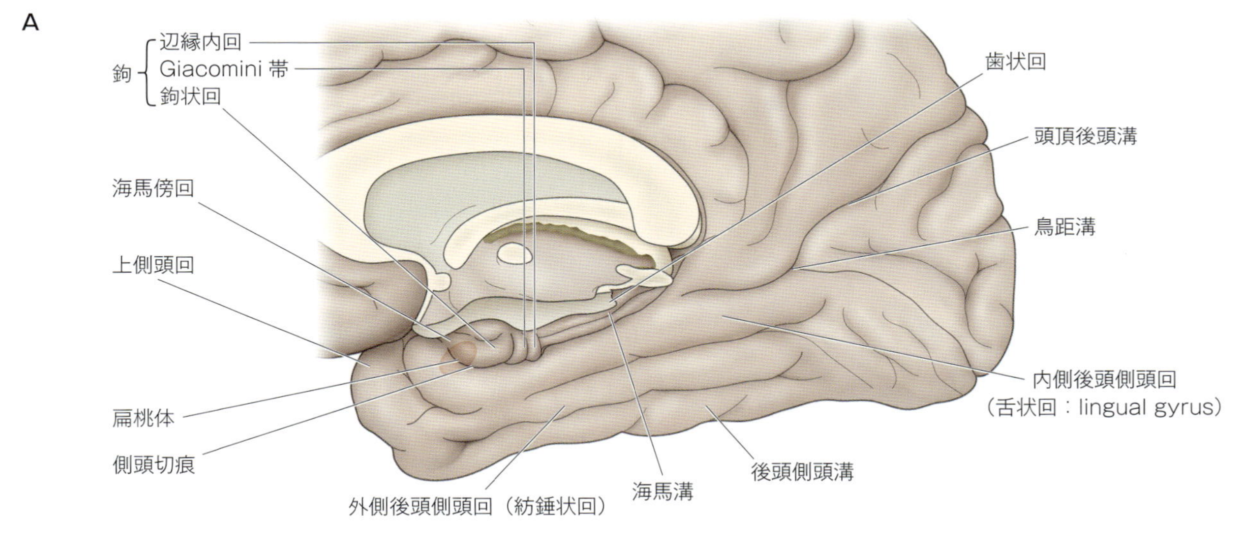

B

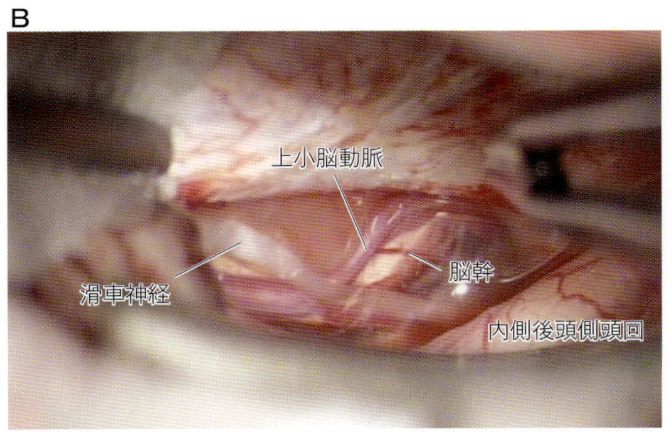

C

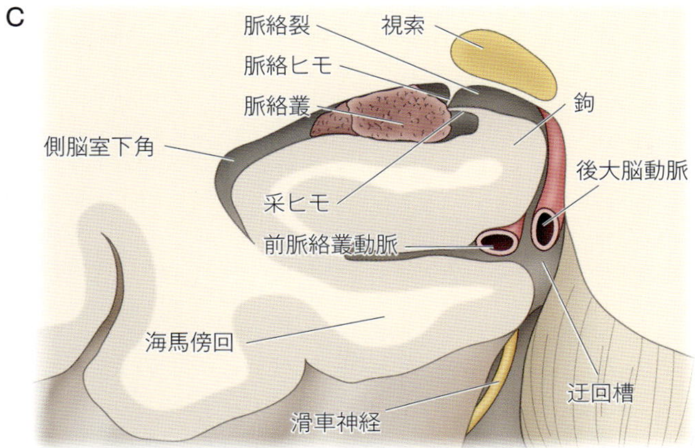

図2．側頭葉内側部の構造

A：側頭葉の内側面．B：側頭葉内側に存在する滑車神経と上小脳動脈．C：側脳室下角と脈絡裂．

- 側頭葉の下面を図 3 に示す.
- 海馬傍回内側前端部は嗅覚線維を受ける領域であり，前梨状野，傍扁桃野，嗅内野に分けられる．前梨状野は，外側嗅状を覆う薄い灰白質である外側嗅回と迂回回に分けられる.
- 外側嗅状の線維束は半月回とつながる.
- 側頭様鉤は前方が鉤状回（unciate gyrus），後方が辺縁内回（intralimbic gyrus）に Giacomini 帯によって分けられる．海馬は外からは見えず，側脳室内に突出した灰白質の隆起であり（図 11 参照），上方で海馬采，脳弓へと移行する.
- 扁桃体は複数の神経核から構成されており，位置的には海馬前上方，鉤皮質の直下に存在する.

側頭葉の血管

動脈系

- 中大脳動脈（図 4）と後大脳動脈（図 5）の 2 本の血管から分岐した血管に栄養される.
- 中大脳動脈からの分枝は，前方から側頭極動脈（temporal polar artery）（図 6），前側頭動脈（anterior temporal artery）（図 7），中側頭動脈（middle temporal artery），後側頭動脈（posterior temporal artery）が側頭葉の外側面に分布しているが，さらに後上方に側頭後頭動脈（temporo−occipital artery）が存在する場合と，角回動脈（angular artery）からの分枝が代用している場合がある.
- 側頭極動脈の分岐する場所はバリエーションがあり，M1 から分岐する場合（図 6）と M2 から分岐する場合などがある.

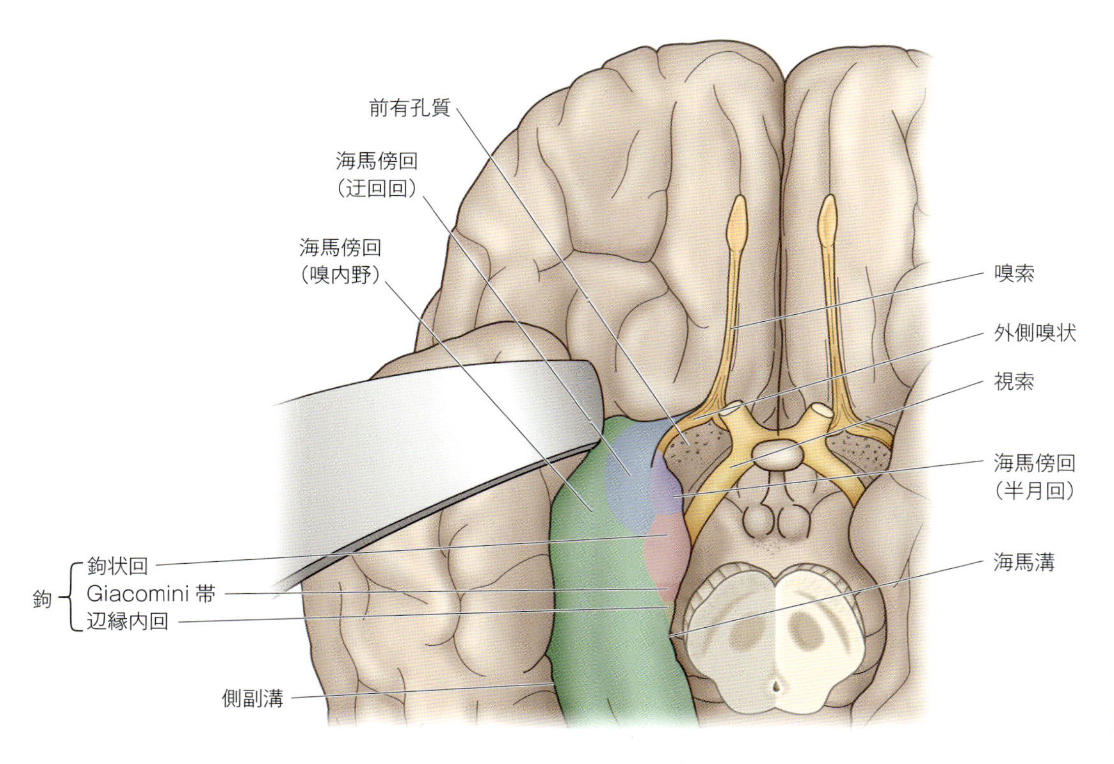

図 3．側頭葉の下面

- 下面に分布するのは後大脳動脈から分岐する血管で，そのうちの一つで前方に分布する血管は前下側頭動脈（前側頭動脈とも呼ばれ中大脳動脈から分岐する血管と同じ名前で紛らわしい）であり，海馬傍回を回り，側頭葉前下面に分布する．
- 側頭葉のグリオーマの栄養血管になっているのは，前下側頭動脈（前側頭動脈）と後下側頭動脈（後側頭動脈）であり，側頭葉の後下面に分布する．

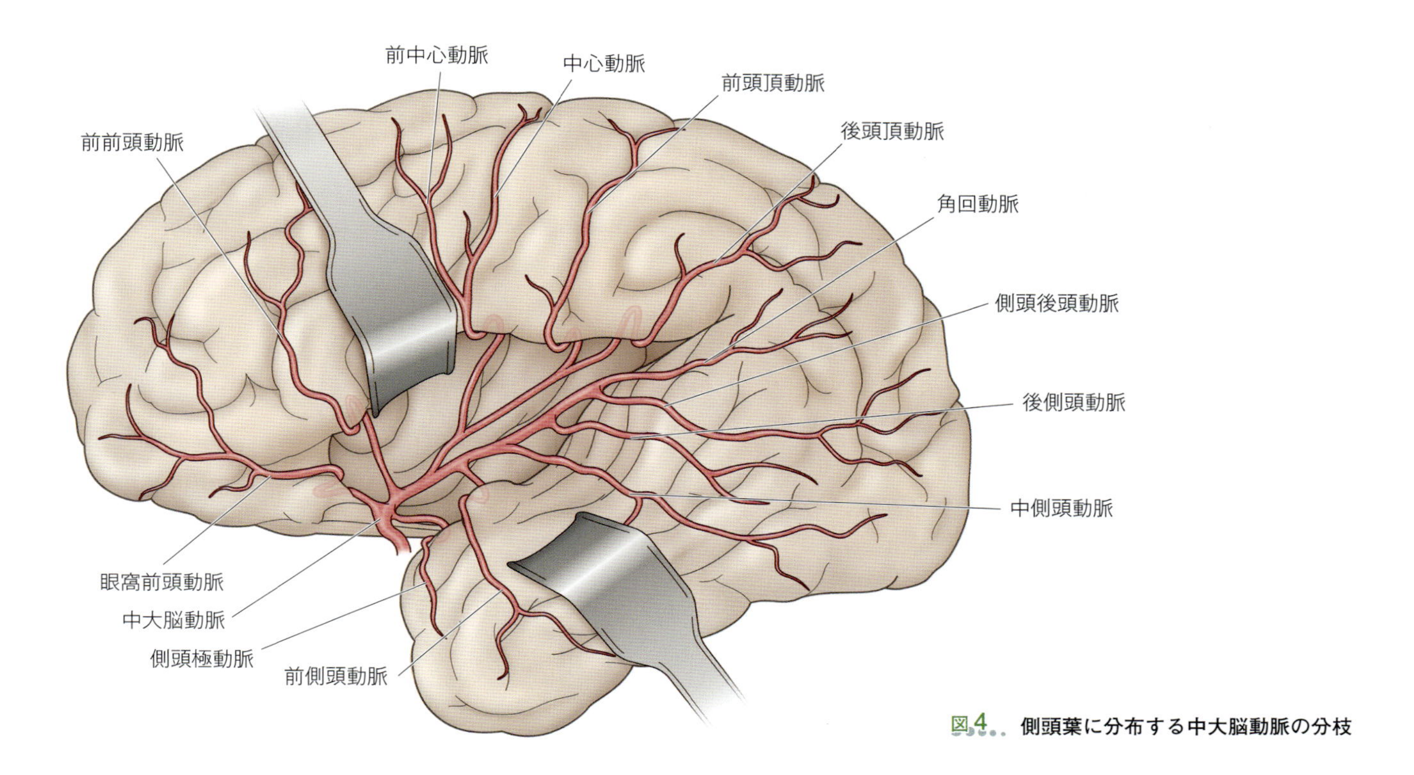

図4．側頭葉に分布する中大脳動脈の分枝

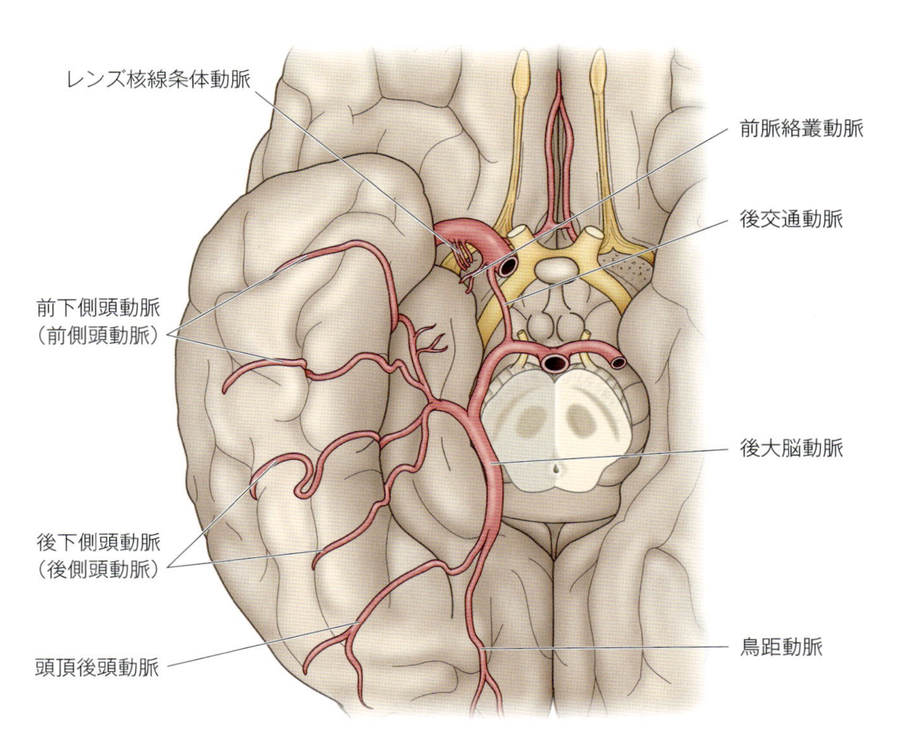

図5．側頭葉に分布する後大脳動脈の分枝

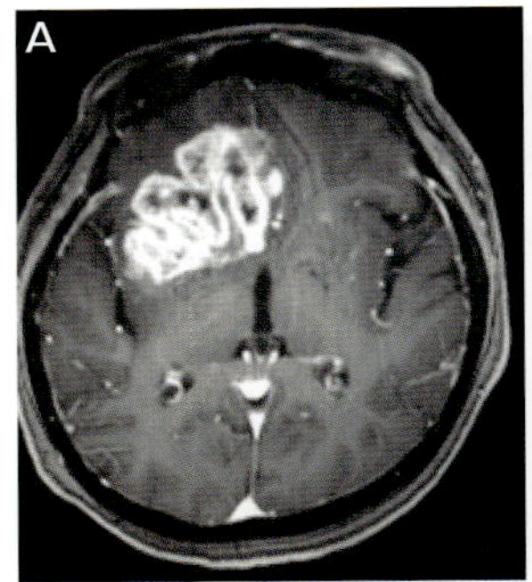
術前

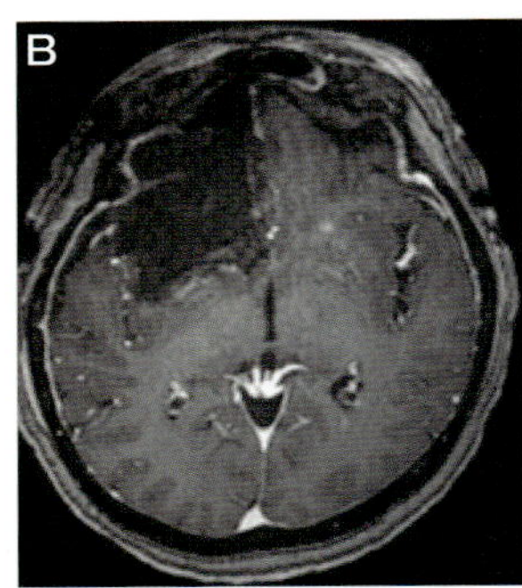
術後

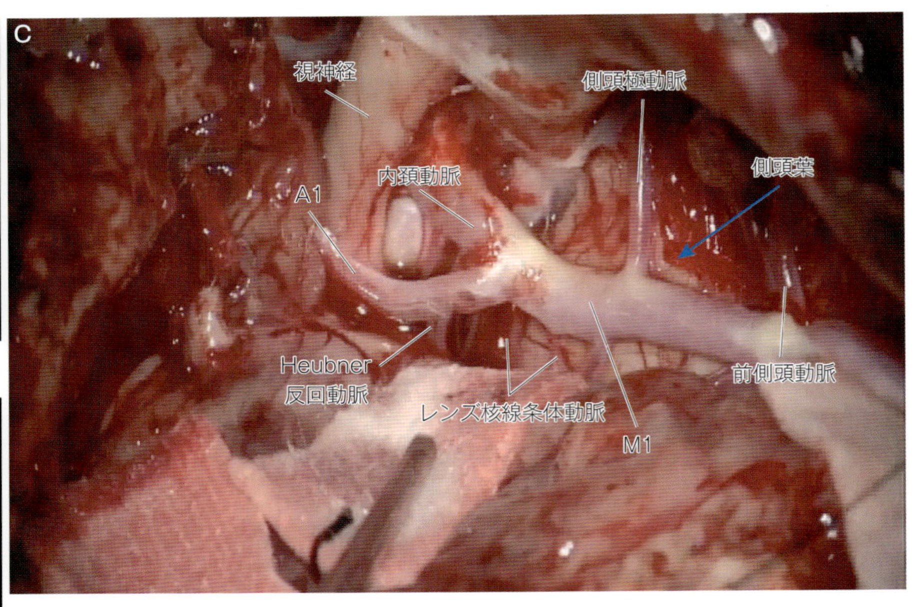

図6．前頭葉側から見た中大脳動脈とその分枝
A：右前頭葉膠芽腫症例 T1-Gd Axial 像（術前）．B：A 症例の術後．C：A 症例摘出後に M1 を前頭葉側からみると，M1 から分岐する側頭極動脈，前側頭動脈およびレンズ核線条体動脈が観察される．

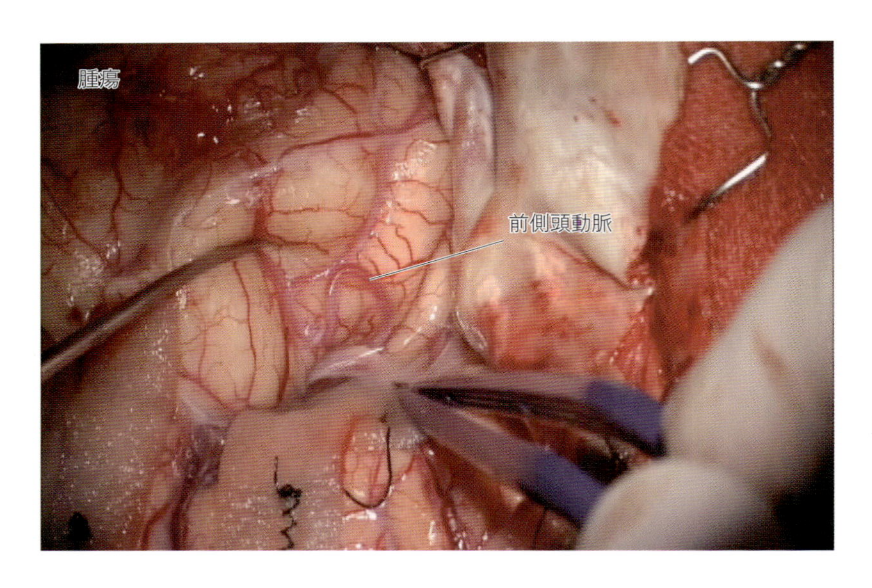

図7．シルビウス裂を上向し外側の腫瘍を栄養する前側頭動脈
左側頭葉外側部の膠芽腫症例．前側頭動脈が栄養血管になっており，シルビウス裂を開放し，焼灼切離する．

- 側頭葉内側部のグリオーマの摘出で最も気を付けるべき血管は，前脈絡叢動脈（anterior choroidal artery：AChA）とレンズ核線条体動脈（lenticulostriate artery：LSA）（図8，図9）である．
- レンズ核線条体動脈は M1 から分岐することがほとんどであり，内側部（medial），中間部（intermediate），外側部（lateral）に分けられる（図9，図10）[70]．主に外側部は尾状核，被殻を栄養するが，中間部，内側部の血管は内包や淡蒼球を栄養するので，手術で損傷すると麻痺が出現することに注意すべきである❷．
- 前脈絡叢動脈は内頚動脈から分岐し，脚槽を通り，鉤を乗り越えて下角部脈絡裂を通過し脈絡叢まで到達する．その間に視索，淡蒼球，扁桃

Pitfalls 2
レンズ核線条体動脈近傍の操作では，CUSA（アムコ社）や SONOPET®（Stryker 社）など熱をもつ手術器具の使用は避けるべきである．レンズ核線条体動脈はかなり脆弱な血管である．

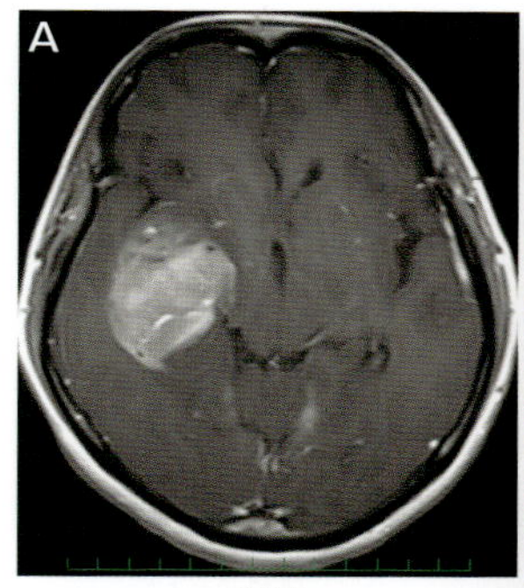

術前

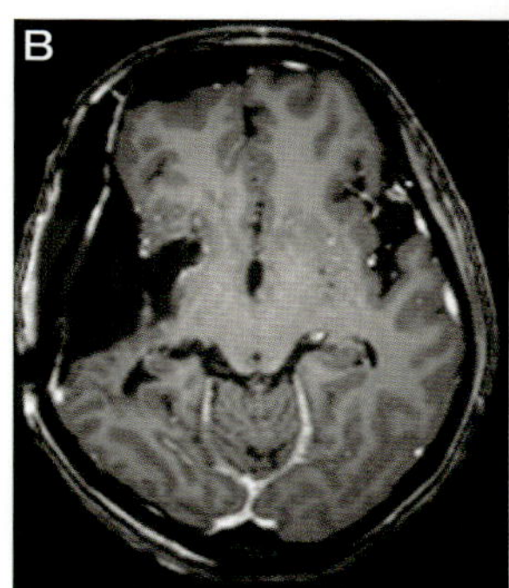

術後

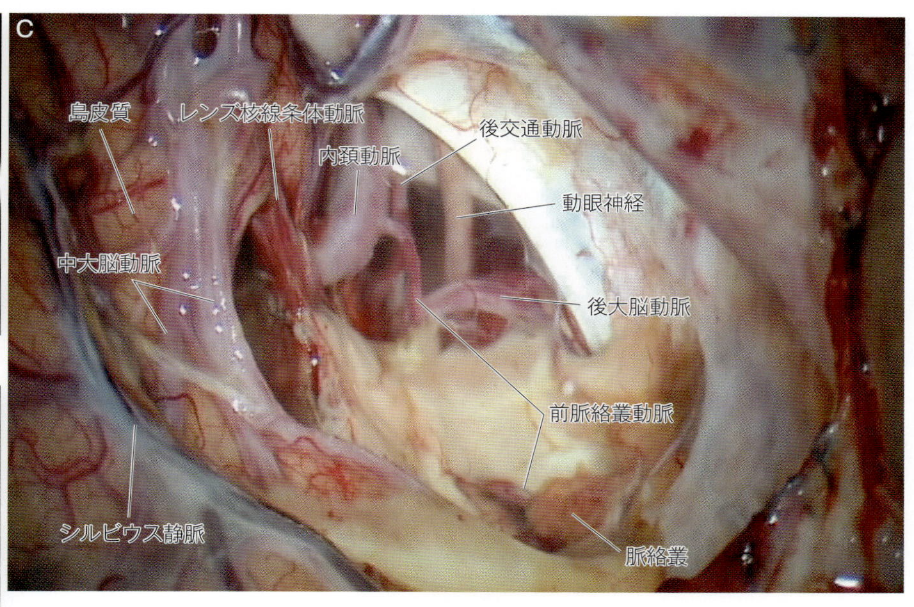

図8 側頭葉摘出後の前脈絡叢動脈とレンズ核線条体動脈

A：右側頭葉膠芽腫症例 T1-Gd Axial 像（術前）．B：A 症例の再発術後．C：A 症例の島回に再発した腫瘍を摘出後側頭葉内側部を観察し，後交通動脈，前脈絡叢動脈が観察できる．前脈絡叢動脈が最終的に脈絡叢に到達しているのが観察できる．

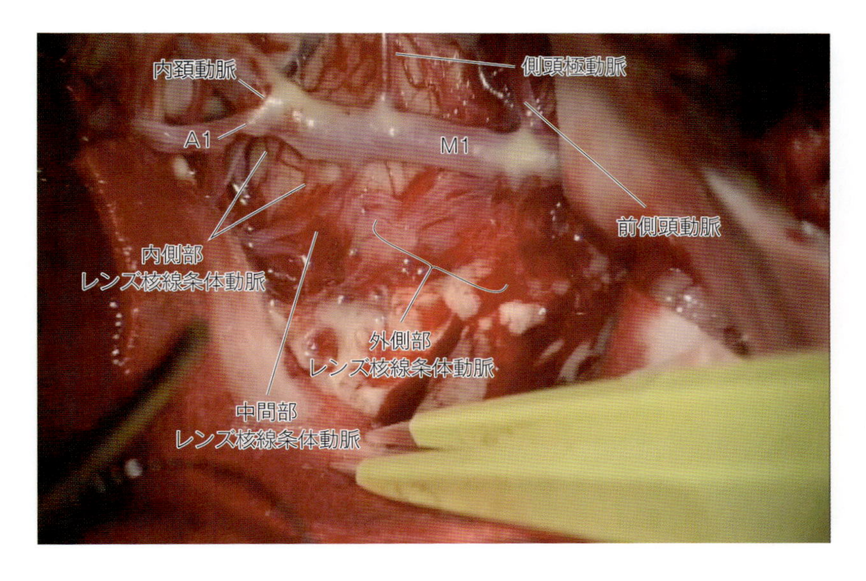

図9 前頭葉側から観察するレンズ核線条体動脈

M1 から分岐する場所にレンズ核線条体動脈が観察されるが，分布する場所で内側部，中間部，外側部に分けられ，10 本程度認められる．

体，海馬傍回，海馬，歯状回，尾状核尾，大脳脚，視床，外側膝状体，内包後脚などを栄養する分枝を出す．

- レンズ核線条体動脈と同様に近位部で損傷すると麻痺が出現するが，脳室内の脈絡叢直前で捉えた場合は焼灼しても問題ない．
- 海馬に分布する海馬動脈（hippocampal artery）は，後大脳動脈本幹もしくは前側頭動脈から分岐するものが最も多く，一部は前脈絡叢動脈から分岐するものもある．厳密に言えば海馬動脈は前・中・後に分けられ，それぞれ海馬の前方，中部，後方を栄養する（図 11）．
- 後海馬動脈は，後大脳動脈本幹と脳梁膨大動脈（splenial artery）から分岐することが多い．

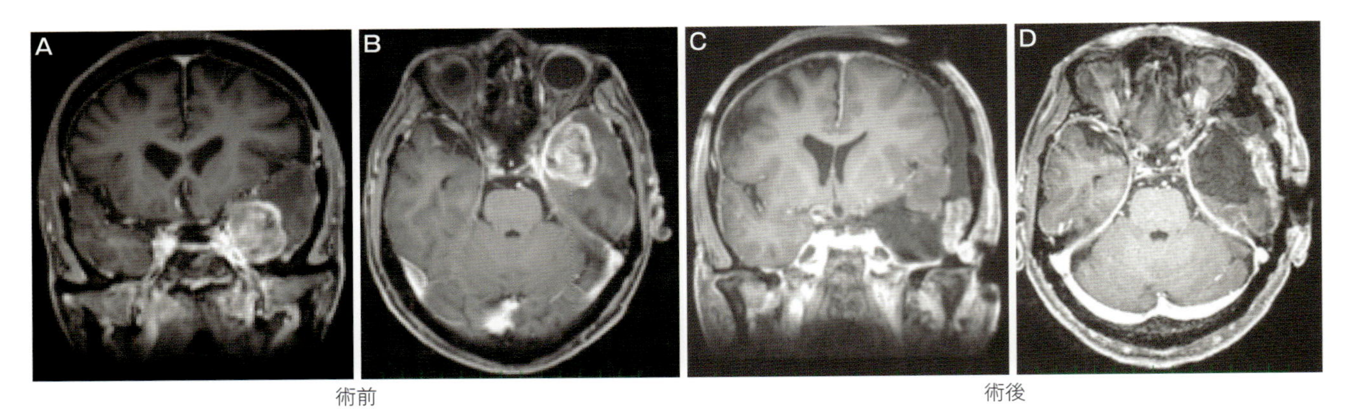

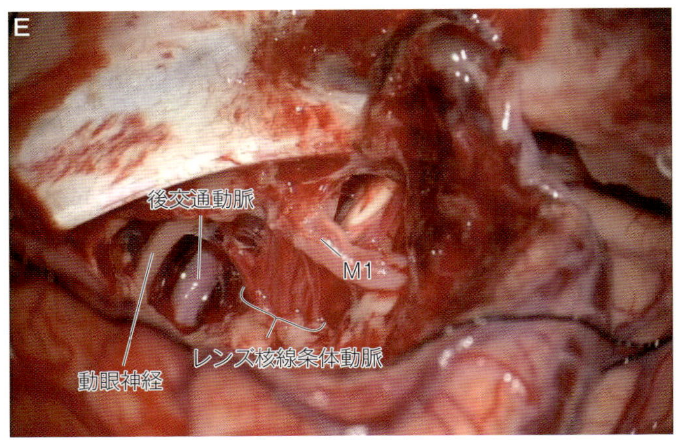

図10．側頭葉摘出後の前脈絡叢動脈とレンズ核線条体動脈

A：左側頭葉膠芽腫症例 T1-Gd Axial 像（術前）B：A 症例の T1-Gd Coronal 像（術前）．C：A 症例の T1-Gd Axial 像（術後）．D：A 症例の T1-Gd Coronal 像（術後）．E：腫瘍摘出後多数のレンズ核線条体動脈が認められる．動眼神経に併走する比較的発達した後交通動脈が認められる．

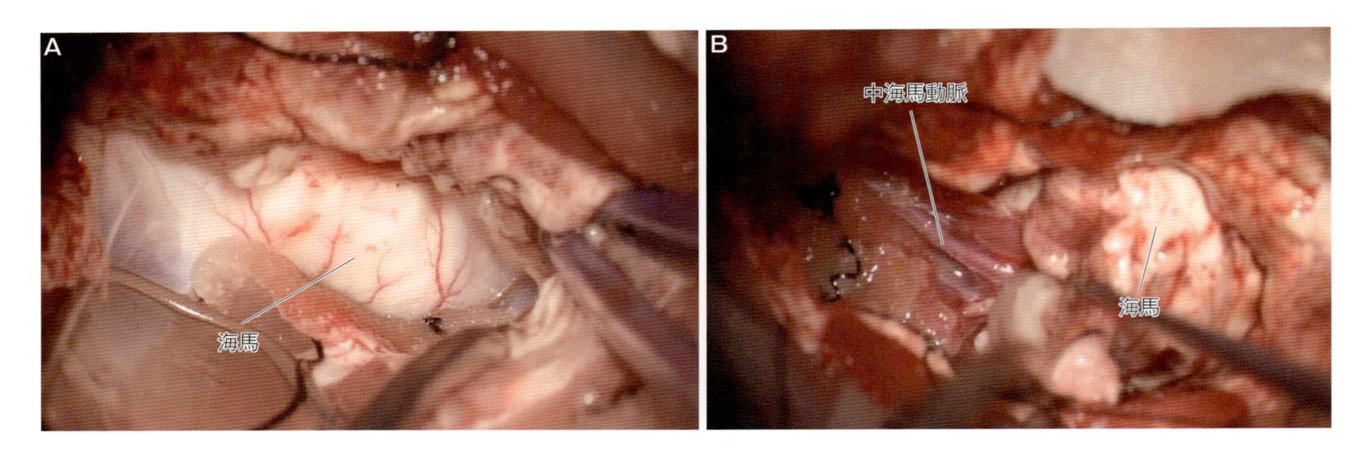

図11．側脳室下角からみた海馬と海馬内側の中海馬動脈

A：シルビウス裂を開放し，島限から側脳室下角に到達し海馬を観察している．B：A 症例の海馬を摘出するとその奥に中海馬動脈が認められ，焼灼切離した．

- 鉤動脈（uncal artery）は内頸動脈遠位部，中大脳動脈起始部もしくは前脈絡叢動脈から分岐する小さな血管であり（図 12），実際の手術中での同定はなかなか難しい[71]．

静脈系

- 側頭葉外側上面を走行する静脈はシルビウス静脈（sylvian vein）であり，側頭葉上面・外側面の血流を還流する．蝶形頭頂静脈洞（sphenoparietal sinus）や海綿静脈洞（cavernous sinus）に流入するが，

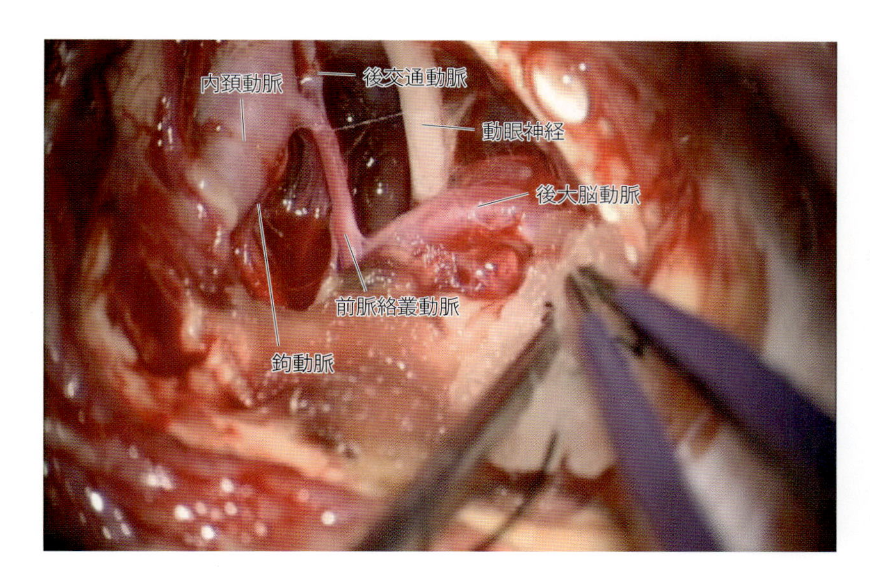

図12. 内頸動脈から分岐する鉤動脈

右側頭葉内側のグリオーマ摘出後に内頸動脈を観察すると，前脈絡叢動脈の遠位部に鉤動脈が認められる．

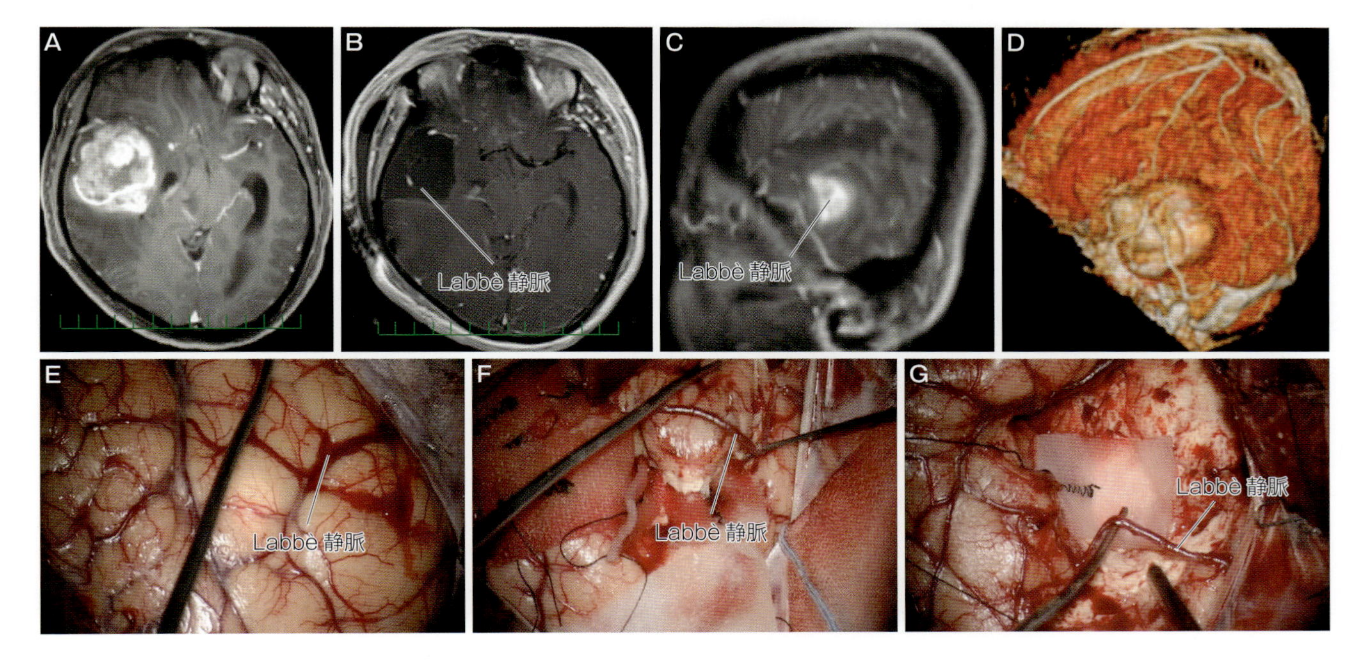

図13. 側頭葉前面を走行する Labbè 静脈

A：右側頭葉膠芽腫症例 T1-Gd Axial 像（術前）．B：A 症例の T1-Gd Axial 像（術後）．C：A 症例の T1-Gd Sagital 像（術前）．外側で Labbè 静脈が認められる．D：A 症例の venography 像（術前）．腫瘍直上に Labbè 静脈が走行している．E：硬膜切開後に脳表に Labbè 静脈が観察され，後方の正常脳からの還流もあるので温存する必要があると判断した．F・G：Labbè 静脈は側頭葉から剥離し温存した．

発達している場合はきれいに剥離し損傷を避けるべきである．シルビウス静脈が発達していない場合は，上後方に走行する皮質静脈である Trolard vein や下後方を走行し横静脈洞に流入する Labbè 静脈などが発達している（図 13）．

- 下角の脈絡叢からの血流は下脈絡叢静脈（inferior choroidal vein）に入り，基底静脈（basal vein）に直接流入するか下脳室静脈（inferior ventricular vein）を経由して基底静脈に流入する．
- 海馬前方からの静脈である前縦海馬静脈（anterior long hippocampal vein）は下脳室静脈に流入し，海馬の中部，後方からの血流は横海馬静脈（transverse hippocampal vein）から縦海馬静脈（longitudinal

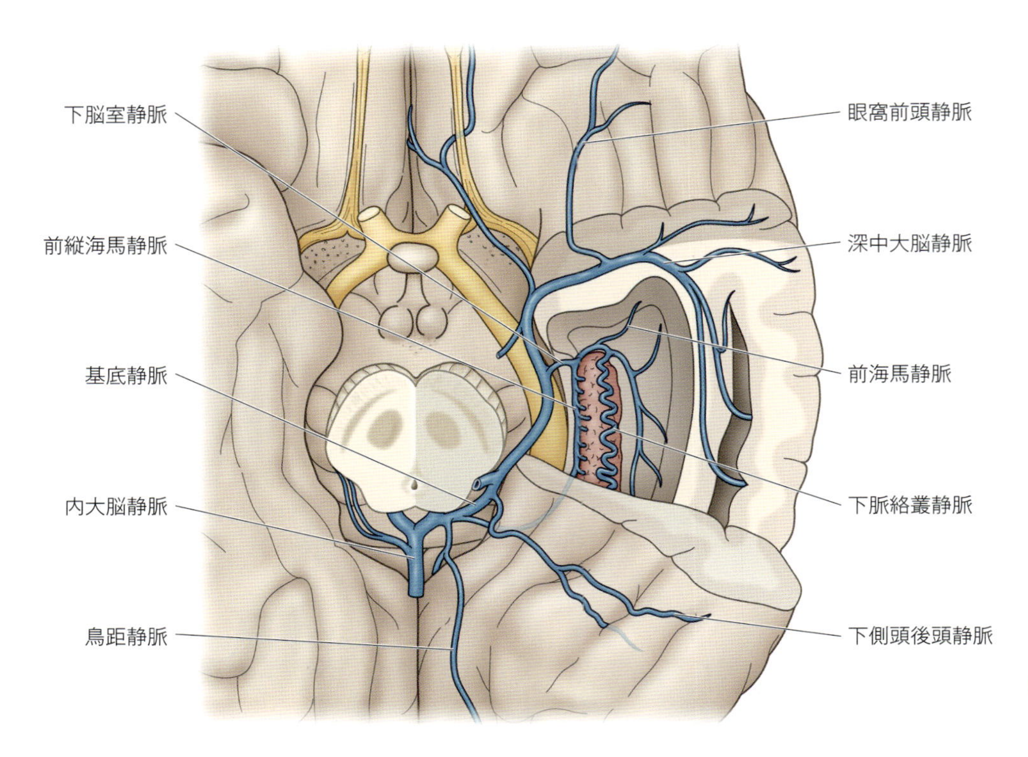

図14 側頭葉の内側を還流する静脈

hippocampal vein）を経て基底静脈に流入する．

- 扁桃体静脈（amygdalar vein）は下脳室静脈に流入し基底静脈に還流する（図14）．

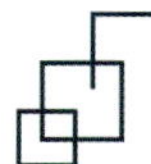

側頭葉グリオーマに対する脳葉切除術

体位，開頭，硬膜切開および摘出範囲

- 側頭葉脳葉切除術を施行する場合の体位は，頭部を45〜60度ほど回旋させ固定し，vertexはほとんど水平かややdown程度とする．皮膚切開は耳介前方から耳介の上方をやや後方に回して正中の額まで伸ばすクエスチョンマーク型とする（図15A）．
- 頬骨弓を削除したほうが側頭葉の底面を見やすいが，側頭筋の筋膜をinter-fascia dissectionし，側頭骨をできるだけ摘除することで側頭葉の脳葉切除術は可能である．むしろ蝶形骨の外側縁をできるだけ平らにすることのほうが重要であり，側頭葉の前方からのアプローチが容易になる（図15B）．
- 硬膜切開は側頭葉の底部を見やすくするために，頬骨弓に向かって垂直に減張切開を入れて広く展開する（図15C）．
- 側頭茎のほうに腫瘍が進展し内包近傍の摘出を行う場合には，運動誘発電位（moter evoked potential：MEP）の皮質電極を運動野上に設置しておいたほうが安心である3(図15D)．刺激は10〜30 mAにて行う．
- グリオーマの中でも膠芽腫が側頭葉に存在する場合は，可及的な側頭葉脳葉切除術が理想的である．
- 覚醒下手術ができない優位半球の場合では，上側頭回後方および内側部の言語に関連する神経線維を損傷することを回避するため，腫瘍が浸潤

Tips 3

側頭葉グリオーマの手術において，皮質表面にてMEPのモニタリングを行う場合，可能な限り上下肢をモニタリングするほうがよいが，電極を脳表に滑らせて挿入するので，足をモニタリングするにはかなり奥のほうに挿入する必要がある．難しい場合は無理に押し込むことは避けて，上肢だけのモニタリングで対応したほうがよい．

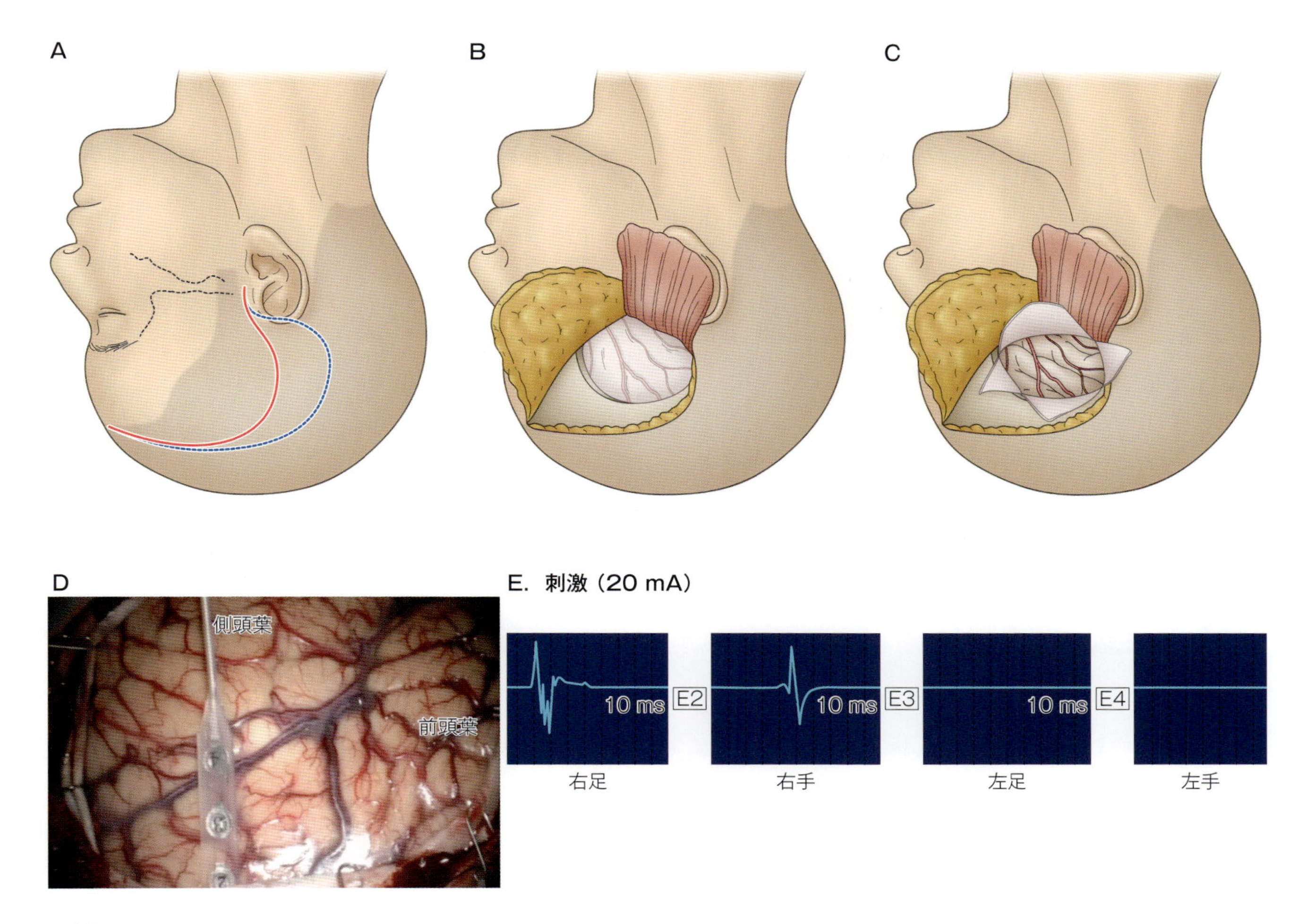

図15. 側頭葉グリオーマ手術の開頭

A：皮膚切開は腫瘍の位置によって多少変えて，後方に腫瘍が存在する場合はクエスチョンマーク型のラインを後方に膨らませることで対応できる（--------）．B：inter-fascia dissection を行う場合は皮弁を前方，筋肉を後方に吊り上げる．C：硬膜切開はできるだけ側頭葉が広く展開できるように，減張切開を頬骨弓に垂直に入れることが多い．そうすることで下面が見やすくなる．D：左側頭葉の膠芽腫症例摘出前に MEP の電極を運動野に沿って挿入している．ナビゲーションで運動野の位置を確認しながら挿入すると容易である．E：20 mA の刺激にて右手足の MEP が観察されている．

していない上側頭回の摘出は先端から 3.5〜4 cm の範囲にとどめるべきだが，非優位半球の場合は上側頭回を含めて先端から 6〜7 cm まで摘出する．現在，ナビゲーションはほとんどの施設で利用可能であるので，腫瘍の進展の程度をナビゲーションにて観察しながら，適切な摘出範囲としての側頭葉後端を決定する．

脳葉切除術

- 摘出範囲を決定したらまず，シルビウス裂を開放する．シルビウス静脈は側頭葉の上端を走行し通常蝶形頭頂静脈洞に流入するので，これを温存するために剥離する必要がある（図 16）．
- できるだけシルビウス裂を広く開放して側頭葉を外側に牽引し，島限（limen insulae）まで観察できることが理想であるが，側頭葉に腫瘍がある場合は側頭葉自体腫大しており観察不可能なことが多い．特に巨大な膠芽腫などは厄介であるが，できるだけ一塊として摘出することが理想的である．
- 脳葉切除術においてまずすべきことは，栄養動脈の処理である❹．シ

Tips 4

グリオーマの摘出を手際よく行うにあたって，どの動脈が腫瘍の栄養動脈になっているかを見極め，その処理を行うことは腫瘍摘出を手際よく行うために重要である．側頭葉前方に局在するグリオーマに関しては，側頭極動脈，前側頭動脈などが栄養血管になっていることが多いが，表面からなかなか同定することができない場合があり，シルビウス裂を開放すると同定しやすい．

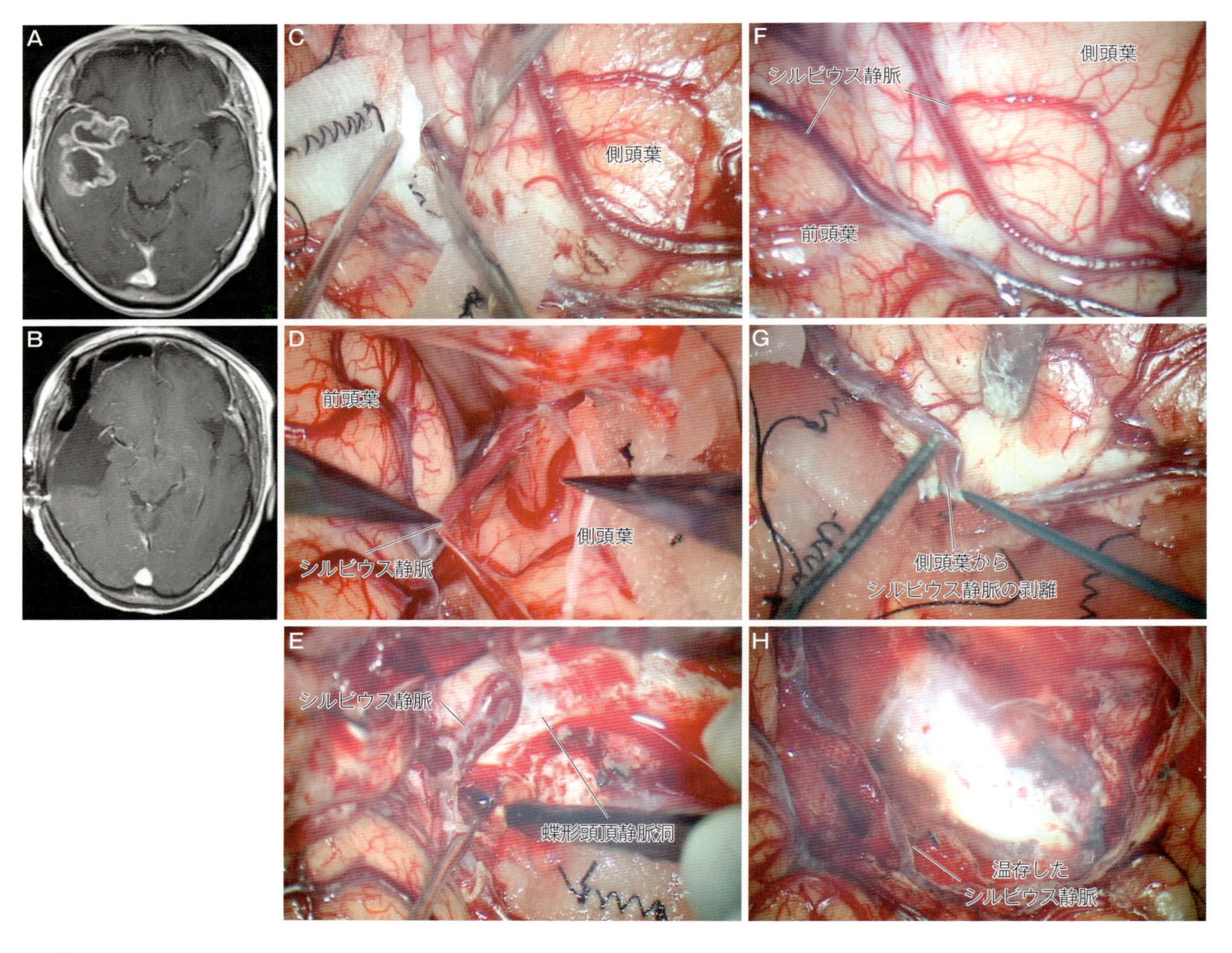

図16. シルビウス静脈の剥離と温存

A：右側頭葉膠芽腫症例 T1-Gd Axial 像（術前）．B～D：A 症例の術後（B）．シルビウス裂を開放し（C），前方部のシルビウス静脈を剥離する（D）．E：シルビウス静脈を完全に剥離し，腫瘍を摘出すると蝶形頭頂静脈洞に注ぎ込んでいるのが観察される．F：シルビウス静脈の後方部を観察，下方の静脈は red vein になっている．G：側頭葉から還流している小さな静脈を焼灼切離しながらシルビウス静脈を剥離していく．ある程度剥離していくと red vein が赤くなくなっている．完全に側頭葉から剥離し，側頭葉を外側に牽引してシルビウス裂を広く開放できるようにする．H：側頭葉脳葉切除術後，シルビウス静脈を温存している．

ルビウス裂を開放することによって，栄養動脈を処理できることが多い．側頭葉の先端近傍に腫瘍が存在するときは，側頭極動脈や前側頭動脈などが栄養血管になっていることが多いので，シルビウス裂で焼灼処理する．

- 脳葉を切除する範囲を栄養する血管は，基本的にすべて早期に焼灼処理することによってその後の出血はかなりコントロールできる．側頭葉が腫大しており，一塊として摘出することが困難である場合は，できるだけ体積を減らしスラックにすることによって切除しやすくできる．腫瘍が内側に存在するときは，腫瘍に切り込まずに外側皮質を uncapping したり（図 17），嚢胞を伴っている場合は嚢胞液を吸引したり（図 18）することによって，その後一塊として摘出しやすくなる．
- 側頭葉摘出の後端線を決定したらくも膜を切開し，皮質と白質を CUSA，SONOPET®もしくは吸引管にて切開していく．Labbè 静脈⑤などに気を付けながら底面を持ち上げ，底面のくも膜を切開していく．

Pitfalls 5

Labbè 静脈は，側頭葉グリオーマ摘出の場合，しばしば邪魔になるが切離することなく丁寧に剥離し温存すべきである．Labbè 静脈は側頭葉だけでなくほかの部分からの正常な還流を担っていることが多く，損傷すると術後に出血や静脈性の梗塞などを起こす場合がある．

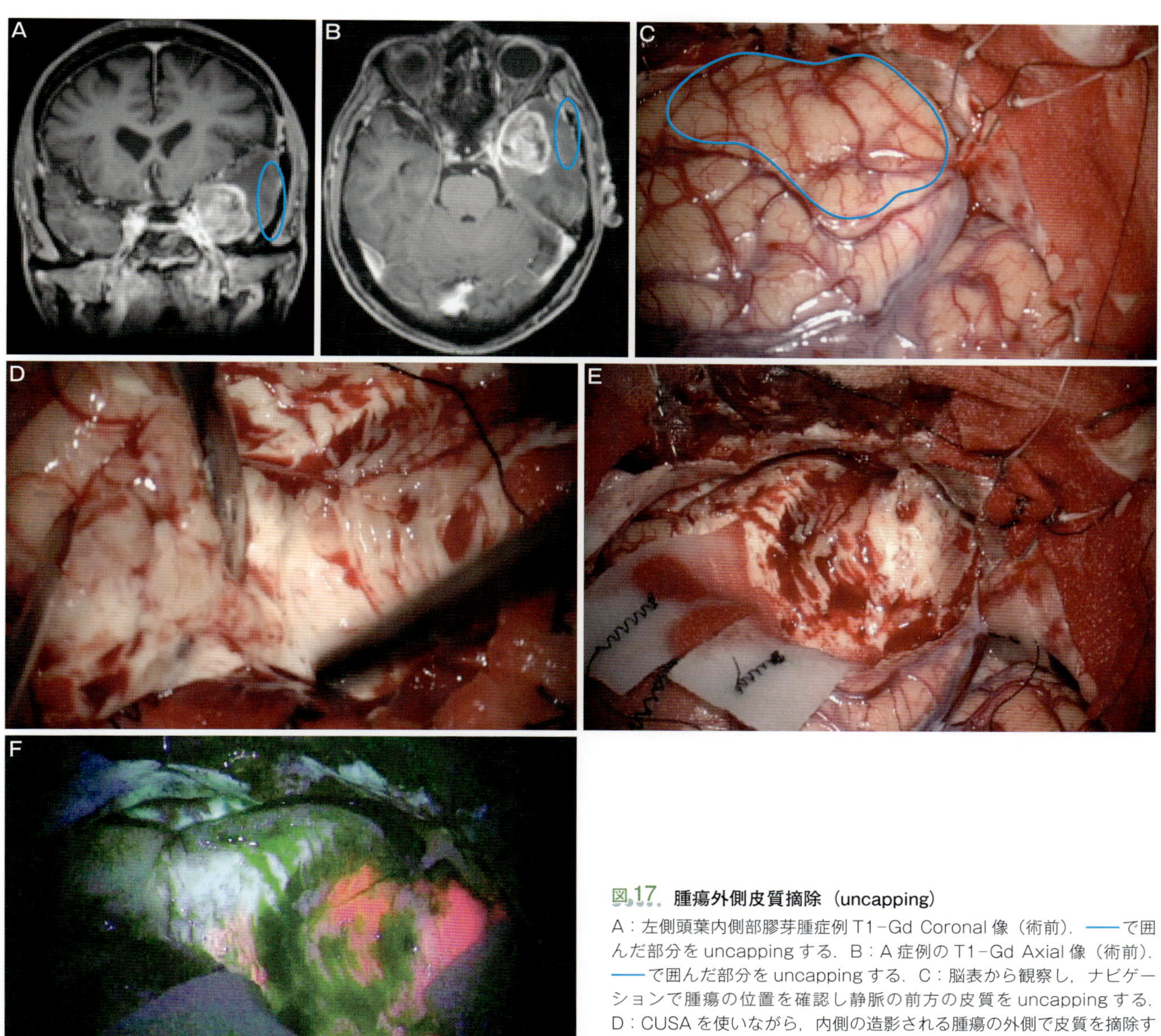

図17. 腫瘍外側皮質摘除（uncapping）

A：左側頭葉内側部膠芽腫症例 T1-Gd Coronal 像（術前）．──で囲んだ部分を uncapping する．B：A 症例の T1-Gd Axial 像（術前）．──で囲んだ部分を uncapping する．C：脳表から観察し，ナビゲーションで腫瘍の位置を確認し静脈の前方の皮質を uncapping する．D：CUSA を使いながら，内側の造影される腫瘍の外側で皮質を摘除する．E：uncapping してスペースを確保することで側頭葉の牽引が容易になる．F：uncapping 後 5-ALA による蛍光発色を行い，腫瘍の広がりを確認する．

側頭葉底面の静脈や栄養動脈を処理できる範囲で処理する．

- 内側はシルビウス裂を開放し，側頭葉をできるだけ外側に牽引して島限近傍のくも膜を切開し，脳室下角に向かって皮質，白質切開を進める．側頭葉の脳葉切除術は基本的には側脳室下角の外側部をいったん摘出し，もし腫瘍がさらに内側部に浸潤している場合は，その後に追加切除するほうが安全であると思われる❻．
- まず島限より脳室を目指して切開し，脳室に入ったら海馬の外側を中頭蓋窩に向かって進行する（図 19A）．前方はシルビウス静脈を蝶形頭頂静脈洞に流入するまで完全に剥離し，側頭葉から離した状態にしたら側頭葉極（temporal pole）を後方に持ち上げていく．内側面の中頭蓋窩に面したくも膜を切開していくことで前方から徐々に持ち上げていくことができ，後方からも同様に中頭蓋窩に面したくも膜を切開し前方とつなげることによって，完全に側頭葉を摘出できる（図 19B～D）．

Tips 6

側頭葉脳葉切除術を行うとき，内側のくも膜は側頭葉を横から持ち上げて切るのではなく，側頭葉を前後から牽引しながら切ると容易である．

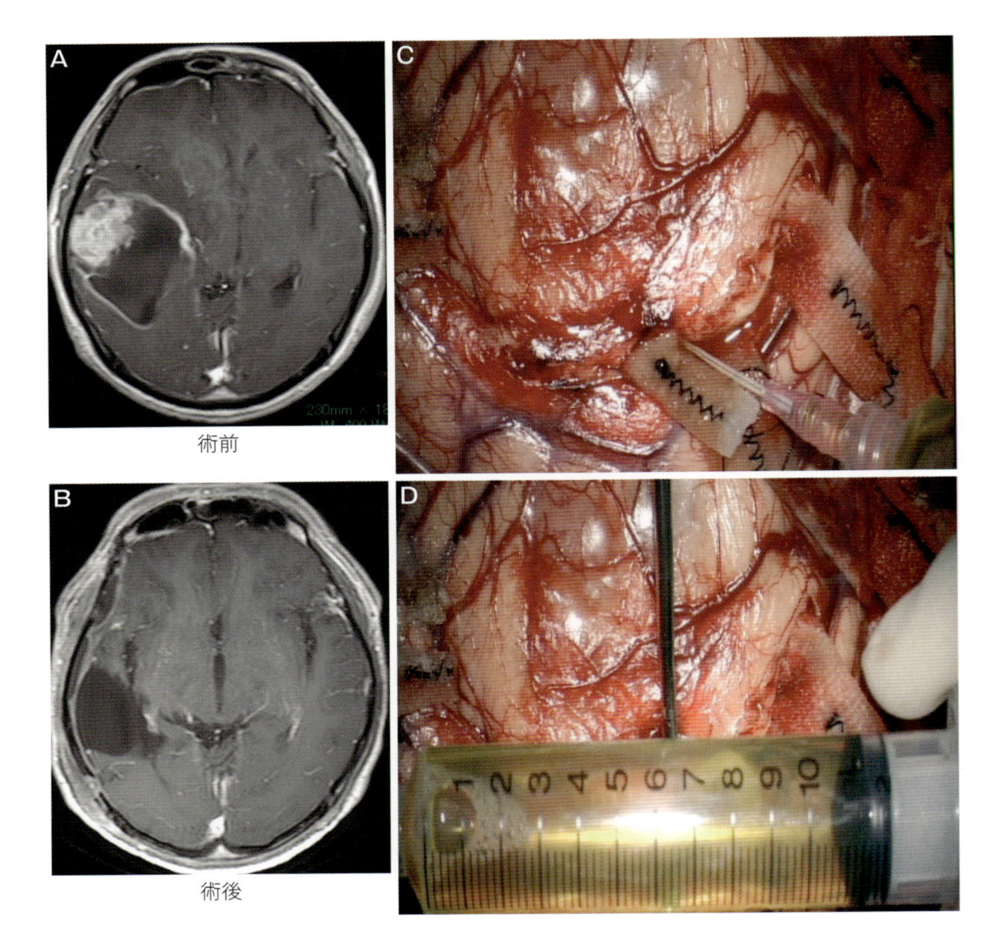

図18. 側頭葉の腫瘍嚢胞液吸引
A：右側頭葉膠芽腫症例 T1-Gd Axial 像（術前）．B：A 症例の術後．C：嚢胞液を注射器で吸引し，腫瘍を含んだ側頭葉の体積を減じている．D：吸引した嚢胞液．

- 腫瘍が側頭葉のどの部分まで浸潤しているかによって摘出範囲は変わってくるが，下角より内側に腫瘍が存在していれば，その部分は追加切除する必要がある．
- 内側部は前方にレンズ核線条体動脈，前脈絡叢動脈，後交通動脈，後大脳動脈およびその穿通枝などの血管が存在し，また前方では動眼神経，後方の中頭蓋窩の縁に沿って滑車神経が存在するので損傷しないよう注意する．
- 膠芽腫が浸潤している場合は，腫瘍を摘出することにおいては術前より神経症状を悪くすることはないが，それ以外のグリオーマに関しては優位半球の海馬などの摘出は避けたほうがよい場合がある．

側頭葉における摘出境界決定法

- 側頭葉の重要な機能として，優位半球では Wernicke 野[72] が上側頭回後半部に存在するために，側頭葉の先端から 4 cm 以上後方は注意すべきである（覚醒下手術を行わないときは，筆者らは膠芽腫が浸潤していない限り，優位半球では上側頭回を先端から 4 cm 以上後方は摘出しない）．
- シルビウス裂を開くと上側頭回の内側に横側頭回があり，一次聴覚野と連合聴覚野が形成されており，この部分も摘出を避けたほうがよい．
- Wernicke 失語症は言語理解が障害されるとともに，発語の障害を伴う

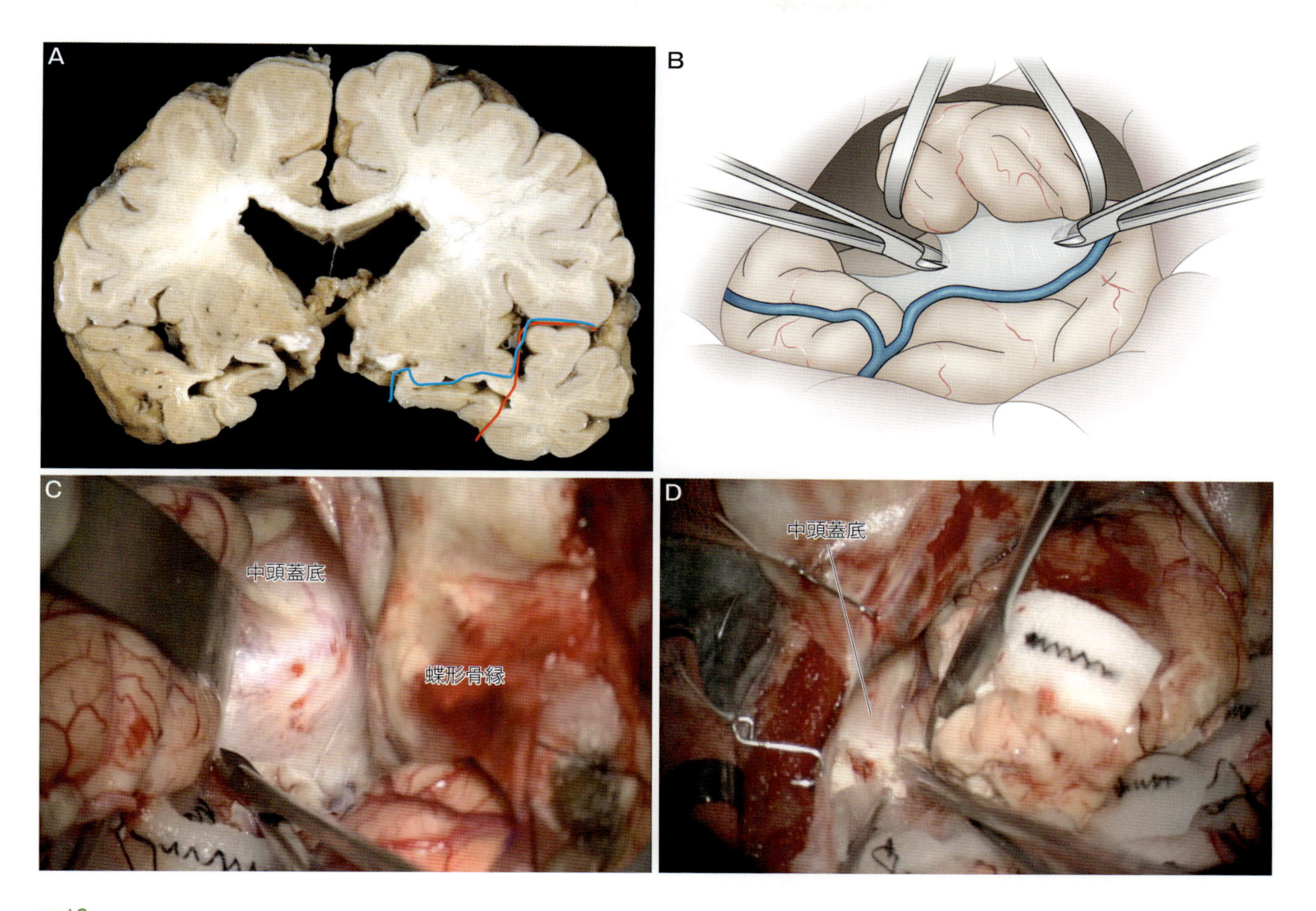

図19. 側頭葉脳葉切除術における方向性と内側のくも膜の切離

A：正常剖検脳．——にて側頭葉の脳葉切除術を行うラインを表示．島限から側脳室下角に進入し，下角より内側に腫瘍が浸潤していない場合は下角より海馬傍回に向かって中頭蓋窩に到達する（——）．腫瘍が下角より内側の鉤などに浸潤している場合は，側脳室下角から采ヒモの部分へ向かい脈絡裂に出て脳槽に到達する（——）．B：側頭葉脳葉切除術を行う場合，内側のくも膜は側頭葉を前方および後方から持ち上げて中頭蓋窩に沿って切離する．C：腫瘍と側頭葉を一塊として前方から持ち上げ，内側のくも膜を切離している．D：Cと同様後方から持ち上げ内側のくも膜を切離している．

こともある．

- 優位半球側頭葉の後下部の紡錘状回と下側頭回後部の病変において，失語を伴うことなく漢字に特異的な失読，失語が認められる場合がある[73]❼.
- 側頭葉白質には外側膝状体から視放線が後頭葉に至る線維が存在する．側脳室の三角部からその前端を囲むようにしてMeyer係蹄を形成するために，側脳室後方の摘出においては同名半盲が出現する．側脳室三角部の近傍を広範囲に摘出する場合は，視野欠損の範囲は大きくなる．
- 視放線のtractgraphyなどをナビゲーションの画像に重ねて視放線温存に努めて腫瘍摘出を行う場合もあるが，グリオーマの手術において，腫瘍が浸潤していれば視野欠損もある程度覚悟し摘出することもある．
- 後方に発達したLabbè静脈などがあっても，その部分を境界とせず，それより後方までの摘出が必要な場合は，側頭葉からLabbè静脈を剥離して温存すべきである（図13参照）．
- 海馬に関しては，腫瘍の浸潤が認められない場合は優位半球では温存したい構造物である．
- 側頭葉内側の摘出に関しては，側頭茎から島回に浸潤しているグリオーマでは内包に近い部分まで摘出する場合があり，MEPで刺激し，運動

Memo 7

筆者らの症例でも，左側頭葉グリオーマの病変で失語はなく，また絵などは特に問題なく認識できるのに漢字だけ認識できなかったり，書けなかったりする患者を認めた（図20）．

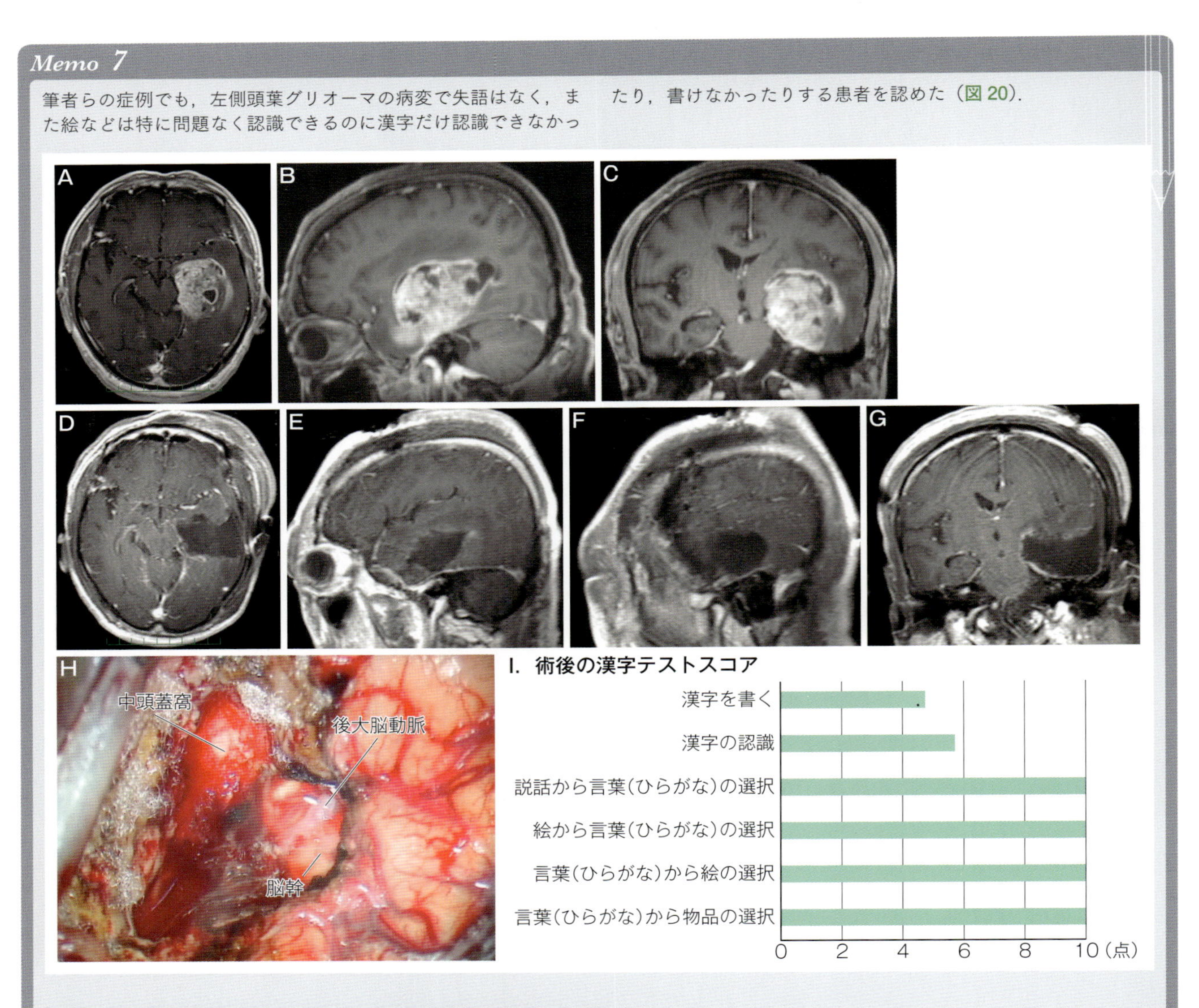

図20 左側頭葉下面膠芽腫の摘出後，漢字認識障害が出現した症例

A：左側頭葉下面膠芽腫症例 T1-Gd Axial 像（術前）．B：A 症例の T1-Gd Sagital 像（術前）．C：A 症例の T1-Gd Coronal 像（術前）．D：A 症例の T1-Gd Axial 像（術後）．E・F：A 症例の T1-Gd Sagital 像（術後）．G：A 症例の T1-Gd Coronal 像（術後）．H：左側頭葉下面膠芽腫の摘出後の術中写真．奥に後大脳動脈と脳幹が認められる．I：術後に失語と漢字認識検査を行ったところ，失語に関しては問題なかったが，漢字の認識，漢字書字に関しては障害されていた．

線維までの距離を確認しながら摘出すること望ましい（図21）．

優位半球における側頭葉グリオーマの覚醒下手術

- 優位半球の側頭葉グリオーマの摘出に関しては，術前言語機能が保たれている場合は覚醒下手術の適応である（図22A～E）．後発信（after discharge）にて刺激の強さを決定後（筆者らは 8～10 mA のバイポーラ刺激で行うことがほとんどである），上側頭回，角回などの皮質刺激を行い，Wernicke 野の同定を試みると同時に摘出できる側頭葉の皮質をマッピングする．
- 最近左側頭葉において，中側頭回および下側頭回を摘出後，物品呼称

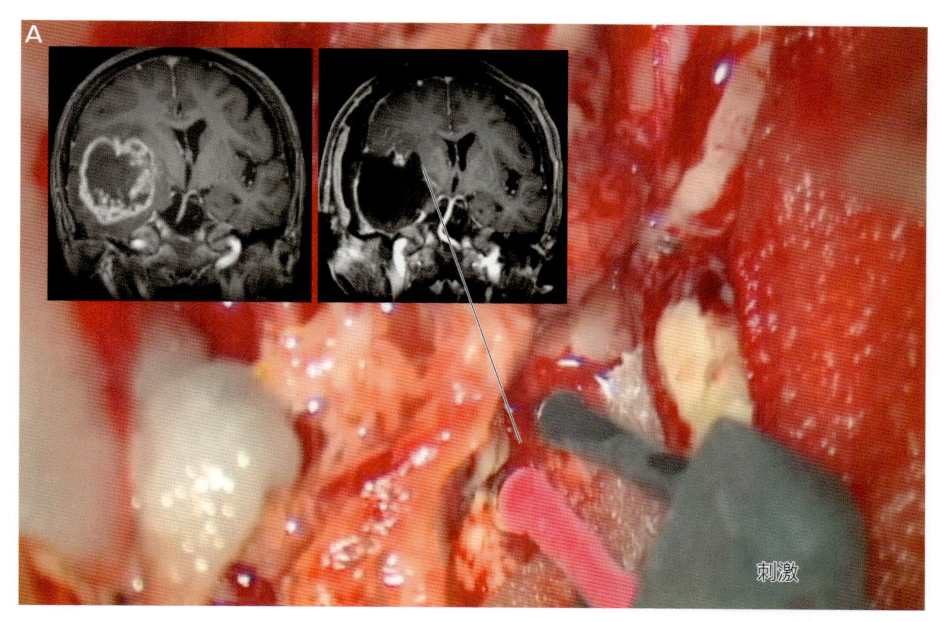

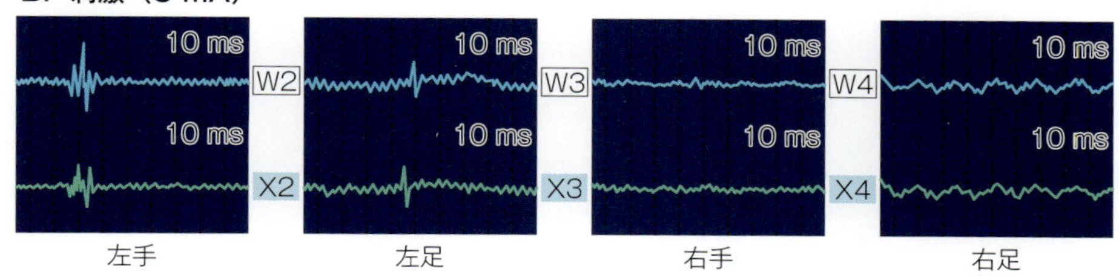

図21. MEP刺激を使う側頭葉内側の摘出

A：右側頭葉内側上方に位置する膠芽腫症例．内側部はOjemannバイポーラにてMEP刺激しながら摘出している．B：最終的に5 mAの刺激でMEPの波を検出するようになり，運動線維が近いと思われたので，この時点で摘出を終了．

(naming）ができにくくなるという報告もあり[74]，中・下側頭回のマッピングも的確に行うべきである．

- 詳細なタスクやマッピングに関しては，覚醒下手術のガイドライン[75]や専門書[76]を参考にしてもらいたいが，Wernicke野近傍のマッピングに関しては，視覚性呼称に加えて聴覚性理解と喚語のタスクを加えることが望ましい．例えば「今日は何曜日？」とか「ポストは赤，では雪は？」などの質問をすることによって，聴覚性理解ができているかをみる．
- 開頭範囲にBroca野が含まれることが多いので，その部分にて陽性所見ができることが多い（図22F）．皮質での陽性所見が確定し，皮質の摘出範囲を決定し（図22G），その後は白質を切開していく段階にて随時質問を繰り返しながら摘出を行う[77]．
- 刺激にて障害が出る皮質を同定できたとしても，腫瘍の広がりによっては内側後方の白質の腫瘍が浸潤している場合は随時会話しながら摘出を進めていく必要がある．
- 可及的に摘出し，明らかに言語障害が出現した場合は，その時点で摘出を終了すべきである（図22H）．

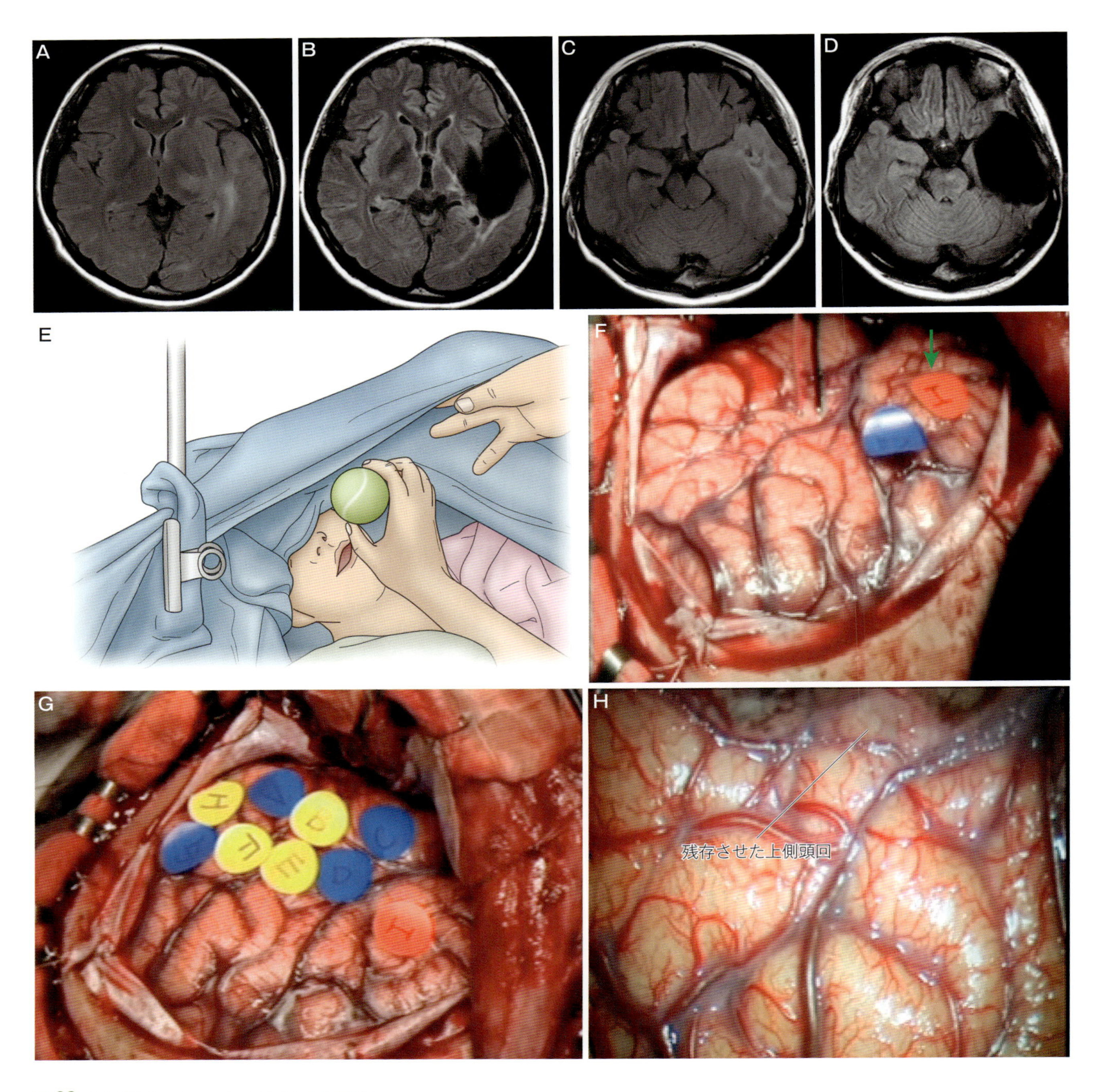

図22. 側頭葉グリオーマにおける覚醒下手術

A・C：左側頭葉 anaplasic oligodendroglioma の症例の FLAIR 像（術前）．B・D：A・C 症例の術後 FLAIR 像．E：覚醒下手術術中．テニスボールを見せて naming を行っている．F：Ojemann バイポーラにて上側頭回を刺激している．➔の赤いシールは陽性所見が出ており，Broca 野と思われる．G：側頭葉および前頭葉の皮質は可能な限りマッピングを行う．疑わしい部分は黄色のシールを置いている．H：最終的に上側頭回で構語障害が出現し，上側頭回を摘出できずに温存した．

02 側頭葉内側部

三國信啓

はじめに

● 側頭葉内側部のグリオーマ摘出では，
①腫瘍の大きさ，部位（内側前方か後方か），性状，そしてさまざまな
集学的治療反応性を含めた予後

②側頭葉の言語・記憶優位性，静脈灌流
③術前てんかんの有無
④術前機能障害（視野，言語，記憶）の有無
によって手術適応，アプローチや摘出範囲を決定する8 9.

- 本稿では，脳機能とアプローチという観点から，鉤回，海馬および扁桃体近傍のグリオーマに対する摘出を解説する10 11.

Pitfalls 8
グリオーマは浸潤性病変であるため，手術適応はグリオーマの病態と脳機能の両観点から決定する．

Pitfalls 9
側頭葉内側部のグリオーマでは，しばしばてんかんを合併している．薬剤難治性てんかんを合併する際に，海馬を摘出するかどうかの指針は確立していない．てんかんが難治性となる前にグリオーマを摘出することが望まれる．

Tips 10
経シルビウス裂，経側頭葉外側，側頭下それぞれのアプローチの実際と利点・欠点を理解習得し，最も安全で有効な術式を選択できるようにする．

Memo 11
側頭下アプローチは，血管内手術の適応となる前は動脈瘤の手術手技でしばしば用いられていた．けいれん発作や無症状で発見される側頭葉内側部のグリオーマに対して，脳を損傷しないで病変が摘出できる側頭下アプローチを安全に行うポイントを学んでほしい．

鉤回近傍

- 側頭葉内側部グリオーマで，鉤回（uncus）近傍で大脳脚より前に存在している場合（図23）には，経シルビウス裂による摘出を行う（図24）．

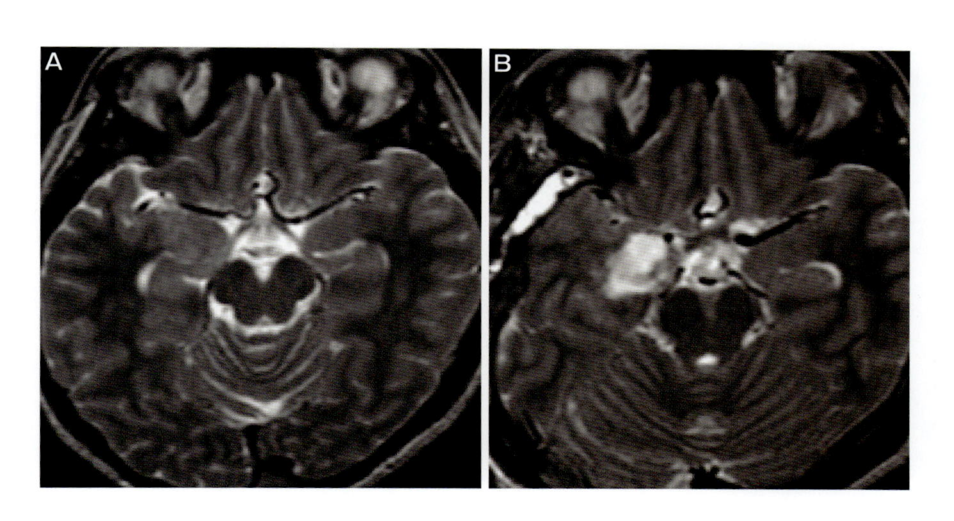

図23. 右鉤回のびまん性星細胞腫に対する経シルビウス裂アプローチ
A：術前，B：術後MRI.

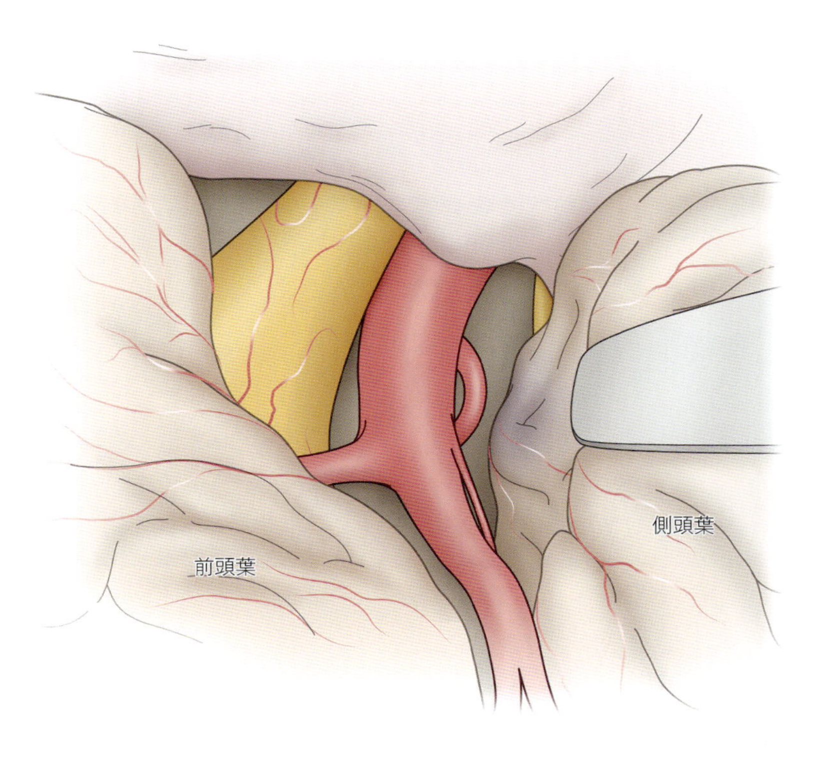

図24. 図23症例の術中所見
右側頭葉を外側後方に引き（semi temporopolar approach），鉤回を脳べらで外側に引くとretrocarotid spaceに動眼神経が確認される．腫瘍が大きい場合には前脈絡叢動脈，後交通動脈穿通枝，内頚動脈先端部からの穿通枝を確認することが重要である．腫瘍自体は軟膜下に摘出してもよいが，動眼神経や穿通枝などの重要な構造物と腫瘍とは癒着の有無を確認しながら直接剥離するほうが安全である．

- 仰臥位で約 30 度の頭部回旋を行い，通常の前頭側頭開頭を行う．
- 腫瘍の主座が鉤回後方外側の場合には，側頭葉の静脈灌流を術前に画像で確認し，側頭葉をどの程度後方に引くことができるかを検討しておく 12．
- シルビウス裂を必要十分（硬膜内内頚動脈から中大脳動脈 M1－M2 移行部までたどれるよう）に開放し，前脈絡叢動脈，後交通動脈穿通枝，腫瘍が内側上方に進展している場合に前有孔質の温存，特に内頚動脈先端部からの穿通枝を傷害しないこと，腫瘍底面が subpial resection になる場合に動眼神経を温存すること，に注意する 13．
- 鉤回は，その前部底面において uncal notch を挟んで腹側で嗅内野（entorhinal cortex）と接し，後部底面では鉤溝（uncal sulcus）を挟んで腹側で海馬傍回と接する．鉤回の上部後半は海馬頭部の先端，および扁桃体と接する．

海馬近傍

海馬の解剖

- 海馬（hippocampus）の全長は 5～6cm に及び，アンモン角（cornu ammonis），歯状回（dentate gyrus），および海馬台（subiculum）で構成される．
- 脳室下角の内側下壁を形成し下角内に突出した灰白質隆起で，扁桃体（amygdala）下部から続く前方の最も隆起した部分が海馬頭（hippocampal hlead）で，後方に海馬体部（hippocampal body），海馬尾部（hippocampal tail）へと徐々に細く上内側に向かい脳梁膨大部へと連続する（図 25）．
- 迂回漕から海馬体を観察すると，下方から海馬傍回（parahippocapmal gyrus），海馬台，海馬溝（hipocampal sulcus），歯状回，海馬采（hippocampal fimbria）となる．
- 側脳室下角から海馬体を観察すると，脳室壁の白色平滑な上衣である海

Pitfalls 12
側頭葉内側グリオーマ摘出においては，脳べらによる側頭葉過圧排を避けることが重要である．通常は必要ないが，temporopolar approach はオプションの一つである．

Memo 13
運動に関するモニタリングとしては運動誘発電位（MEP）測定があり，動眼神経の位置確認とモニタリングするには，直接電気刺激によって生じる眼球移動を角膜の電位で計測する方法がある．動眼神経と腫瘍が接している場合，神経に物理的力が及ばないよう原則鋭的剥離を行っている．

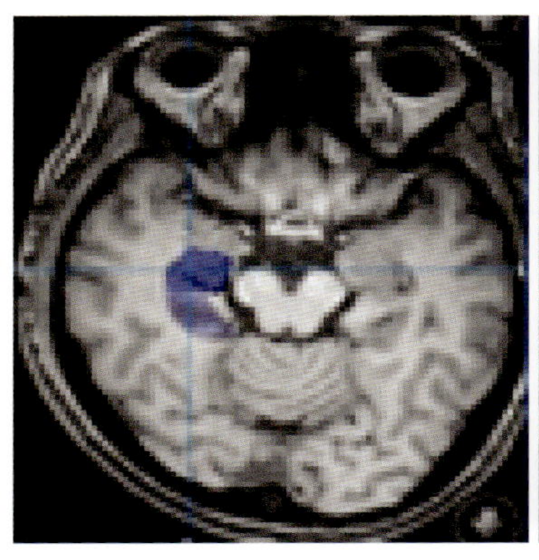
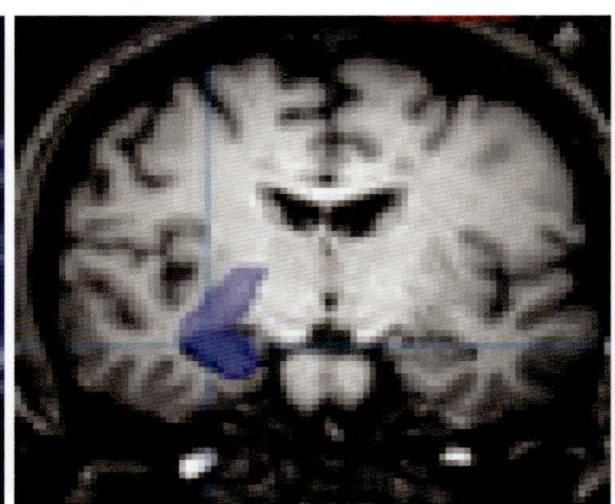
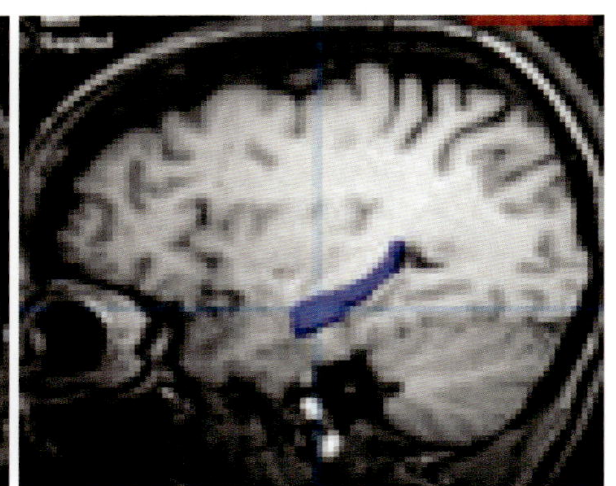

図25．3T－MRI による正常海馬（青色）
前後径 5～6 cm で前方より徐々に上内側へと移行する．この解剖学的構造から経シルビウス裂，経側頭葉外側，側頭下のアプローチいずれを用いても，海馬は前方から摘出する場合には，一般に前方 3 cm ほどにとどまることが理解できる．さらに後方の海馬近傍に到達するには，細い CUSA（アムコ社）を用いるか，前側頭葉切除術後のスペースを用いるか，テントに沿って後側方からアプローチする．

馬白板（alveus hippocampi）で覆われており，海馬体最外側が側副隆起内側，最内側は海馬白板が海馬采に連続し，脈絡裂（choroidal fissure）を形成する脈絡叢の付着部の脈絡組織までである．

- 脈絡裂は Monro 孔後部から側脳室下角に至る C 字状の裂隙を指し，脳弓に沿って形成されており，その最下端が下脈絡点で鉤回後端，外側膝状体前端，大脳脚最外側である（Tips 14）．
- 前脈絡叢動脈（anterior choroidal artery）が内頚動脈から分岐した後，後外側に脳槽内を走行し，下脈絡点で下角脈絡叢へと走行する．

前方海馬のグリオーマ摘出アプローチ

- 大脳脚から脳幹後方までの前後範囲の側頭葉内側部グリオーマには，経シルビウス裂アプローチ，経側頭葉外側アプローチ，側頭下アプローチのいずれかを選択することになる（Memo 15）（図 26）．
- いずれのアプローチも，側脳室下角に至って海馬を直視下に内側では海馬采から剥離して栄養血管を処理する．
- 脳室内ではまず脈絡叢を確認し，その基部前端が下脈絡点で側脳室下角の前端から約 1 cm 後方となる．
- 下脈絡点では脈絡組織を前脈絡叢動脈が貫通して上方に向かうので，脈絡組織下方にて海馬采を切断あるいは海馬を剥離していく．
- 次に重要なポイントは海馬溝で，その前方では前脈絡叢動脈からの，中部では後大脳動脈からの海馬動脈が数本海馬溝に入る．
- 側頭下アプローチでは迂回槽側と脳室側両方から海馬動脈を処理し，経シルビウス裂アプローチや経側頭葉外側アプローチでは海馬溝内を走行する血管を脳室側からくも膜越しに凝固切断することになる．

経シルビウス裂アプローチ

- 経シルビウス裂アプローチでは側頭幹を切断して脳室にアプローチするため，視野と高次記憶の障害に留意する必要がある．

Tips 14
脳室内では下脈絡点が解剖学的指標となる．まず，脈絡叢を確認し，その基部前端が下脈絡点で側頭葉前端から約 3～4 cm 後方である．

Memo 15
側頭葉内側部へのアプローチには多くの報告がある．大きな腫瘍の場合には，まず内減圧することもオプションの一つである．

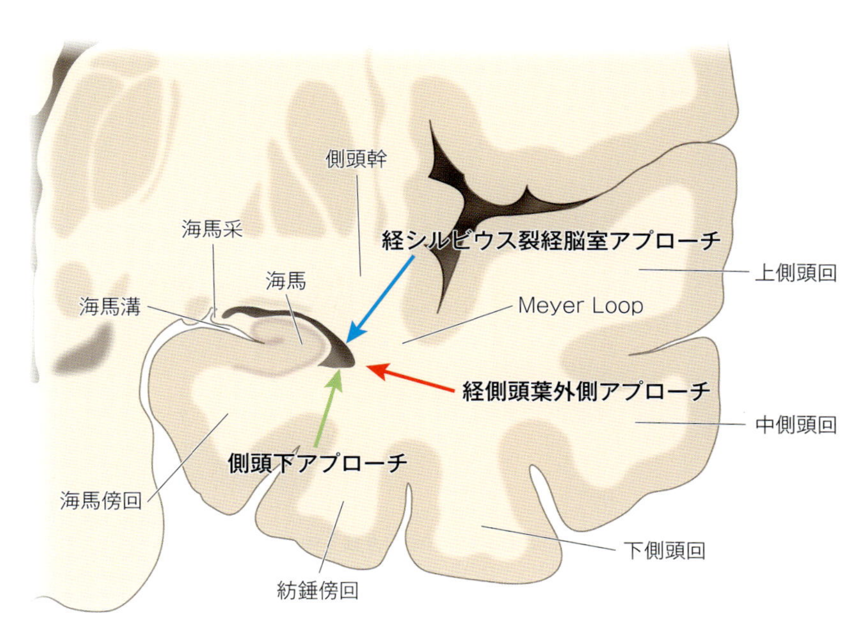

図 26. 左側頭葉内側部グリオーマ摘出に対するアプローチ

- 図 27 に扁桃体中央，海馬前方，下脈絡点それぞれの冠状断において鉤状束，下後頭前頭束，および Meyer loop を示す．
- 反対側の上 1/4 盲の視野障害は，側脳室下角近傍を外側から上外側に走行する Meyer loop への障害によって生じる．
- Meyer loop を傷つけずに下角に侵入するには，inferior insular sulcus の前端から後方約 5 mm までで側頭幹（temporal stem）を切開して扁桃体を横切ることになる．
- 優位半球での手術後 30〜50% に言語性記憶低下が，非優位半球での手術後 20〜30% に視空間性記憶低下が生じることが報告されている 16 ．

Memo 16

これらの術後高次脳機能低下に関しては，側頭幹を通る鉤状束，下後頭前頭束，マイネルト基底核からのコリナージック線維，側頭葉底部言語野（basal temporal language area），および海馬の損傷が関与していると考えられている．

側頭下アプローチ

- 側頭下アプローチは脳幹部周囲の病変に対してのアプローチとして，難易度の高い病変の場合に使用することが多い 17 ．
- Meyer loop，マイネルト基底核からのコリナージック線維を含む側頭幹，側頭葉底部言語野のすべてを温存可能であることが，経シルビウス裂アプローチや経側頭葉外側アプローチとの差である．
- 選択的扁桃体海馬切除術というてんかん手術に用いる combined

Memo 17

脳動脈瘤クリッピングに対して行われる機会が減少しており，経験の少ない術者が多くなっている．深部バイパスや脳幹への側方アプローチとして習得したい方法である．

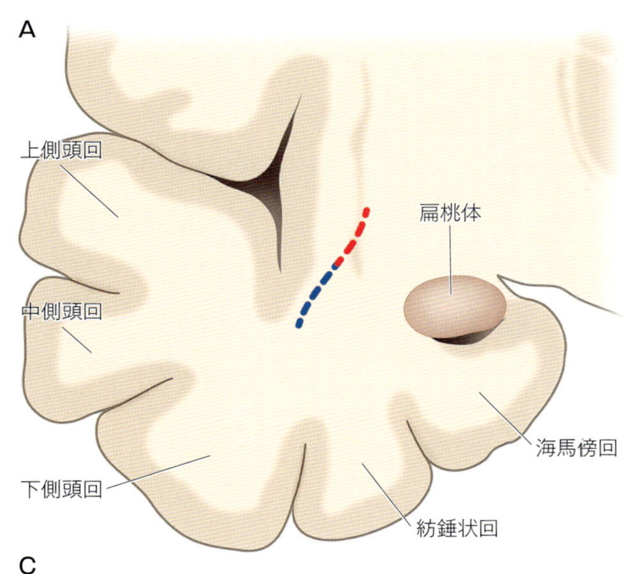

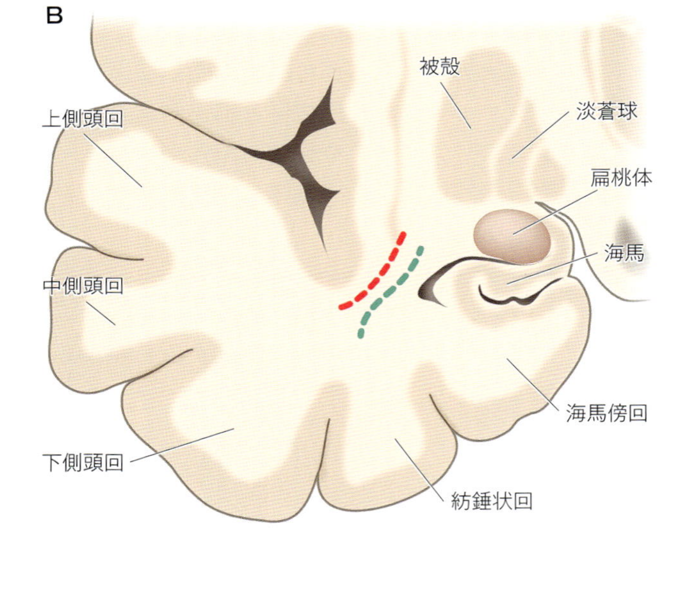

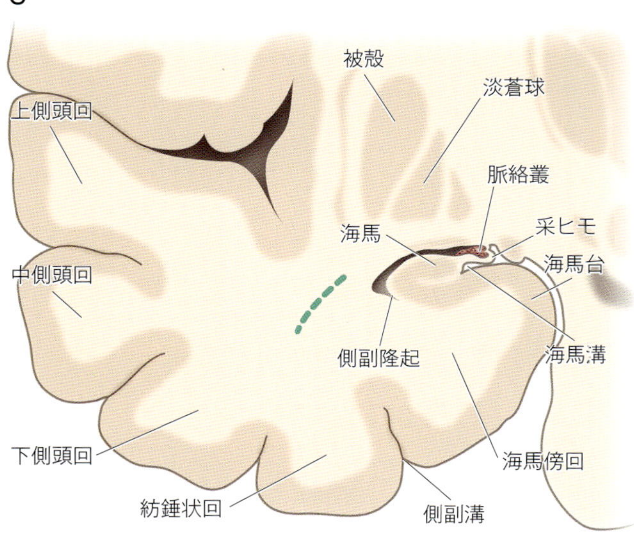

図 27. 冠状断による側頭幹を通る神経線維

A：扁桃体中央，B：海馬前方：C：下脈絡点レベルの MRI 冠状断．
- - - -（青）：鉤状束，- - - -（赤）：後頭前頭束，- - - -（緑）：Meyer loop．

subtemporal and transventricular/ trans−choroidal fissure approach[78] について，特に安全に術野を確保するための注意点を中心に解説する．

体位，開頭（図 28）

- 側臥位にて上体をやや挙上して，静脈圧が上がらない程度に vertex down とする 18．
- スパイナルドレナージチューブを留置後に，下脈絡点（側頭葉前端から約 3〜4 cm 後方）が患者頭側に位置する術者の眼の直下になるように，ほぼ真横向きの頭位とする．
- 側頭骨底面は中頭蓋窩まで削除する．特に zygomatic arch 基部 2 cm の範囲では，マイクロ操作の要となるために底部まで十分な開頭が必要である．
- 選択的扁桃体海馬切除術では，側頭葉を前後で固定している架橋静脈が直視下に確保できるように，図 28 のような大きな zygomatic arch を含む開頭を行っている 19．

迂回槽へのアプローチ

- スパイナルドレナージから徐々に脳脊髄液を排出させて，側頭葉は引き上げるのではなく，脳幹側から回転させるイメージで側頭下のスペースを作る．
- この際，架橋静脈へ圧がかかるようであれば，硬膜より可及的に剥離して可動性を増し，より安全な脳べらの挿入方向やマイクロ光軸操作の進行方向を考える．
- 迂回槽を開放して徐々に髄液が排出されるとともに，脳べらの圧を緩め，まず動眼神経がテントと交差する場所を目安としてくも膜切離を進める．
- 滑車神経，後大脳動脈（P2），後交通動脈，内頚動脈と 1 本から数本の

Pitfalls 18
通常この頭位によって側頭部が水平になる．

Pitfalls 19
脳室より下方のグリオーマに対しては，クエスチョンマーク型またはコの字型の皮膚切開を行うことが多い．

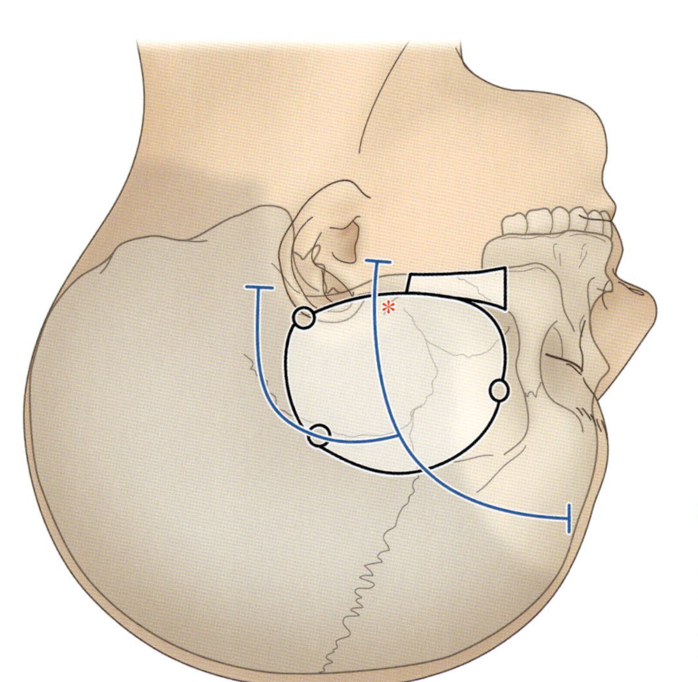

図 28. 筆者らの行っている側頭下アプローチによる選択的扁桃体海馬切除術に要する開頭
側頭葉を下方で固定する前後の静脈（側頭脳底静脈と Labbé 静脈）を直視下で確認，剥離温存することによって，静脈還流障害や側頭葉圧排が生じる可能性をできるだけ少なくしている．＊：おおよそこの部位の直下に顕微鏡光軸が向くようにマイクロ操作して脳室を開放すれば，下脈絡点に到達する．

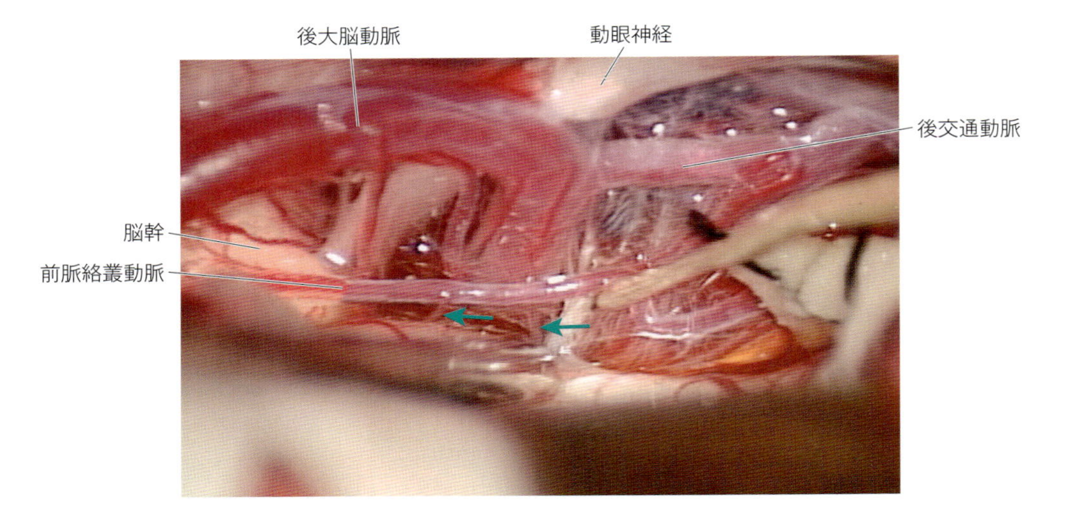

図29. 側頭下アプローチによる迂回槽内構造物の確認
前脈絡叢動脈を海馬傍回のくも膜から剥離して，前方海馬への動脈（→）を同定している．まだ，海馬裂は確認されていない．

前脈絡叢動脈が確認される（図 29）．
- このステップにて後大脳動脈（P2）と前脈絡叢動脈を海馬傍回のくも膜からフリーにしておき，重要な神経や血管をコットンで脳幹側に覆っておくと，今後の脳室側からの手術操作がより安全になる．

▶ 側副溝の開放
- 焦点や側頭下言語野の広がりによるが，基本的には側副溝をたどって脳室に至る．
- MRI で確認しておくと，側副溝基部から脳室の側副隆起までは数 mm で到達する．
- この体位では術者の眼の直下に脳幹部から出る動眼神経が確認され，その方向で側副溝を開放すれば下脈絡点へと向かうことができる．

▶ 脈絡裂の剥離
- 脳室内では海馬が確認され，前方約 2.5 cm を海馬傍回とともに摘出する．
- まず脈絡叢を確認するとその基部前端が下脈絡点となり，前角の前端から約 1 cm 後方に存在する．
- 下脈絡点では脈絡組織を前脈絡叢動脈が貫通しているため，この部位を直視下で確認して，脈絡組織下方にて tenia fimbria を切断していく（図 30）．
- 迂回槽の構造物はコットンにて保護されているので subpial resection ではなく，直視下で安全にくも膜を切離することができる．

▶ 海馬溝を通る海馬への動脈の処理
- 脳室内および迂回槽の両側から海馬溝が確認できる．
- その前方では前脈絡叢動脈からの，中部では後大脳動脈から海馬への動脈が海馬溝に入っていくポイントを直視下に確認でき，安全に凝固切断できる．

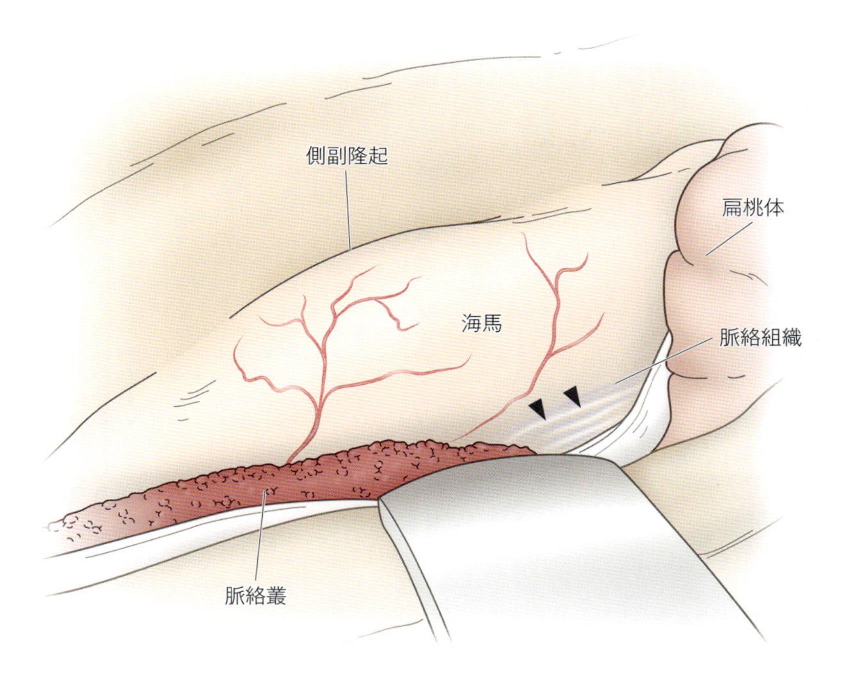

図30. 脈絡裂の剥離
海馬と脈絡叢を確認後，脈絡叢をめくると下脈絡点に脈絡組織に血管が透見される．この部位には前脈絡叢動脈が流入して後方に走行しているので，脈絡組織の下方にて tenia fimbria（▶）を切断する．

ピットフォール

- 側頭下アプローチを安全に行ううえで最も重要なポイントは，側頭葉の過圧排と静脈環流障害の回避である．
- 側頭葉は浅側頭静脈と anastomotic vein of Labbé により前後で静脈で硬膜と固定されており，静脈洞への灌流にはバリエーションが多い．
- 術前診断が重要で，側頭葉は引き上げるのではなく，脳幹側から回転させるイメージで脳べらを使用して側頭下のスペースを作る．
- 浅側頭静脈の静脈洞への灌流には通常の蝶形頭頂静脈洞以外にも変異が多く，sphenobasal vein や sphenopetrosal vein となって側頭葉下を，時に走行途中で硬膜内に入って走行する．
- 浅側頭静脈の発達が悪いときには Trolard 静脈や Labbé 静脈を介することもある．
- 腫瘍が大きい場合や脳幹後方のラインまで延びている場合には，cosmetic mastoidectomy を施行して S 状静脈洞前方のスペースを作り，小脳テント切開をして側頭葉下経由から（middle fossa–posterior transpetrosal approach：錐体骨の削除は必ずしも必要ではない）アプローチすることができる．

言語・記憶優位側で無症状で発見された造影されない海馬腫瘍への対処

- 側頭葉腫瘍性病変ではしばしばてんかんを合併し，その治療方針決定には高次脳機能検査の結果を参考にして，腫瘍外科とてんかん外科の両面から検討を行う．
- 特に術前知的レベルが保たれている場合には，合併症としての高次記憶障害は重大な問題となるため，術前後の神経心理や和田テストによる評価を要する．
- キンドリング実験でも示されているように，海馬はてんかん原性を獲得しやすく，特に側頭葉腫瘍においては二次的にてんかん焦点となっている可能性を考慮しなくてはならない．

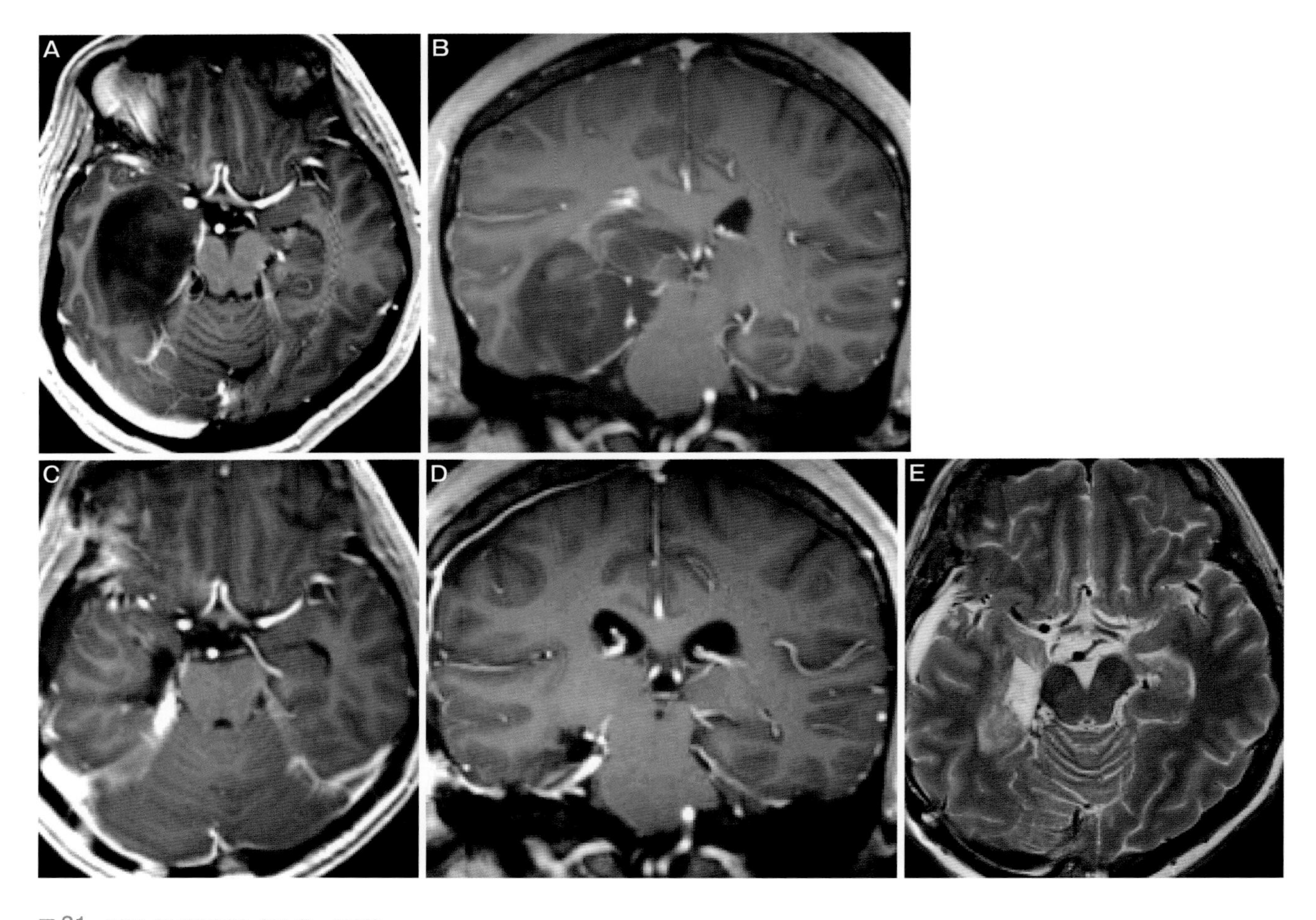

図31. 退形成星細胞腫（41 歳，男性）

A・B：術前，C〜E：術後．本症例では病変が中脳から上方まで進展していたため，occipital transtentorial approach で摘出後，側頭葉内側部を側頭下アプローチで摘出した．

- 薬剤難治性てんかんの発作コントロールを目的とする場合には，MRI 上での海馬萎縮がある場合や，術中脳波記録による海馬からのてんかん性放電が認められる場合には，海馬摘出が必要である．
- Paralimbic（temporoinsular）に存在する grade II グリオーマの海馬への浸潤がなくても難治性てんかんをもつ場合には，海馬も摘出することが望ましいとしている報告もある[79]．
- 症例数が少なく，また高次脳機能の評価は行っていないことから，海馬摘出の可否については明らかな指針はないといえる．

扁桃体近傍

- 扁桃体（amygdala）は 5 つの核から構成される灰白質で，側脳室下角の先端部から背側に位置する辺縁系の一部である．
- 外側核に入った情報がほかの核に転送されて活性化されることにより情動反応を引き起こし，視床下部によって調整を受ける．
- 手術時所見について，経シルビウス裂，経側頭葉外側，側頭下，いずれのアプローチによっても理解できるように，左脳室上部から脈絡裂に光軸が向かう図を示す（図 30）．

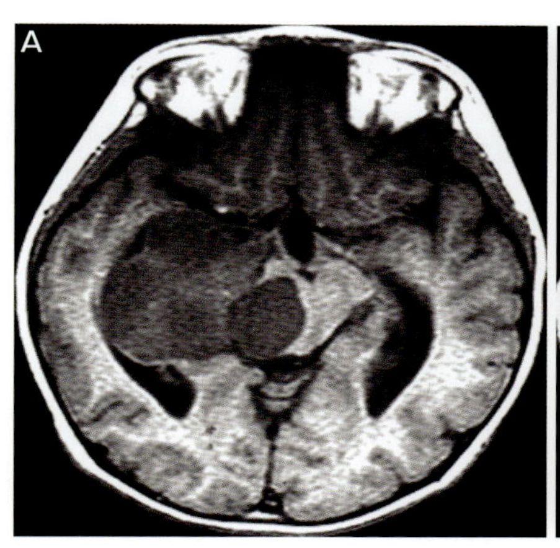

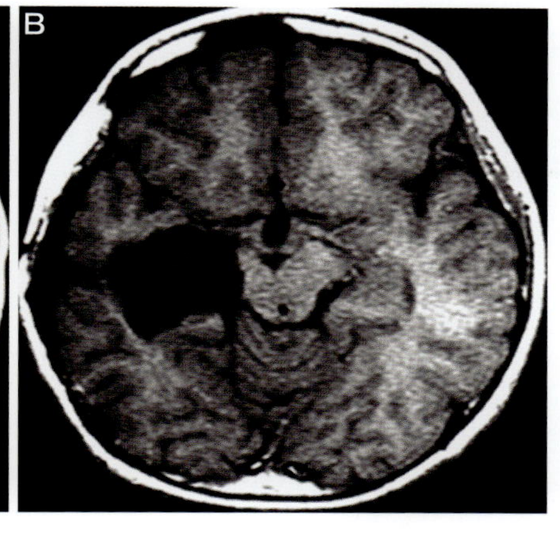

図32. 毛様細胞性星細胞腫（11歳，男児）
A：術前，B：術後．シルビウス裂開放後に中大脳動脈と腫瘍をフリーにし，側頭下アプローチで経脳室的に全摘出した．

- 前方海馬の海馬足は脳室先端部では扁桃体と癒着している．
- 扁桃体には前脈絡叢動脈からの分枝が血管終末として走行しており，その摘出によって微量だが出血するため，グリオーマ摘出の際は病変辺縁を確認できるような術野を心がけ，特に上部は淡蒼球・被殻と接する扁桃体上部の摘出には注意が必要である．
- 扁桃体に生じるグリオーマとしては，神経節細胞腫（gangliocytoma），神経節膠腫（ganglioglioma）や胚芽異形成性神経上皮腫瘍（dysembryoplastic neuroepithelial tumor）が鑑別として挙げられ，恐怖感を伴う部分発作の精査として発見されることが多い．
- しばしば皮質形成異常やグリオーシスによる腫大性病変であることを覚えておく．

Tips 20
側頭葉内側部のグリオーマでは，摘出したスペースと周囲くも膜に血が付いていない状態を保つことが重要と考える．ただし，腫瘍が大きい場合や脳腫脹が予想される場合には，この場所の手術に際しては安全第一に大きめの開頭を行い，摘出中の脳圧排を抑えている．

Pitfalls 21
脳深部病変に到達する際の脳べらの過度の時間的・物理的圧排は決して行わない．静脈還流障害や脳挫傷による脳腫脹が生じうるからである．常に脳べらの位置，使用時間を把握することが重要である．

大きな側頭葉内側部グリオーマ摘出 20

- ここまでは比較的小さなグリオーマの全摘出を前提として手術方法を解説した．ここでは，比較的大きな側頭葉内側部のグリオーマ摘出について述べる．
- 大きな側頭葉内側部病変では，病変への初期アプローチ段階では頭位軽度挙上，浸透圧点滴，脳腫脹が強い場合には脳室ドレナージによる髄液排出やバルビツレート投与を利用して頭蓋内圧を下げ，腫瘍摘出スペースを利用してさらに深部の摘出を行う 21（図31，図32）．

III 3 頭頂葉

中田光俊，木下雅史

解　剖

- 頭頂葉は前方は中心溝，後方は後頭前切痕と頭頂後頭溝を結ぶ線が境界となる．
- 中心溝と平行に後方で中心後溝があり，中心後溝の上 2/3 ほどで後方に延びる頭頂間溝がある（図 1）．
- 頭頂葉は中心溝と中心後溝の間の中心後回と頭頂間溝の背側の上頭頂小葉，および腹側の下頭頂小葉に分けられる．
- 下頭頂小葉は前方から前部，中央部，後部に分けられる．前部は縁上回といわれ，前方境界は中心後溝でシルビウス裂を取り囲んでいる．中央部は角回といわれ，縁上回の後方で上側頭溝を取り囲んでいる．さらに後部はその後方で下側頭溝を取り囲むわずかな領域である（図 1）．
- 内側から眺めると，脳梁上方で帯状回上縁の帯状溝が上方へ延び，頭頂葉の中ほどで上内側縁に達する．これは一般に外側面の主要な溝とは結合しない．頭頂葉内側面は帯状溝の前方にある中心傍小葉，後方の楔前部（けつぜんぶ，せつぜんぶ），脳梁のすぐ上方の帯状回の 3 領域で区切られる（図 2）．

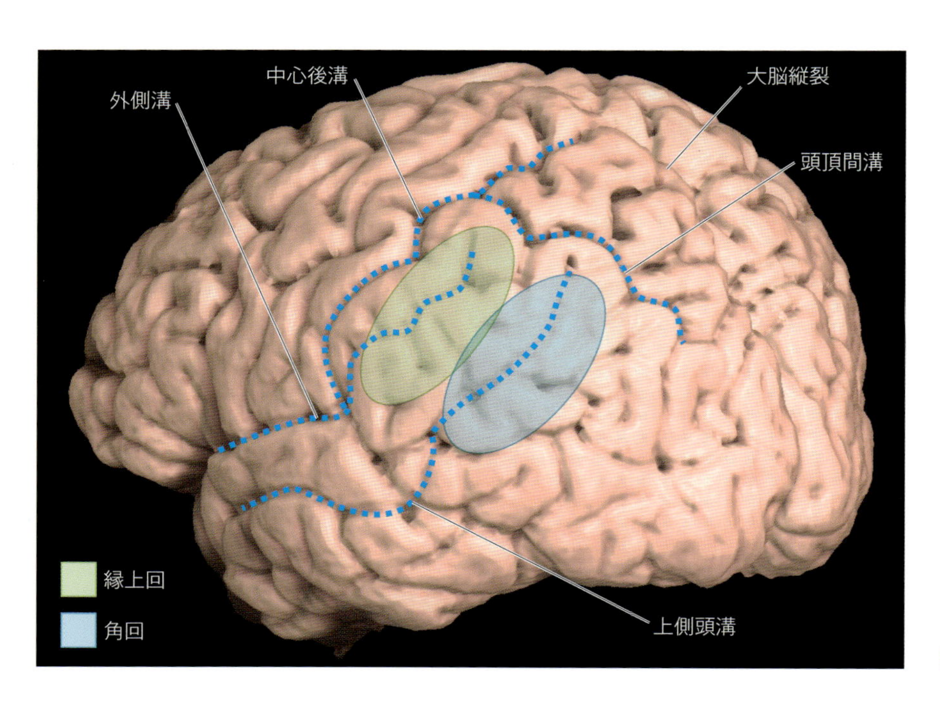

図 1　外側から見た頭頂葉

頭頂葉グリオーマの手術

手術体位

- 腫瘍の局在により決定する.
- 外側病変：側臥位（図 3).
- 内側病変：腹臥位（図 4).

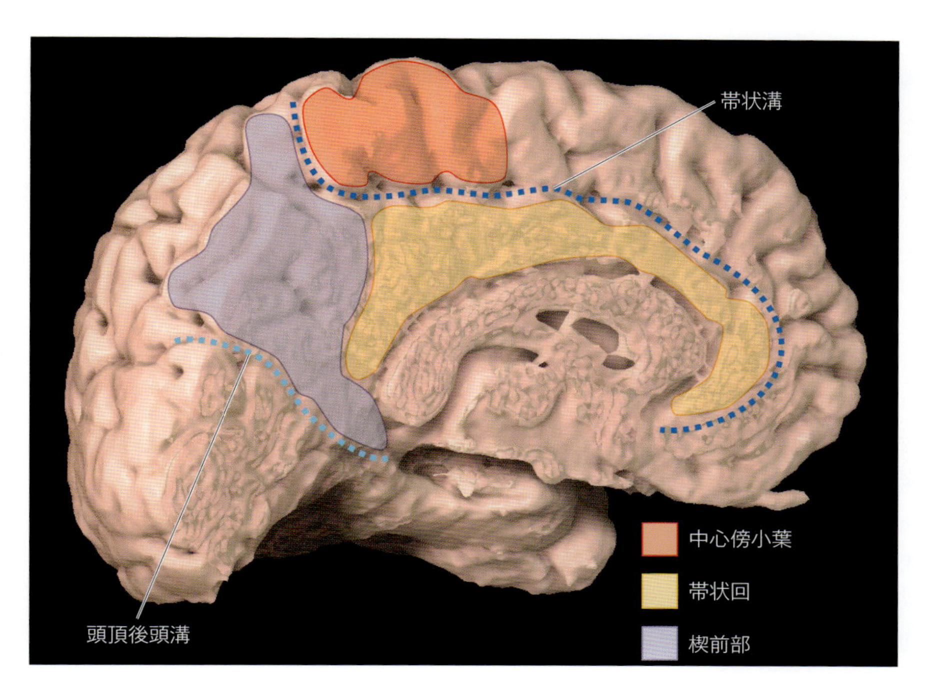

図2　内側から見た頭頂葉

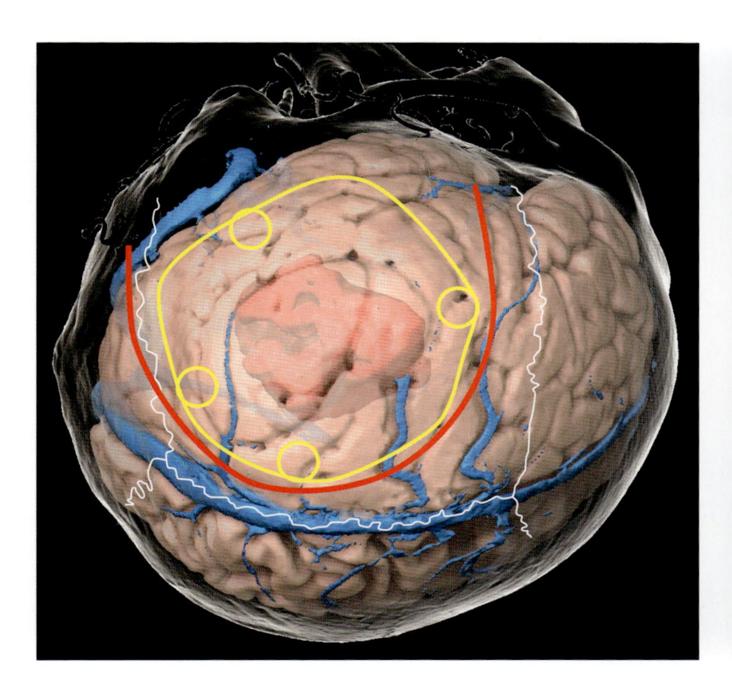

図3　側臥位での手術

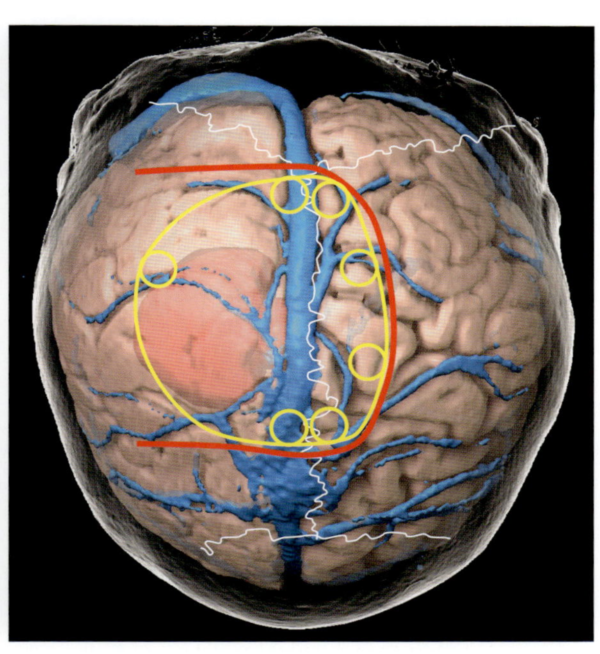

図4　腹臥位での手術

皮膚切開

- 皮弁の茎部を病変側の側頭部とするコの字型の皮膚切開を置く（図3，図4）.
- 頭頂部は側頭筋がないため，皮膚，皮下脂肪の深層は帽状腱膜，疎性結合組織，骨膜で構成される.
- 術後の髄液漏を防ぐ目的で，骨膜弁を作成する場合は，帽状腱膜下で疎性結合組織をなるべく骨膜側に残す.

開頭範囲

- グリオーマは圧迫所見（mass effect）をきたし，また高悪性度グリオーマの場合は周囲の浮腫を伴うことが多く，開頭範囲が狭いと脳の予期せぬ膨隆を認める場合がある．したがって，摘出予定の病変ぎりぎりの開頭では不十分である1.
- 病変の外側2 cm程度の余裕をもって広めの開頭を行うほうが無難である．正中近傍まで病変が及べば，正中を越えた開頭を行う2（図4）.

骨上のメルクマール

- 矢状縫合は正中の指標となる．直下硬膜内に上矢状静脈洞が走行している．高齢者の場合は骨と硬膜が癒着していることも多く，正中を越える開頭の際には念入りに剥離する3.
- 冠状縫合と矢状縫合の結合点であるブレグマより後方5 cmが，おおよその中心溝の目安になる．中心溝の前後は運動領域・感覚領域であるため，中心溝前後の骨切りや硬膜切開時には脳表面を損傷せぬよう留意する.

硬膜切開

- 皮質静脈が正中に至る前に硬膜に入っている場合には，硬膜の翻転が制限される.
- 頭頂葉の前方正中では，太いトロラール静脈が走行するなど広い範囲を環流する皮質静脈が収束する場所である4.
- 同部位では外側裂孔（lateral lacunae）が発達しているため，硬膜を正中部まで翻転することは難しい場合が多い.

病変の局在を知る方法

- 画像技術の進歩に伴い，現在は三次元的に腫瘍局在を術前にシミュレーションすることが可能になった．そのため，脳表における病変の局在について術中に迷うことが少なくなった5.
- 頭頂葉はほかの部位と異なり頭蓋底と接しないため，メルクマールとなる解剖学的構造は少ない.
- 脳表では静脈走行と脳溝は個人差があり，病変の局在を知る目安となる.

Tips 1
グリオーマの手術では，小さい開頭にはこだわらない.

Pitfalls 2
正中付近での開頭時の硬膜損傷は，架橋静脈の損傷を招くので注意を要する.

Tips 3
頭頂正中部（矢状縫合直上）に穿頭するか否かは，術者によって好みが分かれる．筆者らは矢状縫合から両脇に1 cmの部分で穿頭し，ペンフィールドで正中部硬膜を骨裏面から十分に剥離して，骨を切るほうが安全と考えている.

Memo 4
トロラール静脈は，上矢状静脈洞と表在性シルビウス静脈を吻合する最大の皮質静脈で，中心後溝付近を走行するpostcentral veinに相当することが多い.

Pitfalls 5
深部では病変摘出に伴う術中のbrain shiftがあるため，必ずしもシミュレーション通りでないことに留意する.

- 脳表から腫瘍の広がりを観察するには超音波も有用である.
- 正中の指標として大脳鎌は有用である.
- 腫瘍は硬膜切開前にニューロナビゲーションを使用して fence post で囲っておくと取り残しが少ない.
- 硬膜切開後は病変を摘出するにつれて brain shift をきたし，ニューロナビゲーションは不正確になる6.
- 全体的なオリエンテーションをつけるために，体性感覚誘発電位(somatosensory evoked potential：SEP) で中心溝を同定し機能局在を知っておくと安心である.
- 高悪性度グリオーマの場合は 5-ALA (5-aminolevulinic acid) を使用した蛍光ガイドを利用すると，思わぬ取り残しを防ぐことができる.
- 腫瘍の色調を顕微鏡下で肉眼的に見極めることも重要である.
- グリオーマの硬度は正常脳とは異なることも多く，貴重な情報となる.

頭頂葉障害による症状と覚醒下マッピング

- 頭頂葉は前方で感覚，後方で空間の認知機能を有すると覚えれば理解しやすい.
- 空間の認知機能は，非優位半球が果たす役割が大きい.

中心後回の機能と障害による症状[80)]

- 中心後回は身体の各部位から体性感覚の入力を受け取る領域であり，一次体性感覚野と呼ばれる.
- 中心後回には感覚のホムンクルスと呼ばれる感覚局在の地図が存在し，反対側身体のどの部位の感覚をどの皮質領域が司っているかはある程度普遍的である7.
- ホムンクルスの配置は，脚と胴体が正中線付近，腕と手が中央，顔が外側となっている.

感覚障害

- 病変の対側に触覚・固有覚，温痛覚の喪失や減退を引き起こす.

肢節運動失行

- 病変の対側に現れる運動の稚拙症である.
- 麻痺はないが，手袋をスムーズに着用できない，箸を使えない，硬貨をつまめない，ボタンを掛けられないといった非常に慣れていた単純な動作が拙劣となる.
- 肢節運動失行は半球優位性が認められず，いずれの側でも生じる8.

上頭頂小葉の機能と障害による症状

- 左右いずれの障害でも次の症状が生じうる.

把握障害

- 物体をつかむことがスムーズにできない.

Pitfalls 6

ニューロナビゲーションなどの機器は，術中に動作不良や故障が生じる可能性が0ではない. 機器に頼らずに周辺の解剖学的構造や肉眼所見から病変の局在が把握できるように，常に訓練しておく必要がある.

Memo 7

ホムンクルス（Homunculus）とは，古代ヨーロッパで錬金術師によって作られたとされる人間のような人工生命体のこと. ラテン語で「小さい人間」という意味. 体性感覚や運動領域において，脳機能局在論による脳皮質の該当区分を示す図では，顔と手だけが大きい奇妙な「小さい人間」が脳に貼りついているかのように見える. このことから，この図のことをホムンクルスというようになった.

Memo 8

大脳皮質の中心前回と中心後回を結ぶ線維の障害が原因とされている.

視覚性運動失調

- 見えている物体に正確に手を伸ばせない.

自己身体定位障害

- 自身の身体を正しく定位できない.

下頭頂小葉の機能と障害による症状

- 下頭頂小葉は左右で生じる症候が異なる.
- 優位半球では言語障害, 失読, 失書, 失算, 失行を認める.
- 優位半球角回の障害によりGerstmann症候群を呈する(9).
- 非優位半球では半側空間無視, 半側身体失認, 着衣失行を認める[81].

頭頂葉白質ネットワーク(図5)

- 頭頂葉の白質神経線維で理解しておく必要のあるものは, 弓状束, 下前頭後頭束, 上縦束, 視放線である.
- これらは覚醒下マッピングで同定することで損傷を防ぐことができる.

言語機能マッピング

- 古くはWernicke, Brocaおよびこの領域をつなぐ弓状束が言語機能を司るとされたが, 近年は機能局在の理解が複雑になっている.
- 古典的な経路は言語の背側経路とされ, 腹側経路として皮質は下前頭回, 上側頭回, 皮質下では下前頭後頭束, 鉤状束が関与している.
- さらに言語の発動を司る前頭斜走路が同定された. これは補足運動野とBrocaをつなぎ, 言語の流暢性にかかわることがわかっており, 損傷により一過性の言語発動障害を認める(図6)[81].

Memo 9

Gerstmannの4徴は角回領域の障害で認める症状とされるが, 左右失認, 手指失認, 失算, 失書それぞれの責任病巣は角回の異なる部分である.

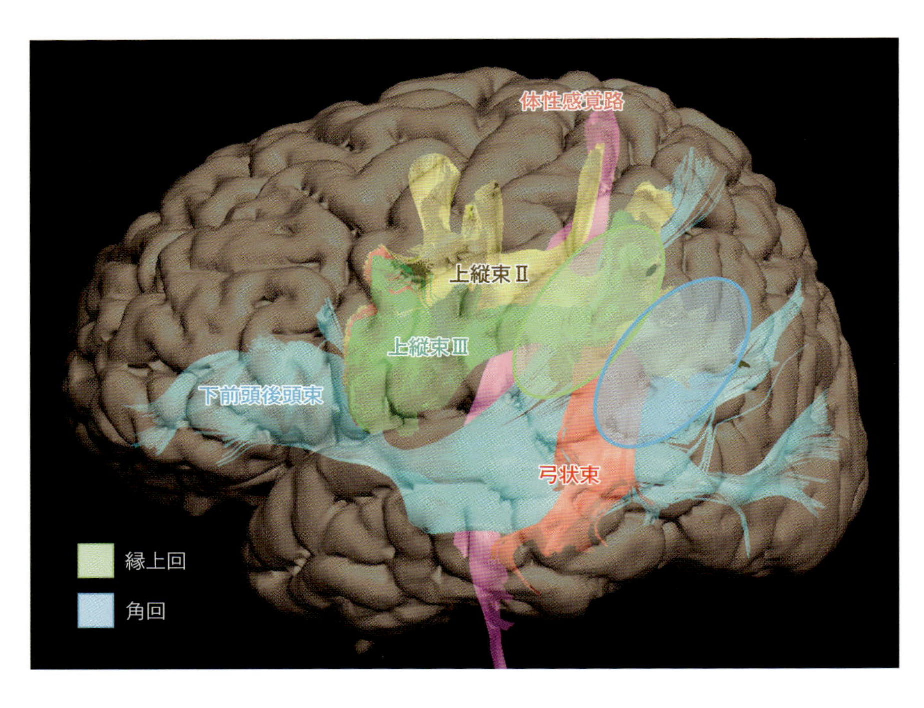

図5 頭頂葉白質ネットワーク

弓状束の障害

- 復唱の障害と音韻性錯語を認める[10].

下前頭後頭束の障害

- 意味性錯語を優位半球で認めるが，時として非優位半球にも認めることがある[11].
- 術中のタスクとしては，Pyramids and Palm Tree Test（PPTT）が有用である．これは，提示された物品に関連している物品を2択で選択するテストである（図7）.

Memo 10
弓状束の障害で音韻性錯語を生じる（例：バナナ→バナネ）.

視機能マッピング

- 視放線の電気刺激で閃光や霧視を認める．また，該当部の視野欠損を認める．「きらきらする」と訴えることが多い.

Memo 11
下前頭後頭束の障害で意味性錯語（語性錯語）を生じる（例：人参→大根）．下前頭後頭束は物の意味を理解する機能を有し，優位半球では読みや書字にも関与している.

視放線の障害

- 頭頂葉を走行する視放線は反対側の下方視野を司り，同部位の視野欠損をきたす.

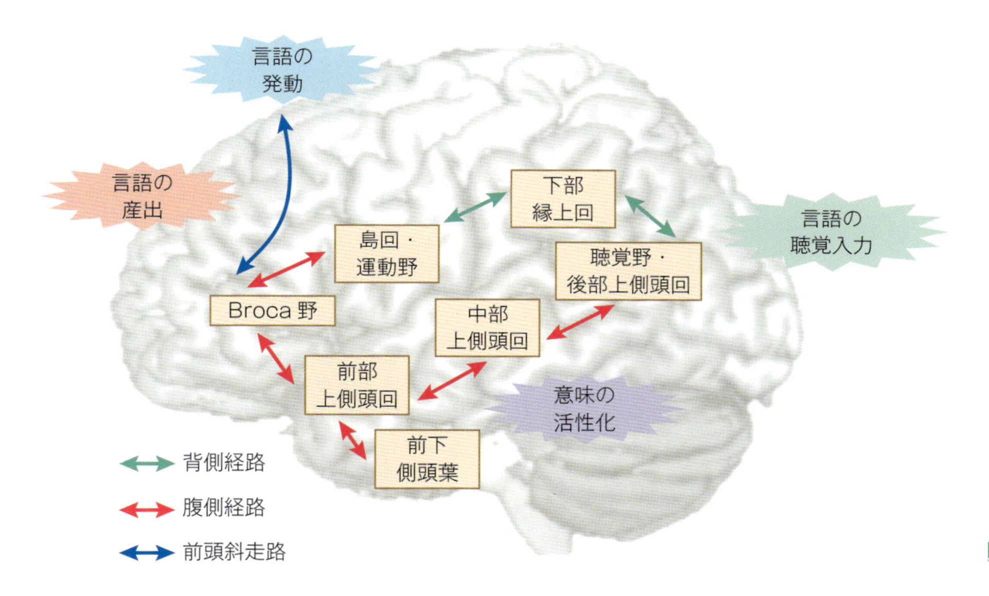

図6．言語機能局在

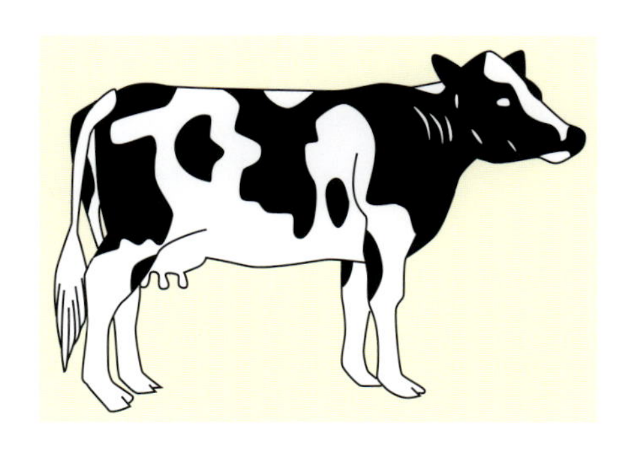
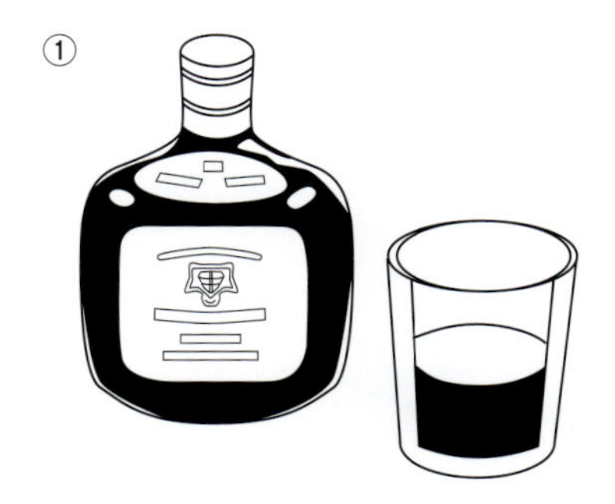

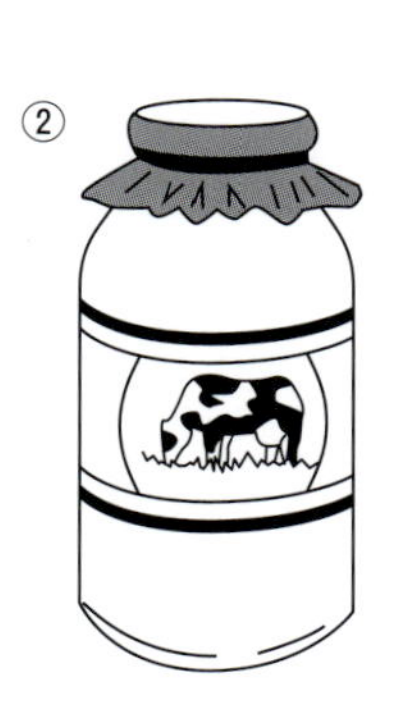

図7．Pyramids and Palm Tree Test

上縦束の障害

- 非優位半球側の上縦束Ⅱの障害で反対側の視空間失認をきたす⑫.
- 術中のタスクとしては，線分二等分テストが簡便である．これは，20 cm の線分の正中に線を引いてもらう検査である（図8）．左側の視空間失認がある場合は，引く線が右側に偏位する．

> **Memo 12**
> 半側空間無視は非優位半球の障害で多く，優位半球障害では少ない．これは，非優位半球の空間認知は全視野にて行えるが，優位半球の空間認知はその反対側のみであるという理論が一般的に受け入れられている[82]．非優位半球の障害では反対側の視空間認知を優位半球で補えないが，優位半球の障害では反対側の視空間認知は非優位半球で補える．

ほかの高次脳機能障害⑬

> **Memo 13**
> 高次脳機能障害とは，脳の損傷によって起こされる認知障害全般を指す．その症状は多岐にわたり，巣症状としての失語・失行・失認のほか記憶障害，注意障害，遂行機能障害，社会的行動障害などが含まれ，脳の損傷部位によって特徴が出る．

作業記憶の障害

- 上縦束Ⅰ，Ⅱの損傷で作業記憶の障害をきたすことがあり注意を要する[83]⑭.
- 作業記憶を検査する術中のタスクとしては，2-back test が有用である．左，正中，右のいずれかに丸があるパネルを3秒おきに提示する．2枚前のパネルと同じ位置に丸があるか否かを回答する．マッピング時の電気刺激は，3枚目のタスクが始まる時点からの3秒間とする．1・2枚目では電気刺激が加わらないため，3枚目に正答できる．3枚目の電気刺激で作業記憶の処理障害が生じると，4・5枚目が正答できない．6枚で1セットである⑮（図9）.

> **Memo 14**
> 作業記憶（ワーキング・メモリー）はきわめて短時間の記憶を指す．作業記憶障害では料理を作る，資料を作るといった作業に時間を要し，要領を得ないことから家事や社会生活に不都合を生じる．

> **Tips 15**
> 2-back test は，初心者ではできないことも少なくない．術中のタスクに用いる場合は術前に十分に練習をしておく．作業記憶には空間性作業記憶と言語性作業記憶がある．タスクを空間における物体の位置とするか文字とするかで，両者を検査することができる．空間性作業記憶は非優位半球，言語性作業記憶は優位半球が担う役割が大きい．

手術適応と合併症

- グリオーマが頭頂葉に発生した場合，患者の年齢，社会的背景，ADL，症状などにも依存するが，感覚野以外は摘出術や生検術が適応となる場

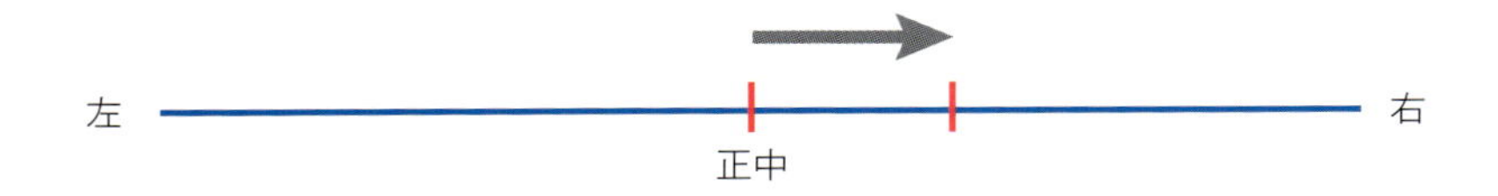

図8．線分二等分テスト
20 cm 線分．偏位>6.5 mm を有意と判断．左側の視空間失認があるため線が右側に偏位する（➡）.

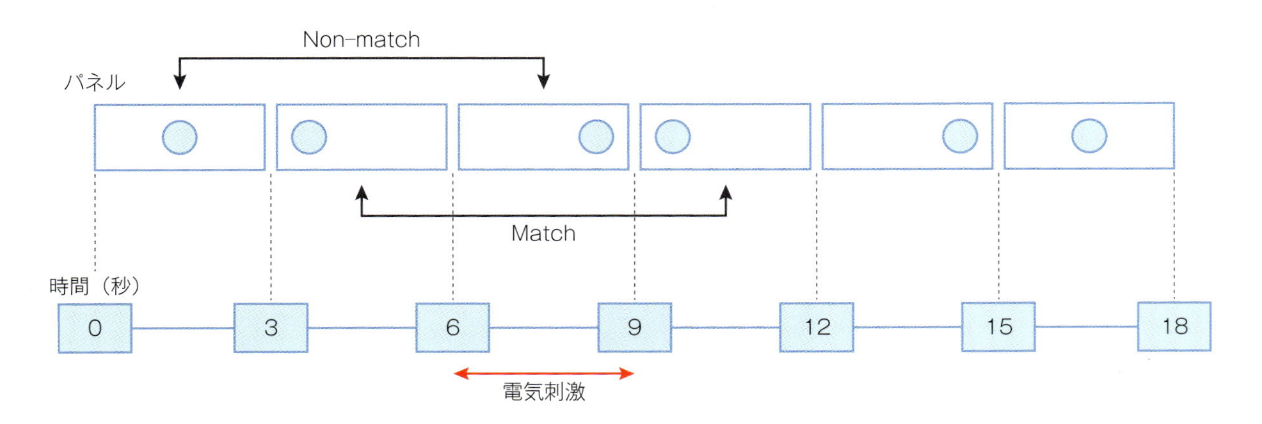

図9．2-back test

合が多い．
- 手術合併症の説明の際には，優位半球の場合は失語・失行・失算・失書の説明を行うのはもちろんであるが，非優位半球においては空間の認知障害をきたす可能性があることをしっかり説明すべきである．
- 空間認知機能の障害については，それを定量する検査が少ないため医療者側からは認識されにくいが，本人には非常につらい症状となる 16．

症例提示

中心後回病変

- 左中心後回に局在する膠芽腫の症例を提示する（図 10）．
- 68 歳，右利き女性．右手感覚の低下としびれにて発症．

Pitfalls 16

筆者らも，右頭頂葉グリオーマの摘出後に強い半側空間無視と視覚性運動失調を認め，日常生活が不自由になった症例を経験している[84]．

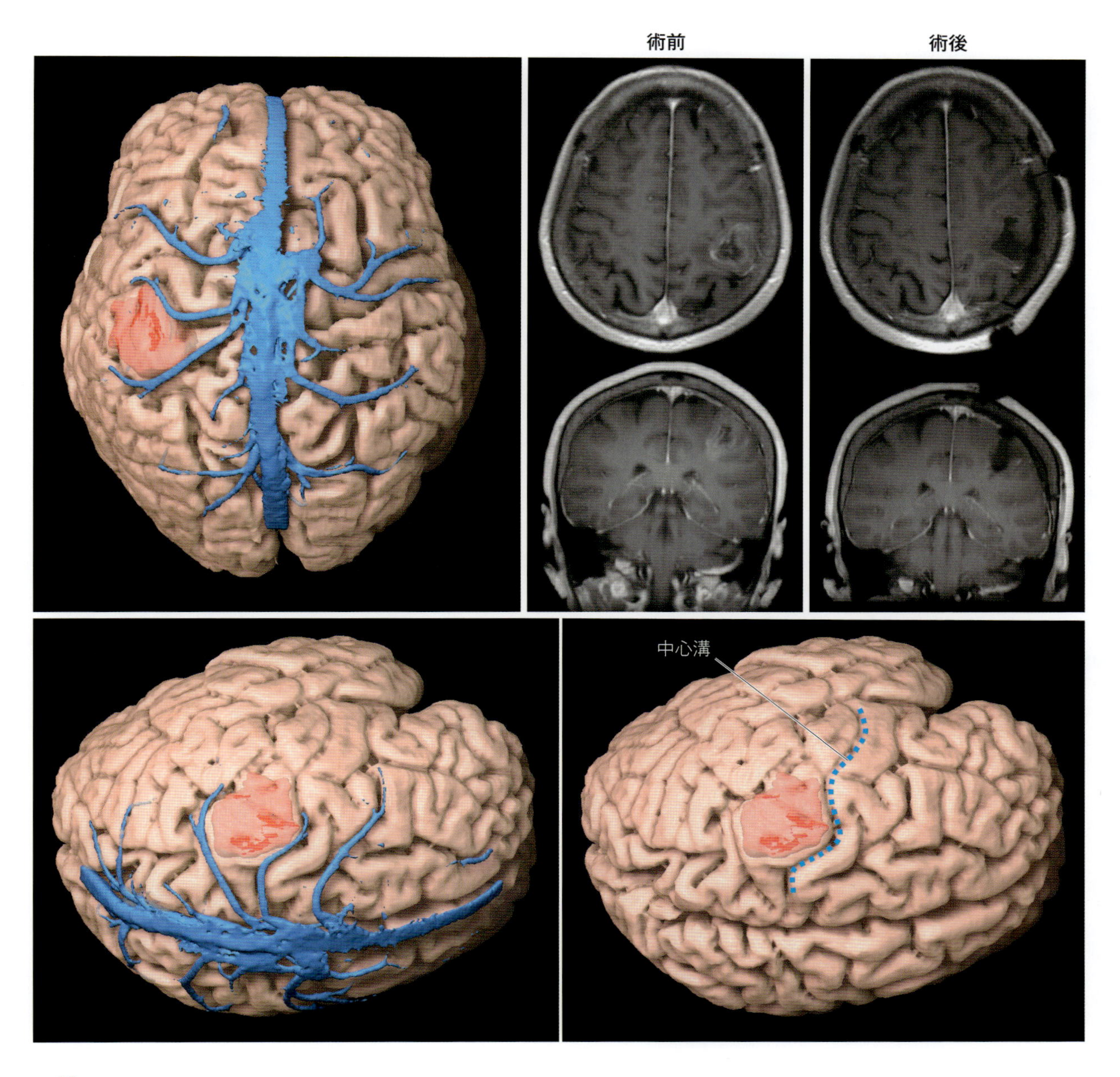

図 10．左中心後回膠芽腫

- 術前，右上肢の触覚・痛覚障害，右手関節・手指の深部感覚障害および箸が持てないといった肢節運動失行を認めた．
- 運動機能の温存目的に覚醒下手術，また5-ALAを使用した蛍光ガイド下手術を施行した．
- 腫瘍の局在する中心後回の表面は，明らかに正常とは異なっていた（図11A）．
- 皮質のマッピングで同部位がnegative areaであることを確認後進入し，皮質下マッピングで摘出腔前内方の電気刺激で筋収縮17を，後外側の電気刺激で手指のしびれ（異常感覚）18を認めた時点で摘出を終了した19（図12）．
- 病変は強陽性の蛍光を示し（図11B），陽性部分のほとんどは摘出し得た．
- 右上肢の感覚障害は術後若干悪化したものの，肢節運動失行の悪化や運動麻痺はきたさず生活の質は落ちなかった．
- 中心後回グリオーマを摘出する場合，病変と反対側の対応する身体部位の感覚障害は免れず，摘出の適応は，慎重に吟味する必要がある．

Memo 17

運動野ならびに皮質脊髄路の電気刺激時には筋収縮が誘発される．陰性運動野の電気刺激時には運動停止を生じる．

Tips 18

感覚領域の刺激症状は自覚的所見となるため，刺激タイミング，評価には気をつける必要がある．

Tips 19

筆者らの経験上，病変の摘出に際してCUSA（超音波外科吸引装置）を使用する場合は，超音波の刺激で症状が誘発されることがあり，摘出限界の目安になる場合がある．

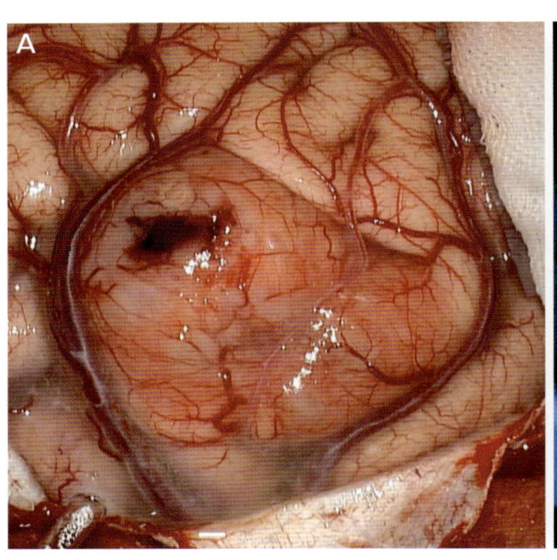

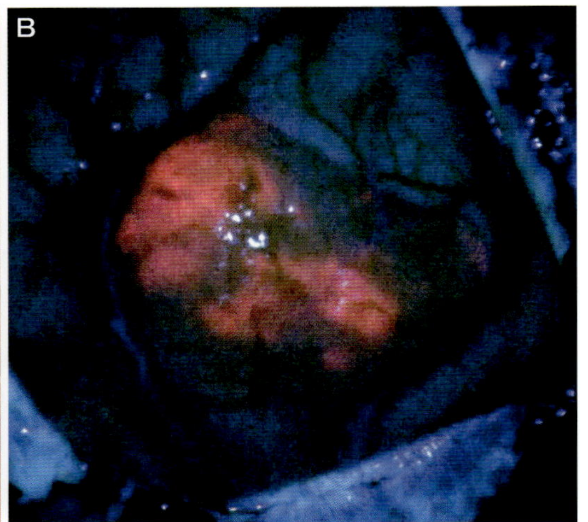

図11．病変部の脳表面と蛍光ガイド

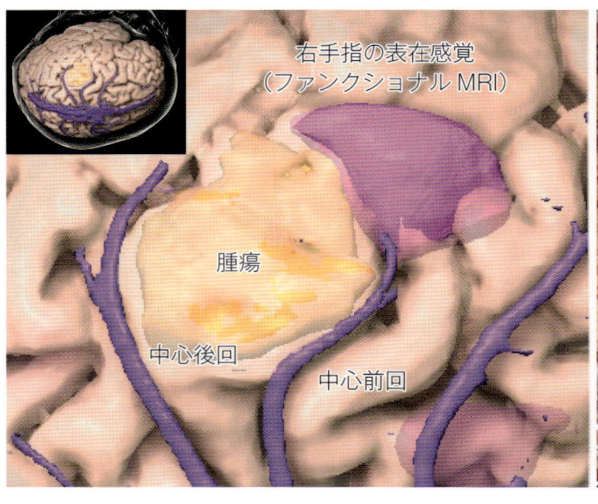

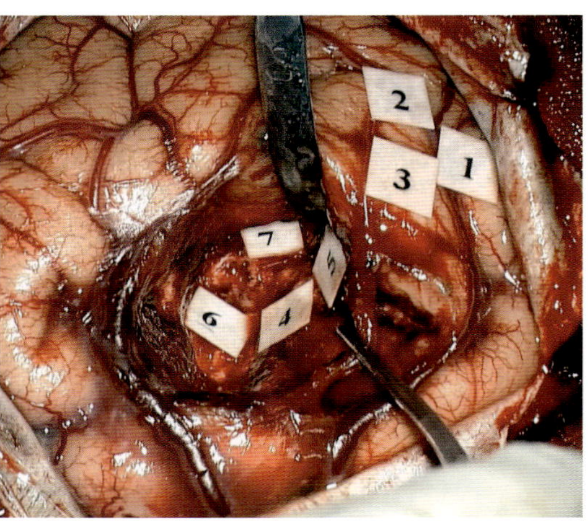

皮質マッピング

1：発話停止
2・3：指の異常感覚

皮質下マッピング

4：腕の不随意運動
5：手の異常感覚
6：足の不随意運動
7：指の異常感覚

図12．覚醒下マッピング

- 膠芽腫に対する覚醒下手術の適応は賛否が分かれると思われる．膠芽腫は78％以上の摘出で生存期間の延長が期待できると報告されている[85]．このような中心後回に限局した膠芽腫に対して，術前の症状を悪化させずに可及的に摘出するためには，覚醒下手術を考慮してもよいと思われた．

上頭頂小葉病変

- 左上頭頂小葉に局在するびまん性星細胞腫の症例を提示する（図13）．
- 41歳，右利き女性．右半身の異常感覚にて発症．
- 術前神経学的評価では，右下肢の表在・深部感覚障害，右下肢の軽度の片麻痺を認めた．
- 感覚・運動・言語・視空間認知機能のモニタリングを行う覚醒下手術を施行した．
- 皮質下マッピングで感覚障害が誘発された摘出腔前方の白質領域にわずかな腫瘍残存を認めたが，亜全摘された（図13，図14）．
- 術直後には手術中にモニタリングした運動・言語・視空間認知機能の障害は認めなかったが，手足のしびれ，深部感覚障害に伴う歩行障害が出現した．
- 「歯ブラシで歯を磨く真似，櫛で髪をとかす真似，金槌で釘を打つ真似など物品・道具を使用しない動作（パントマイム）」が困難となる観念運動性失行を認めた．これは，優位半球頭頂間溝前方部障害で認める 20．
- 「道具が使いにくい」といった観念性失行を認めた．これは優位半球頭頂間溝後方部障害で認める 21．
- 深部感覚障害や失行は，術後1ヵ月には家事動作を含む家庭生活が可能なレベルまで改善した．

Memo 20
失行は左頭頂葉障害で両側性に症状が出る．

Tips 21
頭頂間溝周囲には，左右半球ともに多くの機能領域が存在することに留意する必要がある．

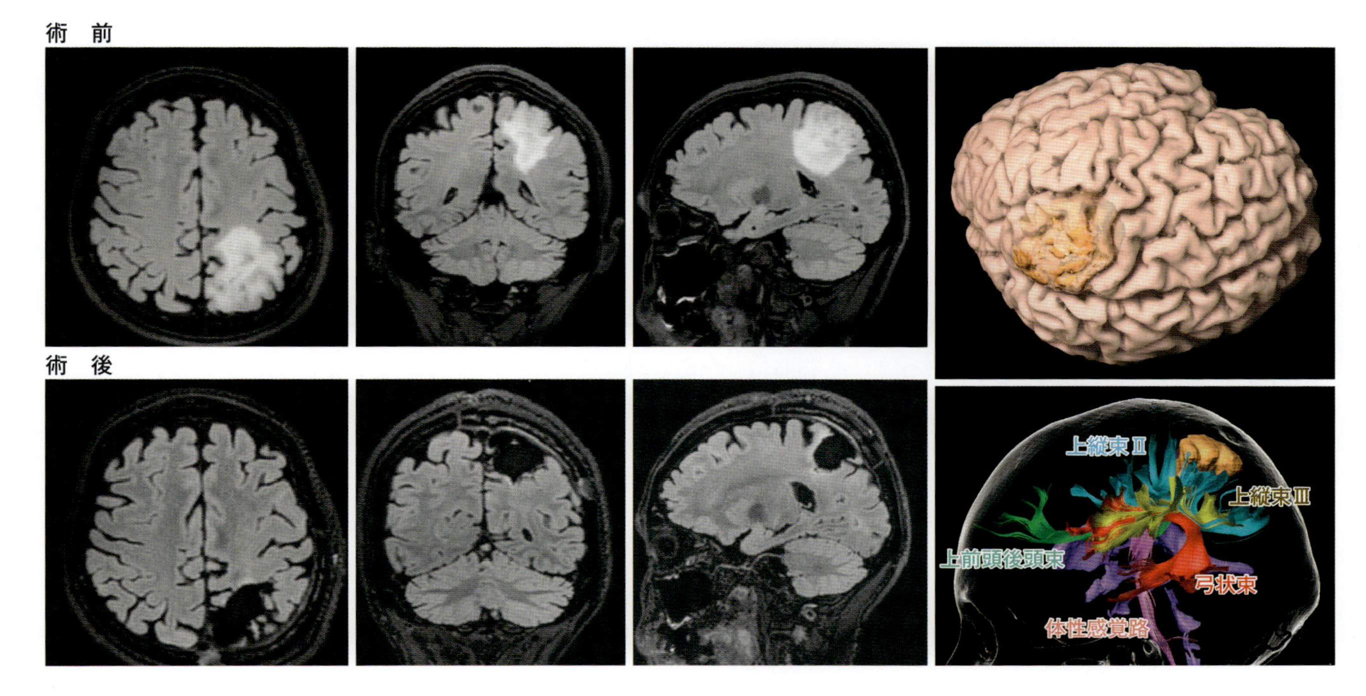

図13　左上頭頂小葉びまん性星細胞腫

病変周囲の白質ネットワーク

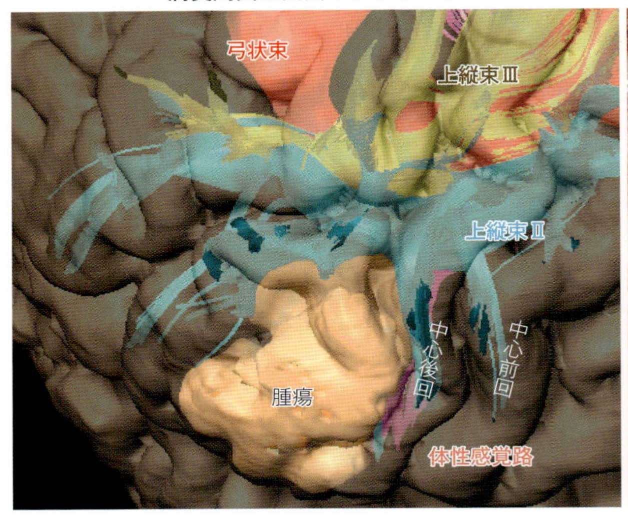

超音波による腫瘍境界

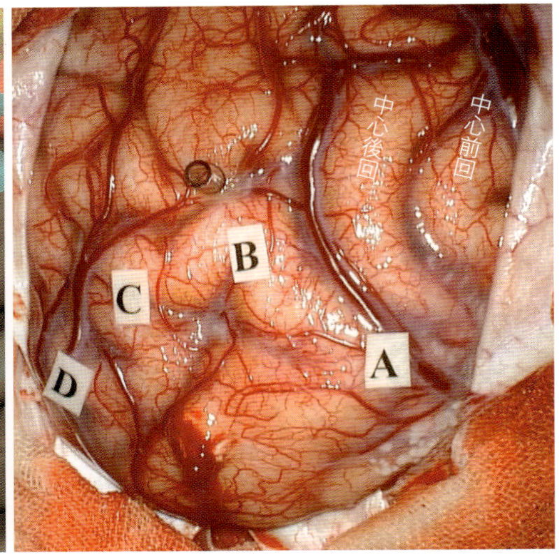

マッピング

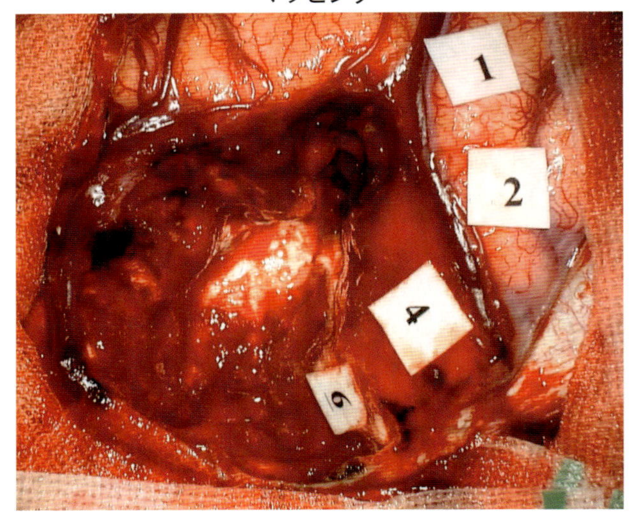

皮質マッピング
1：指の異常感覚
2：手の異常感覚

皮質下マッピング
4・6：足の異常感覚

図14 覚醒下マッピング

- 「家事の作業中には頭が真っ白になったり，戸惑うことがある．電話中に前半の話を忘れる」といった上縦束損傷による作業記憶の障害や軽度の視覚性運動失調は，術後1年でも残存している．

下頭頂小葉病変

- 左病変と右病変では認める症状が異なるため，1例ずつ提示する．

症例1：右上肢の動かしにくさにて発症した膠芽腫

- 41歳，右利き男性．
- 左下頭頂小葉（縁上回・角回）を主体とするリング状造影病変を認めた．
- 術前神経学的評価では右軽度の片麻痺，Gerstmann症候群，伝導失語，音韻性錯語，失読を認めた．
- Tractographyでは，弓状束が腫瘍により上方へ圧迫されていることがわかった（図15A）．
- 亜全摘を目指して全身麻酔下での手術を行った．

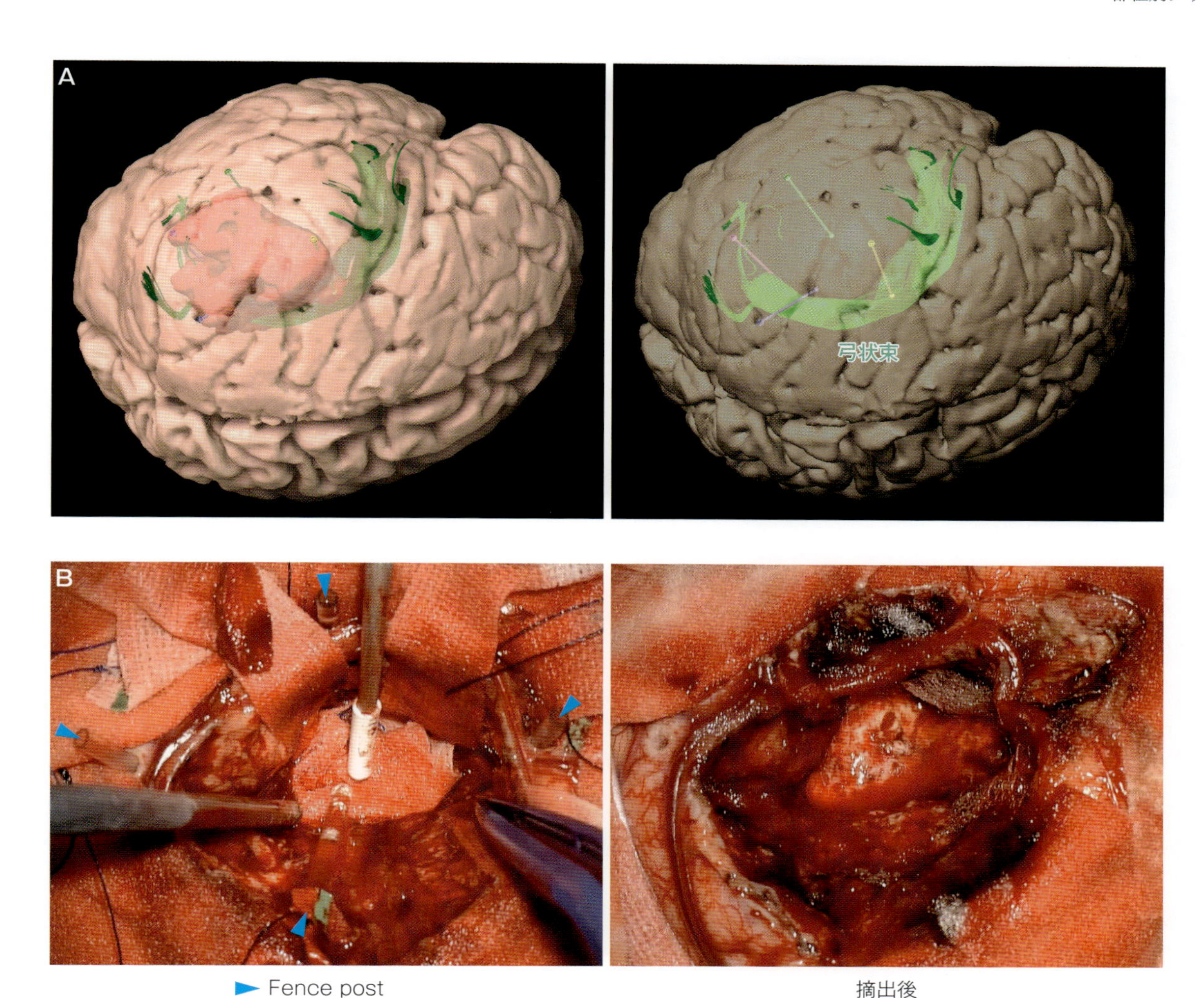

図15 左下頭頂小葉病変

- 術前のシミュレーションでは fence post を弓状束の辺縁に設定し，言語機能の温存を図った．硬膜切開前に弓状束の下縁に3本，さらに腫瘍下縁を通る計4本の fence post を設置した 22．
- 腫瘍の摘出に際しては，弓状束の下縁を通る fence post の頭頂側は深追いせずに亜全摘を完了した 23（図15B）．
- 術後には，腫瘍前方の浮腫のため生じていたと考えていた右片麻痺は改善した．
- Gerstmann 症候群，失読，伝導失語，音韻性錯語は悪化を認めず，1ヵ月後までに徐々に軽快するも残存した．また，観念運動性失行や観念性失行も認めたが，生活に支障をきたすレベルではなかった．
- 一般に fence post は，腫瘍を立体的に把握し腫瘍の辺縁を通るように設置するが，本症例のように白質神経線維ネットワークを傷害しないように設置することによって，脳機能の温存を図ることができると考えられた．

Tips 22
筆者らの経験では，大脳においては fence post 刺入操作そのものによる機能障害が生じたことはない．

Pitfalls 23
Tractography は水分子の拡散を見ているのであって，白質線維そのものを見ているのではないため，決して過信してはいけない．言語関連神経線維の温存のためには，可能であれば覚醒下での評価が望ましい．

症例2：左視野狭窄にて発症した右頭頂葉膠芽腫（図16）

- 82歳，右利き男性．
- 術前神経学的評価では左同名半盲，左半側空間無視，左半側身体失認，着衣失行を認めた．

術 前

術 後

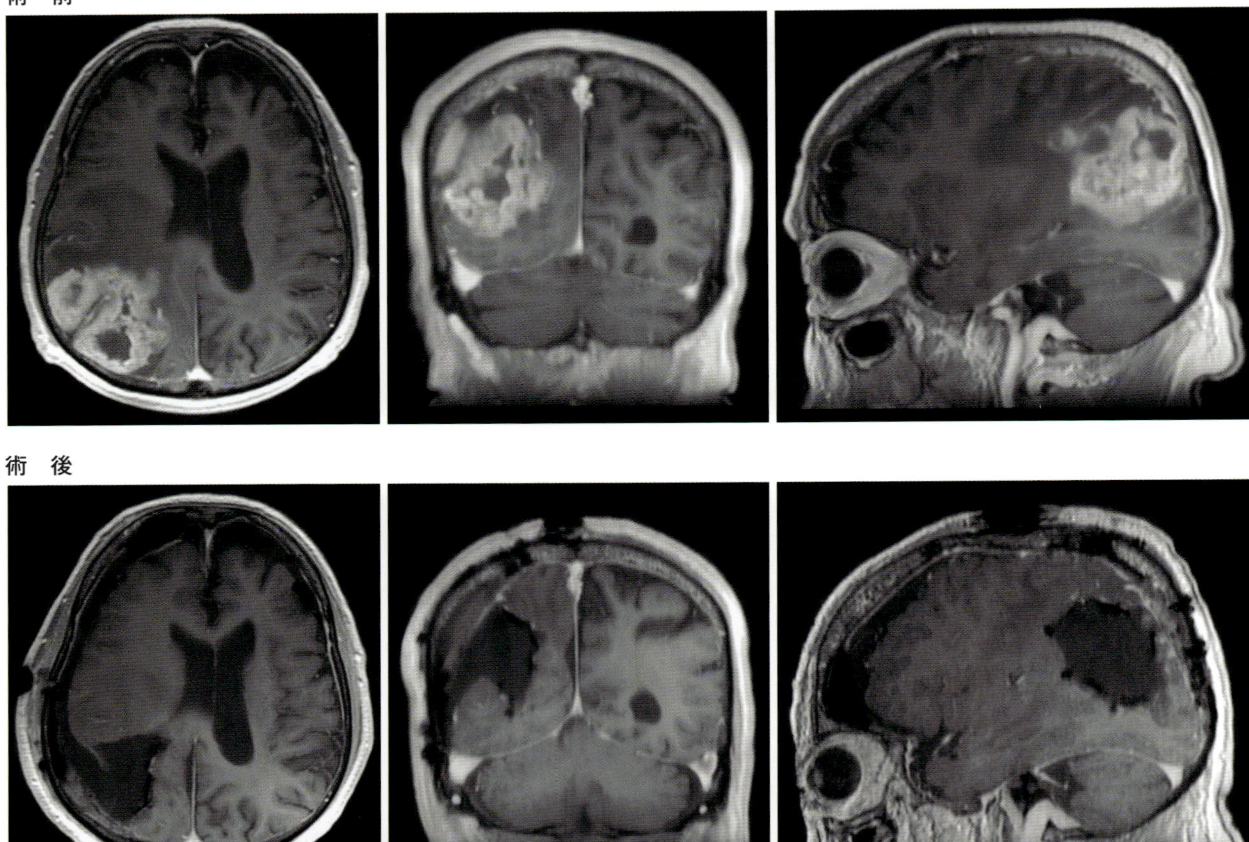

図16 右下頭頂小葉を含む病変

- 腫瘍は錐体路から離れている（図17）が，念のために運動誘発電位（MEP）モニタリング下に手術を施行した．
- 硬膜切開前に腫瘍辺縁に沿って fence post を4本挿入した（図17）．
- 硬膜切開後，脳表を観察すると明らかに正常とは異なっていた（図18A）．
- 脳血管撮影上，栄養血管は腫瘍の前方外側から入っていると思われた（図18E）．
- 栄養血管と思われる動脈を同定し，temporary clip をかけて遮断すると red vein の色調は正常化した（図18D）．
- ICG angiography にて，同動脈が主要な栄養血管であることを確認した（図18C）．同時に，本血管が正常灌流にほとんど携わっていないことを確認した 24．
- 栄養動脈に temporary clip をかけた状態で，fence post 沿いに皮質下に進入し，4本の fence post をつなげるように腫瘍の辺縁をたどり，栄養動脈に続いて draining vein を凝固切断し，一塊に腫瘍を摘出した（図18D）25．
- 5-ALA の蛍光を目安に残存腫瘍を摘出した（図18B）．
- MEP の波形は全手術経過中に変化を認めなかった．
- 術後には新たな神経学的異常は認めなかったが，左同名半盲，左半側空間無視，左半側身体失認，着衣失行は残存したまま独歩退院となった 26．

Tips 24

膠芽腫の栄養血管の同定に ICG angiography が有用である．

Tips 25

造影病変の境界に留置した fence post に沿って腫瘍にアプローチすれば，腫瘍内に切り込むことがないので腫瘍からの出血を回避できる．

Memo 26

頭頂葉病変により生じた視空間失認は改善し難い．

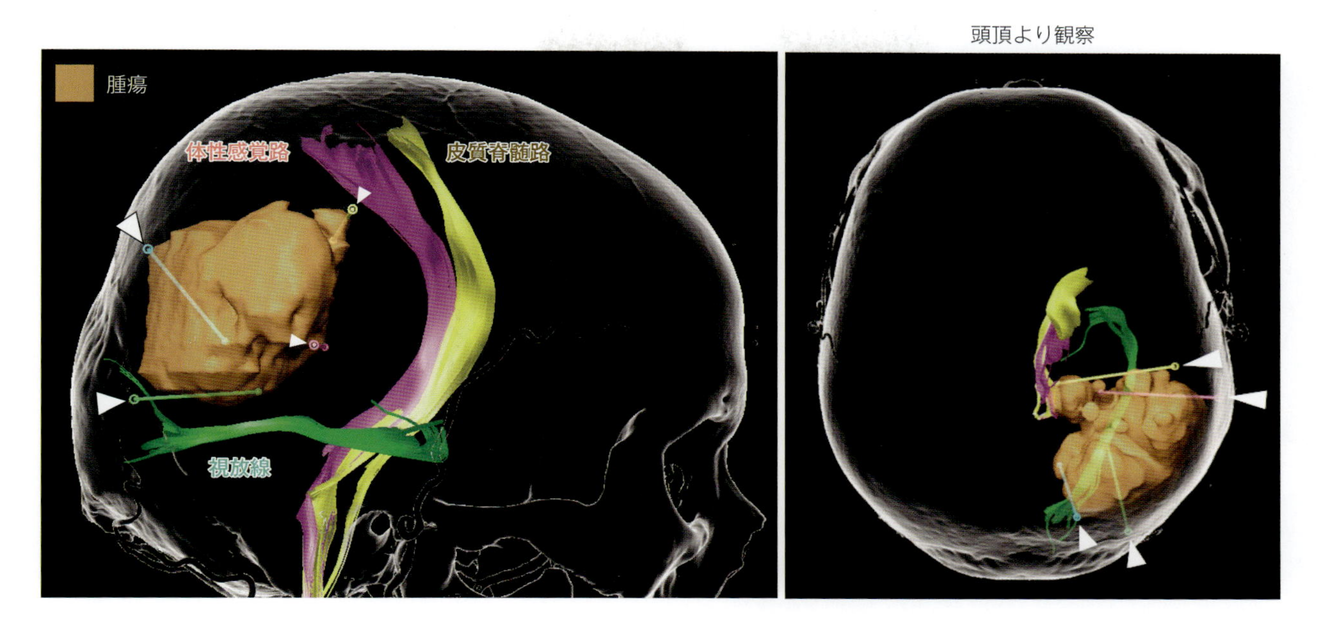

図17. 病変周囲の白質ネットワークと fence post の設定

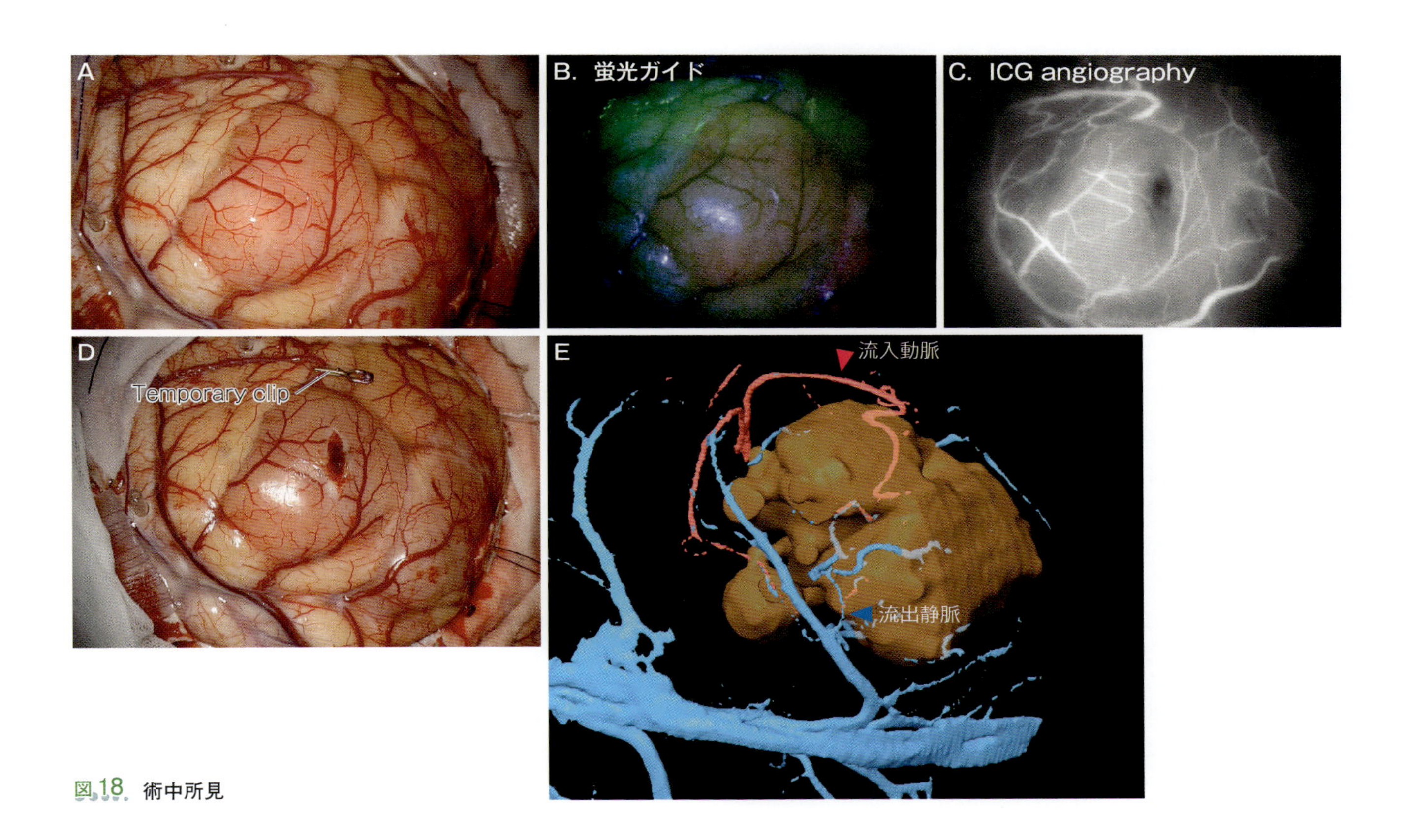

図18. 術中所見

頭頂弁蓋病変

- 島皮質を覆うようにして存在する脳皮質を弁蓋という 27.
- 前頭葉，側頭葉，頭頂葉の一部が弁蓋を構成する．
- 頭頂弁蓋（operculum parietale）は腹側中心後回と縁上回の一部から成る．同部位に発生したグリオーマ症例を提示する．

Memo 27

弁蓋部（pars opercularis）はシルビウス裂上行枝の後方で中心前溝下方の下前頭回を指し，三角部とともに Broca 野を形成している．弁蓋部は弁蓋の一部である．

術　前

術　後

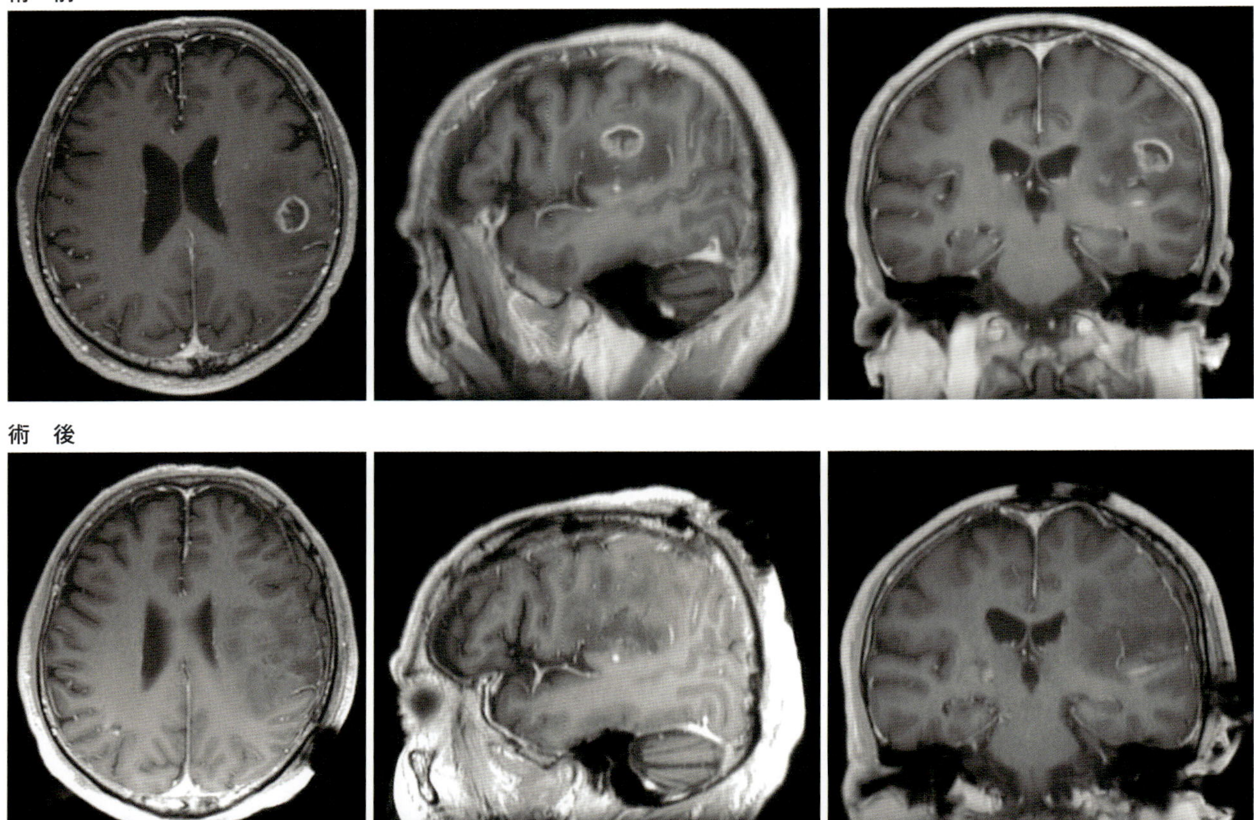

図19．左頭頂弁蓋膠芽腫

- 63歳，右利き男性．右顔面を含む感覚障害にて発症した左中心後回と縁上回にまたがる頭頂弁蓋膠芽腫（図19）．
- 術前神経学的評価では言語機能に異常を認めなかった．
- Tractograpy では弓状束が腫瘍により上方へ圧迫されていた（図20）．
- 言語機能温存を目的に，覚醒下マッピングによる腫瘍摘出手術を行った．
- 皮質マッピングで腫瘍直上の皮質は呼称・復唱タスクで negative response だったため，縁上回の一部を摘出した．
- 摘出した縁上回の表面にはシルビウス裂から脳表に出てくる血管を認めず，温存すべき血管はなかった．
- 直下に灰白色の腫瘍を見いだし，言語機能タスク下に摘出した*28*．
- 術後の神経学的評価では言語機能に異常を認めていない．
- 頭頂葉弁蓋グリオーマ手術の際には，シルビウス裂に接する解剖学的特徴からほかの部位とは異なり中大脳動脈分枝に注意を要する．
- 島表面を走行する中大脳動脈（M2）は折り返し弁蓋内側を走行（M3）した後に，シルビウス裂から脳表に出る（M4）．
- M2, M3 移行部にしばしば認められる long insular artery は，放線冠部を環流しその閉塞は重度の片麻痺をきたす場合がある．
- 本症例では術前の脳血管撮影で long insular artery を認めず，術中もそれと思われる血管を認めなかった．

Tips 28
覚醒下における弓状束の電気刺激時には，音韻性錯語が誘発される．

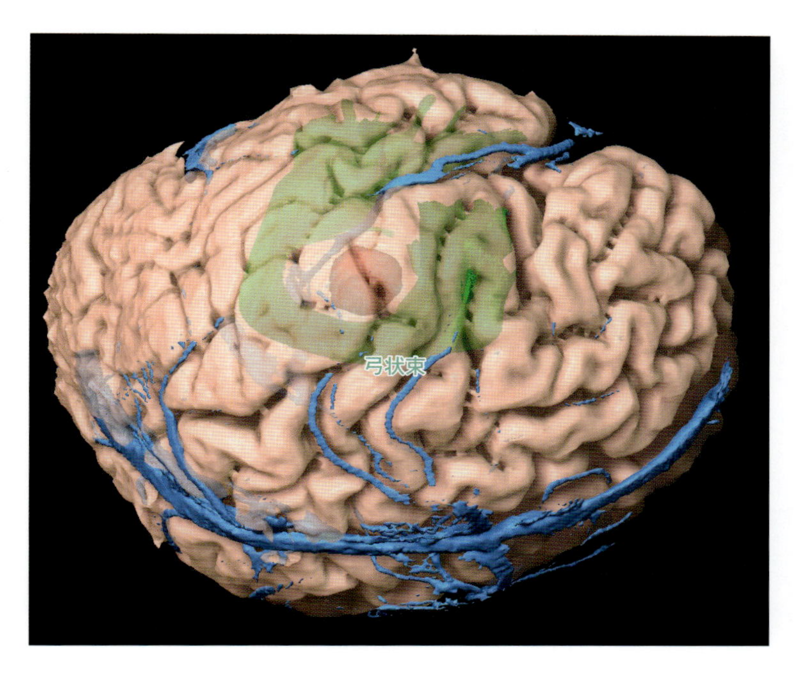

図20. 術前シミュレーション

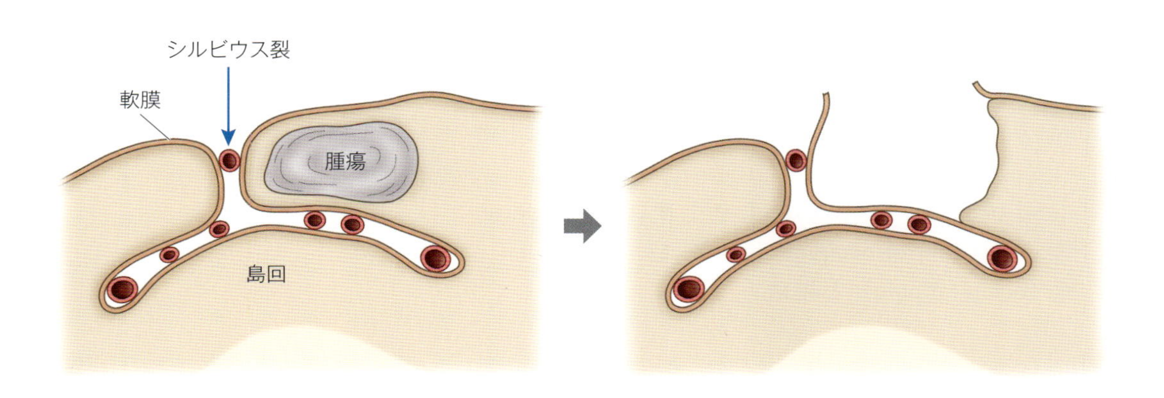

図21. 軟膜下剥離

- 本血管を疑った場合は temporary clip にて閉塞させ，覚醒下手術であれば反対側の麻痺が出現するか否か観察し，全身麻酔下の手術では MEP の波形の低下を観察する．運動機能の低下を認める場合は同血管の温存に努める[86]．
- M2，M3 部の血管を温存する方法として軟膜下剥離（subpial dissection）が有用である．弁蓋部病変摘出の際に軟膜を温存して腫瘍を摘出し，軟膜越しに M2，M3 を見るにとどめ，シルビウス裂内に直接入ることがなければ，M2，M3，long insular artery の損傷を回避することができる 29 (図 21)．
- 腫瘍を passing し，より頭頂側の正常脳を環流している M4 を不用意に損傷するとその支配領域に梗塞をきたし，頭頂葉症状をきたす場合がある．
- M4 は皮質上で温存し，摘出腔上で橋渡しの状態にすればよい．

Tips 29

軟膜下剥離では軟膜から血液がにじみ出るが，綿片での圧迫により容易に止血できる．温存により軟膜に包まれた M2，M3 血管群を観察することができる．軟膜は動脈を保護するため，本操作での血管刺激による攣縮は起きにくい．

III 4 後頭葉

松田良介

後頭葉における手術解剖

後頭葉外側面（図 1A）

- 後頭葉は大脳半球の後部に位置するが，外側面では側頭葉と頭頂葉との境界ははっきりしない．
- 後頭葉の外側下面は後頭前切痕（pre−occipital notch）および外側上面は頭頂後頭溝（parieto−occipital sulcus）により形成され，その後方部分が後頭葉となる．
- さらに外後頭溝（lateral occipital sulcus）により上後頭回（superior occipital gyrus）と下後頭回（inferior occipital gyrus）に分けられる．
- 後頭葉後端部を後頭極（occipital pole）と呼ぶ．

後頭葉内側面（図 1B）

- 後頭葉内側面では，鳥距溝（calcarine sulcus）と頭頂後頭溝が存在する．

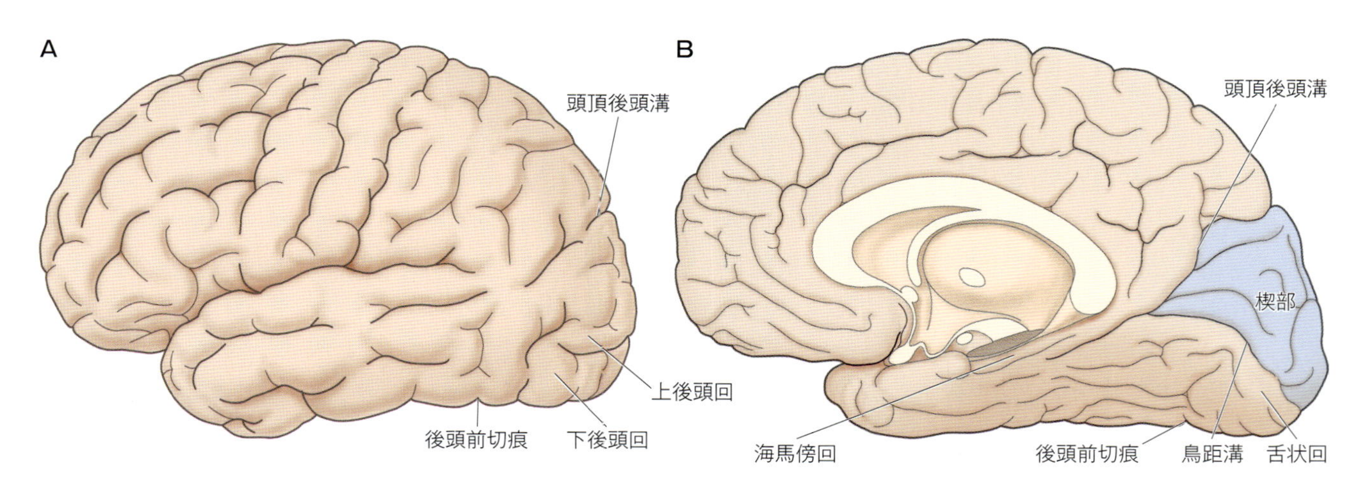

図1 後頭葉の解剖
A：外側面，B：内側面．

- その2つの溝が脳梁膨大部に向かって合流し，そのポイントと後頭前切痕により側頭葉と区別される．
- 鳥距溝と頭頂後頭溝に囲まれる後頭葉内側面を楔部（cuneus）と呼ぶ．
- 楔部の下方に舌状回（lingual gyrus）が存在し，海馬傍回（parahippocampal gyrus）と紡錘状回（fusiform gyrus）の後方部分と連絡している．

後頭葉の動脈支配（図2）

- 後頭葉の外側面は中大脳動脈の皮質枝のうち，角回動脈と側頭後頭動脈により灌流されている（図2A）．
- 後頭葉の内側面は後大脳動脈の皮質枝のうち，頭頂後頭動脈と鳥距動脈により灌流されている（図2B）．

後頭葉の静脈還流 1（図3）

- 後頭葉の外側面の静脈還流は，後頭静脈から上矢状静脈洞へ流入する（図3A）．
- 上矢状静脈洞の後半1/3の範囲には，発達した架橋静脈をみることは少ない．
- 後頭葉の内側面の静脈還流は，内後頭静脈〔anterior calcarine vein（別名 internal occipital vein）〕，posterior calcarine vein が関与する（図3B）．
- 前者は前方へ走行し，内大脳静脈や Galen 静脈に流入する．
- 後者は後方に走行した後，直接上矢状静脈洞に流入するか，後頭静脈に合流してから上矢状静脈洞へ流入する．

> ***Pitfalls 1***
> 内後頭静脈は後頭葉内側面を広範囲に灌流している場合がある．その損傷により視野障害をきたすことがあるため注意を要する．

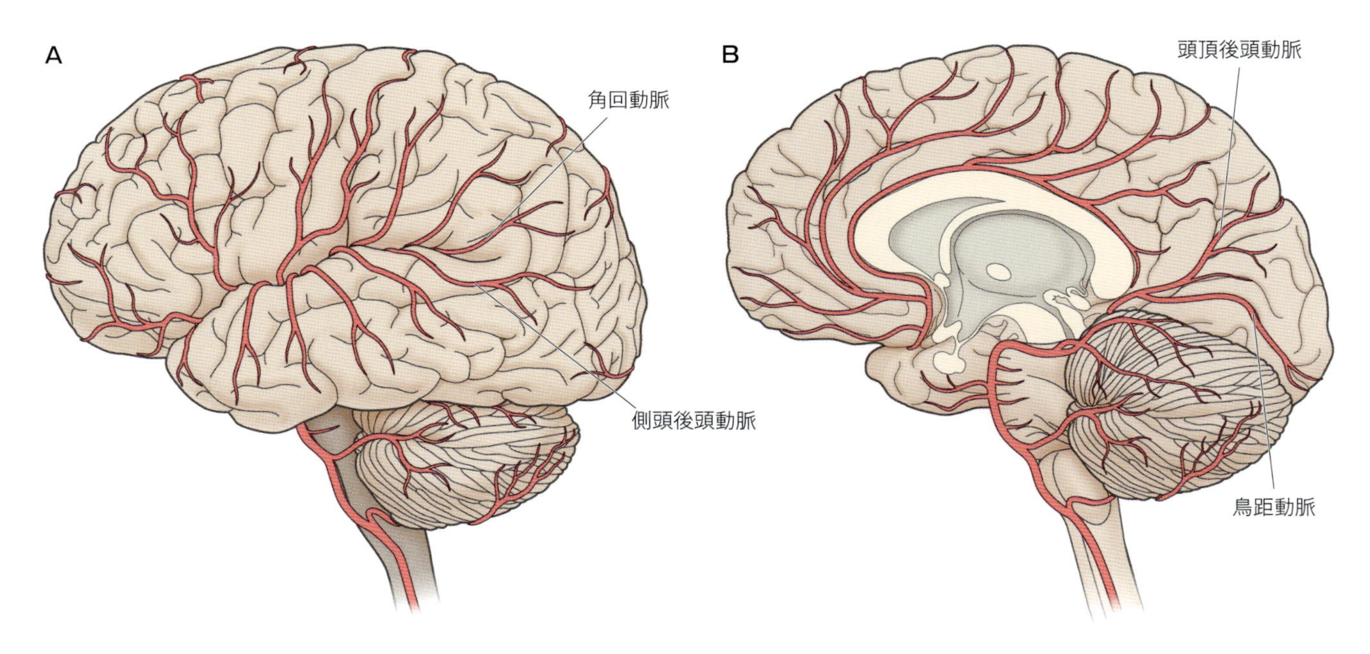

図2．後頭葉の動脈支配
A：外側面，B：内側面．

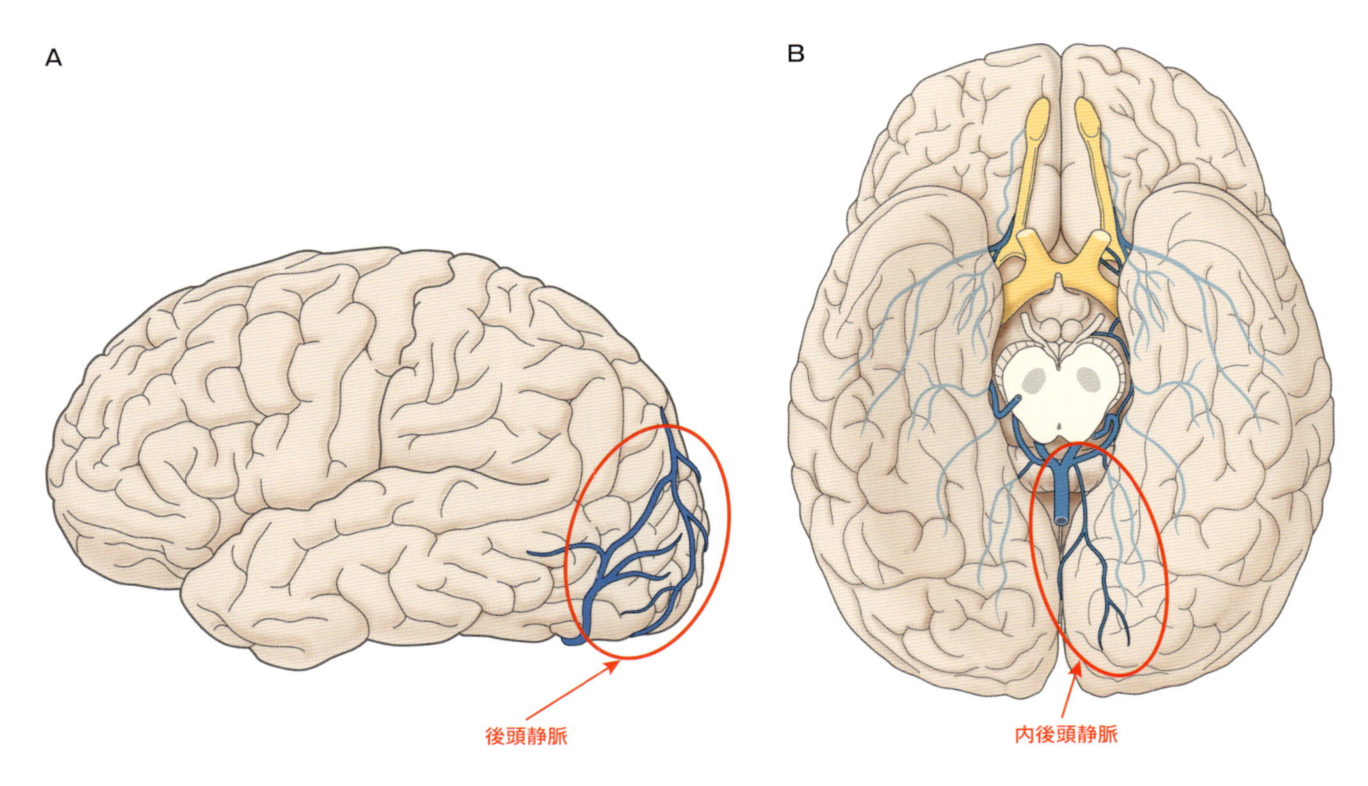

図3 後頭葉の静脈還流
A：外側面（後頭静脈），B：底面（内後頭静脈）．

後頭葉の機能解剖

- 視覚の伝達経路は，網膜の視細胞 → 視神経 → 外側膝状体 → 視放線 → 視覚野である❷．
- 後頭葉には，Brodmann の area17 に相当する一次視覚野と，area18, 19 に相当する二次視覚野（視覚前野，視覚周辺野）がある（図 4）．
- 一次視覚野は視覚中枢であり，後頭葉の内側面に位置する．
- 二次視覚野では，一次視覚野で見るもの，特に動き・色などの意義を解析し，過去の体験・記憶によって認識理解する．
- 二次視覚野の障害によっては視覚失認や失読が生じる．
- 拡散テンソル画像（tractography）により外側膝状体〜視放線〜一次視覚野までの神経線維の描出が可能である❸（図 5）．
- 後頭葉機能に関連する深部白質線維としては，視放線以外には下前頭後頭束・下縦束などが挙げられる．

視覚誘発電位（VEP）による視機能温存❹

- VEP は視交叉に接する下垂体部腫瘍，眼動脈近傍の脳動脈瘤，視放線に接する腫瘍などの外科治療に有効な術中モニタリングの一つである（図 6）．
- VEP 測定には，プロポフォール麻酔と網膜電図を併用することで安定した測定が可能となる❺．
- VEP は，N75 と P100 の振幅で評価する（図 6）．

Memo 2
視放線は，網膜上 1/4 からの線維と，網膜下 1/4 からの線維に分かれる．前者は側脳室三角部外側を通り後頭葉楔部に終わる．後者は側脳室下角を囲むような Meyer loop を形成して舌状回に終わる．

Memo 3
拡散テンソル画像による視放線の tractography の作成が可能である．視放線の tractography は，外側膝状体と後頭葉一次視覚野を関心領域に設定することで描出が可能である．

Memo 4
術中の視機能モニタリングとして，視覚誘発電位（visual evoked potential：VEP）と覚醒下マッピングがある．

Memo 5
VEP と網膜電図を同時に計測することにより，確実に光刺激が網膜に到達していることを確認できるため，false-positive を回避できるようになり確実性が改善された．

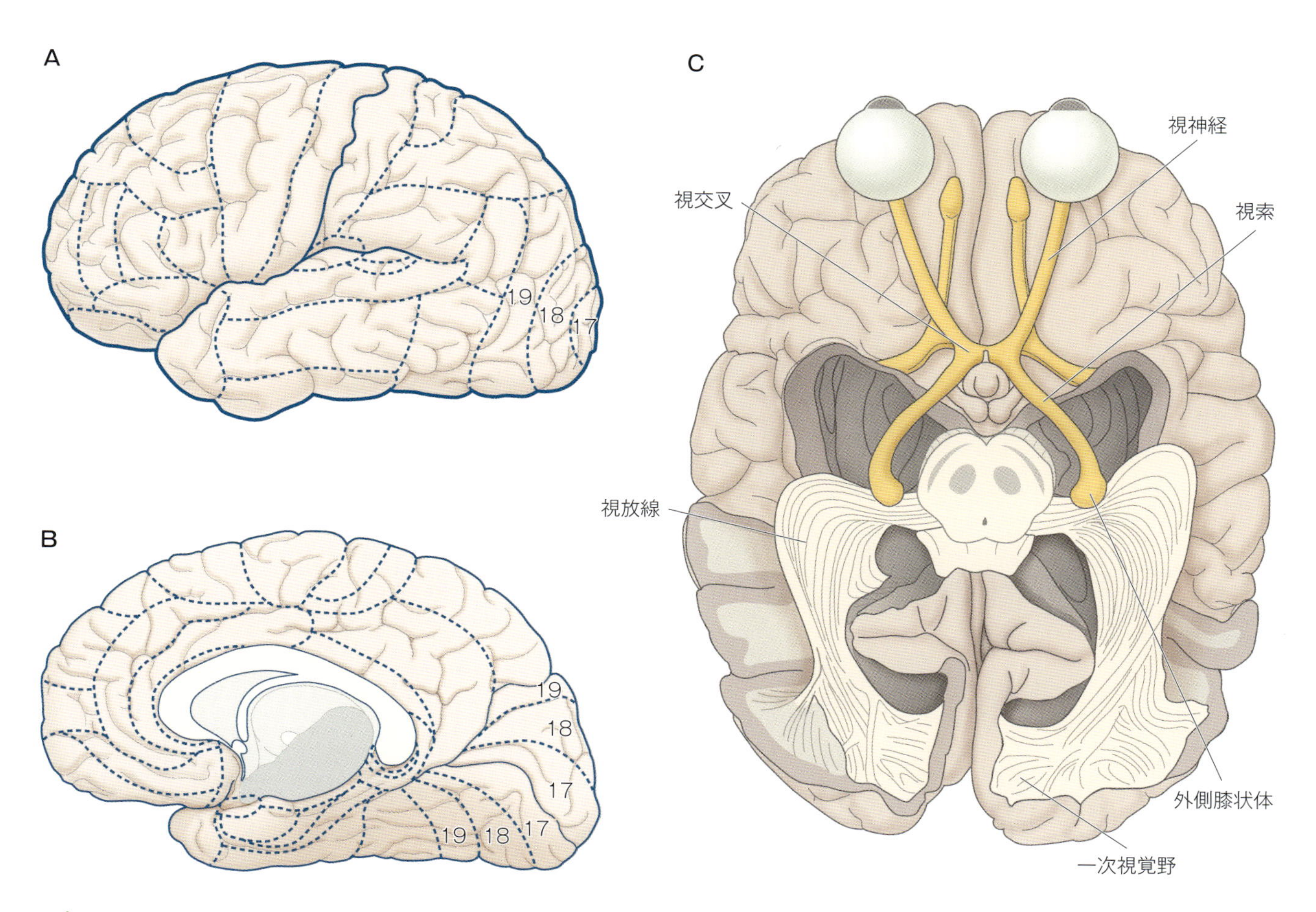

図4 後頭葉の機能局在（外側面と内側面）と視覚路

A：外側面，B：内側面，C：視覚路．area17：一次視覚野，area18，19：二次視覚野（視覚前野，視覚周辺野）．

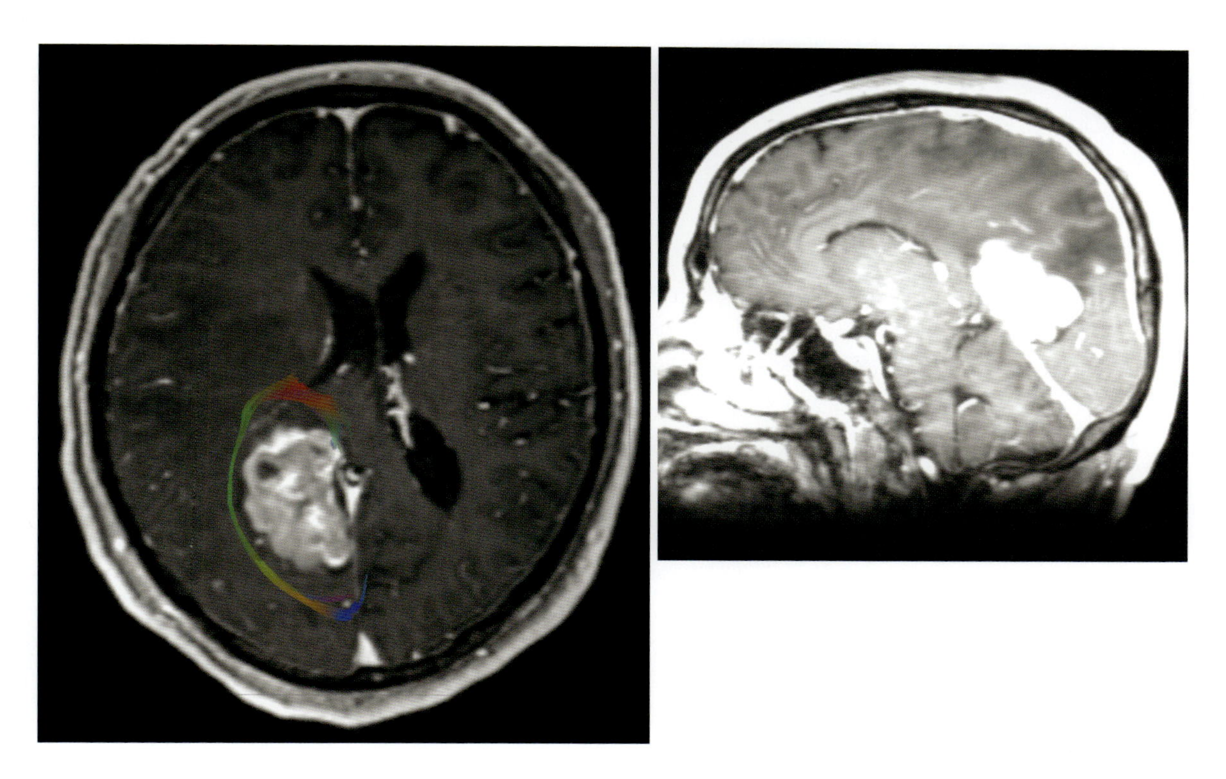

図5 脳腫瘍症例における視放線の描出

右後頭葉内側腫瘍により視放線は外側上方へ圧排されている．

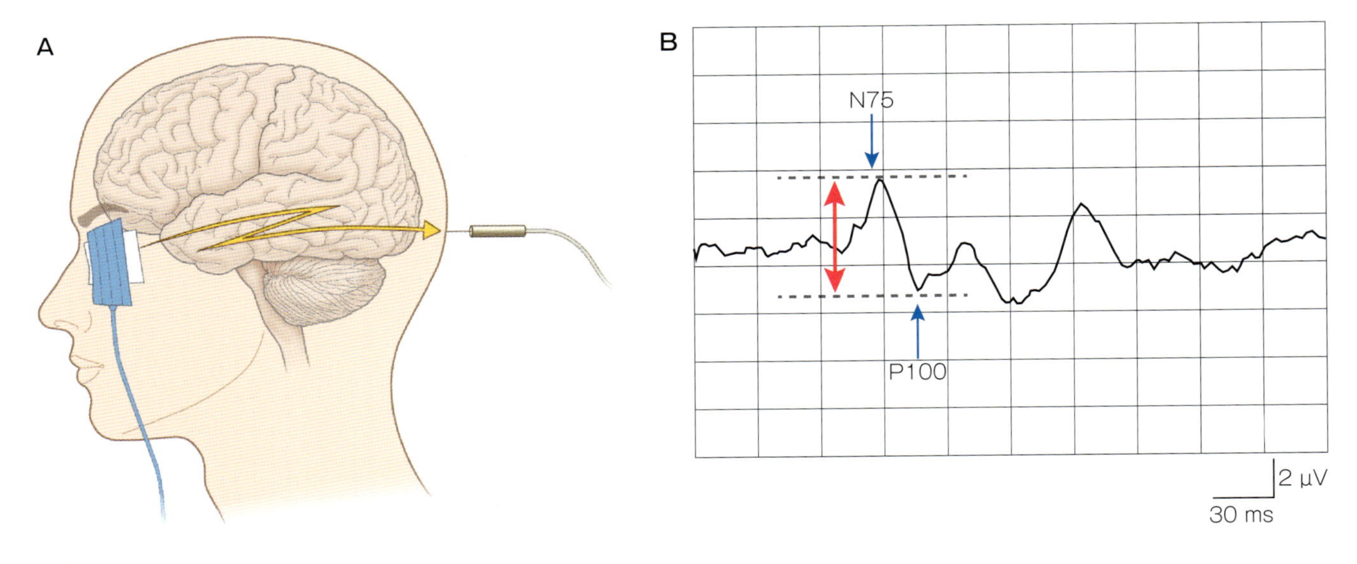

図6 VEPによる視機能評価
A：模式図，B：波形.

- VEPの警告基準はコントロール波形よりも，50％低下もしくは潜時20msec以上の延長を有意な変化とする.
- VEPは，視神経・視交叉近傍の病変や眼動脈病変に対する術中モニターとしての有用性は高いが，視放線近傍病変に対する信頼性はまだ確立されていない[87].
- VEPの測定には，頭皮電極または硬膜下電極による波形の検出がある❻.
- これまで頭皮電極では，後頭葉病変での正確なVEP測定が困難であったが，硬膜下電極による安定したVEP測定が報告されている[88].

Memo 6

これまでの多くの報告は，頭皮電極によるVEP波形の検出であるが，後頭極に硬膜下電極を留置し後頭葉病変でも病側のVEPを検出する方法が報告されている．頭皮電極に比較して，10倍程度の信号強度が得られ，10秒で1波形が計算されるため，後頭葉病変におけるVEP精度の向上が期待されている.

覚醒下手術による視機能温存

- 覚醒下手術による術中皮質刺激や皮質下刺激によっても，一次視覚野や視放線の同定が可能である（図7）[89].
- 一次視覚野や視放線の皮質下刺激により，反対側の視野のかすみ，幻覚，閃光などが生じる[89].
- 後頭葉内側のグリオーマに対して覚醒下手術を施行し，一次視覚野と視放線の温存が可能であった症例が報告されている.
- 後頭葉のみに存在するグリオーマ症例は少ないため，覚醒下手術は視機能温存のみよりも言語機能の温存と併用して行われることが多い.

後頭葉グリオーマの外科的治療

後頭葉グリオーマの特徴

- 後頭葉は大脳の約17％を占めるものの，後頭葉に発生するグレード2グリオーマは全グレード2グリオーマの0.71～2.0％と，その容積に比して発生頻度は非常に少ない[90].

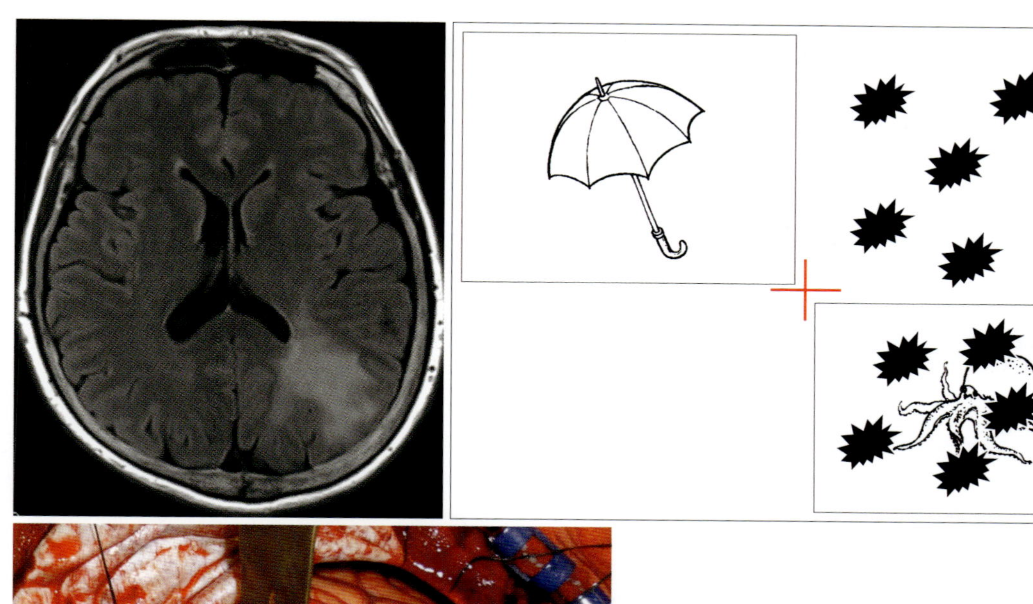

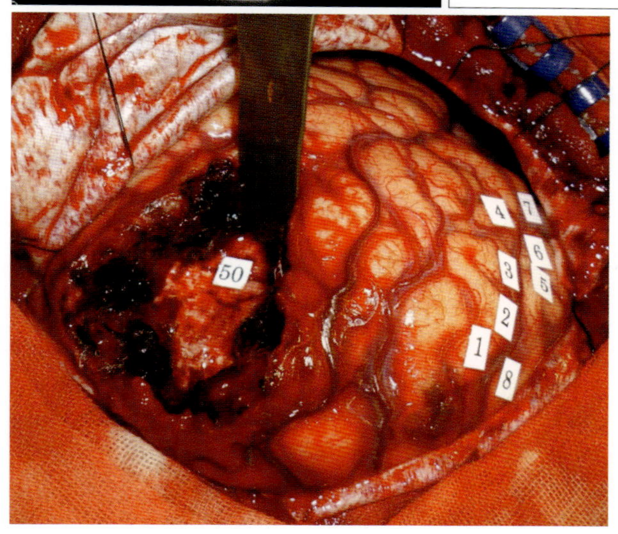

図7 覚醒下手術による視放線の同定（左頭頂葉グリオーマ症例）
タグ50の深部白質刺激により右同名半盲が出現.

- グレード3，4の高悪性度グリオーマでも，後頭葉のみに発生するものは最も少なく約2.6〜3.4%であり，それ以外の多くの腫瘍は後頭葉だけではなく周辺脳である頭頂葉・側頭葉・脳梁に浸潤している⑦.
- 後頭葉のグリオーマの症状としては痙攣が多く，次いで視野障害が生じる．頭頂葉や側頭葉にも浸潤している場合には，その部位に応じた症状がみられる[91].

Tips 7
後頭葉のみに存在するグリオーマは約3%に過ぎず，実際の症例では後頭葉のみならず浸潤する頭頂葉・側頭葉の機能温存も考慮する必要がある.

後頭葉グリオーマに対する手術方法

術前検査

- 術前にあらかじめ視力・視野検査を行い，どの程度視機能が保たれているかを把握しておく.
- 特に高齢者では，白内障など加齢に伴う視機能障害もあるため注意を要する.

手術方針

- 後頭葉グリオーマの治療においては，視機能温存と生命予後の双方の観点から治療方針を決定する必要がある.

- 生命予後を優先させる場合には，一次視覚野・視放線の温存にこだわらず腫瘍切除を優先する⑧.

術前画像所見

- 術前頭部 MRI にて，造影範囲，辺縁浮腫など頭蓋内圧亢進の有無，MR venography（MRV）や 3D-CTA による静脈還流路の評価を行う．必ずしも脳血管撮影は必要ない.
- 視機能温存を目的とする場合には，視放線の tractography を描出し，視放線損傷の少ないアプローチ方法を決定する.

手術アプローチ

- 後頭葉内側病変に対しては posterior interhemispheric approach を，外側病変に対しては transcortical approach を選択する.

手術体位

- 腹臥位もしくはパークベンチポジションを用いる.
- 内側病変に対しては，病変側を下にしたパークベンチポジションが，後頭葉が自重で下がるために有用である.

開　頭（図 8）

▶ 内側病変に対するアプローチ

- 対側にわたる開頭が必要.
- 後頭葉内側へのアプローチの際には，脳室ドレナージやスパイナルドレナージを留置し，適宜髄液を排出させる.
- 後頭静脈や上矢状静脈洞の偏位にも評価が必要となる.

▶ 外側病変に対するアプローチ

- 対側にわたる開頭は原則不要.
- 脳圧亢進症例では，十分な開頭が必要となる.

Memo 8

グレード 3，4 グリオーマでは腫瘍摘出深部で視放線に接している場合には，腫瘍を切除せざるを得ないことがある．あらかじめ術前から術後に想定される神経脱落症状について十分説明を行ったうえで手術に臨む必要がある.

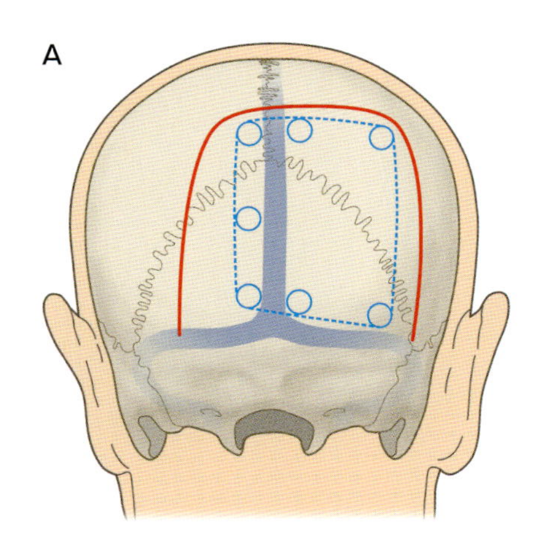

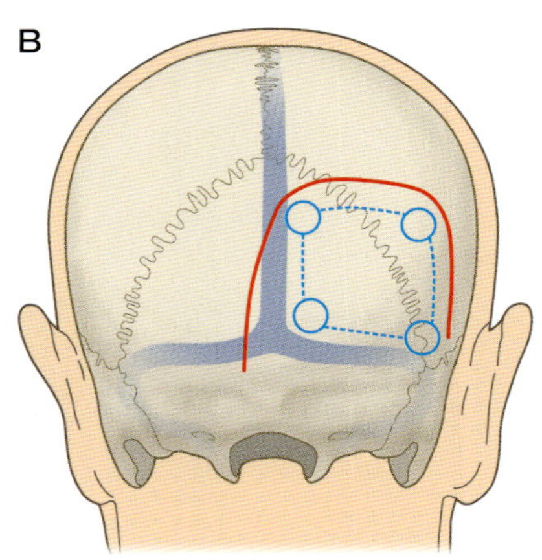

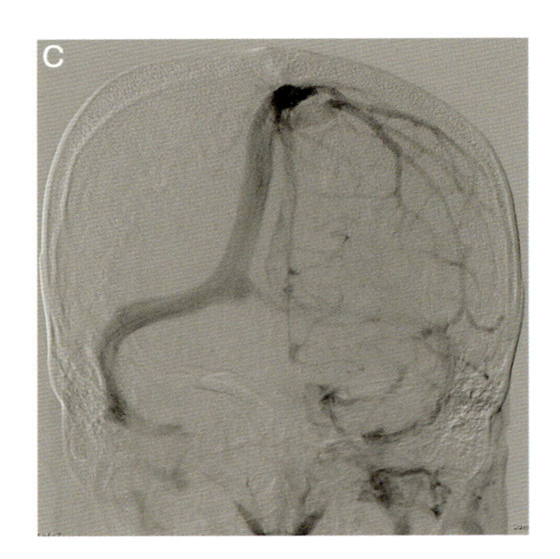

図 8．後頭葉グリオーマに対する開頭

A：内側病変，B：外側病変，C：上矢状静脈洞偏位の症例（脳血管撮影）.

腫瘍切除～閉頭 9

切除範囲の決定

- 切除前にはナビゲーションシステム，超音波で腫瘍進展範囲を同定する．

腫瘍切除

- ほかの部位のグリオーマ切除と基本的には変わらない．
- 特にグレード 3，4 の高悪性度グリオーマ症例では，腫瘍辺縁における 5−ALA 術中蛍光染色が残存腫瘍の同定に有効である．
- 血流豊富であれば，正常組織の静脈還流を極力温存したうえで feeder の処理を早期に行う 10 11．

閉　頭

- 髄液漏を防止するため，硬膜は water−tight に縫合し，欠損部があれば筋膜，骨膜などで閉鎖する．
- 縫合部にはフィブリン糊を噴霧する．その後，チタンプレートにて骨弁を固定する．
- 後頭蓋窩と同様に後頭部は髄液漏が比較的起こりやすいため，できる限り早期の離床を進める．

Pitfalls 9

上矢状静脈洞から静脈洞交会・横静脈洞にかけては，一側に大きく偏位する場合があり，通常通りに開頭しても予想せぬ出血に見舞われることがある．術前に開頭部位の静脈洞の走行に注意しておく必要がある．

Pitfalls 10

後頭葉を含む開頭の際は，腹臥位やパークベンチポジションにて手術することが多くなる．そのため，体位による静脈圧上昇と腫瘍による頭蓋内圧亢進を認める場合には，硬膜切開時に硬膜直下の皮質動静脈の損傷に注意が必要である．

Pitfalls 11

光線力学的療法は，腫瘍親和性の高い光感受性物質（タラポルフィンナトリウム）を体内に投与し，レーザー光が照射された病変部位の細胞を壊死させる局所治療法であり，2013 年 9 月に新規治療法として承認された．しかし，VEP 測定時の光刺激により，網膜などに損傷を引き起こすおそれがあるので，VEP を測定する予定の患者への本剤の投与はできないため，注意が必要である．

側頭葉内側後方病変に対するアプローチ

- 側頭葉内側に発生する病変としては，グリオーマをはじめ ganglioglioma，DNT（dysembryoplastic neuroepithelial tumor）などの glioneuronal tumor が発生しやすい．側頭葉内側後方病変の摘出は，病変部への到達が困難とされる部位の一つである 12．
- 側頭葉内側の構造については，一般的に鉤回の後方，そして中脳後端により前・中・後部に分類される（図 9）．
- 本稿では，特に中・後部へのアプローチについて解説する（表 1）．

Memo 12

側頭葉内側後方に局在するグリオーマは，それほど頻度の多いものではない．そのため特に側方に進展する腫瘍では，術中にオリエンテーションを確実にするために，ナビゲーションの使用が望ましい．

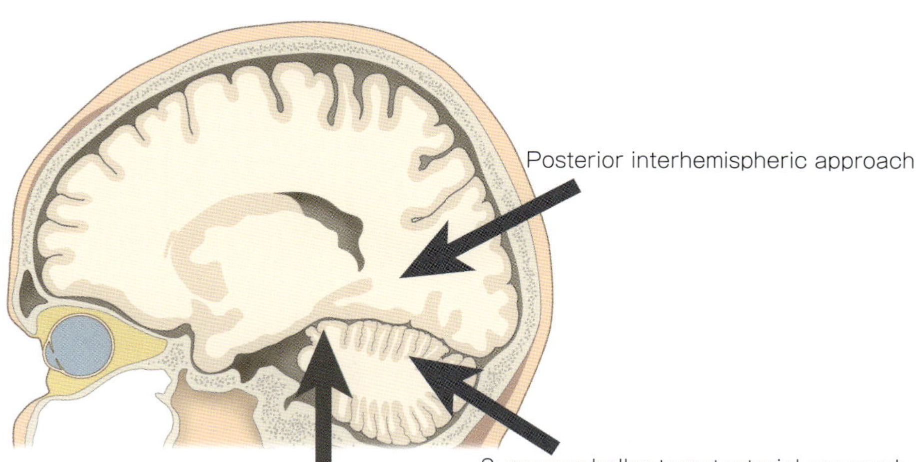

図 9．側頭葉内側後方病変に対する代表的なアプローチ

表1．側頭葉内側後方病変に対するアプローチ

アプローチ方法	メリット	デメリット
Transcortical approach（TC）	アプローチ距離が短い 手術時間が短い 脳の牽引が少ない	視放線の損傷が必発 優位側半球に不向き（側頭葉内の深部白質線維の損傷）
Subtemporal approach（ST）	アプローチ距離が短い 開頭が容易 前後方向に術野展開が容易	側頭葉底面の静脈損傷の恐れ 側頭葉の過度の牽引による挫傷性出血，浮腫など
(paramedian) Supracerebellar transtentorial approach（SCTT）	後頭葉の牽引が不要 側頭葉内側に対して下方からアプローチできる	Sitting position が必要 不慣れな術野 病変までの距離が遠い 小脳の架橋静脈を犠牲にする
Posterior interhemispheric approach（PI）	小脳テント切開により下方進展に対応が可能 前後方向へのアプローチが広くとれる	術野が狭い 深部静脈損傷に注意が必要 後頭葉の過度の牽引の恐れ 側方が見えにくい

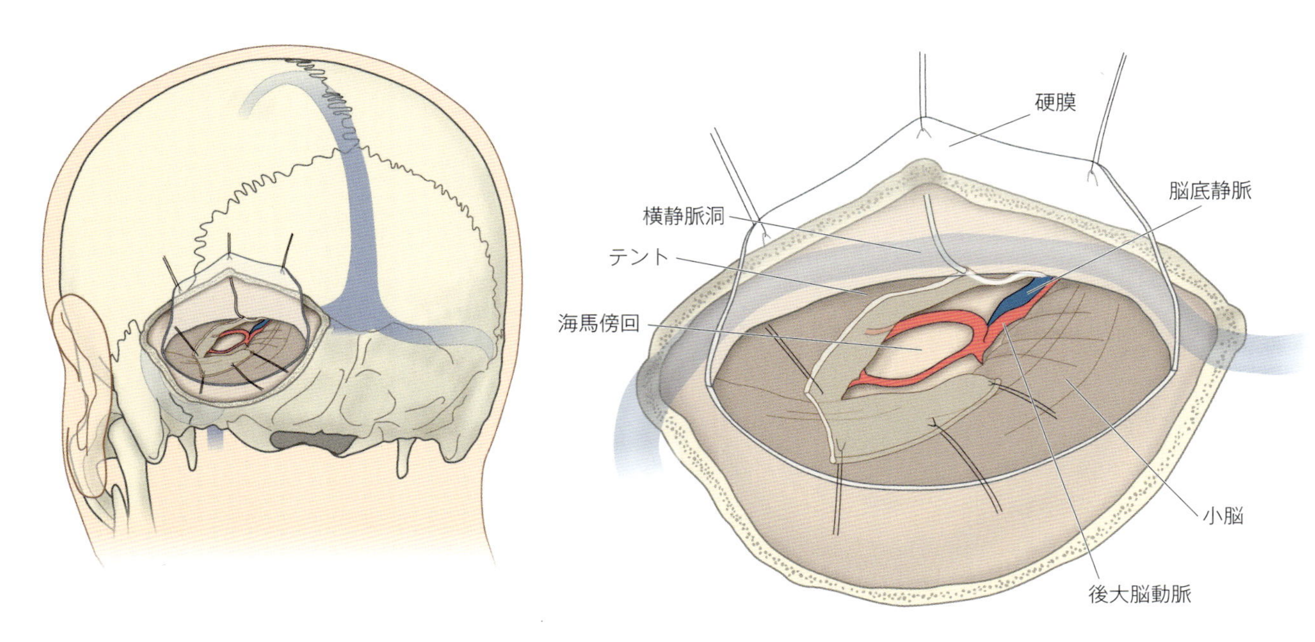

図10．Paramedian SCTT の概要

（文献 93 を参照して作成）

- この部位へのアプローチとしては，subtemporal approach（ST），posterior interhemispheric approach（PI），（paramedian）supracerebellar transtentorial approach（SCTT），transcortical approach（TC）などがある[92]．
- ST では，側頭葉の牽引や Labbé 静脈の損傷にも注意が必要である 13．
- PI は比較的習熟した方法ではあるが，内後頭静脈の損傷にも注意し，過度の後頭葉の牽引を避けることが重要である 14．
- SCTT は，通常 sitting position による不慣れな麻酔管理が必要となるが，小脳上面からアプローチし，テントを切開することにより側頭葉内側後方を露出することができる．近年患側のみのアプローチを行うより，低侵襲な paramedian SCTT の報告も増えている．
- Paramedian SCTT では，患側の横静脈洞をまたぐような開頭を行い，横静脈洞を基部とする硬膜切開を加える．必要に応じて小脳上面の架橋静脈を凝固切断する．その後小脳テント下面の切開を行い，側頭葉内側

Pitfalls 13

側頭葉の側方からアプローチを行う場合には，側頭葉の過度の牽引に注意が必要である．脳室ドレナージ・腰椎ドレナージにより髄液を適宜排出させることや，間欠的に脳べらを外して減圧することによって，側頭葉の脳挫傷や静脈性梗塞を予防する．

Memo 14

PI では，後頭葉内側面の牽引が必須となる．後頭葉は，強い牽引を行うことにより術後半盲をきたすことがあるため，脳室ドレナージ・腰椎ドレナージを併用すること，後頭静脈周囲のくも膜を十分に剥離して，後頭葉の牽引が局所的にならないように注意する．

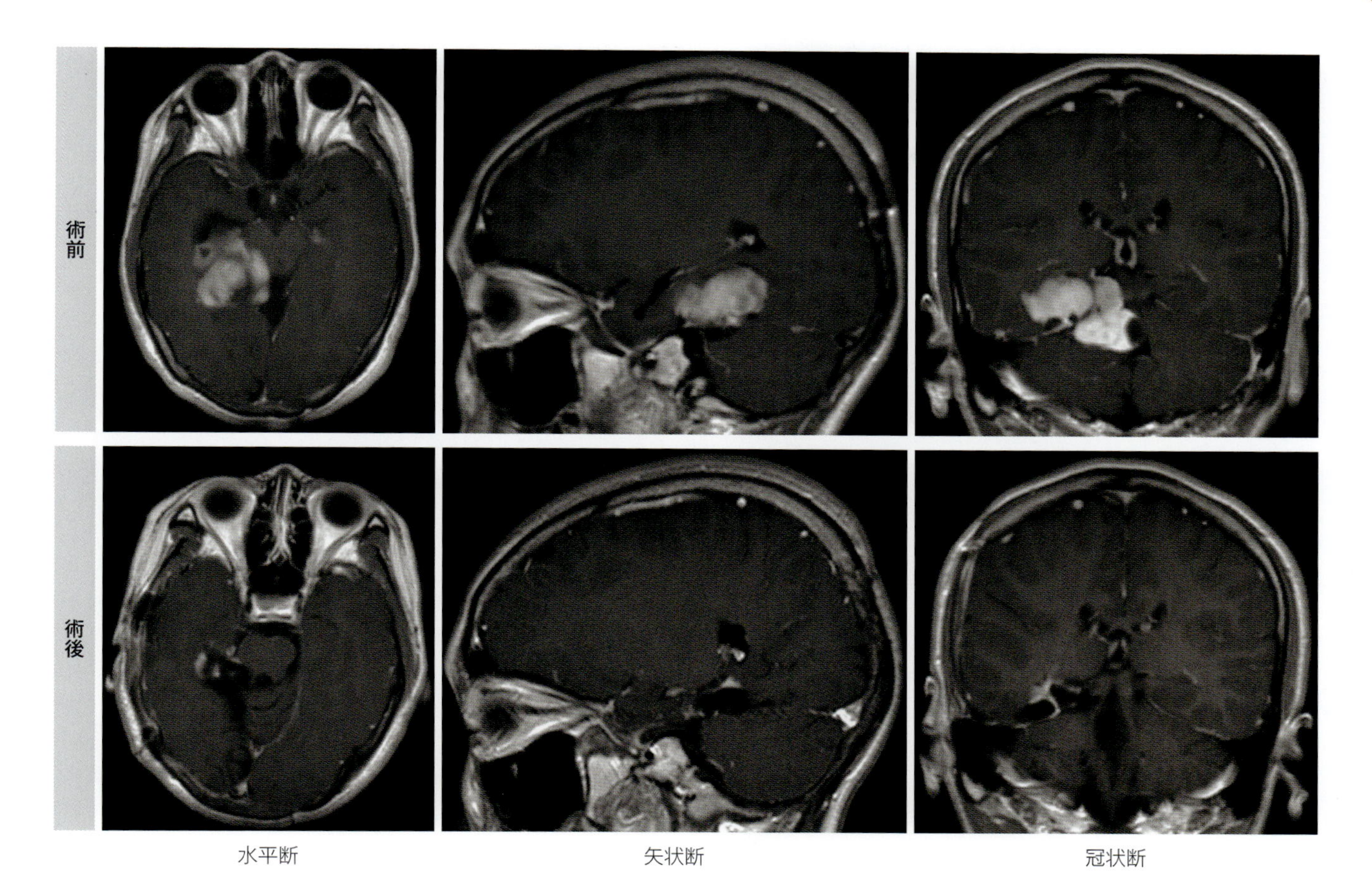

図11. 右側頭葉内側の再発多形黄色星細胞腫（PXA）の症例
14 歳，女子．側方下方進展を認めたため，ST と OTA の併用で摘出を行った．

後方にアプローチする．海馬傍回，紡錘状回，後大脳動脈皮質枝，脳底静脈を視野に捉えることが可能となり，側頭葉内側後方病変の切除が可能となる（図 10）[93]．

- TC は，部分的であったとしても視放線の損傷をきたす可能性が高く，また優位側半球では，下前頭後頭束や下縦束などの深部白質線維の損傷も危惧される．本アプローチで摘出する症例は限られている．

代表症例（図 11）

- 再発多形黄色星細胞腫（PXA）の 14 歳，女子．
- 初回手術で，PI での部分切除が施行されており，再発では前方側方および下方に進展がみられた．
- 再発に対する手術では，まず ST で前方側方進展部を摘出し，下方進展している部分に対して OTA での追加切除を行った（図 12）．
- 本症例では，術後に一過性の視野障害が出現したものの，永続的な視野障害は認めなかった．

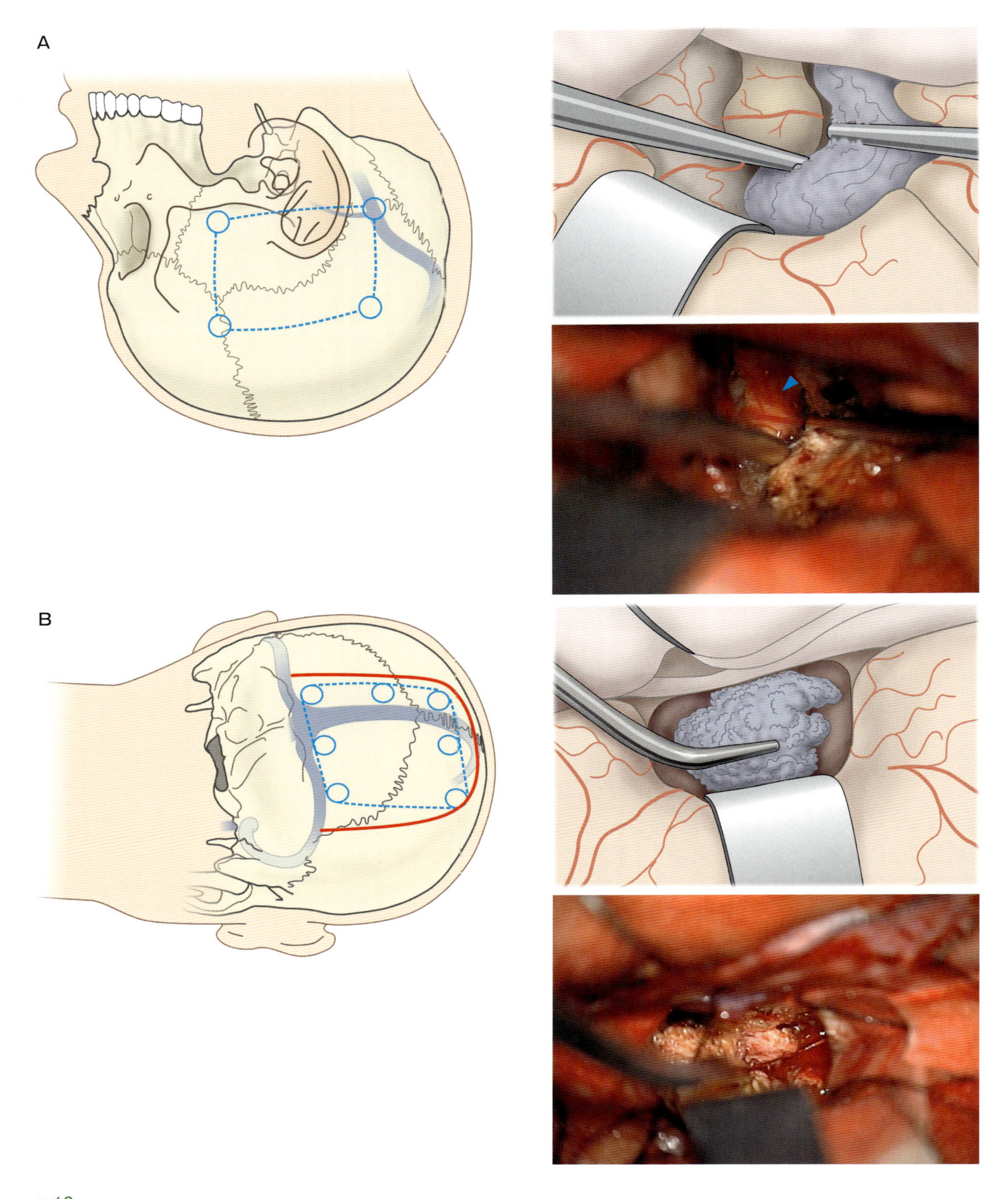

図12. 右側頭葉内側の再発多形黄色星細胞腫（PXA）の症例

A：ST による腫瘍切除．前方の腫瘍切除中であり，中脳側面（▶）が露出されている．B：OTA による腫瘍切除．ST で残存した後方成分の腫瘍を摘出．

III 5 島：島回グリオーマの手術

藤井正純，前澤　聡

はじめに

- 島回はシルビウス裂の奥にあって，脳表から直接観察することができない．島皮質は大脳の広い領域と線維連絡があり，情報の交差点ともいえる解剖学的位置を占める．さまざまな脳機能との関連が示唆されているが，その機能の詳細は未だ不明な部分も多い．
- しかし，島回はグリオーマの好発部位の一つであり，また前頭葉・側頭葉からの浸潤を受けることもしばしばであって，日常診療のなかで島回に関連するグリオーマは稀ならずある．
- 島回はその解剖学的特殊性から手術の難易度が高く，十分な解剖学的知識とこれに基づいた適切な手術戦略が欠かせない．
- 血管系ではシルビウス静脈およびその分枝，中大脳動脈の多数の枝の内側に腫瘍の主座があるため，しばしば，こうした血管越しに手術操作を行う必要がある．
- Lenticulostriate artery，lateral group（LSA），long insular artery（LIA）など重要な穿通枝が腫瘍のすぐ近傍あるいは腫瘍内を走行する．周囲の神経基盤として環シルビウス裂皮質機能野と重要な白質線維に取り囲まれ，内側には外包・被殻・内包が存在する．
- 本稿では，こうした手術解剖に立脚した島回グリオーマの手術について述べる．ここでは島回に限局する腫瘍だけでなく，前頭・側頭弁蓋に進展するものを含む．

島回および周辺の解剖

皮質解剖 ❶ ❷（図 1）

- 従来，島皮質は前頭弁蓋および側頭弁蓋の奥に位置する概ね逆三角形の皮質領域であるとされ，上辺を superior periinsular sulcus（sps），後下辺を inferior periinsular sulcus（ips），前下辺を anterior periinsular sulcus（aps）とする文献が多い[94, 95]．
- これに対して，近年，島回後下辺について inferior periinsular sulcus と posterior periinsular sulcus の２つからなるとする立場が提唱されており，厳密には三角形というより trapezoid（不等辺四辺形）と形容するほうがより適切かもしれない[96]．
- しかし，手術解剖の立場に立つと，より単純でイメージしやすい従来の

Tips 1

本稿に関連する解剖学名は，一般的といえる日本語名のないものが非常に多い．参照できる文献も英語のものがほとんどであり，臨床の現場や学会などでも英語名を用いる場面が多く，英語表記を優先した．本稿図中の解剖学名については，ぜひ一つひとつ丹念に確認してほしい．

Tips 2

島回は概ね「底面が逆三角形の三角錐」と形容される形をしており，底面は sps・ips・aps の３辺で形成され，insular apex（山頂）を頂点とする．中心に central insular sulcus が走行し，前半部に３つの short gyri（短い脳回），後半に２つの long gyri（長い脳回）がある．

定義も十分有効であり，本稿では従来の用語を採用することとする．

- 島回は中央に central insular sulcus が縦に走り，前方に anterior/middle/posterior の 3 つの short gyri（ASG/MSG/PSG），後方に anterior/posterior の 2 つの long gyri（ALG/PLG）がある．
- Central insular sulcus は前頭葉・頭頂葉を分ける central sulcus（中心溝）とほぼ同位置に並ぶとされる[94, 96]．
- 島皮質は立体的には三角錐と捉えることができるが，前下方に insular apex（山頂）があり，これを下方に下ったところに limen insula（島限）がある．
- Limen insula は「前頭葉と側頭葉の股」とも表現できるような場所であり，解剖学的なランドマークとして重要である．すなわち，同部前側を中大脳動脈 M1 ないし M2 が走行し，かつ直下には uncinate fasciculus（鉤状束）が走行する．
- また，transsylvian approach などで側脳室下角に入る場合にも，計測上のランドマークとなる．
- Limen insula から 15 mm 深部に前有孔質の外側縁があるとされ，limen

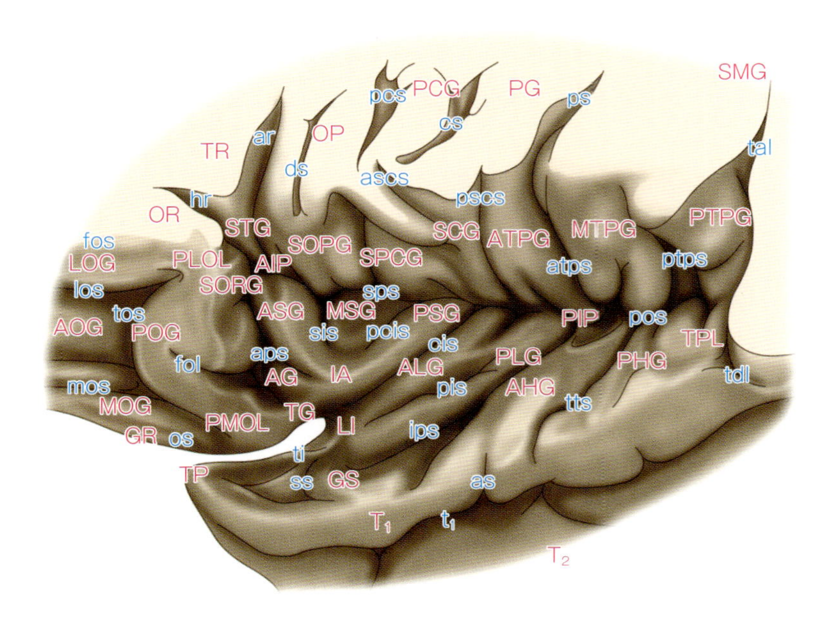

図1．島およびその周辺領域の脳回および脳溝

前頭・頭頂弁蓋，側頭弁蓋を牽引してシルビウス裂を大きく開いたところ．赤字は脳回の，青字は脳溝の略号．

AG：accessory insular gyrus, AHG：anterior Heschl's gyrus, AIP：anterior insular point, ALG：anterior long insular gyrus, AOG：anterior orbital gyrus, aps：anterior periinsular sulcus, ar：ascending ramus of sylvian fissure, as：acoustic sulcus, ascs：anterior subcentral sulcus, ASG：anterior short insular gyrus, ATPG：anterior transverse parietal gyrus, atps：anterior transverse parietal sulcus, cis：central insular sulcus, cs：central sulcus of Rolando, ds：diagonal sulcus, fol：frontoorbital limb, fos：frontoorbital sulcus, GR：gyrus rectus, GS：gyri of Schwalbe, hr：horizontal ramus of sylvian fissure, IA：insular apex, ips：inferior periinsular sulcus, LI：limen insula, LOG：lateral orbital gyrus, los：lateral orbital sulcus, MOG：medial orbital gyrus, mos：medial orbital sulcus, MSG：middle short insular gyrus, MTPG：middle transverse parietal gyrus, OP：pars opercularis of F3, OR：pars orbitalis of F3, os：olfactory sulcus, PCG：precentral gyrus, pcis：precentral insular sulcus, pcs：precentral sulcus, PG：postcentral gyrus, PHG：posterior Heschl's gyrus, PIP：posterior insular point, pis：postcentral insular sulcus, PLG：posterior long insular gyrus, PLOL：posterolateral orbital lobule, PMOL：posteromedial orbital lobule, POG：posterior orbital gyrus, pos：postinsular sulcus, ps：postcentral sulcus, pscs：posterior subcentral sulcus, PSG：posterior short insular gyrus, PTPG：posterior transverse parietal gyrus, ptps：posterior transverse parietal sulcus, SCG：subcentral gyrus, sis：short insular sulcus, SMG：supramarginal gyrus, SOPG：subopercular gyrus, SORG：suborbital gyrus, SPCG：subprecentral gyrus, sps：superior periinsular sulcus, ss：sulci of Schwalbe in polar planum, STG：subtriangular gyrus, tal：terminal ascending limb of sylvian fissure, tdl：terminal descending limb of sylvian fissure, TG：transverse insular gyrus, ti：temporal incisura, tos：transverse orbital sulcus, TP：temporal pole, TPL：temporal planum, TR：pars triangularis of F3, tts：transverse temporal sulcus, T_1：superior temporal gyrus, T_2：middle temporal gyrus, t_1：superior temporal sulcus.

（文献 94 を参照して作成）

insula と前有孔質の間の浅い陥凹は limen recess と呼ばれる[95]．なお，前有孔質外側部分より LSA が実質内に入る．

- 島回は，さらに anterior short gyrus の前下方に accessory insular gyrus, transverse insular gyrus の小さな脳回構造がみられる[95]．

白質解剖 3（図 2〜図 4）

SLF/AF の概要 4

- Superior longitudinal fasciculus（SLF：上縦束）/arcuate fasciculus（AF：弓状束）は，大脳の外側面から解剖を行うと最も浅い領域にみられる長連合線維である[97, 98]．
- 本線維は島回の上方・後方を取り囲むような形で走行しており，島回直

Tips 3

白質解剖は，前世紀前半に確立した Klingler 法が現代でも十分通用する．本法では固定した脳検体をいったん凍結させることで，白質線維の解剖が容易になる特徴がある．グリオーマなど脳内腫瘍を扱う脳神経外科医にとって貴重な情報が得られる．

Tips 4

SLF/AF は外側面から白質解剖を行うと，最も浅い層で現れる長連合線維である．さらにこれを切断してめくると深部に IFOF が現れる．IFOF は，ヒトにおいて最も長い連合線維といわれている．

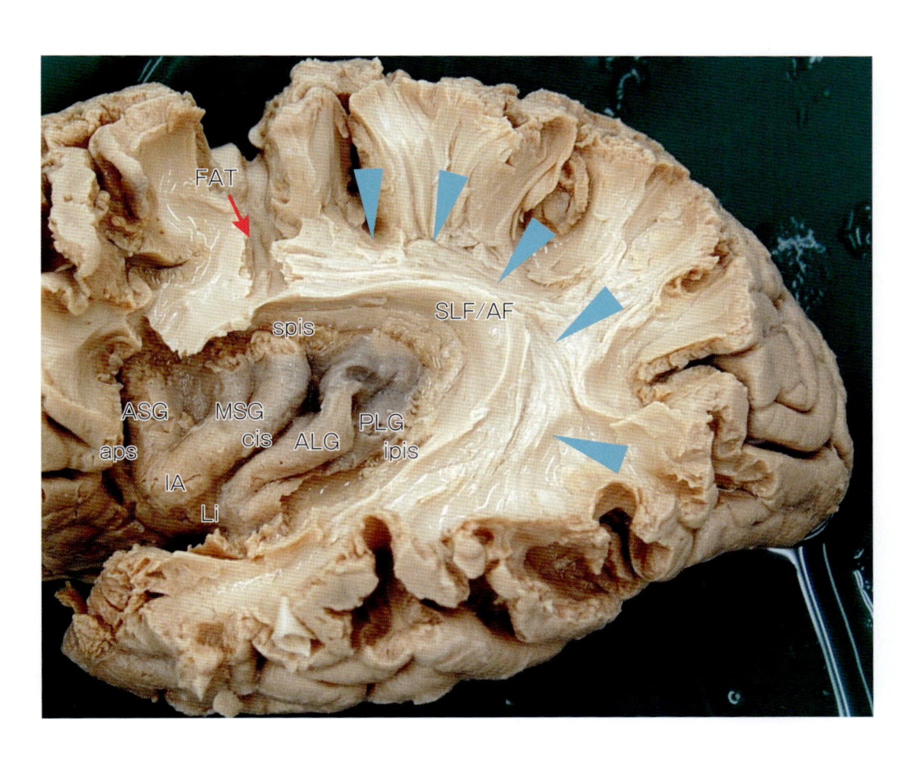

図2　左大脳半球の白質解剖（SLF/AF・島回）

左大脳半球の外側面から白質解剖を行ったところ．大脳皮質および U-fiber を取り除くと，long association fiber として最も外側に位置する SLF/AF が露出（►）．また島回の皮質解剖を観察するため，前頭・頭頂・側頭弁蓋は取り除いてある．

alg：anterior long gyrus, asg：anterior short gyrus, msg：middle short gyrus, plg：posterior long gyrus, psg：posterior short gyrus. aps：anterior periinsular sulcus, cis：central insular sulcus, ips：inferior insular sulcus, sps：superior periinsular sulcus, SLF：superior longitudinal fasciculus, AF：arcuate fasciculus.

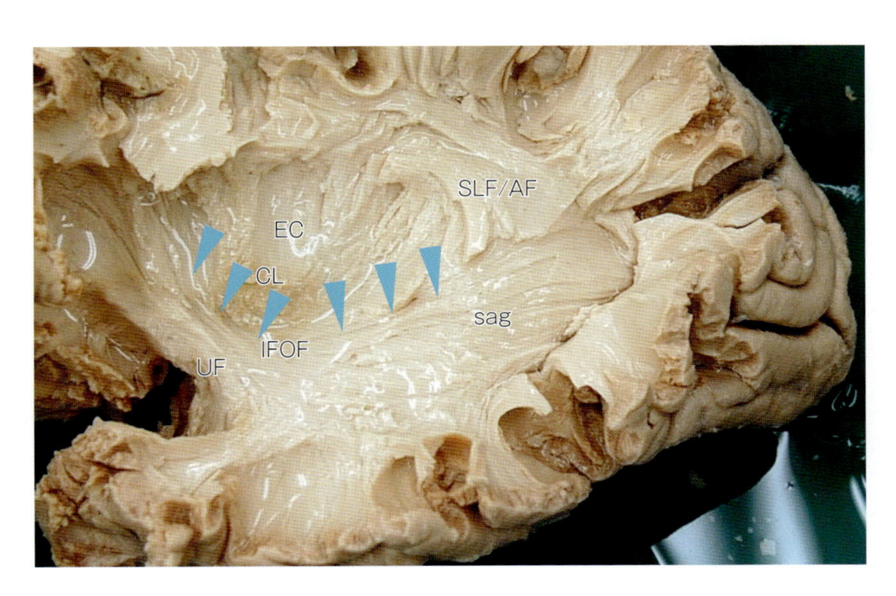

図3　左大脳半球の白質解剖（inferior fronto-occipital fasciculus）

左大脳半球を外側面から観察．superior longitudinal fasciculus より深い層で，後頭葉・頭頂葉から前頭葉を結ぶ inferior fronto-occipital fsciculus（IFOF：下前頭後頭束）が走行する．側脳室下角を乗り越えた後，島回皮質下の挟部で収束した後，前頭葉へ向かって再び広がるように走行する（►）．uncinate fasciculus（UF：鉤状束）がすぐ前方を走行する．CL：claustrum（前障），EC：external capsule（外包），Sag：sagittal stratum.

下の構造ではない．ただし，前頭葉・頭頂葉弁蓋への進展がある腫瘍では特に注意が必要となる．

- SLF/AF は優位半球において言語の音韻処理にかかわると考えられており，言語の二重回路仮説における背側経路を構成する[99, 100]．

SLF/AF のサブコンポーネント

- SLF（上縦束）/AF（弓状束）は浅・深二層の線維群からなり，浅層は前後方向に走り前頭葉と下頭頂小葉を結ぶ SLF Ⅱ および SLF Ⅲ，後方で頭頂葉（上頭頂小葉：SPL，下頭頂小葉：IPL）と側頭葉とをつなぐ SLF TP（SLF TP−SPL，SLF TP−IPL），深層は前頭葉・頭頂葉・側頭葉にわたる古典的な AF である[98, 101, 102]．
- 歴史的には SLF と AF が混同されて用いられることがあり，terminology に混乱が生じてきたが，近年の研究では，これらは明らかに異なる起始・停止をもつこと，DTI study のみならず fiber dissection study でも明確に分けられることから，異なる線維束群として取り扱うべきとする立場が台頭している[102]．
- 従来の立場で説明すると，広義の AF は long segment と short segment（あるいは direct pathway と indirect pathway）の二層に分けて呼称する[98]．

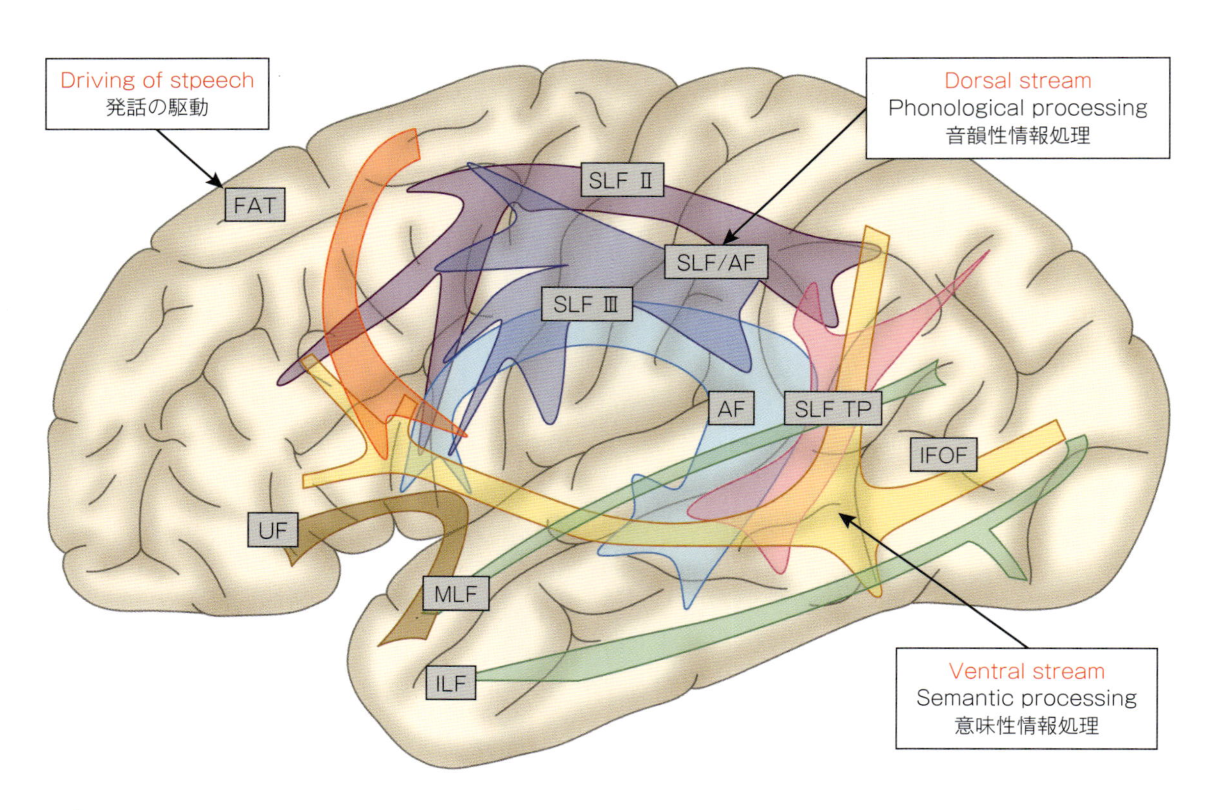

図4 言語の神経基盤

言語の神経基盤は，従来の Broca 野・Wernicke 野・弓状束からなるシンプルなモデルから，より広い皮質領域が関与し，複数の白質線維束で支えるネットワークモデルへと発展している．SLF/AF を基盤とする背側音韻処理系と，IFOF あるいは側頭葉内のネットワークが支える腹側意味処理系からなる二重回路仮説が有力視されている．これに補足運動野と Broca 野・中心前回下部を結ぶ frontal aslant tract など発話の駆動系の存在も指摘されている．

FAT：frontal aslant tract, SLF/AF：superior longitudinal fasciculus/arcuate fasciculus, IFOF：inferior fronto-occipital fasciculus, ILF：inferior longitudinal fasciculus, MLF：middle longitudinal fasciculus, UF：uncinate fasciculus, SLFTP：SLFtemporoparietal.

- すなわち，浅層を2つのshort segment（＝indirect pathway）が走行しており，Broca野（下前頭回）からGeschwind野（下頭頂小葉）をつなぐanterior segment，Geschwind野とWernicke野（上側頭回）をつなぐposterior segmentの2つのサブコンポーネントに分ける．
- Long segment（＝direct pathway）は古典的AFであり，中前頭回および下前頭回から下頭頂小葉皮質下を走行して中・下側頭回に至る．
- AFのanterior segmentはSLF Ⅲと同一と考えられており[98]，posterior segmentはSLF TP－IPLに相当するとされる[101]．

SLFの詳細解剖・左右差

- Wangら[102]のhuman connectome projectのデータを用いた詳細な検討によれば，左SLF Ⅲは縁上回に起始し，中心前回下部および下前頭回のpars opercularis（弁蓋部）をつなぐ一方，やや上方を走行するSLF Ⅱに合流して中心前回中部および中前頭回後部に至る分枝が存在するとされる．
- なお，SLF Ⅲに関して明らかな左右差があり，右では上方へと分岐する成分を認めないが，これだけでなく，前頭葉起始部の下前頭回で，左の場合より前方のpars triangularis（三角部）にも及ぶとしている．
- 左SLF Ⅱは角回および縁上回から起始し，中心前回中部，中前頭回後部などをつなぐ．
- SLF Ⅱについても左右差があり，右では縁上回起始がみられず原則的に角回より起始する．
- 一方，ヒトのSLF Ⅰは大脳内側面の皮質下を走行し，帯状束ときわめて近い．SLFの主たる特徴である，「大脳外側面から最も浅い領域を走行する長連合線維群」との位置付けを考えると，SLF ⅠをSLFシステムに含めるべきか疑問が呈されている[102]．また，白質解剖ではSLF Ⅰの同定はきわめて困難である．
- 上記SLF/AFのサブコンポーネントそれぞれについての機能の詳細については，今後の研究が待たれる．

Extreme capsule（最外包）とexternal capsule（外包）❺

- 白質解剖にて島回皮質を除去すると，直下にextreme capsuleが露出する[97]．
- Extreme capsuleは島回内の脳回をつなぐU fiberと，anterior periinsular sulcus, superior periinsular sulcus, inferior periinsular sulcus直下で島回と隣合う前頭頭頂葉および側頭葉皮質をつなぐU fiberからなる[97]．
- Extreme capsuleは大変薄いレイヤーであるが，これを注意深く除去すると，external capsuleが現れる．また，同一のレイヤーにclaustrum（前障）が現れる．
- 外包は，島回直下を通る長短連合線維からなり，下記で述べるinferior fronto－occipital fasciculus（IFOF：下前頭後頭束）が走行する．
- External capsuleを除去すると被殻が現れる[97]．

Memo 5
大脳の白質線維群は，大きく4種類に分けて呼称される．すなわちU fiber（隣り合う脳回間をつなぐ最も浅い部分にある短い線維），association fiber（連合線維：同一の大脳半球間を結ぶ線維），commissural fiber（交連線維：両側の大脳半球間を結ぶ線維），projection fiber（投射線維：大脳から視床・小脳・脳幹・脊髄などを結ぶ，主として頭尾側方向に走行する線維）である．

IFOF

- IFOFは，前頭葉から後頭葉ならびに頭頂葉をつなぐ長い連合線維である[98, 103]．
- Limen insula直下を走行するuncinate fasciculusのすぐ後方を走行す

る．同部は峡部と呼ばれ，前方では前頭葉へ広がる．
- また，後方では側脳室下角上面を乗り越えて走行，sagittal stratum を構成して頭頂葉・後頭葉に至る．
- IFOF は浅層と深層に分かれるとされ[103]，浅層は言語特に意味処理にかかわると想定されており，Hickok らの提唱する言語の二重回路仮説における腹側経路を構成すると想定されている[99, 100, 104]．

島の線維連絡と機能

- 島回は組織構築に基づいて，3 つの領域に分けられる．すなわち前部の agranular insular cortex（Ia），中部の dysgranular insular cortex（Id），granular insular cortex（Ig）である．
- Ia は発生学的に古い allocortex（不等皮質）であり，Ig は 6 層構造をもつ isocortex（等皮質）である．Id は両者の移行的組織である[105]．
- 島回は海馬・扁桃体・帯状回・嗅内野など辺縁系にかかわる一方，前頭葉・側頭葉・後頭葉に広く線維連絡を有している．なかでも Ia は特に前部帯状回，扁桃体など，辺縁系にかかわると考えられる．
- 帯状回との線維連絡についてみてみると，Ia，Id は前部帯状回と，Ig は後部帯状回とそれぞれ双方向的な線維連絡があることがサルを用いた検討でわかっている．
- 機能的には，島回は一次味覚野（味覚），二次体性感覚野（痛覚・触覚）を構成することがわかっているが，このほか，循環系を含む内臓感覚系，前庭機能，報酬系，情動系，摂食系などに関連することが示唆されており，内受容感覚・共感の神経基盤として注目されている．
- また，これらの複数の知覚の統合すなわち多重知覚収束の場として位置付ける立場もあり，「意識」の一部の機能を担うとする仮説がある[105]．

血管系・穿通枝 6

- 島回の動脈支配は，中大脳動脈から分岐する insular artery によるが，middle short gyrus より前方はすべて中大脳動脈の superior trunk 支配であり，上記より後半部は inferior trunk ないし両者の支配を受ける[95, 96]．
- Insular artery は島回および直下の構造を栄養する short insular artery のほかにも middle, long insular artery（LIA）の存在が認められており，特に LIA は遠く放線冠を栄養するため，臨床上重要である[106, 107]．
- 島回の主な流出静脈は deep sylvian vein であるが，superficial sylvian vein とも複数のチャンネルがある[95]．
- LIA のほかに，島回グリオーマの手術の際重要な穿通枝として，被殻外側部を走行する lenticulostriate artery（LSA：レンズ核線条体動脈）がある．これら外科解剖として重要な 2 つの穿通枝について以下に詳述する．

LSA

▶ 微小解剖

- LSA は M1 の遠位部ないし M2 の近位部から起始し，いったん内側へ走行した後，前有孔質を通って被殻を貫く．これが内包後脚や放線冠などを栄養する[108]．

Pitfalls 6

島回周辺のグリオーマの切除が安全に行えるかどうかは LSA，LIA と腫瘍の位置関係によって決まると言っても過言ではない．LSA は詳細な画像の検討で同定できる場合が多いが，LIA は多くの場合術前画像で直接確認することが困難であり注意を要する．

- LSAは平均8.1本，平均径469 µm（80〜1,300 µm）と報告されており，太いものは1 mmを超える．
- Anastomosis（吻合）は9.4％のみにみられるが，いずれにしてもcistern（脳槽）内にあり，実質内に入るとanastomosisはみられない．その意味でLSAは終動脈であり，グリオーマ手術でしばしば遭遇する実質内のセグメントは，損傷すれば虚血を生じることになる．
- 起始すると，ICA bifurcationへ向かってM1に平行に内側に走行し，急に向きを変えて外側・後方へ向かって分枝を出し，多くはHeubner arteryが入るすぐ後方で前有孔質の外側半分へ入り，基底核の大部分と内包を栄養する[108]．
- 起始する中大脳動脈枝についてみてみると，LSAの78％はM1から，18％はfrontal or temporal branchから，4％はM2から起始し，M2から出る場合には，すべてsuperior trunkからであったとしている[106]．
- 大脳表面解剖上，LSAの起始部はinsular apexから14 mm程度の部位であり，limen insulaからLSAが実質に入る前有孔質外側部まで15.3 mm程度と報告されており，limen insulaと前有孔質までの間には穿通枝の貫通がない領域がある（limen recess）[95]．

LSAの描出方法

- LSAは臨床上，3T MRIでの3D TOF（造影）による詳細な検討や[109]，脳血管撮影（回転DSAによる3D再構成）[110]などで術前検査が有効である．
- 159例，200側の回転DSAによる3D reconstructionでは，95％の症例でLSAの描出があったとしている[110]．
- 7T MRIで詳細な画像評価ができるとする報告もみられる[111]．

Insular artery

Insulra arteryの概要

- Türeらの検討では[106]，平均して96本のinsular arteryがみられ，これらは主としてM2から分岐する．
- 多くはshort insular arteryであり，insular cortexとextreme capsuleを栄養する．medium insular arteryはexternal capsuleとclaustrum，long insular artery（LIA）は，主としてinsular cortex後半領域を貫いてcorona radiata（放線冠）などを栄養する．
- LSAとinsular arteryの灌流境界はexternal capsuleといえる．

LIAの微小解剖

- このなかで手術解剖上最も重要なものはLIAであり，これについてはDelionらが詳細な検討を行い[107]，平均4.5本あると報告している．
- LIAの所属する主たる中大脳動脈枝についてみると，72.5％はsuperior trunkおよびその分枝由来，19.8％がinferior trunkおよびその分枝由来，7.7％がM1およびその分枝由来であり，M2 superior trunk由来の枝には特に注意を払う必要がある．
- 起始部の位置を評価すると，M2起始が51.6％，M2－M3 junctionが37.4％，M3が11％となっている．
- 場合によってはM2の起始部近くから出て，長い距離島回表面を走行して，島回上方領域で穿通するものもある．

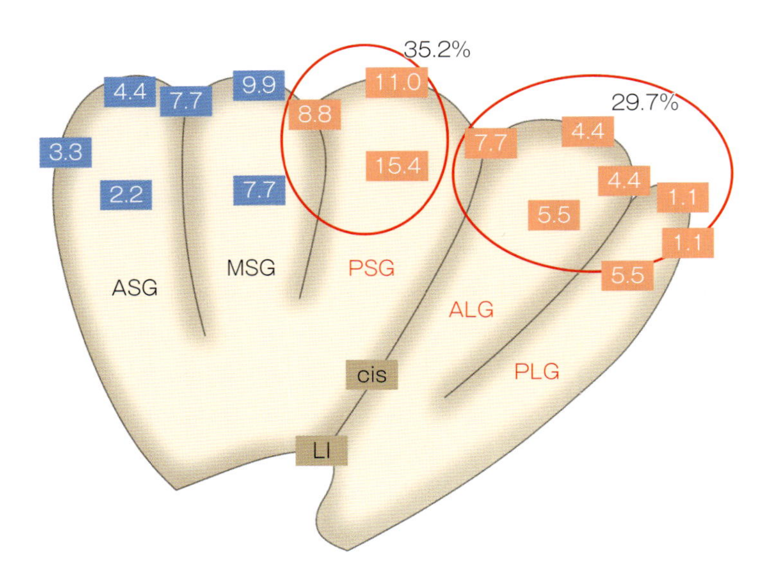

図5 Long insular artery の貫通領域の分布

Long insular artery は平均 4.5 本あるとされる．本図では文献 107 に基づいて，LIA が貫通する部位を%で表した．LIA は島回上半部および superior periinsular sulcus 部を貫通する．概ね均等に分布しており，特に 35%を占める PSG 周辺，30%を占める ALG/PLG 周辺の LIA は CST の虚血を生じる可能性がある．

（文献 107 を参照して作成）

- LIA が M3 から分岐する場合は，anterior parietal artery，central artery，posterior parietal artery，precentral artery の順で多い．
- LIA が貫通する皮質領域は，島回上半部あるいは superior periinsular sulcus である．なかでも特に臨床上重要と考えられる領域は，central insular sulcus 近傍から後半部の① PSG と② ALG/PLG の 2 つの領域である．
- PSG 上半部および近傍 superior periinsular sulcus 領域を貫通する LIA は全体の 35％あり，その大多数が cortico−nucleus tract を栄養し，ALG/PLG 上半部および superior periinsular sulcus 近傍領域では全体の 30％，同様に大多数が corticospinal tract（CST：皮質脊髄路）を栄養する（図 5）．
- これらの領域を貫通する LIA を損傷すると，片麻痺や言語症状（優位半球の場合）をきたす危険がある．これら島回後半上部は，Berger−Sanai の島回グリオーマ分類における Zone Ⅱ に相当する（図 6）[112]．
- LIA は島回上部あるいは superior periinsular sulcus で皮質を貫いて斜行し，corona radiata に到達するが，多くはさらに奥，側脳室近傍まで到達する．また SLF など連合線維領域にも至る[107]．

▶ Long insular artery の臨床的意義

- 前頭・頭頂弁蓋グリオーマ切除に伴って LIA・中大脳動脈の髄質枝損傷に伴う放線冠梗塞が起きること[113, 114]，手術例に限らず，これまで明確に認識されてこなかったが，LIA 脳梗塞症例が存在することが報告されている[115]．
- 腫瘍の性質など症例の個別の事情により，LIA が発達している場合には，これを術前画像で評価することができる場合があるが，一般的には困難なことが多い．
- したがって，手術の際には，島回中心部から後半部で上半部から superior periinsular sulcus の領域では，これを貫通する穿通枝を原則として温存する必要がある．
- 同部の手術操作においては，きわめて慎重で繊細な手術操作が要求されるため，明視下に確実な操作ができるときに限る．

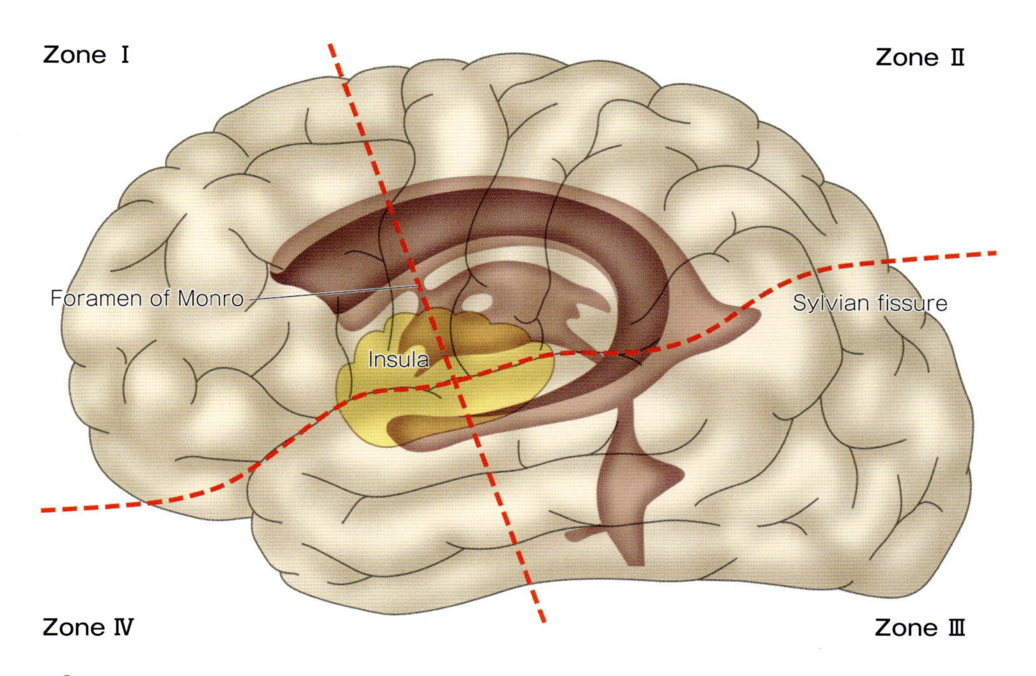

図6 島回グリオーマのZone分類
シルビウス裂を横軸とし，これに直交し，かつモンロー孔を通るラインを縦軸として島回を4分割している．Zone Ⅱは特に手術難易度が高く，合併症の危険が高い． （文献112を参照して作成）

島回グリオーマ摘出戦略

- 島回グリオーマに対する手術の原則について私見を述べる．
- 本腫瘍の摘出にあたっては，グリオーマ手術の一般的な原則を学んだうえで，個別の症例ごとに，特に以下について十分な術前検討が必要である．

島回グリオーマの摘出限界（図7）

術前のLSAおよびLIA読影を徹底的に行う

- これらの穿通枝は摘出限界であり，radical resection可能かどうか，多くは術前に決まる[116] 7．
- なかでも，LSAと腫瘍の位置の関係を見極めること[117]，かつLIAの走行位置の推定がきわめて重要である[114]．
- 川口らは，radical resectionに適する症例選択について4つの明確な因子を報告している[116]．すなわち，腫瘍が画像上明瞭な境界をもつこと，造影されないこと，LSAを巻き込んでいないこと，central insular sulcus上縁を巻き込んでいないことである．
- これらの血管を越えて広がる腫瘍については，安全な切除が困難である．
- これらの穿通枝が術前画像上に描出されていないとしても，被殻内への浸潤があれば，LSAが巻き込まれている可能性が高いと判断できるし，腫瘍がsuperior periinsular sulcusを越えて上方へ進展していれば，LIAを巻き込んでいる可能性が推測できる．

Tips 7
島回グリオーマをradicalに切除できるかどうかは，術前画像の読影時点でほぼ決まる．すなわち，画像上で腫瘍が明瞭に描出されること，内側で被殻に入っていないこと（LSAが巻き込まれていないこと），島回中部から後部の上方でspsを越えて進展していないこと（LIAが巻き込まれていないこと）が重要なポイントである．

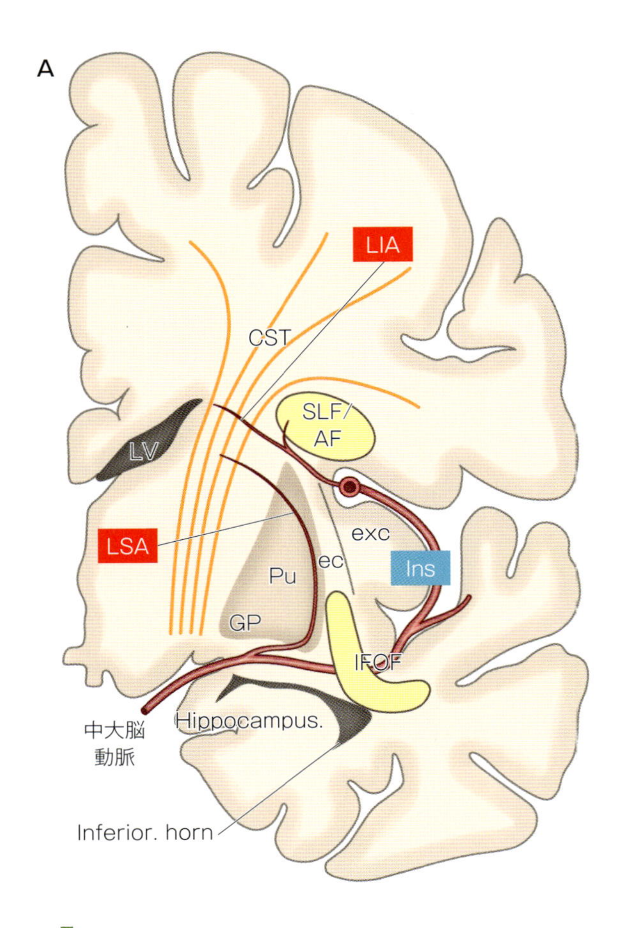

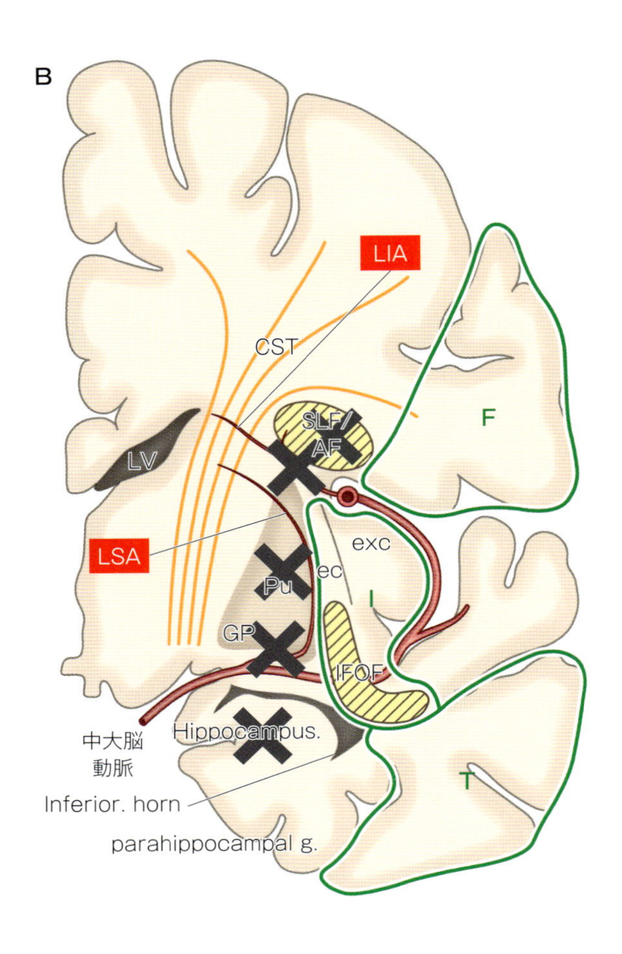

図7　島回グリオーマ手術に関連する周辺構造

A：島回皮質下には extreme capsule（exc）があり，さらに claustrum（cl），external capsule（ec），続いて putamen がある．putamen 内を LSA が走行し，内包後脚などを栄養する．本血管が島回グリオーマ切除の内側限界となる．上方は LIA が M2 ないし M3 より起始して superior periinsular sulcus 付近あるいは，島回上半部を貫通して側脳室へ向かって走行し，放線冠・SLF/AF を栄養する．この領域を越えて上方進展する腫瘍は，LIA 損傷に伴う虚血により CST・SLF/AF に梗塞が起こる危険がある．また，temporal stem 側から島回直下の external capsule 前半を IFOF が走行する．SLF/AF および IFOF は優位半球において言語機能にかかわる可能性があり，覚醒下手術による評価が望ましい．

B：島回グリオーマ切除の切除可能範囲の一例を示す．✖印は切除に伴い危険が大きい部位を示す．F は前頭弁蓋（下前頭回）に進展する腫瘍部分の切除範囲．優位半球においては SLF/AF が関連する場合がある．また superior periinsular sulcus を越えて深部は LIA の損傷のリスクがあるため，いったん同部までの切除とする．T は側頭弁蓋に進展する腫瘍の切除範囲．図では優位半球の上側頭回に言語関連領域を認めた場合を想定しており，中下側頭回の切除を行って側脳室下角に達している．また，側頭葉内側構造（hippocumpus および parahippocampal g.）についても記憶機能の温存をはかる目的で本図では切除範囲に含めていない．島回内部では内側縁は被殻外側縁まで，上方で superior periinsular sulcus まで，下方で特に IFOF など言語関連線維が関連する場合があることに注意を要する．

優位半球においては，覚醒下手術を行って，SLF/AF・IFOF・frontal aslant tract（FAT）・corticospinal tract（CST）を温存する❽

> **Tips 8**
> 島回のグリオーマは前頭葉・側頭葉と連続することがしばしばみられる．島回は環シルビウス裂皮質機能野や言語関連線維（SLF/AF, IFOF）に取り囲まれており，特に優位半球では覚醒下手術による言語評価を検討する．

- CST については摘出限界とする．
- その他の白質線維については，術後の失語症の危険があるため，これらについては覚醒下手術による電気刺激所見により，術中の摘出限界とする．

島回グリオーマの手術手順

体　位

- 頭位は，適宜肩枕を使用して 45〜60 度の回旋位とする．

- Vertex はやや down とする．このとき，前頭葉の surgical corridor を利用する場合や，側頭葉側からの corridor を利用する場合を考慮に入れて，患者の前方や後方へ術者が回って多角的なアプローチが取れるようにする．

シルビウス裂開放

- なるべく広範に分けることを推奨する．
- 中心溝付近から後方は，静脈系が密に存在していて，これらを温存して広く開けることが困難な場合が少なくない．

LSA 起始部・limen insula・inferior periinsular sulcus の確認（図 12A 参照）

- 特に LSA は錐体路を栄養するため，その走行の確認は重要である．
- LSA 自体が腫瘍摘出の内側の限界と考えられる重要な血管構造である．本血管の起始部は重要なランドマークであり，腫瘍摘出の際の術野の深さ方向に関する指標となる．
- LSA の中大脳動脈の起始部や，これが貫通する前有孔質の外側の位置を術中に同定するには，上述の解剖学的知識が役立つ9．
- Limen insula や inferior periinsular sulcus の確認作業は術野のオリエンテーションをつける意味合いがあり，特に前者はその直下を uncinate fasciculus が走行し，またその後方で IFOF が走行することに留意する．

前頭・側頭弁蓋部腫瘍の切除（surgical corridor の確保），側頭葉進展例で側脳室下角確認

- 前頭葉，側頭葉に腫瘍が進展している例では，同部を切除することで，これを surgical corridor，すなわち進入経路として島回へとアプローチする．
- 側頭葉進展例では，側頭葉部の切除を行って側脳室下角を確認することで，手術野におけるオリエンテーションが明確になる．
- 前頭葉弁蓋部の切除の際には，LIA の損傷を避けるために，その深部方向において，superior periinsular sulcus を越えない範囲（あるいは，島回皮質のレベルを越えない範囲）での切除に留める必要がある．

切除腔・シルビウス裂内両面からのアプローチ

- 島回の腫瘍の切除は前頭葉腫瘍あるいは側頭葉腫瘍を切除して得た surgical corridor を利用した切除と，シルビウス裂から中大脳動脈の枝の間からアプローチした切除とを併用する．
- シルビウス裂は特に後方で静脈系の走行によって十分開放することが困難な場合があり，その際には覚醒下手術でのマッピング結果に基づいて，前頭葉ないし側頭葉皮質を一部切除して島回へアプローチすることも検討する．
- Insular artery に遭遇した場合で，これを sacrifice する必要がある場合には，LIA による錐体路の虚血を避けるため，AVM 手術用クリップなどを用いて一時遮断して運動誘発電位（MEP）の低下・消失がないか確認する方法もある10．

Tips 9

LSA の走行を常に意識して手術を進める必要がある．手術早期にシルビウス裂を分けて LSA の起始部の位置を確認することは，以後の腫瘍切除の際の良いメルクマールとなる．LSA は M1 遠位あるいは M2 近位で起始した後，M1 に沿って内側へ戻り，角度を変えて前有孔質を貫き被殻の外側半分を後上方へと走行する．

Tips 10

島回グリオーマの手術では，MEP モニタリングが有効である．経頭蓋・経皮質刺激と白質直接刺激の両者を用いて，錐体路機能の温存に努める．insular artery に temporally clip をアプライして MEP を観察し，切断できるか判断することも可能である．ただし，このときクリップで当該動脈を損傷する危険があることに十分注意を払い，クリップをアプライすべきか，どのクリップを選択するか検討するべきである．

External capsule・superior periinsular sulcus の確認および白質刺激（SLF/AF・IFOF・CST）

- 前頭葉内側の SLF/AF，また後方の CST，側頭葉・島回内側の IFOF など白質線維の走行に留意して，優位半球の覚醒下手術の際には適宜白質刺激を加えるなど言語症状をモニタリングしながら切除を進める．CST の術中評価については，MEP が有用である 10．
- これらの白質構造について言語障害が出現する場合には，摘出限界とする[104]．

前方で被殻の一部確認（内側摘出限界）（図 12B 参照）

- 島回の腫瘍内側部（術野深部）の適切な切除には，被殻外側面の位置の同定が重要である．
- 被殻の外側面近くで，被殻を貫通するように LSA が走行するほか，被殻の外側の白質は IFOF を含む external capsule に相当しており，被殻外側面の位置と形状をおおよそ認識しながら切除することが重要である．
- このために，被殻前半部で被殻の組織を一部確認できれば，これを術野の深さ方向の目安とすることができるので，術野のオリエンテーションが明確になる．
- 被殻の組織は，白色の白質線維の深部で，灰白質に一部斑状の白質を混じた組織として視認され，腫瘍が浸潤していない場合には，顕微鏡下に容易に弁別することができる 11．

後方上部（Berger−Sanai 分類 Zone Ⅱ）に進展する腫瘍部分は明視下でない限り無理をしない 12

- Berger−Sanai 分類による Zone Ⅱ の領域は，島回腫瘍の後上方部分にあたる（図 6）[112]．
- 本領域では，LIA のなかでも錐体路を栄養するものが走行する可能性があること，しばしばシルビウス裂後半部が十分に開放できないこと，優位半球では言語野が近接し，中心前回・錐体路に近いこと，術者にとって直接視認しづらい位置にあることなど，その他の部位と比べて安全で確実な腫瘍の切除が行いにくい．
- 周囲の脳皮質・白質および穿通枝を含む血管系を損傷しないよう最大限の注意を払い，直視下で確実に操作できる部分のみの腫瘍摘出として，無理をしない．

▶ transsubcentral gyrul approach

- 近年筆者らは，同部位や頭頂弁蓋深部腫瘍に対するアプローチとして，transsubcentral gyrul approach を提案した（図 8）[118]．
- 本アプローチは，優位半球の腫瘍において覚醒下手術を行って，subcentral gyrus 部分がマッピング陰性であった場合，同部を切除して頭頂葉弁蓋（anterior transverse parietal gyrus）や島回 Zone Ⅱ 領域に対する surgical corridor，すなわち進入経路を得ようとするものである．
- シルビウス裂後半部の開放が困難な症例で同部への surgical corridor 確保が困難な場合には，用いることを検討してよいアプローチと考えている．

Tips 11

被殻の組織は灰白質に点状・斑状の白質を混じた組織として認識できる．これが島回腫瘍の内側摘出限界の良いメルクマールとなる．必ず前半部の安全な領域で確認し，被殻内に入り込まないよう外包レイヤーで腫瘍を剥離・切除する．

Pitfalls 12

Berger−Sanai の Zone Ⅱ 部分の切除は，必ず明視下のもと確実かつ繊細に行う必要がある．LIA 損傷に伴う虚血により片麻痺・失語をきたす危険がある．また，錐体路・SLF の直接損傷の危険もある．したがって，十分な術野が得られていない場合には無理をしないことが重要である．

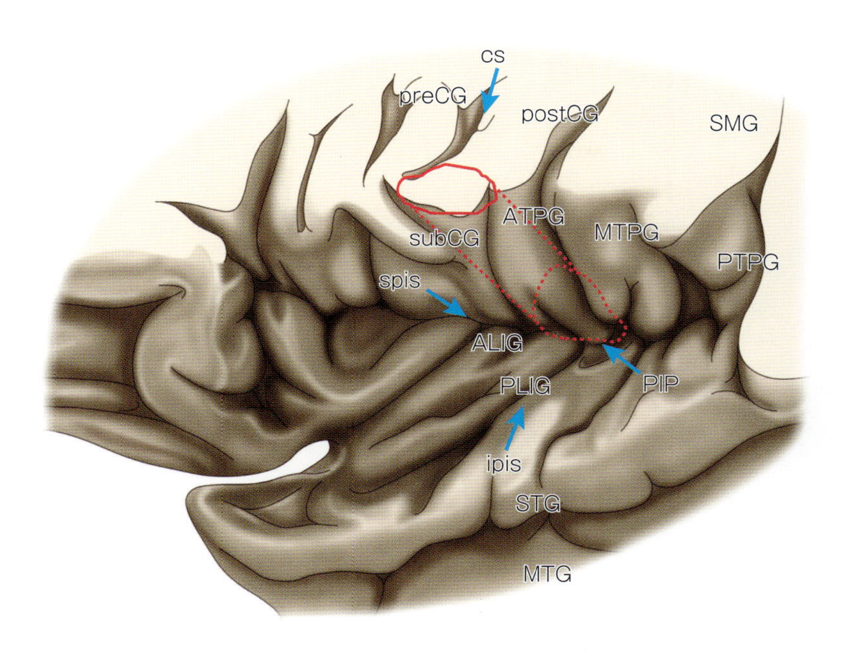

図8　深部頭頂弁蓋・島回 Zone II に対する transsubcentral gyrul approach

Anterior transverse parietal gyrus（ATPG）など深部頭頂弁蓋および島回 Zone II への surgical corridor を得るため，transsylvian approach に加えて，覚醒下手術によるマッピングにて negative mapping であることを確認のうえ，subcentral gyrus（subCG）を経由するアプローチが有効な場合がある．

ALIG：anterior long insular gyrus，ATPG：anterior transverse parietal gyrus，cs：central sulcus，ipis：inferior periinsular sulcus，MTG：middle temporal gyrus，MTPG：middle transverse parietal gyrus，PIP：posterior insular point，PLIG：posterior long insular gyrus，postCG：post central gyrus，preCG：precentral gyrus，PTPG：posterior transverse parietal gyrus，SMG：supramarginal gyrus，spis：superior periinslar sulcus，STG：superior temporal gyrus，subCG：subcentral gyrus.　（文献 118 より引用）

症例提示

症例 1　優位半球病変の覚醒下手術（図 9，図 10）

臨床経過・術前画像

- 43 歳，男性の左前頭葉・島回・側頭葉腫瘍症例（diffuse astrocytoma）である．一過性の失語症を伴う全身性痙攣発作で発症した．
- 本例はおそらく左前頭葉弁蓋部を主座とし，前頭葉内に広く進展し，島回および側頭葉へと進展している（図 9A・B）．しかしながら，superior periinsular sulcus を越えた進展はほとんどない．
- 術前画像の評価では，本腫瘍は基底核浸潤がなく，LSA に関しては腫瘍の内側を走行していることがわかる（図 9C・D）．
- 術前の DTI tractography の検討では，IFOF は temporal stem（側頭葉茎：側頭葉が島回や基底核へとつながる部分）の領域で途絶して描出ができず，腫瘍内を走行する可能性が高いと考えられた（図 10A）．
- これらの所見から本腫瘍に対して，radical resection の方針とし，優位半球に存在することから，言語野の温存と言語に関連する白質構造の温存に努めるため，覚醒下手術を行った❼❽．

手術手順と所見

- 手術はまず全身麻酔下に広い左前頭側頭開頭を行った．そのうえで，シルビウス裂を開放して中大脳動脈を露出，M2 起始部で LSA の起始部を確認した❾．
- 覚醒下で皮質言語マッピングを施行した後，前頭弁蓋部の切除を行い，これを surgical corridor として手術を進めた．

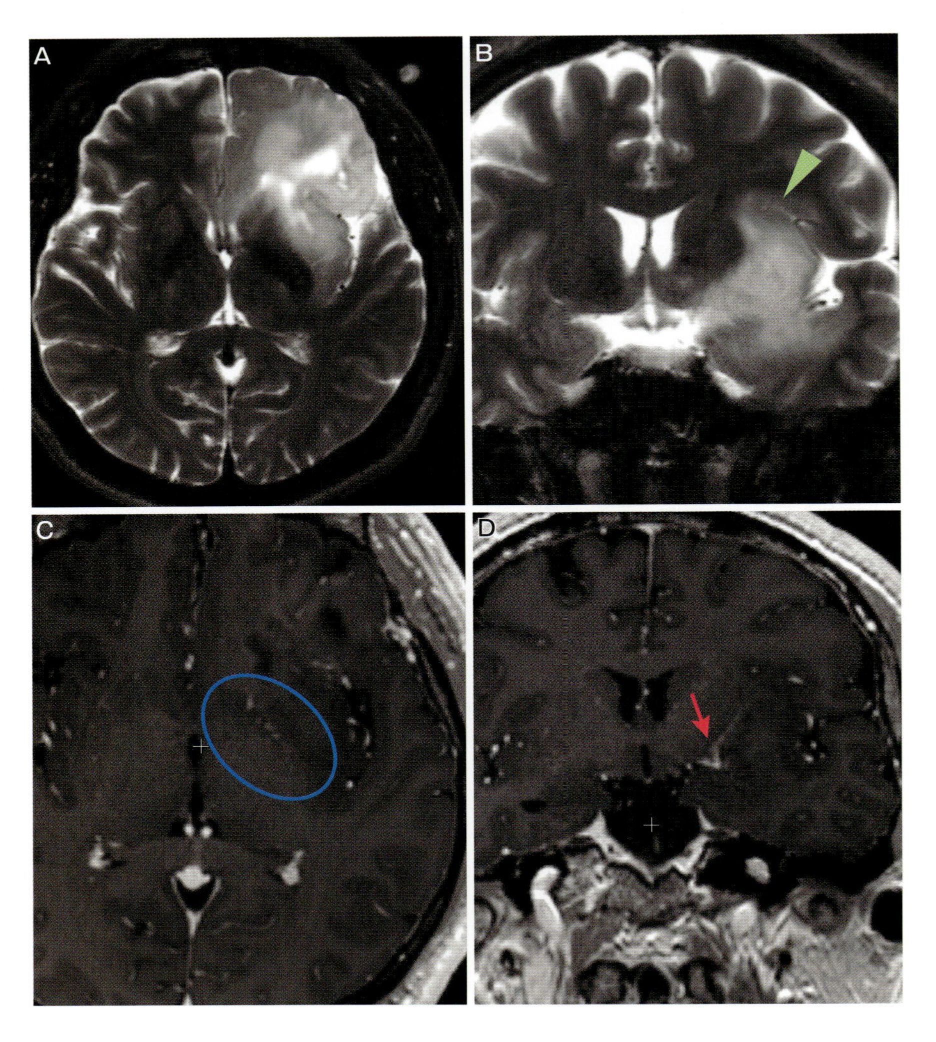

図9　症例1：左前頭葉・島回・側頭葉腫瘍の術前MRI

A：T2強調画像．腫瘍は左前頭葉を主座に島回へと進展している．B：島回の腫瘍部分は，上縁は概ねsuperior periinsular sulcusを越えない範囲の進展となっており，LIAの損傷のリスクは大きくないと判断される．C・D：T1強調造影．LSAは被殻外側を走行しており，腫瘍に直接巻き込まれていない．

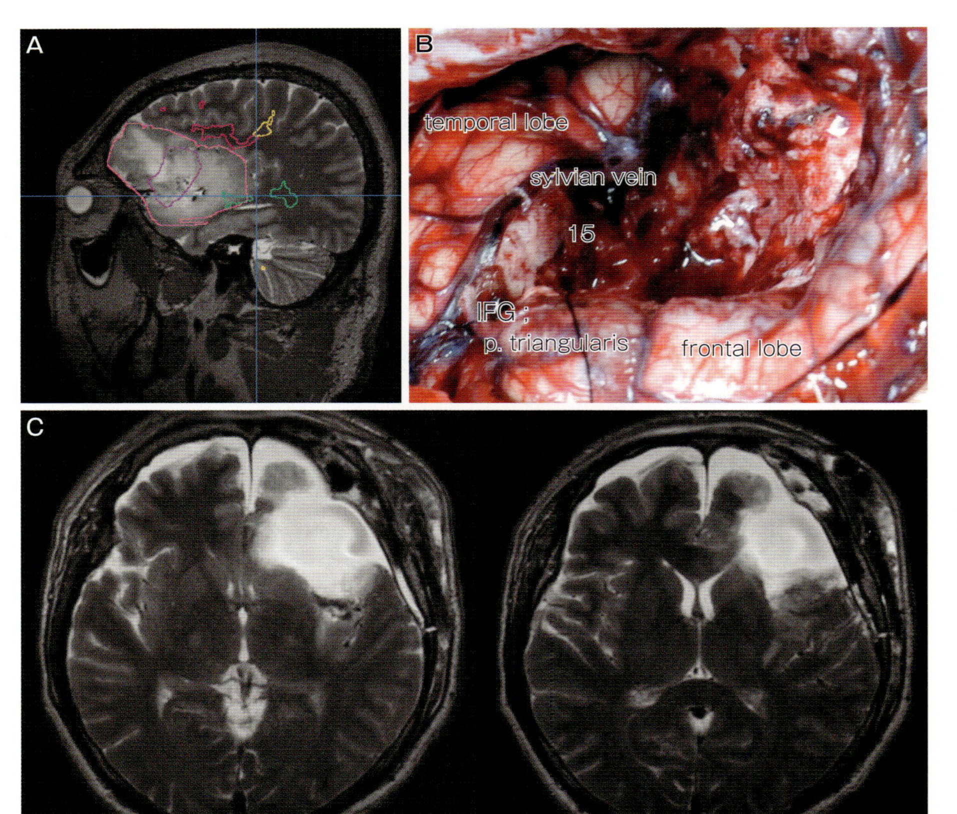

図10　症例1：術前tractography・術野画像・術後MRI画像

A：術前のtractography（iPlan 2.7：BLAINLAB社）矢状断画像．IFOF（□のオブジェクト）は腫瘍領域に入って描出できない．□：錐体路，□：frontal aslant tract．B：覚醒下手術による摘出時の術野画像．腫瘍はほぼ摘出された時点で，術野後下方（tag 15：島回下縁からtemporal stem）の電気刺激で意味記憶課題での陽性症状を伴う喚語困難を認めた．同部はIFOFの走行部位にほぼ一致すると考えられた．C：術後画像．腫瘍領域は亜全摘出と判断される．

IFG：interior frontal gyrus（下前頭回），P. triangularis（下前頭回三角部）．

- 本例では，側頭葉側深部白質の刺激で意味記憶課題での陽性症状を伴う喚語困難を認め，IFOF など言語の意味処理を担う腹側経路と考えられた（tag15）（図 10B）.
- この時点で大半の腫瘍の切除が達成されていると判断されたため，これらの陽性症状をもって同部を術中の摘出限界とした.

術後経過

- 図 10C は術後 1 週間での MRI 画像である．腫瘍の大半の切除が達成されている.
- 術直後は軽度から中等度の失語を呈したが，3ヵ月程度で回復し，元職に復している.

症例 2　非優位半球再発病変

臨床経過・術前画像

- 26 歳，男性の右島回から側頭葉へと進展するびまん性星細胞腫症例（図 11A）.
- これまでの 2 回の開頭生検では，いずれも grade Ⅰ程度の腫瘍との病理診断であったが，経過観察中明らかな増大傾向を示すこと，および画像

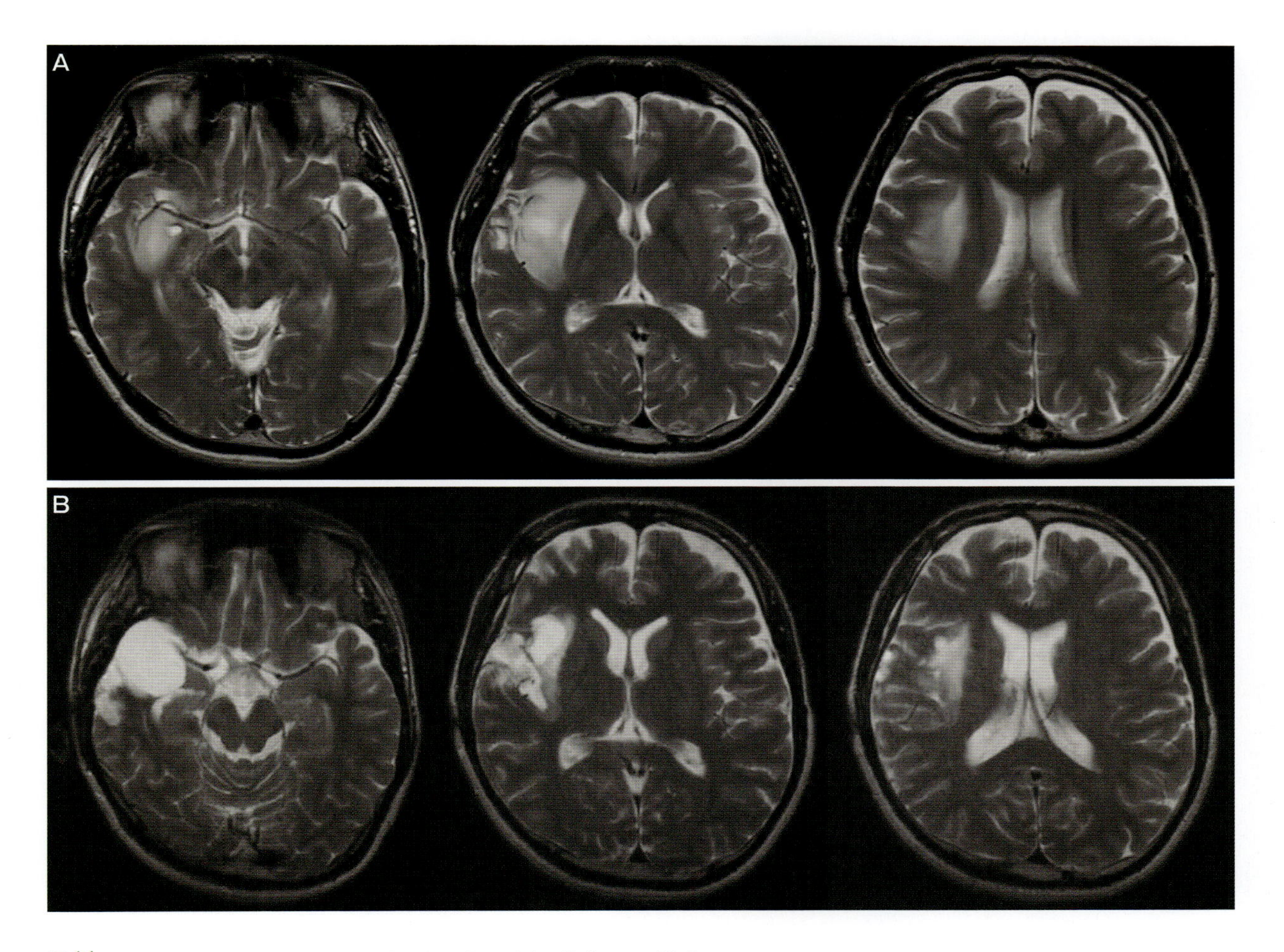

図 11. 症例 2：再発右島回から側頭葉へ進展する腫瘍・術前および術後 MRI
右島回を主座とし側頭葉へ進展するびまん性星細胞腫，WHO grade Ⅱ症例．A：術前画像，B：術後画像.

所見上は diffuse type のグリオーマが濃厚と考えられたため，手術の方針とした．

- 腫瘍は右島回に主座を置き，側頭葉への進展がみられた．
- 本例でも，LSA は腫瘍より内側を走行していること，腫瘍が画像上比較的明瞭な境界をもつことから，radical resection の方針とした7.

手術手順と所見

- シルビウス裂を開放し，limen insula を確認するとともに，側頭葉側で inferior periinsular sulcus を露出した．
- M2 を追跡してこれを近位へと追って LSA の起始部を確認した9（図 12A）．LSA が母血管に沿って内側へと走行することがわかる．同部を腫瘍摘出内側のメルクマールとした．
- 次いで側頭葉に進展する腫瘍に対して，anterior temporal lobectomy を行った．これを利用して腫瘍の切除を進める一方，側脳室下角を開放した．

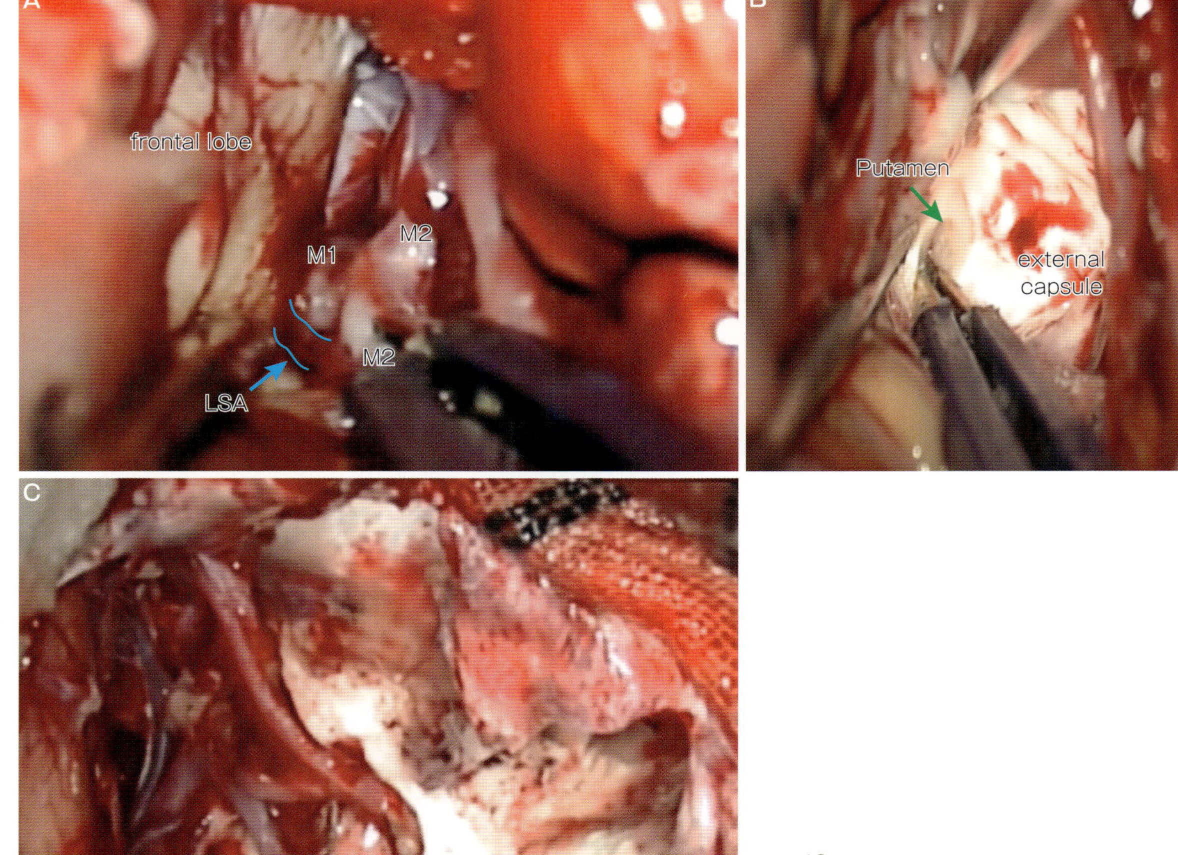

図 12. 症例 2：術中顕微鏡画像
A：シルビウス裂を開放して，M2 を追跡し LSA の起始部を確認したところ（→）．LSA が M2 背側から起始して本幹に沿って内側へ向かっている．同部は腫瘍内側の摘出限界に関する重要なランドマークとなる．B：島回皮質部分の腫瘍を切除後 external capsule の白質組織が露出したところ．putamen（被殻）の灰色調組織が一部で確認され（→），被殻外側面が直下のレイヤーにあることがわかる．腫瘍の内側境界を追跡するための良い指標となる．C：腫瘍摘出後の術野．中大脳動脈の深部に摘出空間が広がる典型的な術野．

- 側頭葉側の surgical corridor とシルビウス裂側の M2 の間の両面から，ピースミールに腫瘍の切除を行った．
- 図 12B は external capsule のレイヤーが露出し，前方部分で一部被殻を確認したところである．白色の external capsule 線維と異なり，明らかに灰色の強い組織がみられる 11．
- この所見を参考に被殻外側面に沿って，かつ被殻を露出しない範囲で切除を行いながら，腫瘍の内側方向の切除面を作るように切除を進めた．
- Superior periinsular sulcus は腫瘍前半部で確認して，後方へたどるようにして腫瘍切除を行ったが，腫瘍後半上方部は直視下で安全に摘出できる範囲にとどめた．
- 図 12C は摘出終了時の術野である．中大脳動脈の枝が組織の支えなく空中を傘のように走行し，その下に大きな空間ができる．
- 術後明らかな神経脱落症状を認めなかった．
- 図 11B に術後の MRI 画像を示す．
- 病理診断はびまん性星細胞腫，WHO grade Ⅱであり，腫瘍の大部分が切除されたと判断されたため経過観察の方針とした．

症例 3　優位半球広範浸潤例

臨床経過・術前画像

- 29 歳，男性の左前頭葉・島回の巨大な腫瘍症例である．全身性痙攣発作で発症し，失語症状が急速に進行した．
- 腫瘍は左島回付近を主座として，前頭葉内に進展するとともに，被殻・尾状核，視床に進展している（図 13）．
- LSA は腫瘍内を貫通して走行している（図 14A）．特筆すべきは，腫瘍内に中大脳動脈 M2 から起始して上内側へと斜走する穿通枝を認め，これが放線冠に到達している（図 14B）．
- SWI および造影 MRI での詳細な検討で，本血管は良好に造影されること，SWI で低信号を呈していないこと，本血管が M2 から起始することなどから，腫瘍病変に伴って発達した LIA であると考えられた．

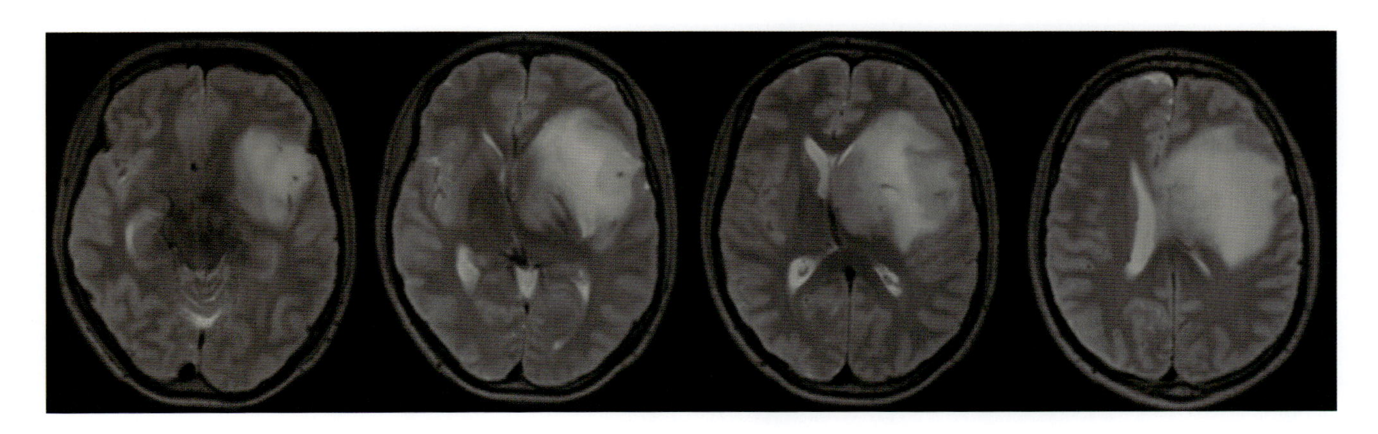

図 13　症例 3：広範に進展する島回腫瘍症例の術前 MRI
腫瘍は島回を主座として前頭葉から尾状核・被殻，視床に進展している．

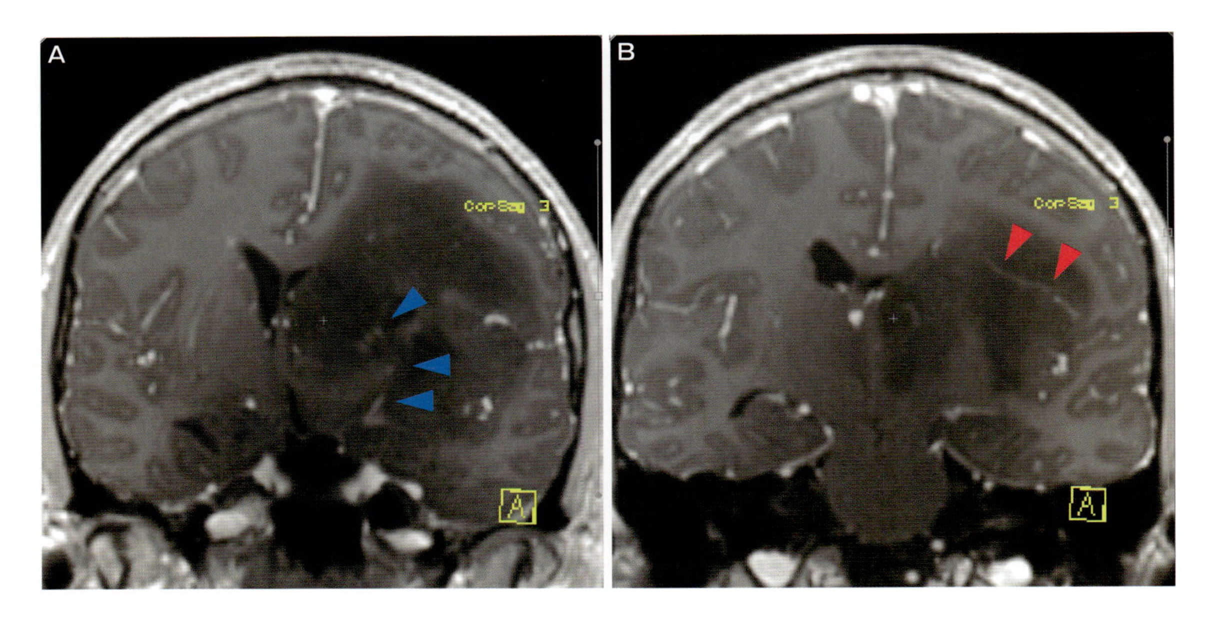

図14. 症例3：T1強調画像造影・冠状断

A：LSAが腫瘍内を走行（▶）．B：腫瘍の存在により拡張したLIAと考えられる穿通枝が腫瘍内を貫通して走行（▶）．上記所見から，本腫瘍のradical resectionは錐体路の虚血性合併症の危険がきわめて高いと推定されたため，初回手術の方針として，これらの穿通枝領域を避けた部分摘出・病理診断を行うこととした．

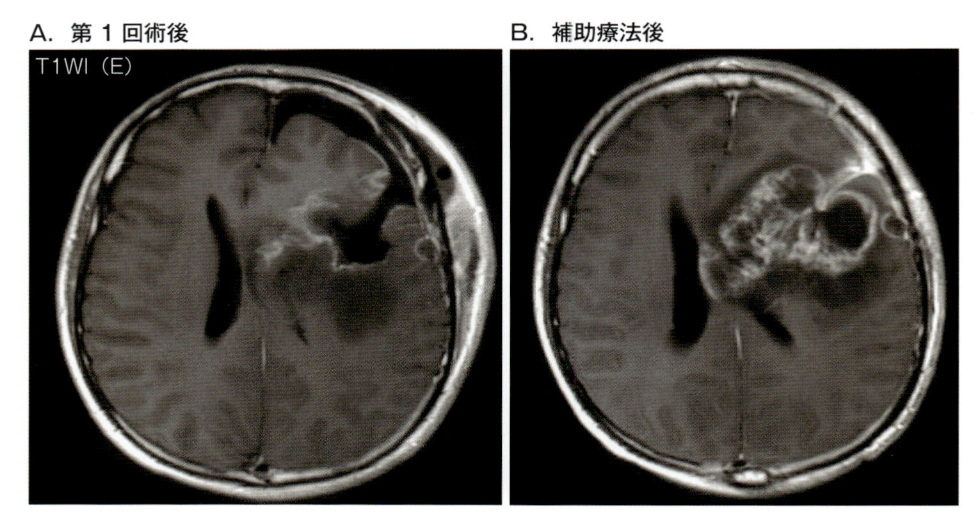

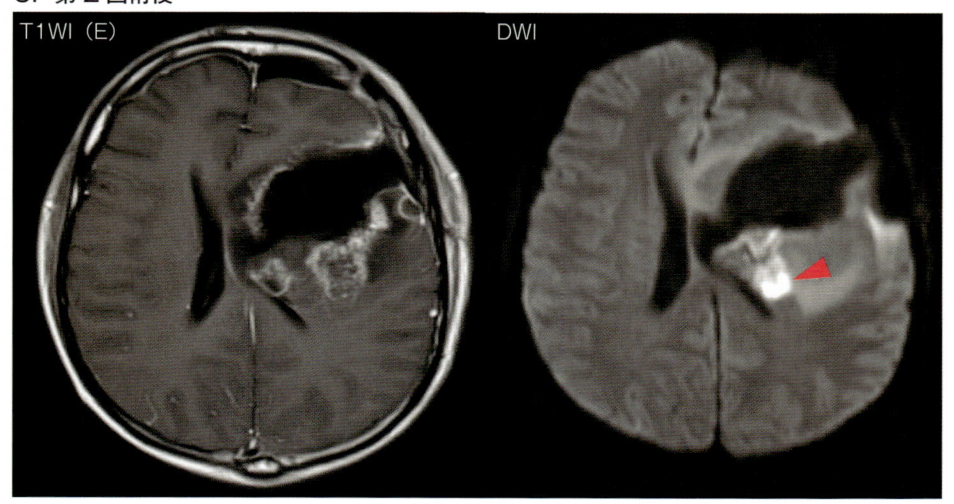

図15. 症例3：第1回術後以後の経過

A：第1回の手術では，腫瘍の減量と組織診断を目的に腫瘍摘出を行い，LSAおよびLIAを温存した．B：退形成性星細胞腫，WHO grade Ⅲの診断に基づいて放射線・化学療法を行ったが早期に腫瘍再燃をきたし，意識混濁，右不全麻痺をきたした．C：拡散強調画像．再度減量手術を行ったが，腫瘍内を走行するLIAを温存できず術後放線冠に穿通枝梗塞をきたした．

- 本腫瘍の進展範囲が広範であり，LSA・LIA ともに巻き込まれていることから，治療方針として radical resection とせず，症状の救済と組織診断を目的に，初回手術では腫瘍量減量による減圧を行った7(図 15A).

初回手術後補助療法・第 2 回手術

- 退形成性星細胞腫，WHO grade Ⅲの診断のもと，放射線化学療法を施行したが，初期治療終了後間もなく，腫瘍の再燃傾向が著しくなり，意識障害と不全片麻痺を伴うようになったため，第 2 回の開頭腫瘍摘出術を施行した（図 15B).
- LIA を温存できず，術中に MEP の著しい低下を認めたため，腫瘍摘出を終了した13.
- 術後放線冠に穿通枝梗塞を認めた（図 15C).
- 第 2 回目の組織は膠芽腫であった．追加化学療法およびリハビリテーションにて，右不全麻痺および失語症状を残したが，家庭内での ADL は自立し独歩退院した.

Pitfalls 13

島回グリオーマ手術中に LSA/LIA 損傷に伴って MEP の低下をきたした場合，たとえその時点で手術操作を中断しても，通常数分の経過で MEP が消失にいたる場合がある．虚血が原因の場合 MEP の低下を早期に検出したとしても，有効な回避手段がないことに注意が必要である．この意味で，島回グリオーマの手術に MEP は有効なモニタリングであるが，十分ではない.

III 6 視路：視路毛様細胞性星細胞腫の手術

澤村 豊

発生部位

- 視路毛様細胞性星細胞腫（optic pathway pilocytic astrocytoma）は，小児に発生する WHO grade I の良性腫瘍である❶.
- 視神経と視交叉に限局するものは視神経膠腫と呼ばれる（図 1）.
- 視路全体に発生しうる.
- 視神経，視交叉，視索，視床下部，視放線を連続性に侵す.

手術適応を決めるための大まかな分類

- 以下のように分類すると，治療方針を考えやすい.
  ① 眼窩内視神経膠腫
  ② 単神経視神経膠腫：眼窩内と頭蓋内に及ぶが片側神経だけを侵す.
  ③ 視交叉毛様細胞性星細胞腫
  ④ 視交叉視床下部毛様細胞性星細胞腫
  ⑤ 視索毛様細胞性星細胞腫
  ⑥ 内包から視放線に発生する毛様細胞性星細胞腫
  ⑦ 全視路毛様細胞性星細胞腫

手術適応

- 多くの場合画像診断できるので，生検術は不要である.
- 幼小児には化学療法が中心となる.
- 片方の視神経だけを侵すものでは摘出（治癒切除）が可能となる．ほかのものは減荷手術に限られる.
- 嚢胞性増大が著しいものは嚢胞壁と部分切除する.

単視神経腫瘍の鑑別（図 2）

- 片眼のみの視力低下をきたす.
- 大きな頭蓋内腫瘍があっても健側の視野欠損がない（図 2D・E）.

Memo 1
乳幼児期の病理組織は毛様粘液性星細胞腫 WHO grade Ⅱであり，年長児から思春期は毛様細胞性星細胞腫 WHO grade Ⅰとなる．一連のものであり移行する.

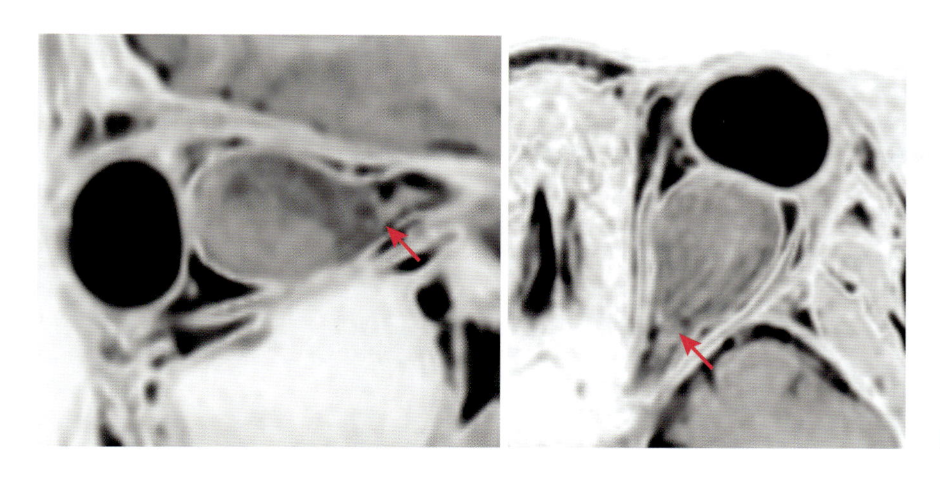

図1．視神経膠腫

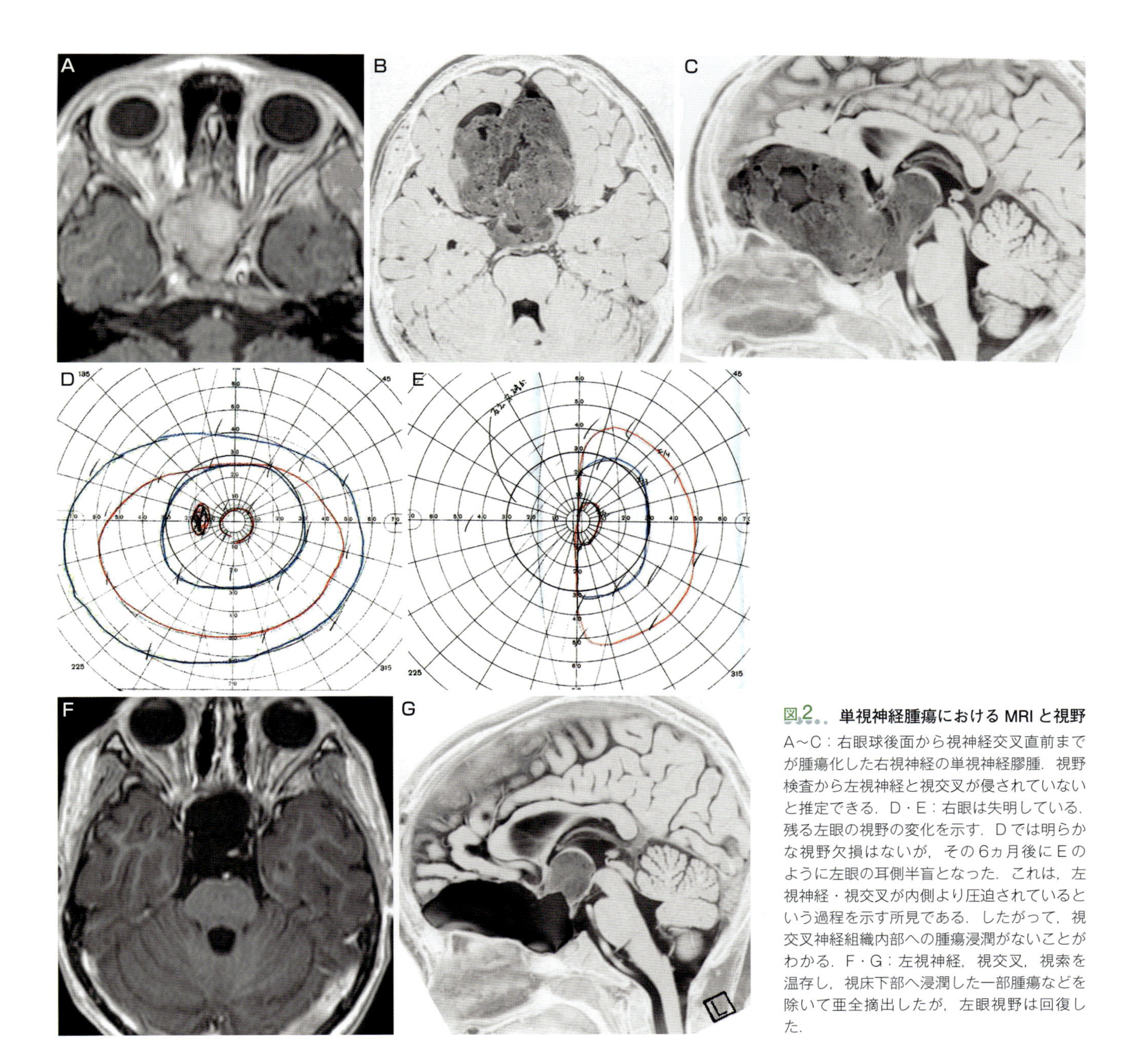

図2．単視神経腫瘍における MRI と視野

A～C：右眼球後面から視神経交叉直前までが腫瘍化した右視神経の単視神経膠腫．視野検査から左視神経と視交叉が侵されていないと推定できる．D・E：右眼は失明している．残る左眼の視野の変化を示す．D では明らかな視野欠損はないが，その 6ヵ月後に E のように左眼の耳側半盲となった．これは，左視神経・視交叉が内側より圧迫されているという過程を示す所見である．したがって，視交叉神経組織内部への腫瘍浸潤がないことがわかる．F・G：左視神経，視交叉，視索を温存し，視床下部へ浸潤した一部腫瘍などを除いて亜全摘出したが，左眼視野は回復した．

手術の目的

- 眼窩内腫瘍の摘出適応は，眼球突出を呈したときのみとする．
- 眼球後面から視交叉直前までの片側の視神経腫瘍を切除する．
- 患側の視力は残存していても失い，片眼失明となる．
- 眼窩内部分を摘出するとき温存するのは，眼球，眼球運動，眼瞼挙上，視交叉である．
- 頭蓋内部分を摘出するとき温存するのは，視神経交叉と健側視神経である．
- 総腱輪内部の腫瘍は摘出せず，亜全摘出としても自然退縮があり治癒が望める❷(図 3).

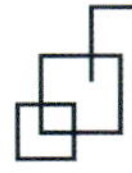

眼窩内単視神経膠腫の手術手技

- 治癒切除が可能な眼窩内単視神経膠腫（図 1）の手術手技のみを以下に記載する．

手術体位

- 仰臥位として背板を挙上して眼窩内静脈圧を下げる．
- 頭部を健側に 45 度回旋して固定する（図 4).

前頭側頭開頭と眼窩開放

- 通常の前頭側頭開頭による pterional approach と類似の開頭とする．

Tips 2

総腱輪（common tendinous ring）は眼球運動障害を招くので開放することができない．この部分の腫瘍は残しても再燃して問題となることはないので摘出しない．眼窩内部腫瘍と視神経管・頭蓋内腫瘍とは分けて摘出する．

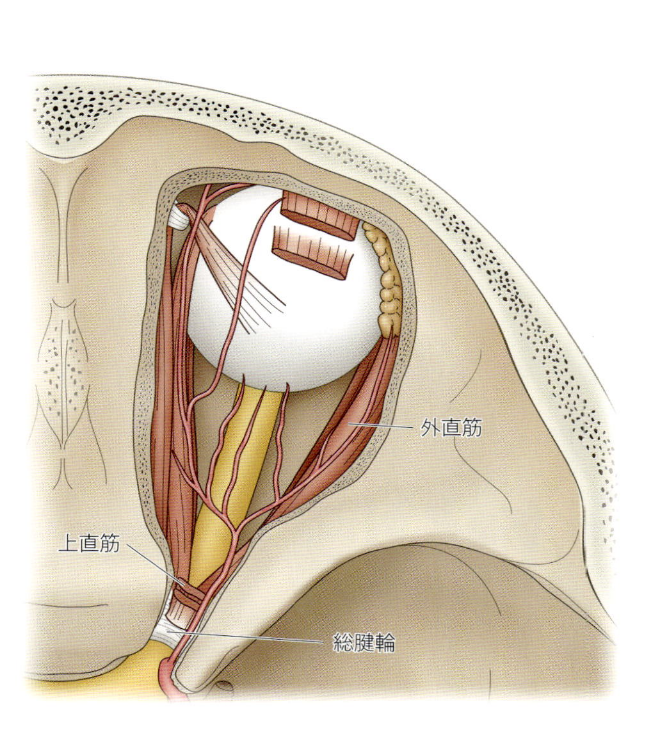

図3 総腱輪

- 頭髪のなかを健側の前額部から患側の耳朶前部まで切開し（図4），頭皮を翻転する③(図5).
- 頬骨弓と眼窩外側縁を露出して，眼窩上孔をノミかドリルで開放する.
- 側頭筋を骨から剥離して後方（尾側）へと牽引する．頬骨弓側には翻転しない（図6).
- 眼窩上孔から頬骨弓の上縁まで前頭側頭開頭を行い④(図7)，蝶形骨縁をドリルなどで削除する.
- 上眼窩裂までの眼窩上壁と外側壁を一塊にして外し，眼窩開放を行う⑤(図8).

Pitfalls 3

眼球突出を呈する腫瘍なので，頭皮弁を翻転するときに余裕がないと眼球圧迫が生じる．眼球内圧の上昇による視力低下は問題とならないが，これによって手術中の徐脈や角膜損傷を招くことがある．頭皮切開は十分に長めにしたほうが安全である.

Tips 4

前頭側頭開頭と眼窩壁を一塊にして行う向きがあるが，それはしないほうがよい．まず前頭側頭開頭を行ってから，細い骨切り線で眼窩壁を外す．それによって眼窩壁骨欠損は最小限となり，閉頭時の眼窩壁形成などは不要となる.

Tips 5

眼窩上外側壁を外すときに，眼窩骨膜（periorbita）を損傷しないように慎重に行う．眼窩骨膜を損傷すると眼窩内脂肪がはみ出してきて面倒であるし，腫瘍摘出後に眼窩骨膜を戻してきちんと縫合することができる.

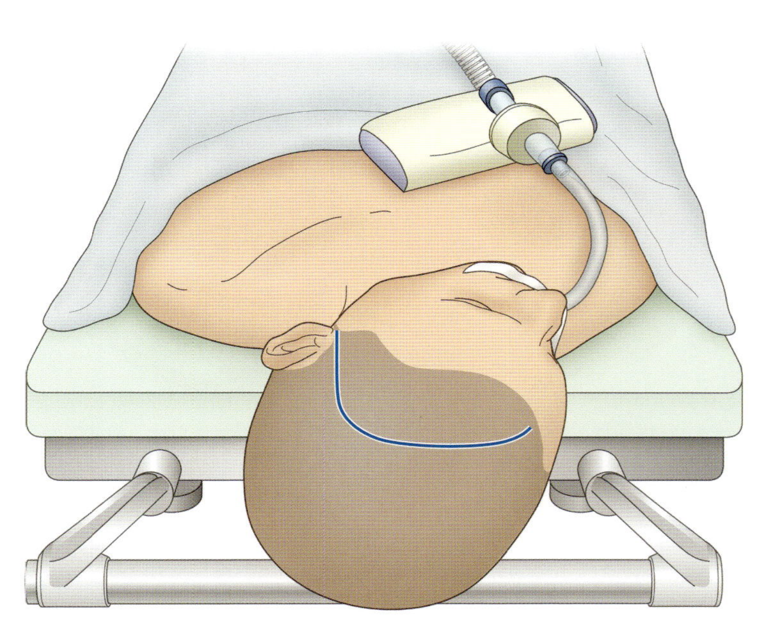

図4．体位と頭皮切開

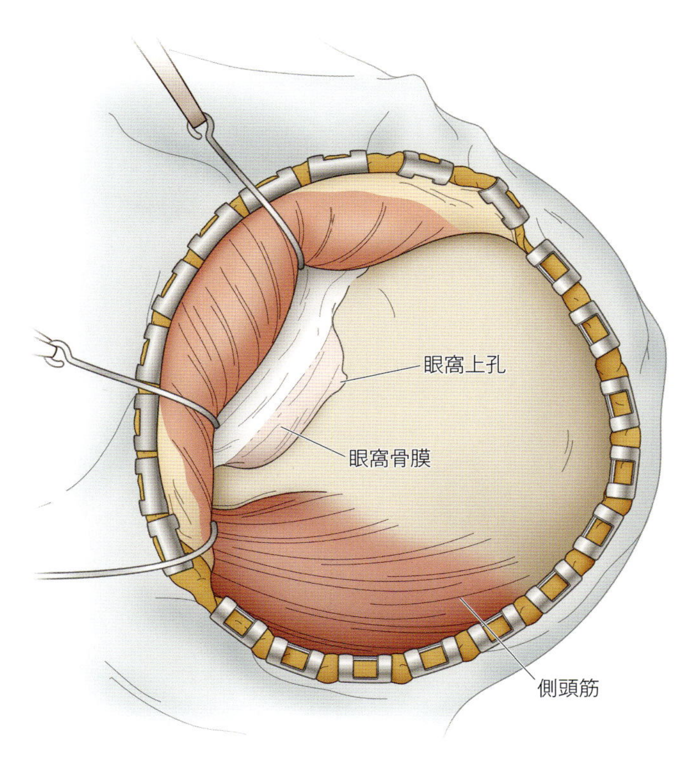

図5．頭皮翻転

- 眼窩開放の手法は「眼窩内腫瘍の露出」の項を参照.
- 眼窩縁は細いドリルバーで切断し，眼窩壁は頭蓋側から 3 mm のコースダイヤのドリルバーで溝をつけるようにして骨切りし，蝶形骨縁は上眼窩裂に至るまでコースダイヤで削除する（図 9).
- 視神経管は開放しない.
- 眼窩壁欠損を作らない.

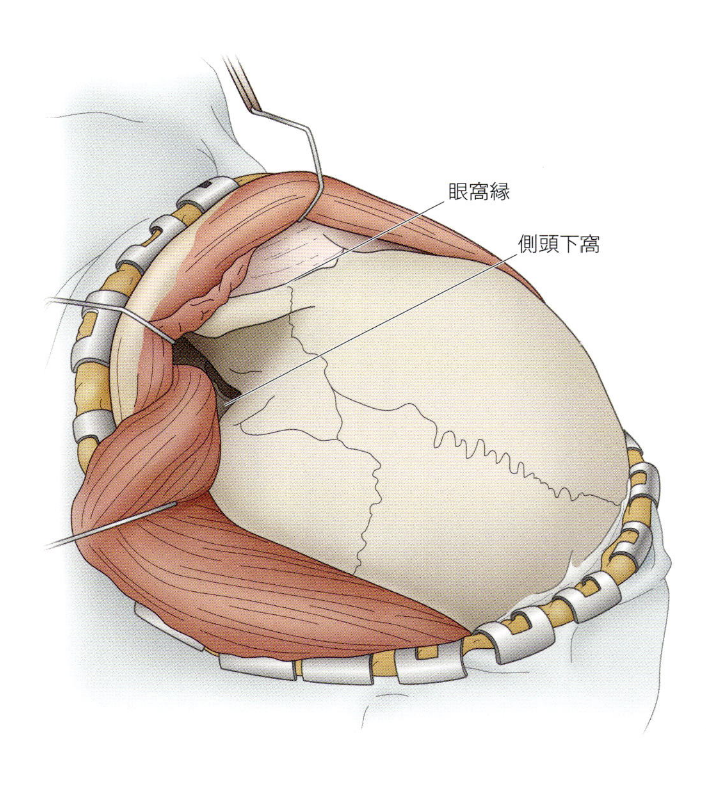

図 6 側頭筋翻転

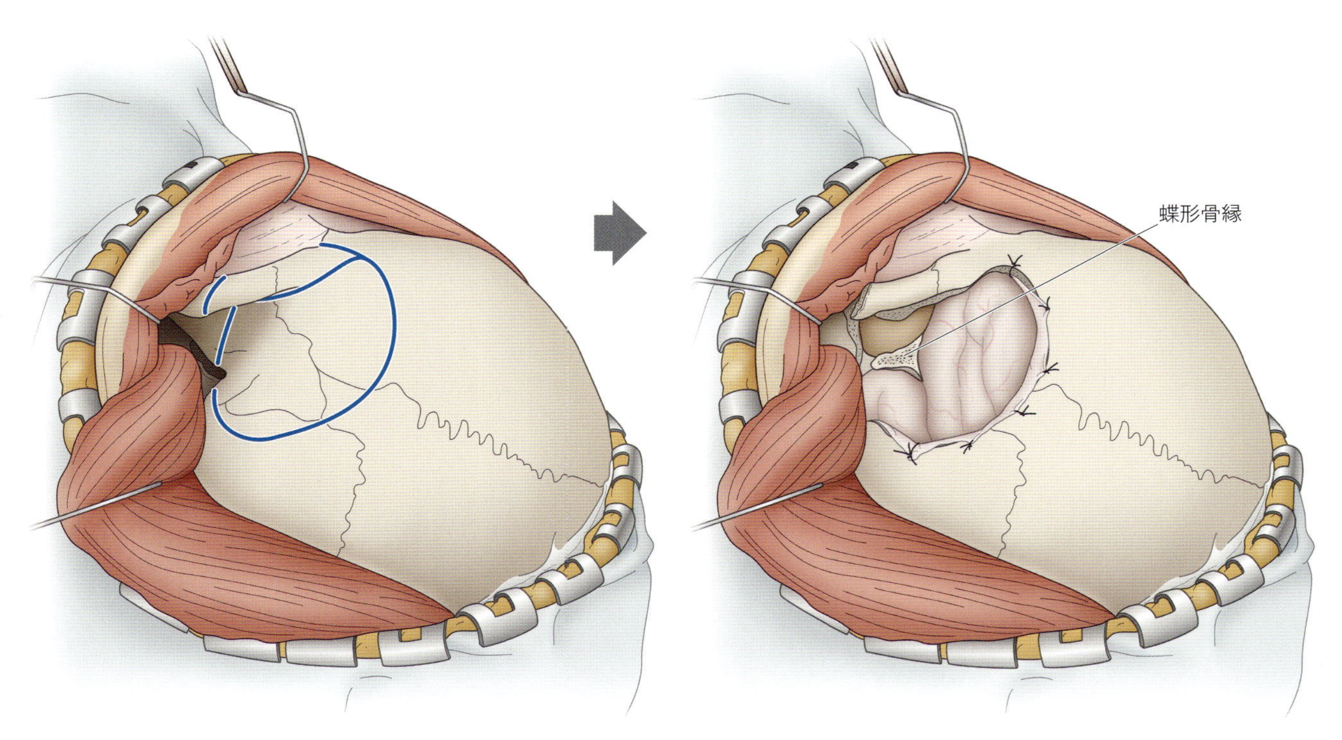

図 7 開　頭

眼窩上孔から頬骨弓の上縁まで前頭側頭開頭を行う.

眼窩内腫瘍の露出

- 小さなメスあるいはハサミを使用して，眼窩骨膜をT字状に切開する（図10）.
- 眼窩内脂肪組織が膨隆してくる.
- 切開した眼窩骨膜を輪ゴムを付けた小さなフックで軽く牽引する❻（図11）. 輪ゴムはちょうどよいテンションとなるように緩くかける.
- 上直筋と下直筋を同定して，その中間から指を入れて腫瘍を触診する.
- 手術適応となり眼球突出を呈するような大きな腫瘍塊は，指で触れることができる.

Tips 6

眼窩内脂肪を脳べらやピンセットや吸引管で押さえながら，眼窩内深部に術野を広げ進むのはとても煩雑で面倒なものである. 輪ゴムを付けた小フックは，眼窩内脂肪や外眼筋を牽引するのに非常に便利な手法といえる. フックは眼窩硬膜牽引に使用するものと同じものを使ってよい.

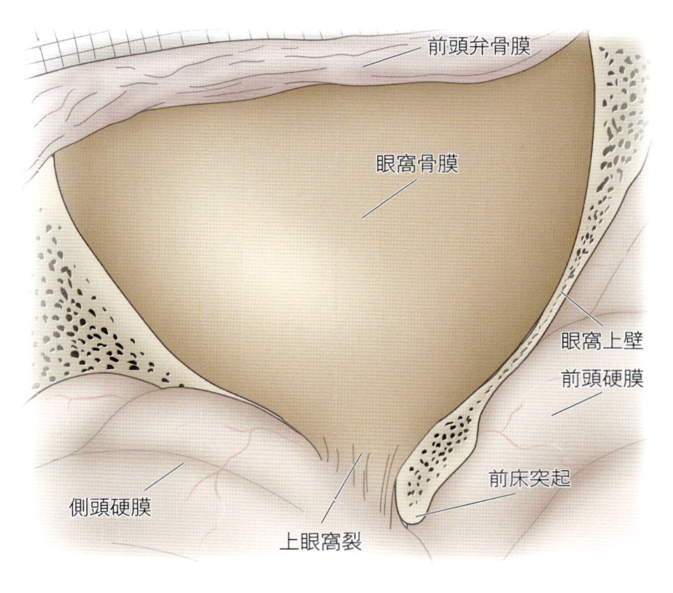

図8. 眼窩開放
上眼窩裂までの眼窩上壁と外側壁を一塊にして外す.

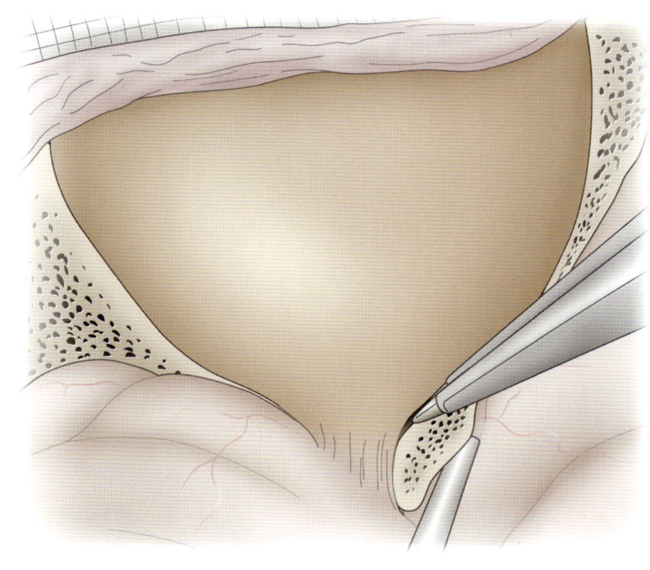

図9. 上眼窩裂

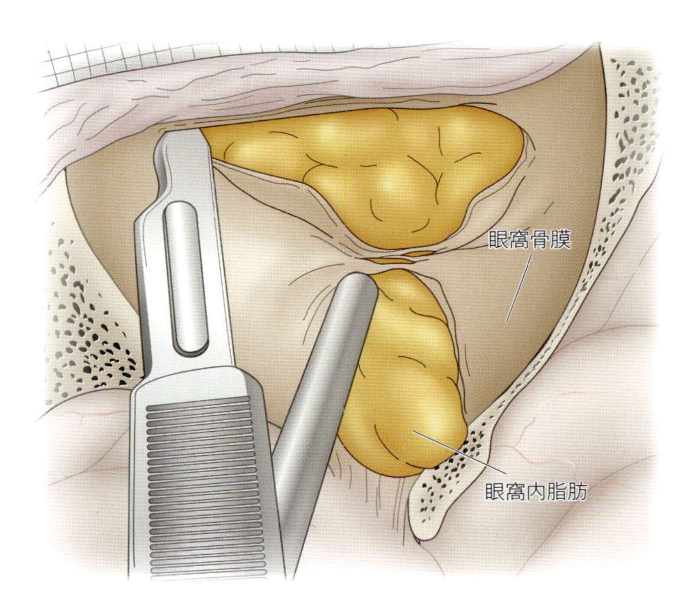

図10. 眼窩骨膜切開
眼窩骨膜をT字状に切開する.

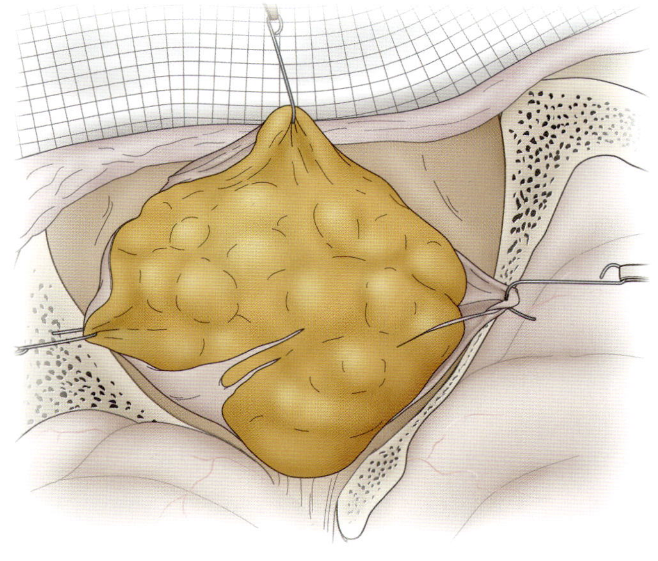

図11. 眼窩骨膜牽引
輪ゴムを付けたフックで牽引する.

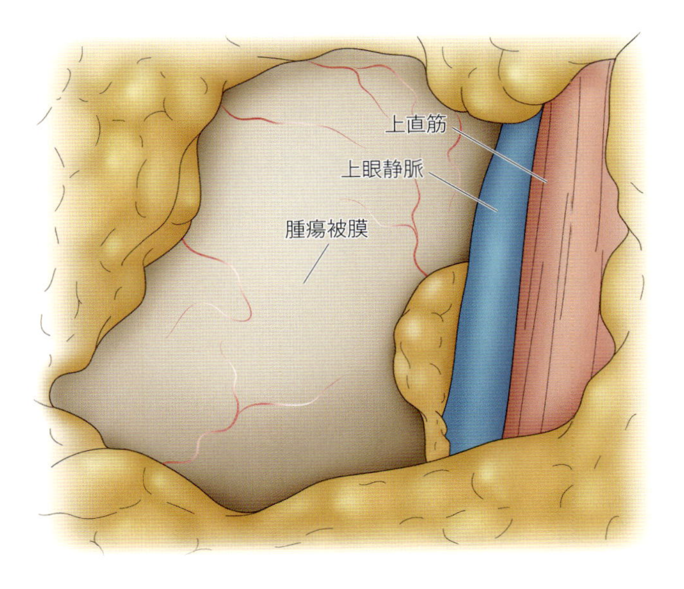

図12　**上眼静脈と上直筋**

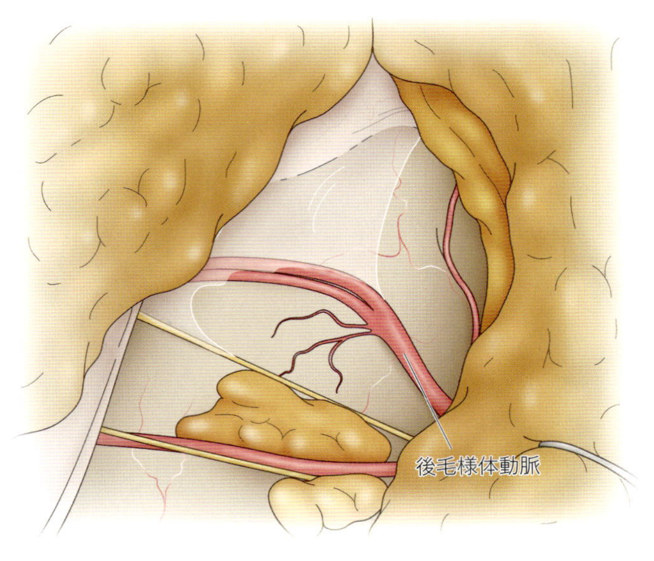

図13　**後毛様体動脈**
温存する．

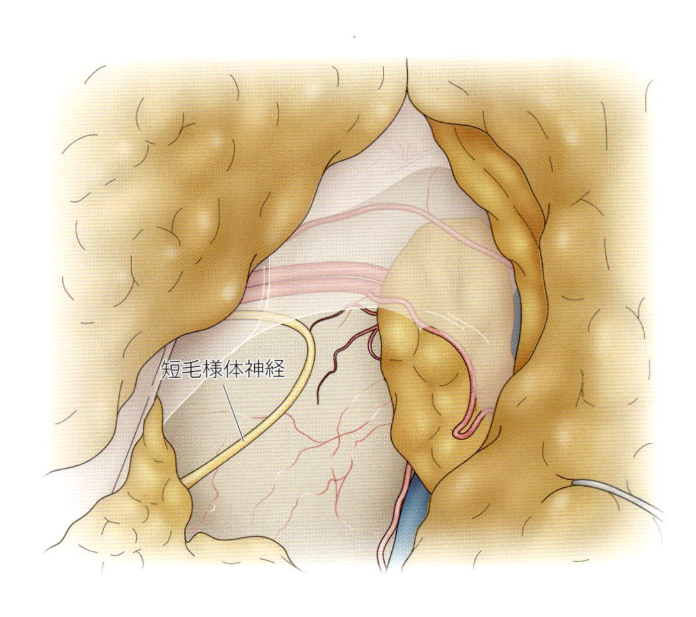

図14　**短毛様体神経**
温存する．

Tips 7

眼球は温存できても短期間で萎縮することがある．眼球萎縮を防ぐために，眼球後面に入る腫瘍表面にある細い自律神経や動静脈をすべて温存する．毛様神経節は術野の深部にあり，深部眼窩上壁側の視神経鞘を温存しながら腫瘍摘出すると損傷が避けられる．

- 腫瘍への最短距離をとるように脂肪組織を分ける．腫瘍露出のための脂肪組織の展開は一点から押し広げるように行い，脂肪組織を焼いて切断するという操作を極力避ける．
- 眼窩上壁側には上直筋と上眼静脈，外側壁側には外直筋を見ることもできるが，あえて確認する必要も露出する必要もない（図12）．
- 涙腺神経は術野に現れない．
- 眼球後極（眼球後面と腫瘍の境）に向かう後毛様体動脈（図13）と毛様神経節と短毛様体神経（複数）（図14）は温存する7．
- 腫瘍剥離の際には出血しないように留意して，眼窩内脂肪組織をバイポーラで焼灼しない．焼灼すれば神経や血管の損傷を招く8．
- 眼窩内組織から剥離しながら十分に腫瘍を露出する（図15）．
- 腫瘍に明らかに流出入する小さな腫瘍動静脈のみは切断可能である．

Pitfalls 8

合併症では眼球運動障害が気になる．この手術においては，上直筋と外直筋が視野に入る．これらの外眼筋は脂肪組織のさらに外側にあるので，過度の牽引をしなければ筋組織を直接損傷することはない．動眼神経と外転神経は上眼窩裂から眼窩内に入った直後に，これらの筋の内側部に密着して筋組織の中に分岐するので，やはり神経組織を損傷することはない．しかし，筋組織の内面をバイポーラで焼灼すると神経損傷を生じるので，眼窩内で止血操作をするときには外眼筋内面を焼灼しないように留意する．

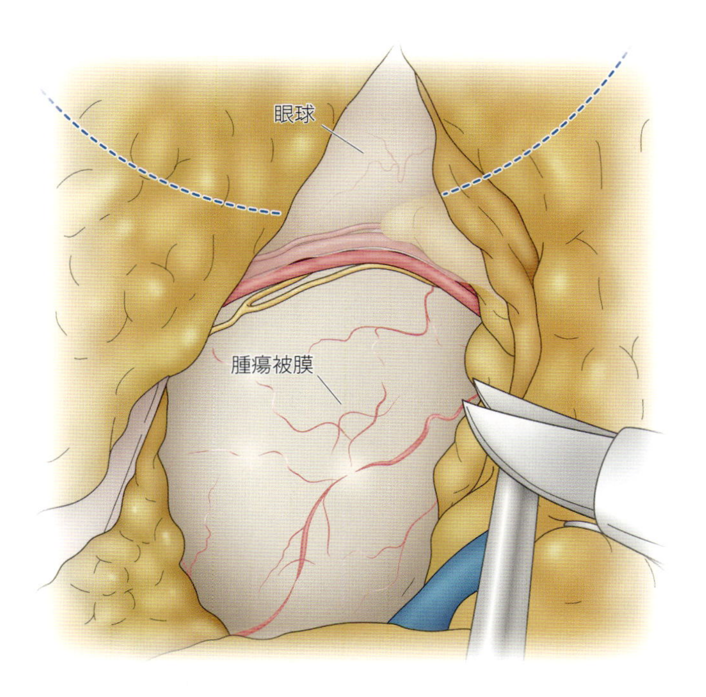

図15. 腫瘍露出

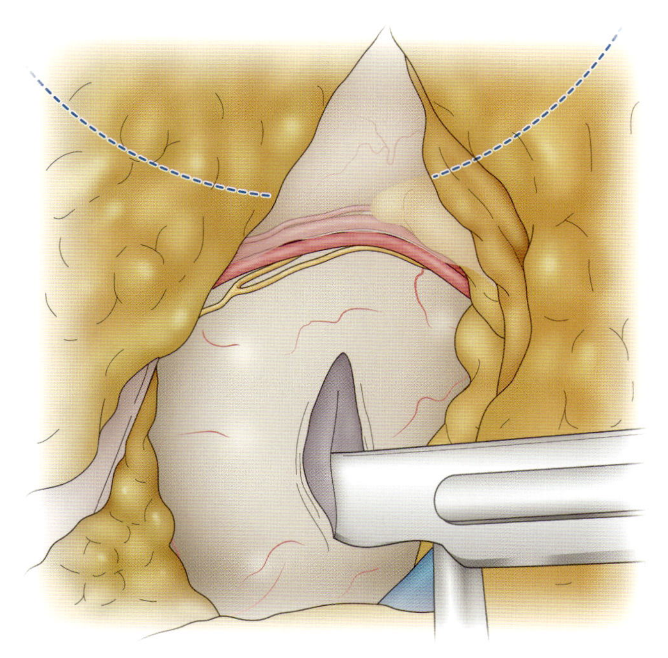

図16. 腫瘍被膜切開

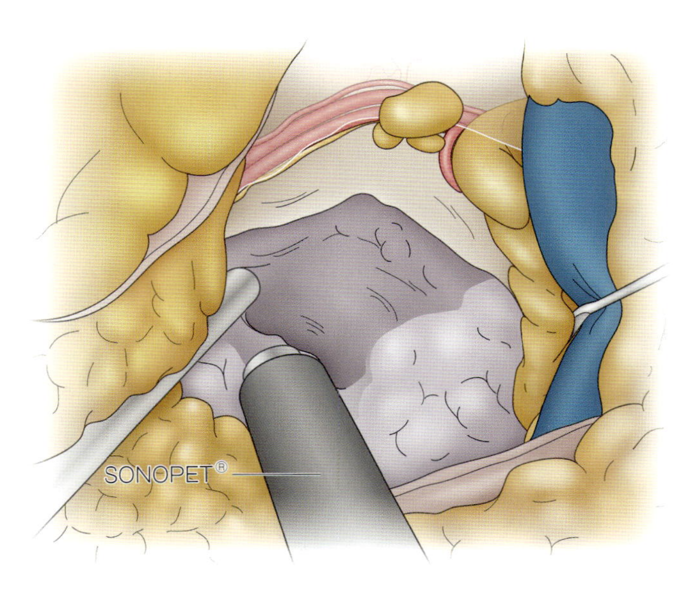

図17. 超音波吸引器（SONOPET®）による内減圧

腫瘍摘出

- 視神経腫瘍であり，肥厚した視神経鞘（硬膜組織と類似）が認められることもあるが，視神経鞘が認識できないこともある．
- 腫瘍被膜を切開して超音波吸引器で内減圧を施工する（図 16，図 17）．
- 内減圧後に視神経鞘を確認する．
- 視神経鞘（すなわち腫瘍被膜）が確認できるところでは，視神経鞘と腫瘍の剥離を行う❾(図 18)．

Memo 9

眼窩内視神経膠腫では，視神経鞘が残っていることも残っていないこともある．しかし概して，眼窩円錐深部の視神経管に近い部分，眼球後極に近い部分では，視神経鞘ははっきりした被膜として認識できる．

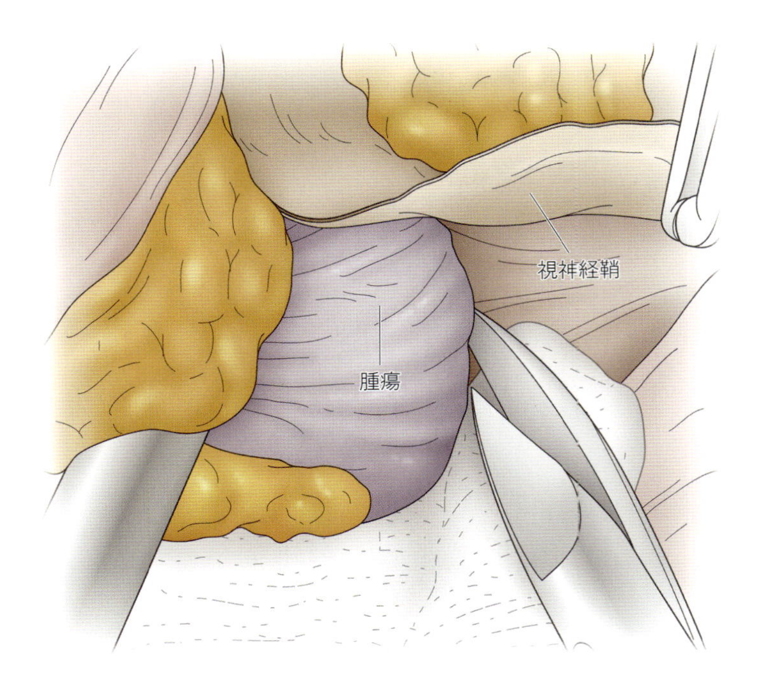

図18. 視神経鞘と腫瘍の剥離

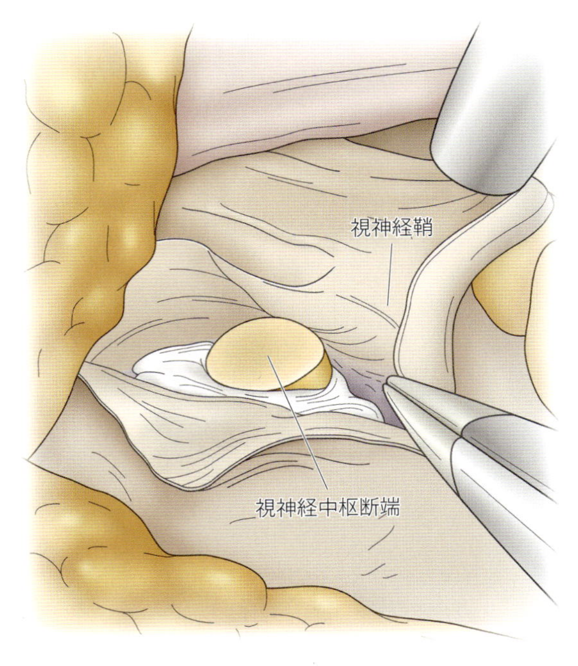

図19. 正常視神経

正常視神経断端が認められる部分で腫瘍摘出を終了する.

- 視神経鞘と腫瘍を眼窩円錐深部に至るまで剥離していく. 次第に手術野が狭くなり, 操作がしづらくなる. 視神経鞘は切除せずに, 内部の腫瘍のみを細く切除していく.
- 腫瘍が徐々に細くなり, やがて正常視神経とみなされる部分まで至る. その部分で腫瘍摘出を終了する. 正常視神経断端が認められる 10 (図19).
- 次いで, 眼球方向に残った腫瘍の摘出を行う.
- 視神経鞘を保持しながら, 視神経鞘内部の腫瘍を眼球後極に向かって切り取っていく. この時点では出血はほとんどない.
- 視神経は眼球に至るまで腫瘍化しているので, 眼球破綻を招かない. 眼球破綻を招かないようにするためには, 眼球強膜と視神経鞘の折り返しをしっかり認識する.
- 腫瘍との境界を十分に剥離して, 境介を見極める 11 (図20).
- 眼球後面の正常視神経は認識できない (図21).
- 視神経と視神経乳頭 (網膜) を分ける部位には強膜篩状板がある. 強膜篩状板を越えて腫瘍が網膜内浸潤することはない. 強膜篩状板を損傷しないところまでしか腫瘍は摘出できない 12.
- 眼球後極につく腫瘍をマイクロ剪刀で細く可能な限り切除する (図22).
- 強膜篩状板近傍でごく微量に腫瘍が残っているが, ここで摘出を終了する.

Pitfalls 10

その断端がやや太いと思われ腫瘍浸潤が疑われても, 腫瘍摘出を止める. それ以上深部に至れば, 総腱輪近傍まで達して眼窩内のさまざまな筋組織や神経の損傷を生じ, 眼球運動障害の原因となる.

Tips 11

眼球後面の腫瘍は深い位置にあるように思えるがそうではない. 眼球は引っ張るとくるくると回転するので, 眼球後面を術野の手前のほうにもってくることは容易である. フックで引っ掛けて輪ゴムで引っ張ってもよい.

Tips 12

眼球温存のために強膜篩状板を越えないようにするが現実的には難しい. 眼球を動かしながら眼球後極をよく観察して, 強膜篩状板の上に腫瘍を少し残す. ごくわずかな腫瘍が残ってもWHO grade 1の腫瘍なので再燃して問題となることはないので, 完全摘出をしなくてもよい.

再発時の治療方法

- 眼窩内限局視神経膠腫の再発をみることはない.
- 単視神経膠腫で視交叉に浸潤再発した場合は, 幼小児では化学療法, 年

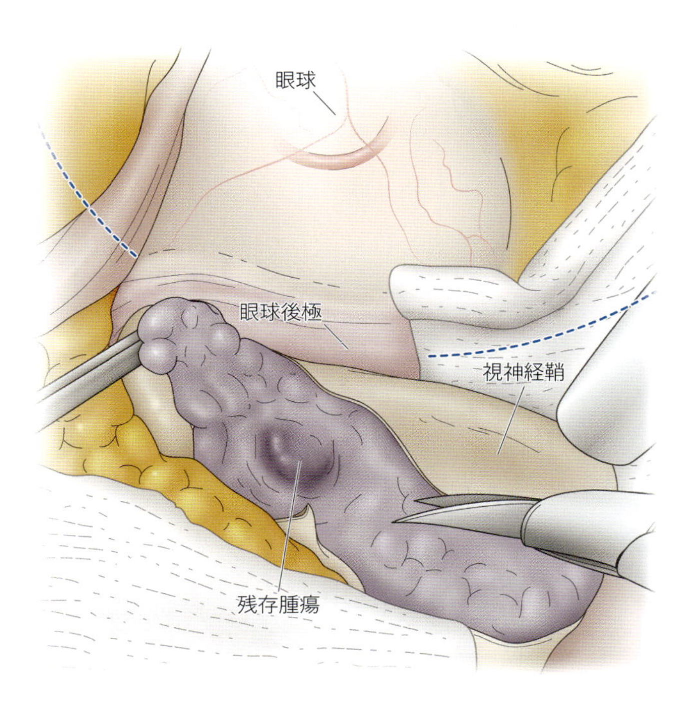

図20 眼球後方腫瘍の剥離

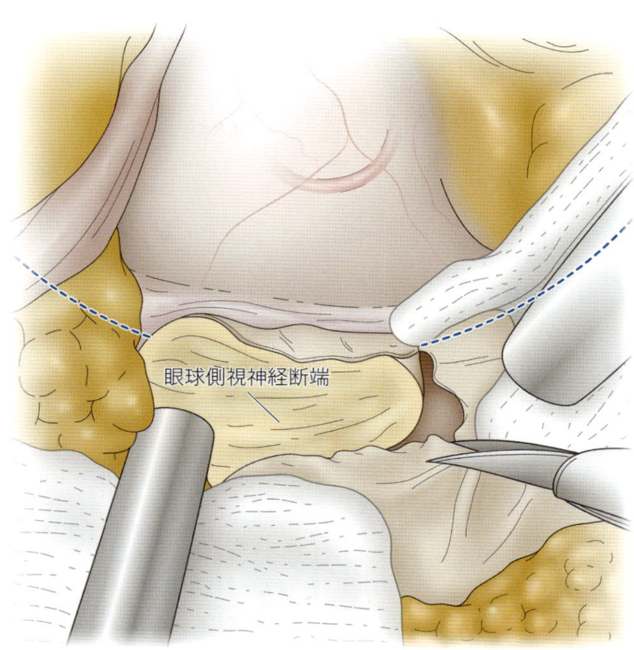

図21 眼球後面

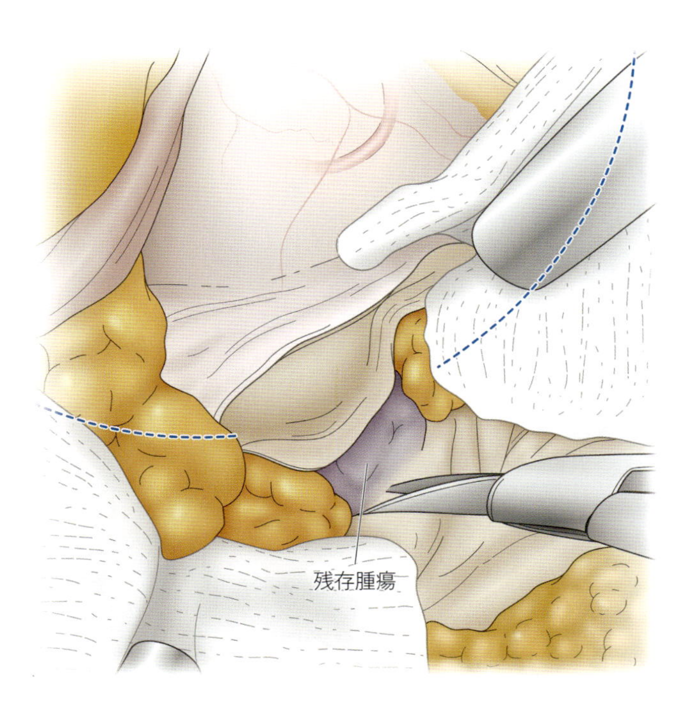

図22 眼球後面腫瘍切断

長児以降は定位放射線治療を行う．
- その他のものは再発部位，年齢，治療歴など複雑であり，一概には決定できない．

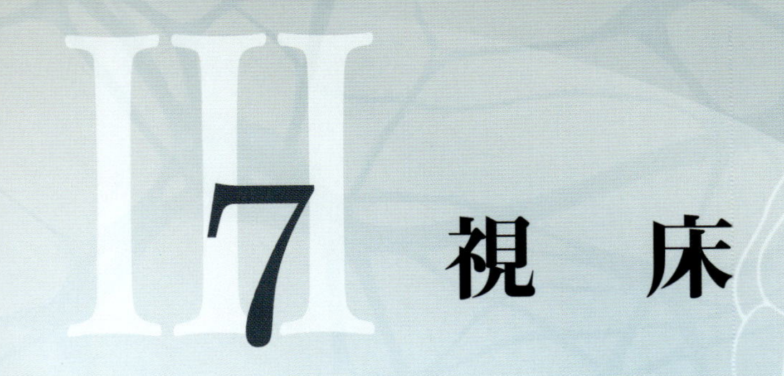

7 視　床

01 視床グリオーマに対する大脳半球間裂アプローチと機能解剖

藍原康雄

はじめに

- Eloquent area に発生する視床グリオーマは予後不良で（表 1），放射線治療の遅発性有害反応も強く，集学的治療のなかで摘出術の果たす役割がより大きいと考える．
- 一方，視床グリオーマは重篤な合併症のリスクが高いとされ，これまでは一般的に定位生検術を中心として放射線療法を選択することが多く，積極的な摘出術の適応はないとされてきた[119〜121]．
- しかし近年，特に毛様細胞性星細胞腫では視床グリオーマにおいても，適切な外科的摘出アプローチを選択することにより，外科的摘出術において良好な結果報告がある[122〜125]．
- 本稿では，画像上 “focal type” の視床グリオーマ症例に対し，外科的治療の適応および摘出術式について実際の症例を提示し，機能解剖の見地から検討する．

外科的摘出術の適応 ❶❷

- 脳幹部グリオーマと同様に，視床部のびまん性浸潤タイプのグリオーマは外科的摘出術の適応となることは少なく，細胞診断に留まることが多い．

表1．疫学・臨床的特徴

項目	内容
発生頻度	脳腫瘍全体の 1〜5% 小児脳腫瘍全体の 1〜2%
病理所見	星状細胞腫，上衣腫，希突起膠細胞腫，神経節膠腫が多い 全体の 50%に高悪性度群のグリオーマが認められる 小児高悪性度グリオーマの 13%を視床グリオーマが占める
5 年生存率	10.8%（±3.8%）
予後不良因子	高発症年齢，病理学的高悪性度所見

Tips 1

術前の画像所見として，実質成分がメインの腫瘍であっても，嚢胞性成分がメインの腫瘍であっても，造影MRIで周辺組織との境界が明瞭であることが最も摘出可能な視床グリオーマの特徴となる（図1A〜C）．しかし，造影効果が乏しくともT1WI，T2WIにて正常組織との境界が明瞭であれば，摘出の可能性は十分にある（図1A）．FLAIR画像所見では，腫瘍本体の脳浮腫所見を反映していることがあるため，FLAIR画像において内包および中脳・大脳脚に浸潤様所見を認めても，腫瘍本体の摘出が可能な場合はある（図1D）．それぞれの術後画像を図2に示す．

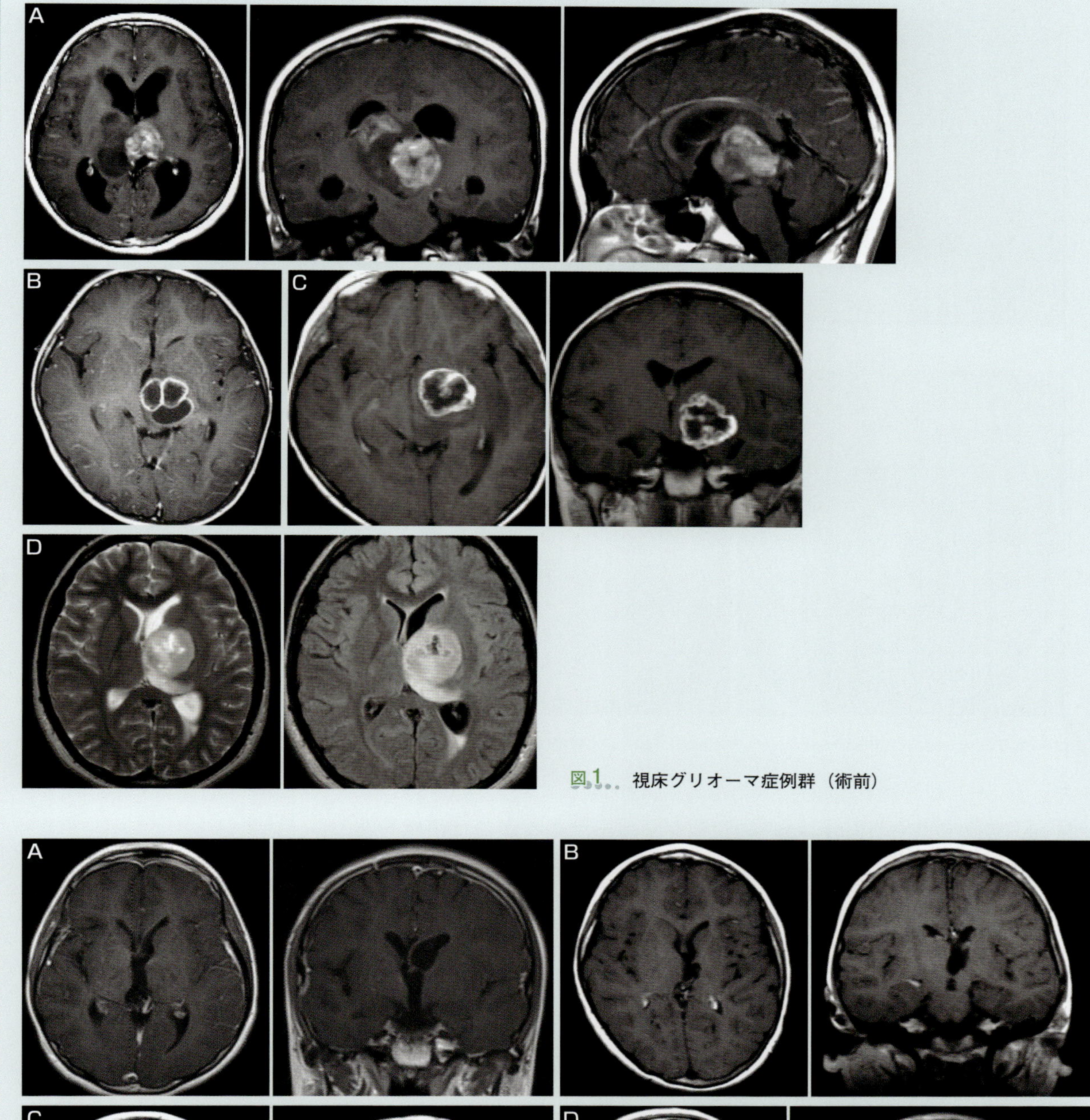

図1　視床グリオーマ症例群（術前）

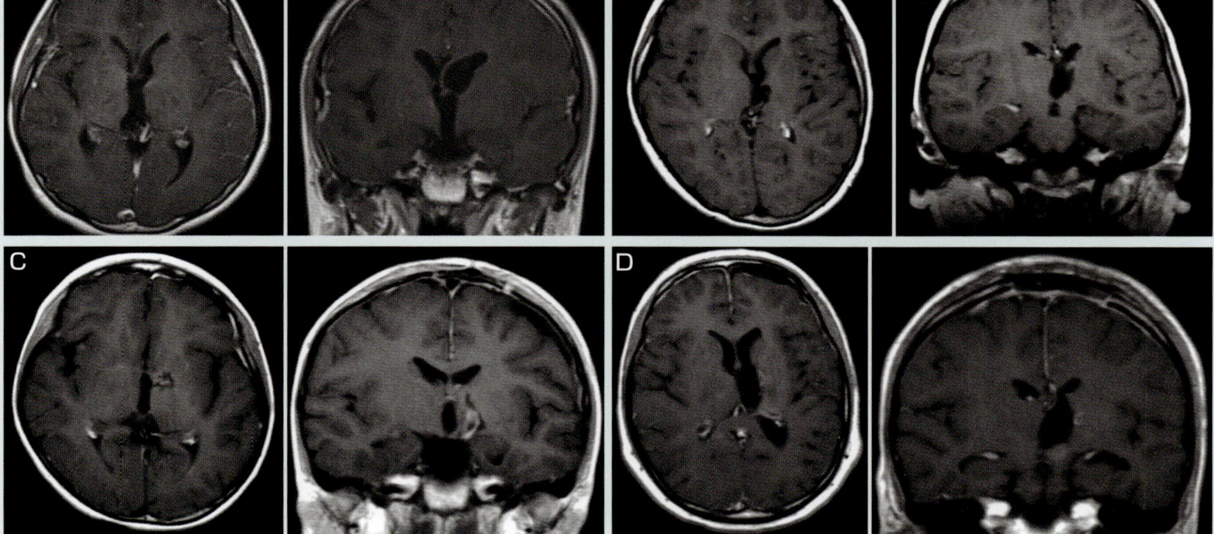

図2　視床グリオーマ症例群（術後）
FLAIR画像ではとらえられない悪性細胞の集積部位が，メチオニンPET（Met-PET）によって確認することができる．

Memo 2

FLAIR 画像と MRS, Met-PET を比較して，術前より腫瘍の悪性度評価を行うだけでなく，予定摘出範囲を想定しておく必要性がある（図 3）.

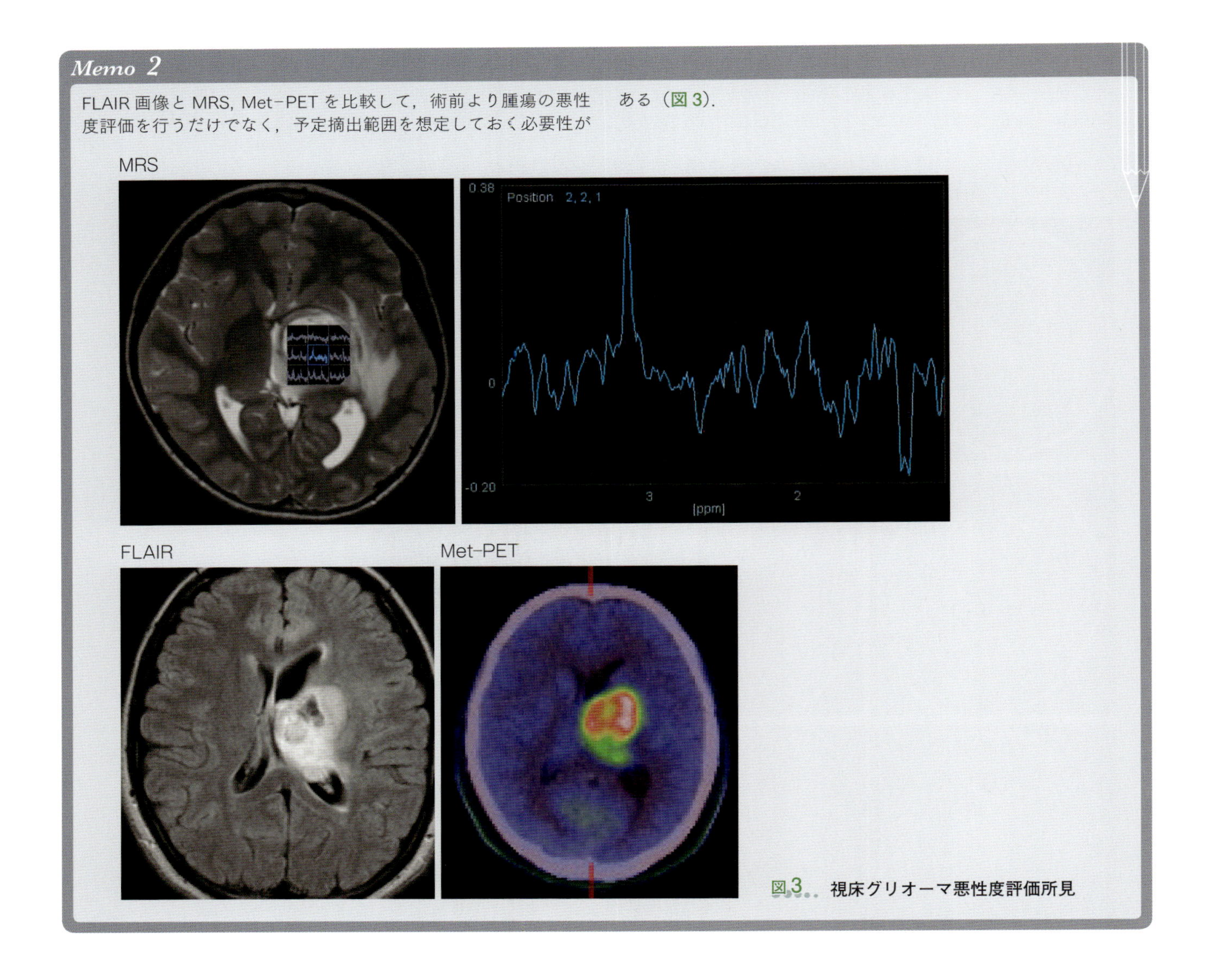

図 3．視床グリオーマ悪性度評価所見

- しかし，本稿で示す “focal type” の視床グリオーマのなかには積極的な摘出術が可能な症例が含まれている．
- 具体的に，視床には側脳室と第三脳室に面している領域が存在しており，内包・中脳（大脳脚）への浸潤が少なければ決して不可能ではない．

外科的アプローチ

- 視床腫瘍に対するアプローチ[126〜129] として，high parietal transcortical approach，occipital transtentorial approach（OTA）（図 4），そして本稿で中心に述べる anterior interhemispheric transcallosal transventricle subchoroidal approach（IHTTSA）が選択肢として挙げられる．
- IHTTSA を選択するにあたり，重要となる解剖学的構造として，脳梁，側脳室，側脳室内脈絡叢，Monro 孔，側脳室内静脈（thalamostriate/septal vein），脳弓，脈絡膜（tela choroidea），内大脳静脈（ICV），そして第三脳室構造の理解が必要となる（図 5）．

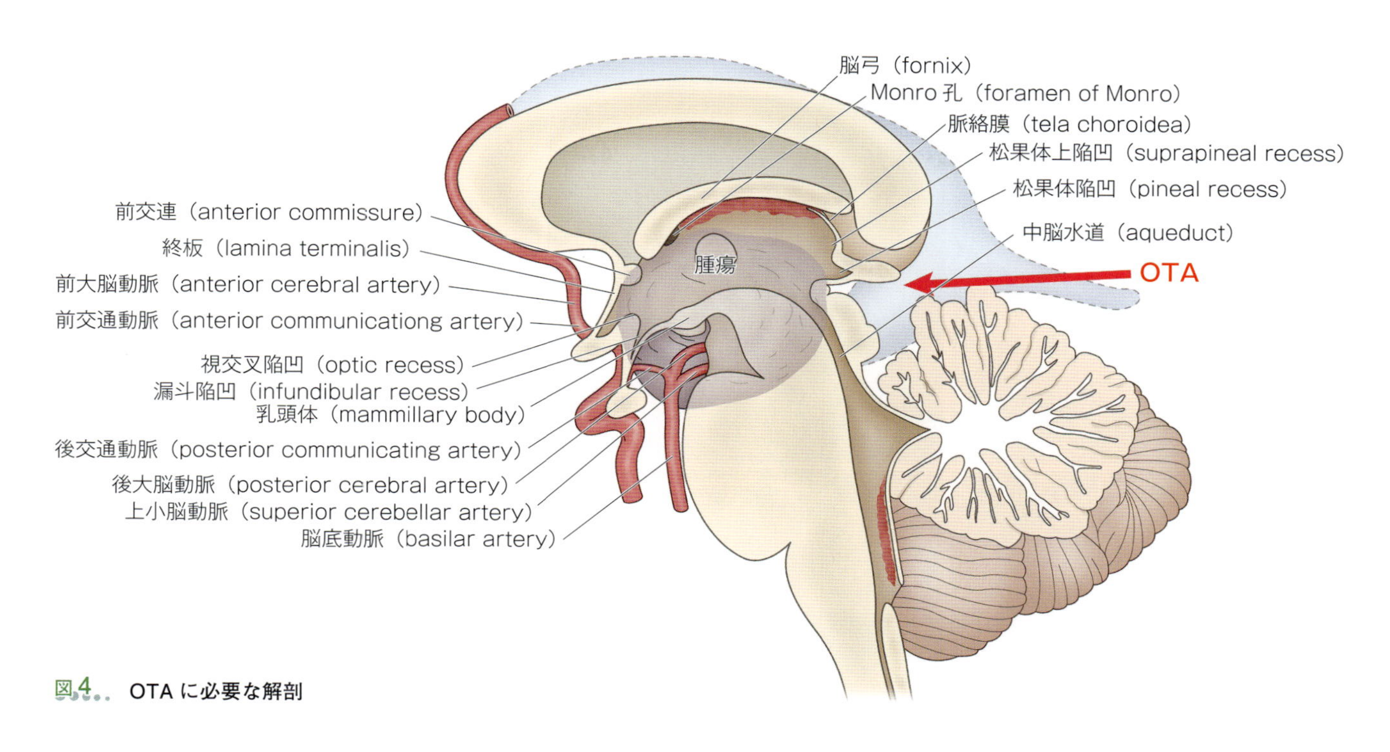

図4. OTA に必要な解剖

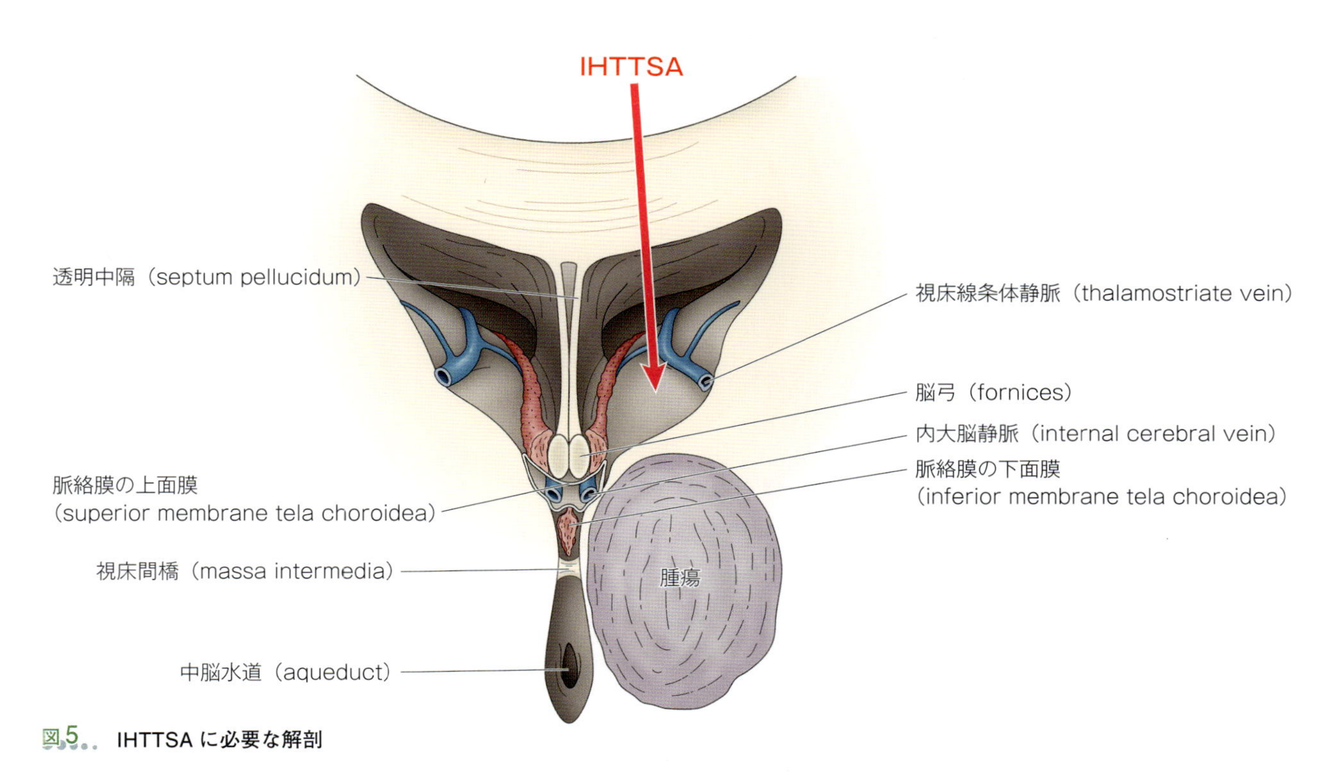

図5. IHTTSA に必要な解剖

Anterior interhemispheric transcallosal transventricle subchoroidal approach（IHTTSA）

- 症例は 3 歳，男児.
- 嚢胞成分主体の腫瘍を認め，嚢胞壁は Gd 造影剤によって均一に enhance（増強）されている.

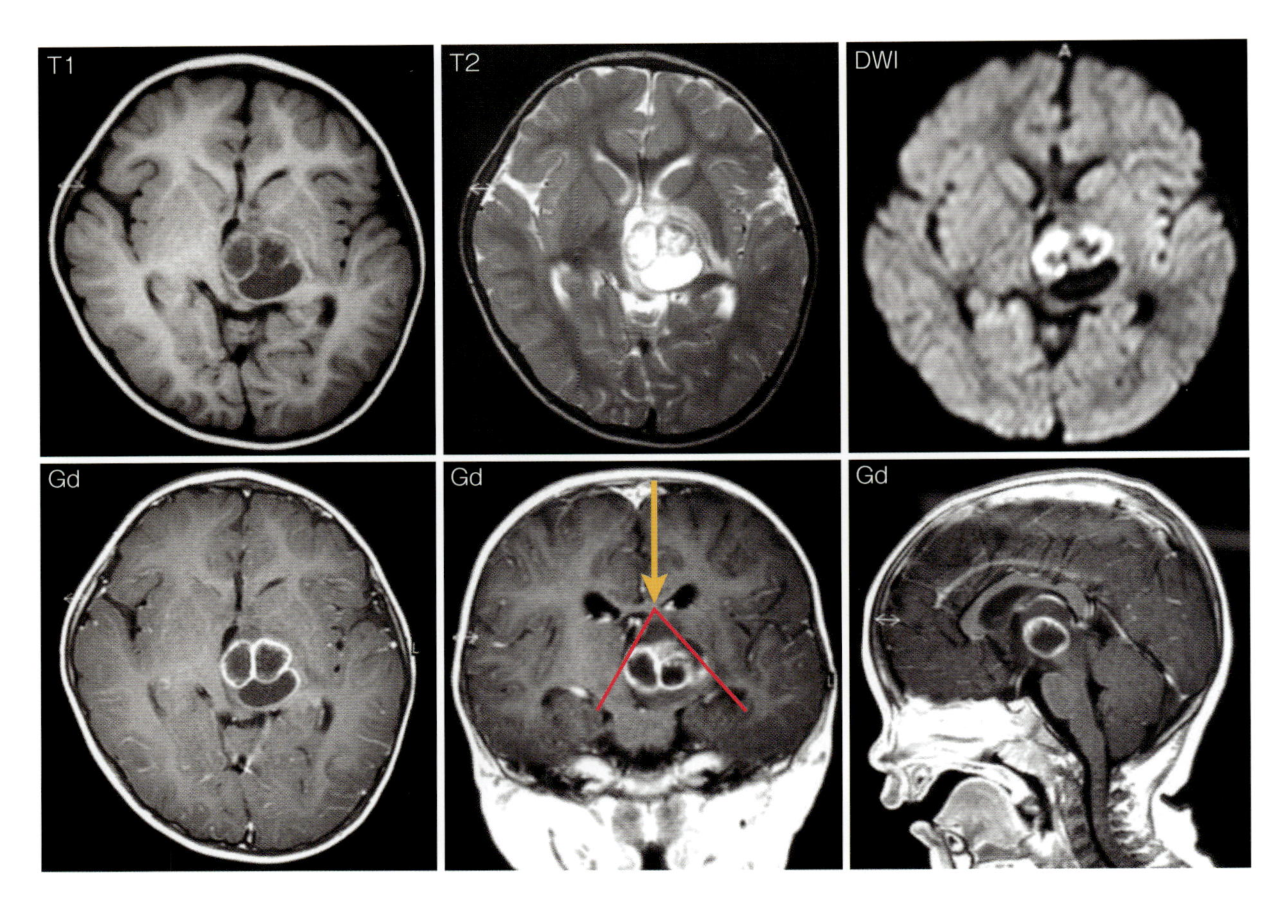

図6．視床グリオーマに対する画像上手術アプローチイメージ
→：IHTTSA．—：必要術野範囲．

- 腫瘍は後端が視床背側に露出している．
- 拡散強調画像で一部高信号を呈しており，浮腫も強いことから悪性度の高いグリオーマの可能性が考えられた（図6）．
- 体位は仰臥位であるが，開頭範囲と腫瘍部位へのアプローチ角度が非常に重要である（図7A・B）．
- ナビゲーションシステムがあれば準備をすることを推奨するが，視床グリオーマの場合には，術野の上縁にMonro孔を確認しながら腫瘍に到達することにより適切にアプローチできる（図7C〜E）．
- 脳梁を確認した後に，両側の脳梁周囲動脈は可能であればアプローチする側脳室とは反対側に脳べらにて移動固定すると，より腫瘍側の外側へのretractが安全に行えるようになる．
- 皮膚切開は美容的見地からも，ジグザク型皮膚切開を頭頂部にデザインするほうがよい．
- ジグザグ型は，皮膚切開後にナビゲーションシステム下で開頭範囲を十分に確保できるだけでなく，後療法として放射線療法を追加施行する際に，U字型皮膚切開に比較して皮膚血流が保たれて，皮膚感染症などを防ぐことにも有効である③（図8）．
- 開頭範囲は，腫瘍本体がMonro孔周囲で視床下部に近い場合には冠状縫合を中心に前後に開頭を行う（図9A）．
- 腫瘍本体が松果体部近傍まで進展するような視床グリオーマの場合には，術野の上縁にMonro孔を確認できるプランニングにて冠状縫合か

> **Pitfalls 3**
> ジグザグ型皮膚切開の際に重要なことは，骨膜を極力温存し，術後骨固定時に開頭範囲を骨膜で覆うことができるように工夫することである．特にチタンプレートなど骨固定器具の直上を骨膜で覆うことがとても重要となる．チタンプレートが皮膚切開直下となり骨膜で保護されていない場合には，術後創部解離などの原因となりうる．

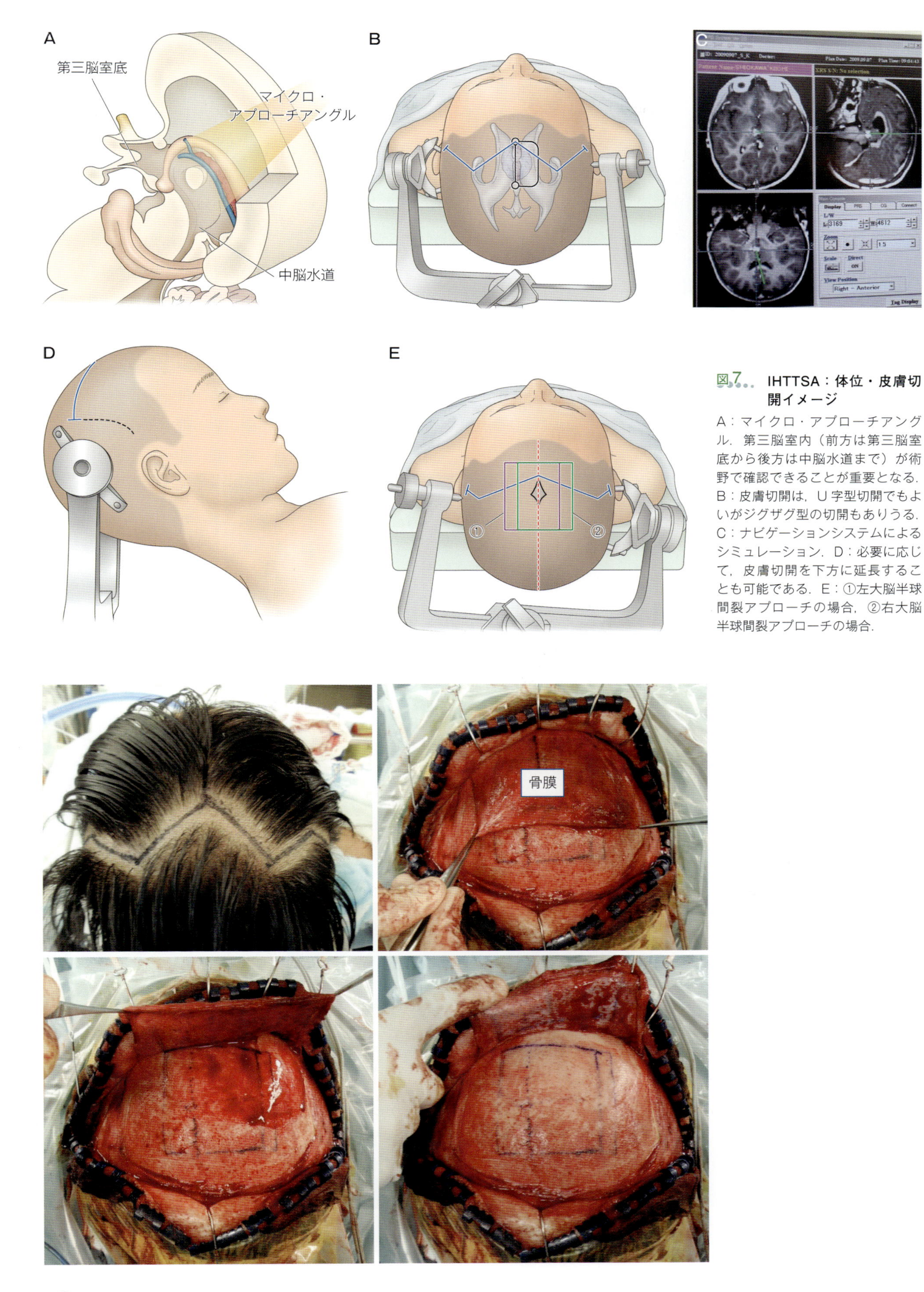

図7 IHTTSA：体位・皮膚切開イメージ

A：マイクロ・アプローチアングル．第三脳室内（前方は第三脳室底から後方は中脳水道まで）が術野で確認できることが重要となる．B：皮膚切開は，U字型切開でもよいがジグザグ型の切開もありうる．C：ナビゲーションシステムによるシミュレーション．D：必要に応じて，皮膚切開を下方に延長することも可能である．E：①左大脳半球間裂アプローチの場合，②右大脳半球間裂アプローチの場合．

図8 IHTTS：皮膚切開・骨膜温存下での開頭範囲決定

ら頭頂部側へ前後 2.5〜3 cm，外側部への開頭の幅も 2〜2.5 cm を目安に行う❹（図 9B）．

- 特に正中から外側方向へ 3 cm 以上の広範囲な開頭を行っても，それ以上外側へは脳べらにて安全に脳実質を retract できない．

マイクロ操作

- 脳梁切除後に病巣側の側脳室に到達したならば，まずは髄液を十分に吸引して脳実質のテンションが下がるのを待って脳べらを左右に再固定する．その際に脳べらが直接運動野にかからないよう，やや前方から腫瘍に到達するように意識的に脳べらを固定する（図 10A）．
- 術野に，Monro 孔，脈絡叢，脳弓が確認できたならば，病巣側脳べらは術野が確保できるくらいのテンションで外側に固定する（図 10B）．
- 脈絡裂（choroidal fissure）を開放する際には，脈絡膜（tela choroidea）

> **Tips 4**
> 筆者の経験では，IHTTSA にて外側進展している視床グリオーマでも対側からのアプローチではなく，同側のアプローチのほうが術野に腫瘍の全体像をとらえやすい．対側からのアプローチを行った場合には，脳梁や内大脳静脈（ICV）の脳べらでの牽引が困難なことが多い．

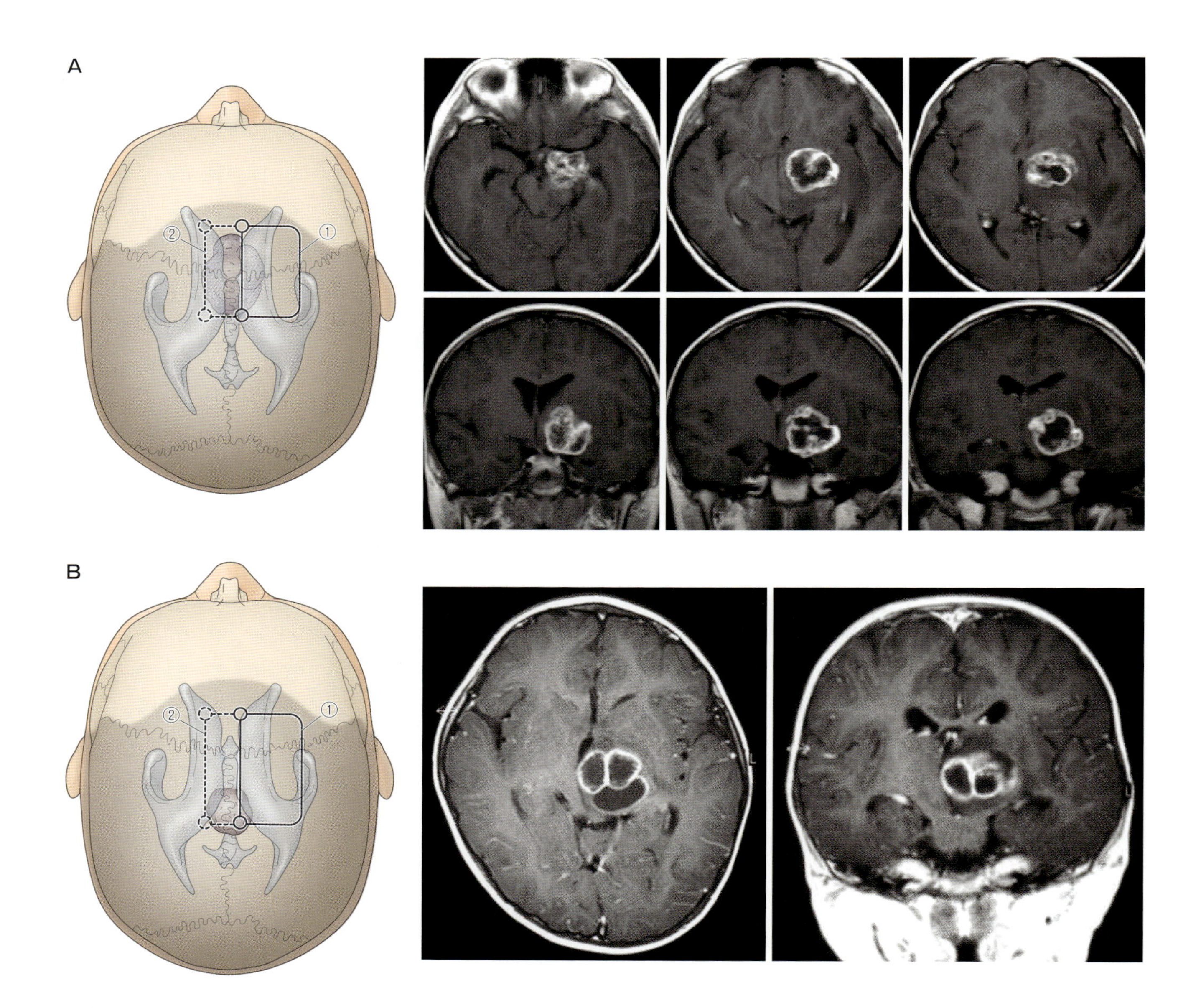

図9 視床グリオーマ摘出術における開頭範囲

A：腫瘍本体が Monro 孔周囲で視床下部に近い場合．B：腫瘍本体が松果体部近傍まで進展する場合．①通常開頭．②腫瘍サイズが大きい場合は，矢状静脈洞の対側まで開頭を広げてもよい．

に到達する目的で脳弓を内側に，視床を外側に，最小限の圧力で脳べらを用いて徐々にテンションをかけていき，鈍的手技により開放することを推奨する．特に脳弓への脳べらのテンションには注意を要する（図10C・D）．

- 第三脳室腔に到達する際に，腫瘍のサイズから術野確保が困難な場合でも，視床線条体静脈の温存を極力努めるべきである❺．基本的にこのアプローチでは，内大脳静脈（ICV）は術野に認めない（図10E）．第三脳室内に到達したとき，外側は病巣部位の視床に，内側は脳弓，中隔静脈（septal vein）ともに脳べらにて軽度テンションをかけて固定して，第三脳室底構造（乳頭体，中脳水道）を確認できる術野を確保することを目指す❻．

Memo 5

筆者は基本的には，視床線条体静脈を切断せずに術野展開を行うことを心がけているが，解剖書によってはICV温存を目的にする切断はあり得る旨の記載がある．静脈還流パターンによっては，切断することで大きな合併症が出現する可能性もあるので，慎重な判断が必要である．

Tips 6

腫瘍摘出術中に術野での深達度などを確認したい場合には，必ず正常構造が保たれている第三脳室を摘出腔と同一術野に入れることが大切である．

術中モニタリング

- 基本的にIHTTSAの場合には，皮質脊髄路（CST）は腫瘍の外側を走行するため，術者は体性感覚誘発電位（SEP），運動誘発電位（MEP）

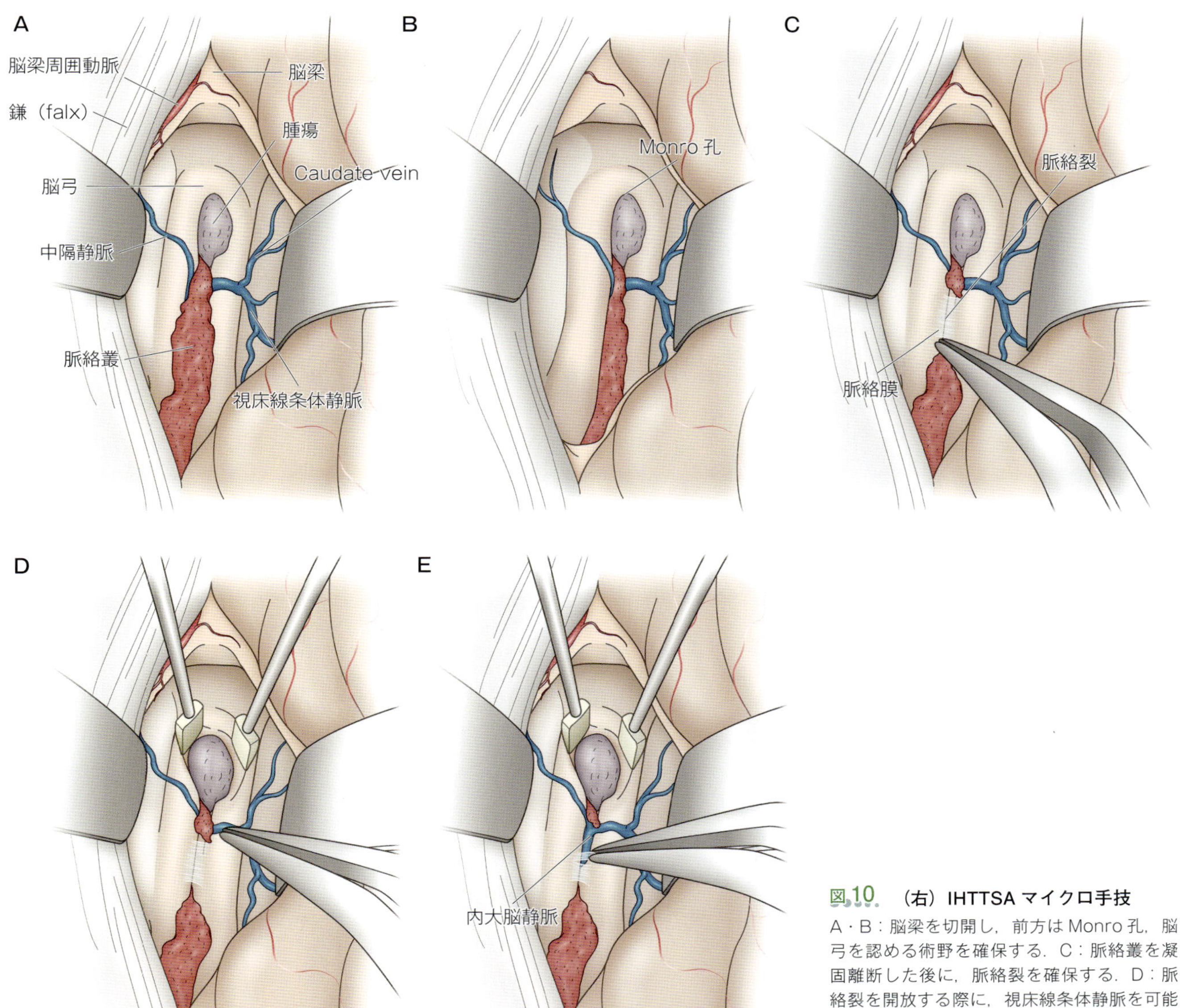

図10　（右）IHTTSA マイクロ手技

A・B：脳梁を切開し，前方はMonro孔，脳弓を認める術野を確保する．C：脈絡叢を凝固離断した後に，脈絡裂を確保する．D：脈絡裂を開放する際に，視床線条体静脈を可能な限り確保する．E：内大脳静脈を損傷しないように注意する．

モニタリングのもと，腫瘍外側の cleavage をつける際に術中病理診断をもとに摘出範囲を決定する必要性がある（図 11）．

- 視床前方の腫瘍症例の場合には，OTA 時と同様に，視覚誘発電位（VEP）モニタリングを行うことも必要となる⑦．

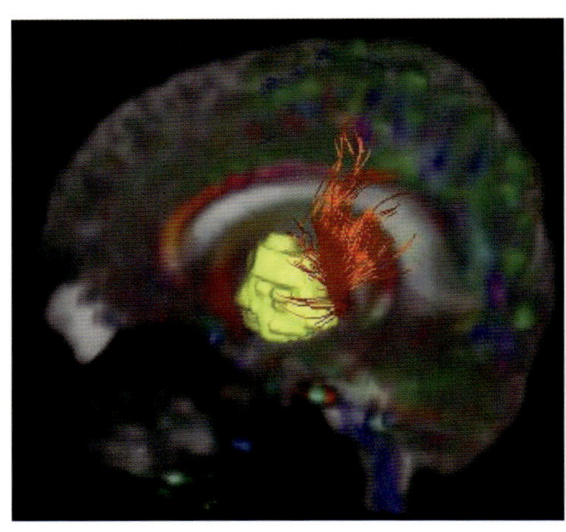

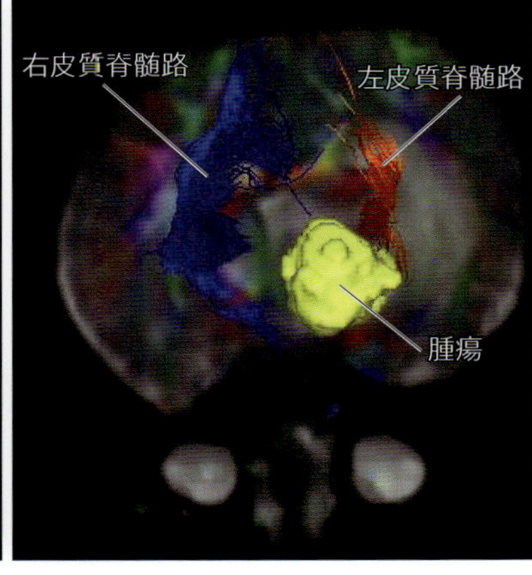

図11. MR－tractography

Pitfalls 7

視床前方の腫瘍の場合，図 1C の視放線は術前から腫瘍浸潤されている場合が多い．そのため，術前後の評価のために術前から視野検査を行うことを忘れてはならない（図 12）．

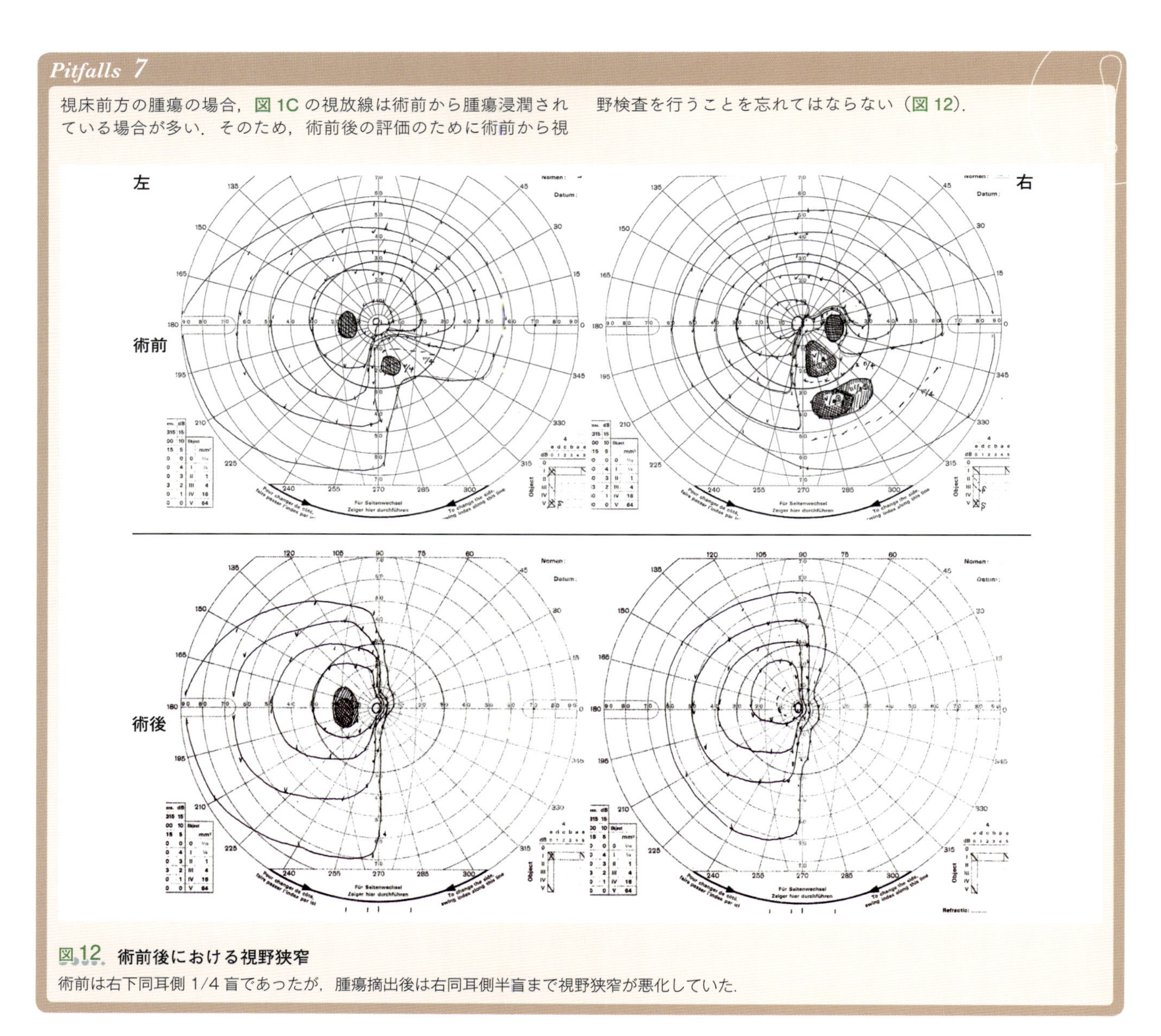

図12. 術前後における視野狭窄

術前は右下同耳側 1/4 盲であったが，腫瘍摘出後は右同耳側半盲まで視野狭窄が悪化していた．

術野でのキーポイント（図 13）

- 脳べらの使用法や術野での前後左右ばかりでなく，深度のオリエンテーション把握が摘出範囲を術中判断するうえで求められる．
- また合併症軽減目的として，視放線と錐体路の走行を術前から精査しておく必要性がある．IHTTSA での問題点は，腫瘍が外側方向へ進展した場合 cleavage をつけるのが困難になることにある．
- 術野において，常に正常第三脳室構造を維持することによって，術野の深度が確認できる．第三脳室底より深部に視床グリオーマの摘出を進めた場合には，大脳脚部位の損傷のリスクが非常に高くなる 8．
- ただし筆者の経験からは，正中から外側 3 cm くらいまで（MRI axial view にて側脳室前角外側ラインが指標）の focal type 視床グリオーマであれば，IHTTSA にて安全に摘出できると考えている．
- 腫瘍外側と健常視床部位との cleavage をとらえるためには，すぐに cleavage 側へアプローチするのではなく，まずは内側部の腫瘍体積を減量した後に，残存腫瘍を術野の中心部に retract しながら脳べらをこまめに注意深く再固定しながら摘出することが肝要である．
- 術野に内大脳静脈（ICV）を認めた場合には，綿で保護したうえで脳べらによって内側に牽引して術操作から保護することが望ましい 9 10 11．

Pitfalls 8

腫瘍サイズが大きく外側進展している場合には，最初から transcortical approach を選択すべきである．

Tips 10

IHTTSA の特徴は，high parietal transcortical approach に比べて，腫瘍サイズが大きくても腫瘍摘出操作のなかで，周囲の正常構造が落ち込むことがほとんどないため，2 本の脳べらで術野が確保しやすいところである．ただし，外側後方部位（側脳室後角方向）の腫瘍 cleavage を確認する際には，3 本目の脳べら固定が有用な場合がある．

Troubleshooting 11

脳べら固定器は，左右用および上方から腫瘍腔上縁に軽くテンションをかけて牽引できるように最多で 4 本の脳べらを利用できる環境準備が有用となる．

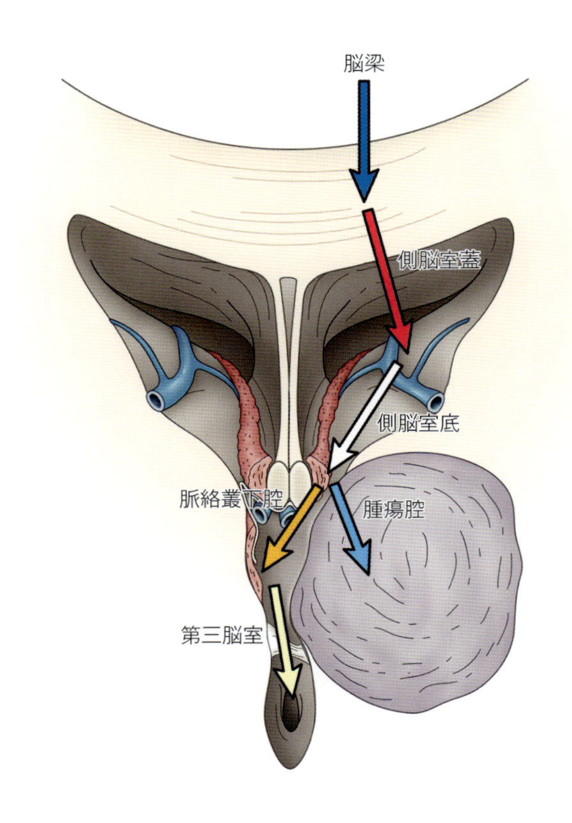

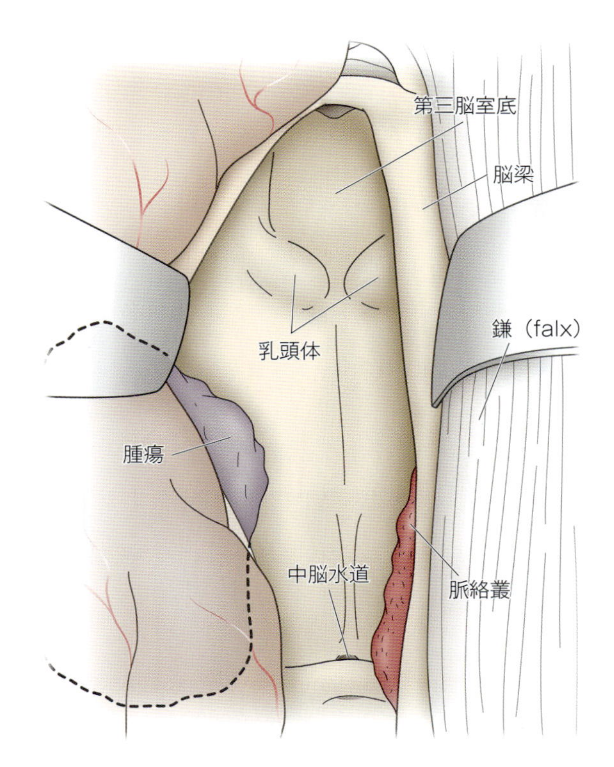

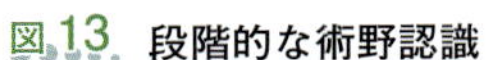
図 13. 段階的な術野認識

Occipital transtentorial approach（OTA）

- 視床後半部の腫瘍に関しては，OTA がよい適応となる．しかし，松果体部および第三脳室内腫瘍と異なり，視床腫瘍の場合は左右どちらのOTA にてアプローチを行うかは慎重に選択しなければならない．その際には，頭部 MRI において Gd 造影部位，Met-PET 集積部位，静脈洞（静脈交会位置），中脳との位置関係を確認しておく必要がある 12 13（図 16）．

Tips 12

OTA のアプローチサイドを決定する際，一般的に松果体部腫瘍では対角線上に進展する腫瘍摘出に適したアプローチといわれているが，筆者の経験では松果体部腫瘍と異なり視床腫瘍では同側腫瘍境界部のほうが確認しやすく，同側は cleavage を確認してから前方への剥離を進めることができる．

Pitfalls 9

左側 IHTTSA では，脳梁，側脳室蓋，側脳室底，第三脳室と段階的に術野の深度を見失わないために，マイクロ操作の合間でも強拡操作ばかりを継続せずに，弱拡大でのサージカルビューを常に確認しながら操作を進める必要性がある（図 14）．

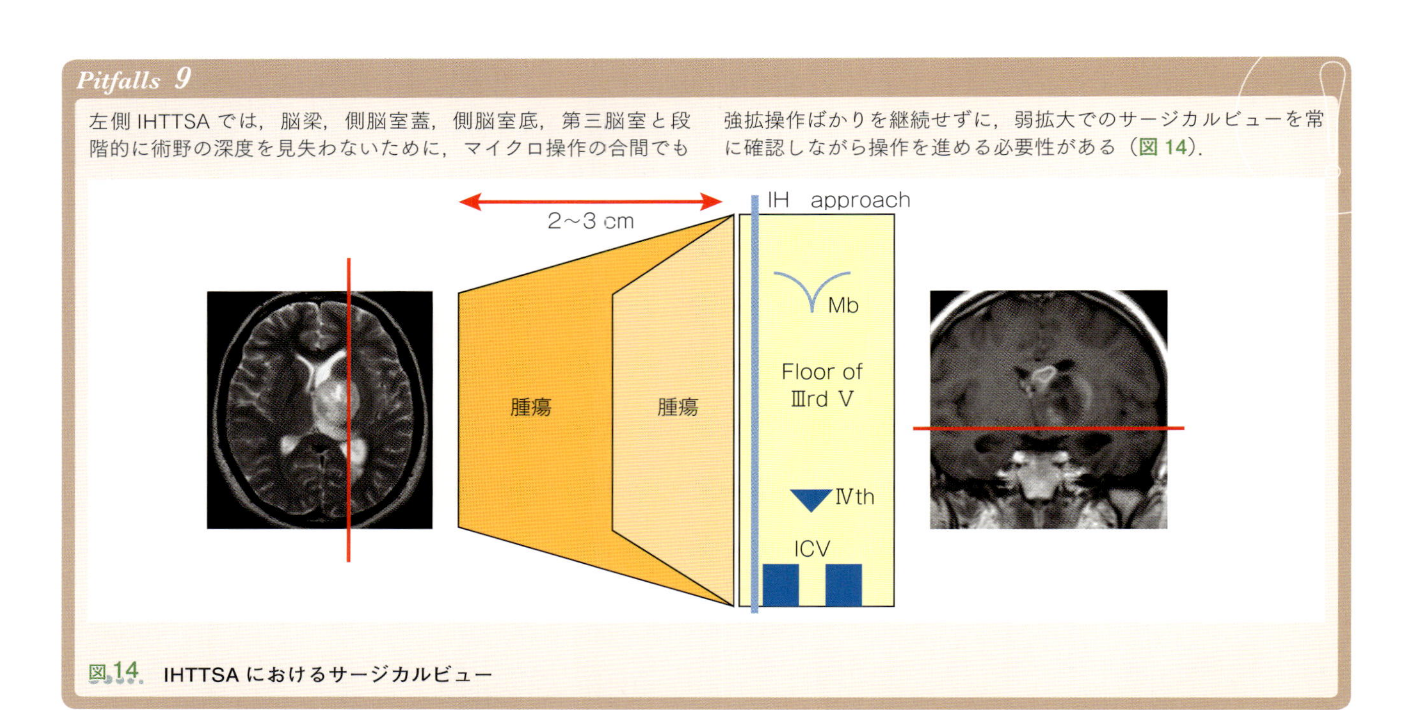

図14 IHTTSA におけるサージカルビュー

Pitfalls 13

OTA にて対側視床腫瘍へアプローチする場合，腫瘍本体と正常な視床前部の境界が最後まで術野でとらえられないため，視床前方部の残存腫瘍の摘出が困難となる．そのため，正常構造の損傷のリスクも大きい（図 15）．

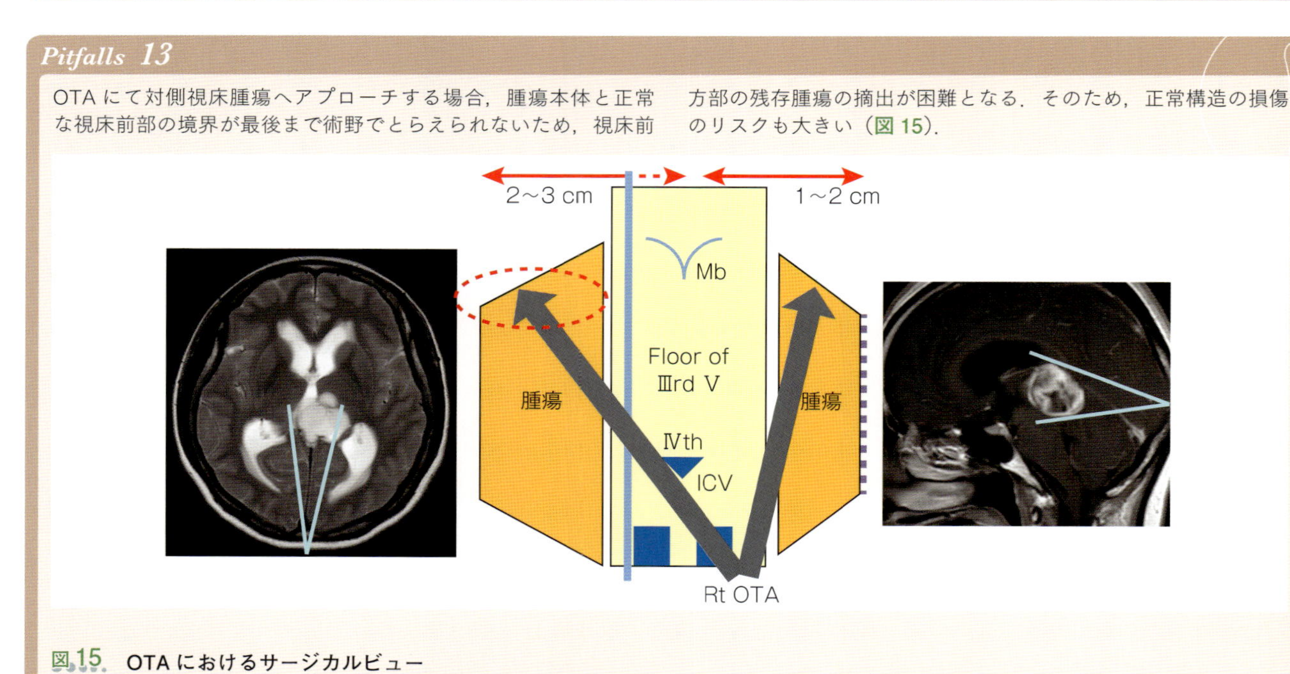

図15 OTA におけるサージカルビュー

右 OTA でアプローチした場合，右側視床との腫瘍境界部（----）はとらえることができるが，対側腫瘍前面部（赤点線）は腫瘍境界部としてとらえることが非常に困難となる．

- Head up，vertex up を行い術者が立つ側の半側臥位をとる際に静脈圧を下げ，術者と術野を近づけるために同側の腕を抜き，頚をねじらないために反対側の肩を高くする（図 17）.
- 皮膚切開はU字型，L字型でもよいが，筆者の経験では正中部にストレート切開で十分対応できる．皮膚切開は，下縁はイニオンより 1 cm ほどから上方へ 7 cm ほど行えば，ゲルピー開創器™（イソメディカルシステムズ社）を用いて上下 5 cm，左右 4 cm（対側 1 cm，同側 3 cm）の開頭を確保できる 14 15（図 18）.

Pitfalls 14

OTA での硬膜切開は，L 字型に一度で広範囲に行ってしまうと，体位や呼気終末二酸化炭素濃度，そして橋静脈の位置などにより脳実質が隆起して脳圧コントロールが困難となる場合がある．

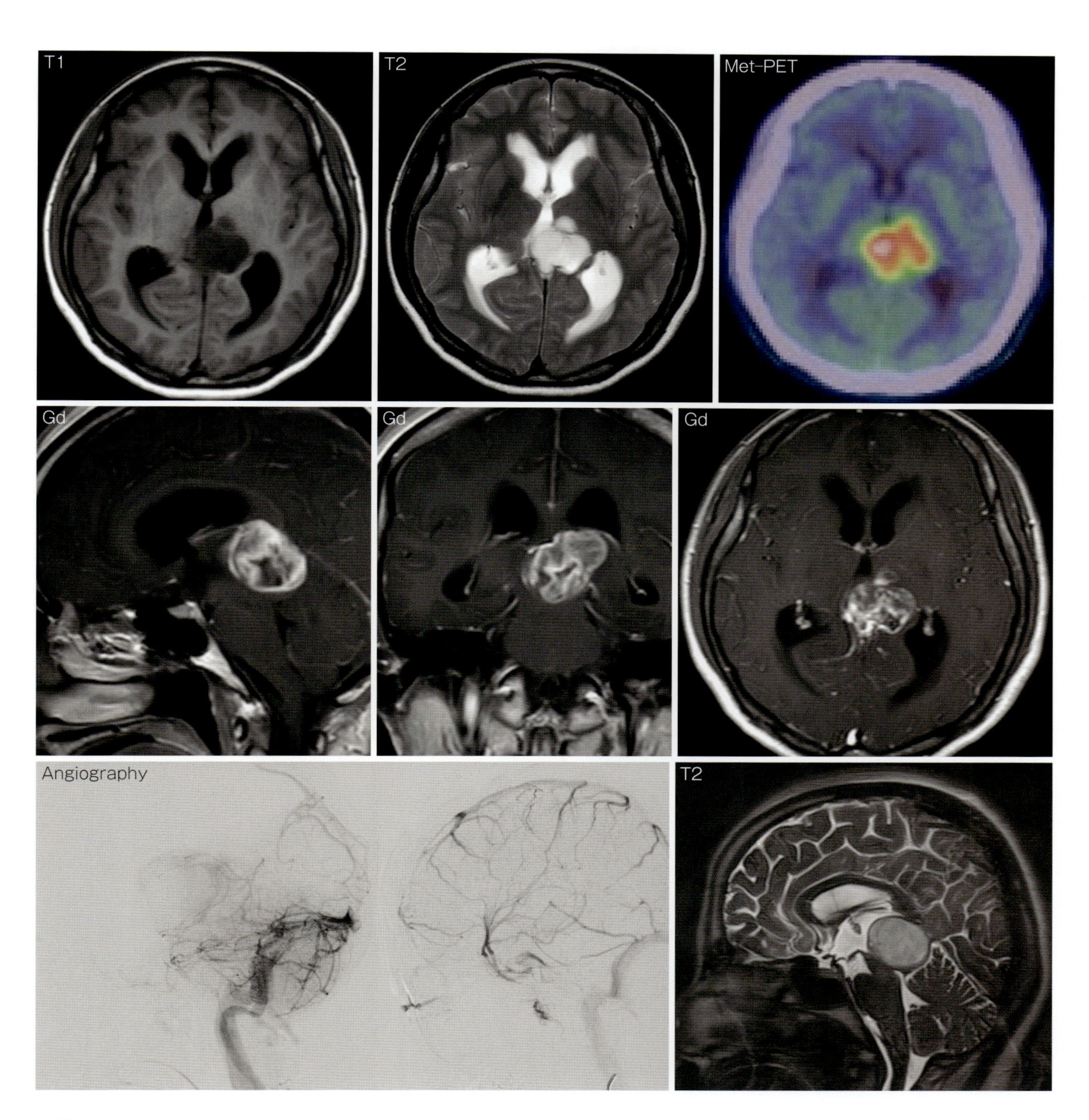

図 16　視床グリオーマの各種画像所見

左視床グリオーマに対して，右 OTA を選択した．同側である右視床との境界はとらえやすかったが，対側腫瘍の前面の境界同定は困難であった．しかし，対側進展外側部の境界はしっかりととらえることができた．

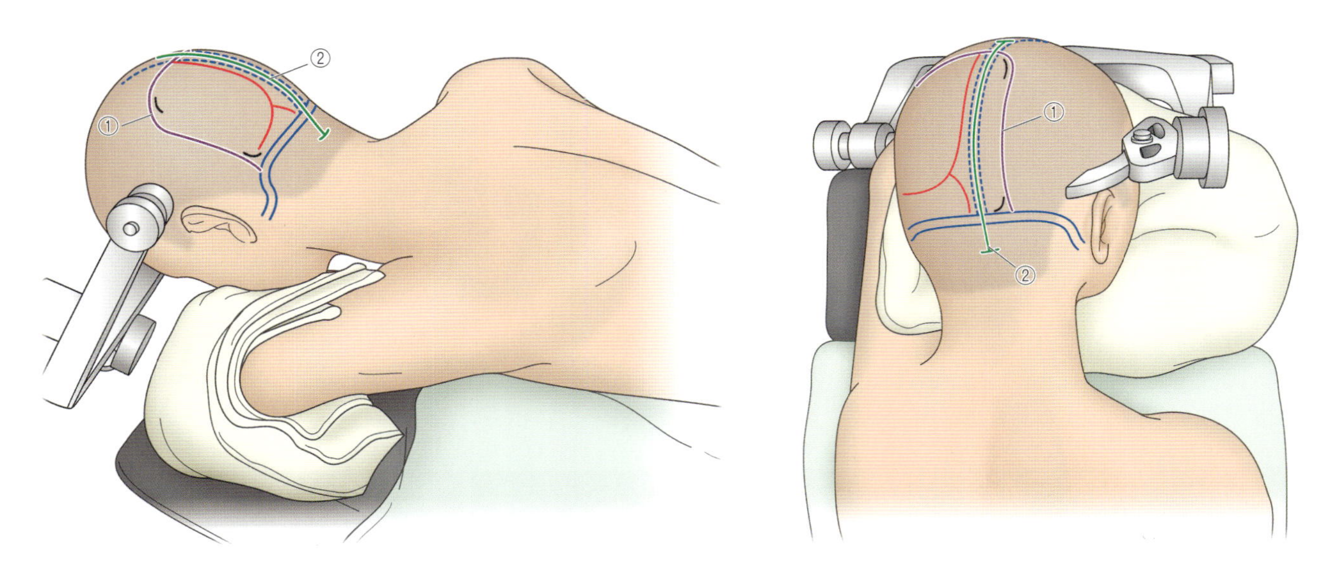

図17. 左 OTA 体位での皮膚切開

Head up，vertex up，左半側臥位．静脈圧を下げ，術者と術野を近づけるために左腕を抜き，頚をねじらないために右肩を高くした．皮膚切開はU字型（①）でもよいが，正中部ストレート切開（②）でも十分可能である．

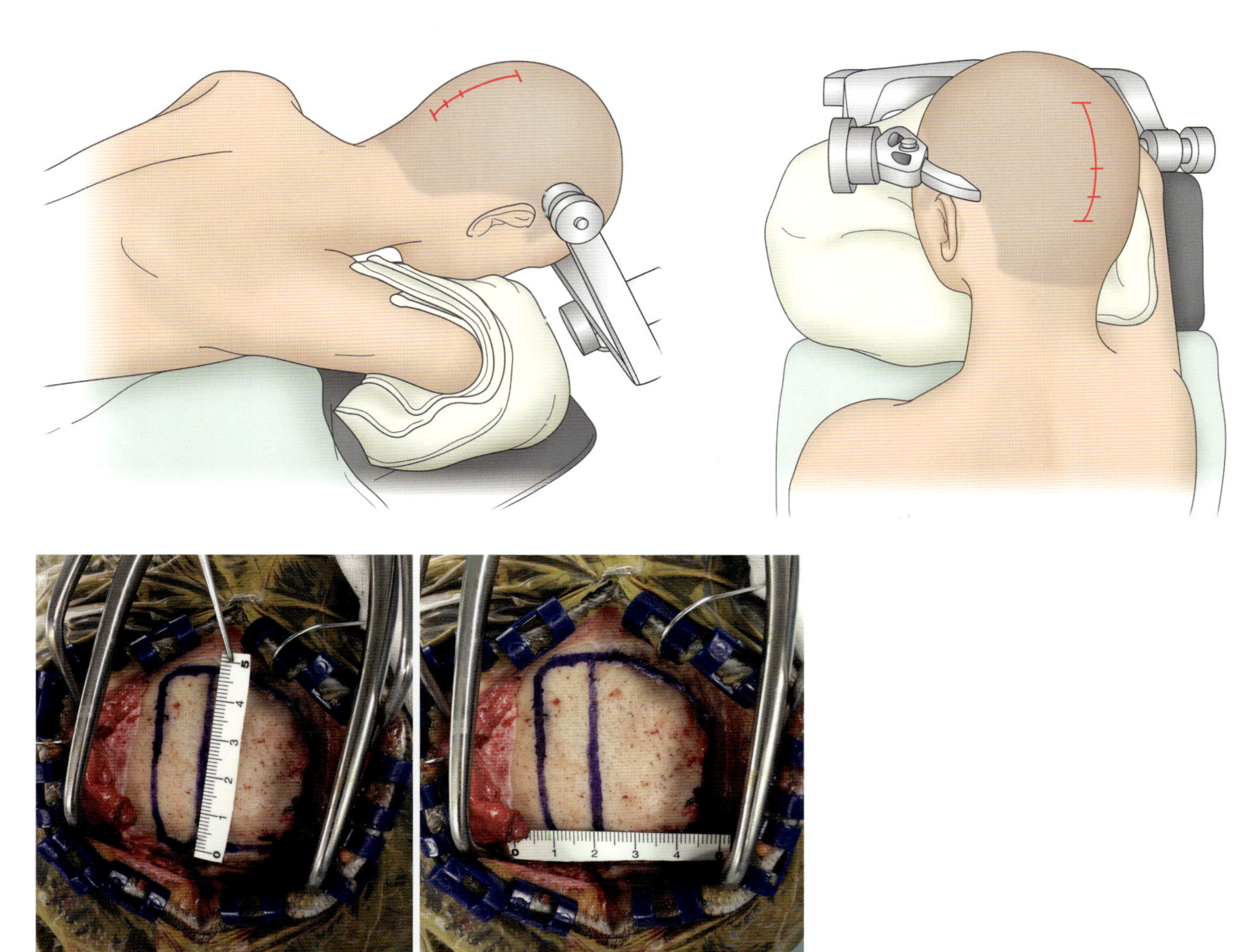

図18. 右 OTA における皮膚切開と開頭範囲

Troubleshooting 15

■脳圧コントロールが困難な症例は，全身麻酔後に腰椎穿刺（腰椎ドレナージ）を行い髄液タップをしておくと有効な場合がある．しかし，テント上の圧が高く脳ヘルニアの可能性がある場合には禁忌となる．また，硬膜切開は，ナビゲーションを用いて，Galen 静脈系周囲の肥厚したくも膜層を開放して髄液排出を行うために，脳べら 1 本をアプローチできる範囲でリトラクト（牽引）しておき，髄液排出が無事に終了して脳組織がスラックになった状態で全体の硬膜切開を進めるとよい．

■水頭症をすでに合併し，脳室拡大の場合には，同体位からの脳室後角穿刺（脳室ドレナージ）も有効である．その場合は，腰椎穿刺自体が禁忌となる．ただし，術前に脳室拡大を認めない症例では脳室穿刺の難易度と比較して，腰椎穿刺による脳圧コントロールは考慮する価値がある．

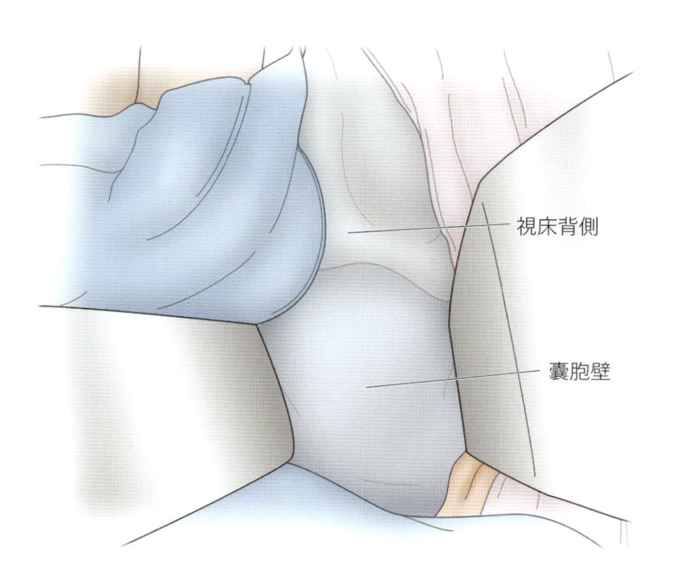

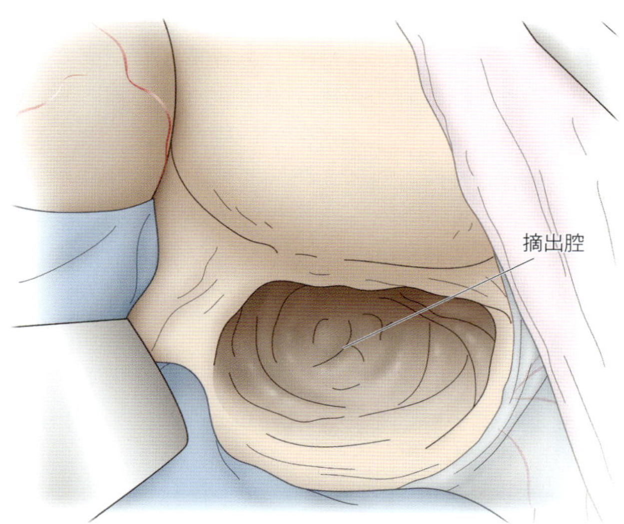

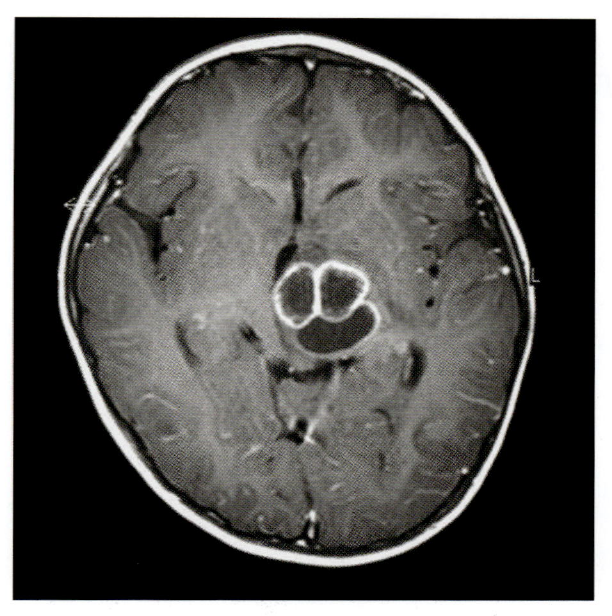

図 19. 右視床後方部腫瘍に対する右 OTA

脳べらは，病変部位全体像が確保できるように左右から行うが，Rosenthal 静脈は周辺のくも膜を剥離して可動域を上げてから脳べらにて外側固定することで術野確保ができる．

- これ以上広範囲の開頭を行っても後頭葉を損傷せずに外側に牽引できないため，アプローチ側の外側には 3 cm 開頭があれば十分である．
- 開頭の下縁を決める際にはナビゲーションシステムが有効であり，矢状静脈洞と横静脈洞の静脈交会位置が開頭部位の下縁に一致するとよい．
- 筆者は，アプローチ側の横静脈洞を無理に確認できるほど開頭を広げず，理想としては横静脈洞上縁から 4～5 mm 部を硬膜切開して硬膜翻転できるようにする．

- 通常の OTA に比較して，視床腫瘍に対するアプローチの際にはテント切開の範囲もテント切痕サイドから必要最小限でよい．脳べらは，病変部位全体像が確保できるように左右から行うが，Rosenthal 静脈は周辺のくも膜を剝離して可動域を上げてから脳べらにて外側固定することで術野確保ができる 16 (図 19)．

まとめ

- 画像上 focal type の視床グリオーマを施行する場合には，その摘出アプローチが IHTTSA や OTA であっても術中ナビゲーションシステムを用い積極的に摘出術の適応を検討すべきである．
- そのためには，視床の解剖学的構造だけではなく，それぞれの外科的アプローチの長所と短所を熟知しておく必要性がある．
- 外科的摘出率向上は，生命予後の改善目的だけでなく，画像上で悪性度グリオーマ所見であっても，細胞診から放射線化学療法のみの選択治療から，全摘出により low grade であれば後療法を回避できる可能性がある．
- しかしその際，術後合併症を最小限にするためにも，MR-tractography をもとに微小解剖を十分理解したうえでの外科的アプローチの術前検討が必要である．

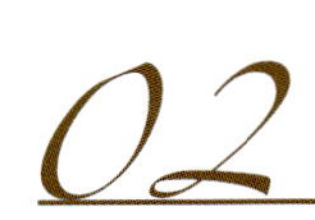

High parietal transcortical & transventricular approach

齋藤竜太

はじめに

- 上頭頂小葉においた皮質切開からアプローチし，側脳室体部を経由して (transcortical & transventricular approach) 視床腫瘍へ至る．
- 手術適応，手術に必要なモニタリング，アプローチの実際に関して概説する[130]．

手術適応・画像診断

- 基本的には，視床腫瘍が中脳，錐体路（内包，放線冠）に浸潤しない症例が対象となる．
- ただし，低悪性度腫瘍や悪性腫瘍においても，中脳，錐体路（内包，放線冠）に浸潤する部位を残して 78% 以上の摘出が見込まれる症例に関しては，各症例ごとに適応を判断する．
- 適応判断のための画像診断として，3D の MRI に加えて，3DAC 撮影を行い，錐体路の描出を行っている（図 20)．
- 筆者らは深部静脈系の評価を目的として，ニューロナビゲーション用に撮影した MPRAGE 画像から深部静脈の描出を行っている 17 (図 21)[131]．

Pitfalls 16

視床腫瘍に対する OTA は，視床－中脳部位など視床後半部の腫瘍に対しては適しているが，視床前半部に進展している症例においては，ガレン大静脈と周辺静脈を挙上しなければ術野を確保することが困難となってしまう．そのため，広範囲に進展する視床腫瘍の場合には，IHTTSA と組み合わせた 2 期的摘出術計画が必要となる場合もある．

Tips 17

ナビゲーション用に撮影した MPRAGE 画像をもとに OsiriX (ニュートン・グラフィックス社) ソフトウエアを用いて MIP 処理を行い，画像化している．三次元的に動かすことができ，術前の検討に適する．

手術に必要なモニタリング

- 手術アプローチの方向性を確認することは非常に重要であり，ニューロナビゲーションシステムを全例に使用している．
- 術中の錐体路温存を企図して，MEP の測定と必要に応じて単極刺激電極による皮質下刺激を行っている 18．
- 高悪性度グリオーマにおいては，5-アミノレブリン酸（5-ALA）を用いた蛍光診断を準備して手術に臨んでいる．

Tips 18

錐体路の温存に単極刺激電極による皮質下刺激は有用である．Kamada ら[132] は最小刺激閾値 20，15，10，5 mA が錐体路から 16，13.2，9.6，4.8 mm に対応することを示している．

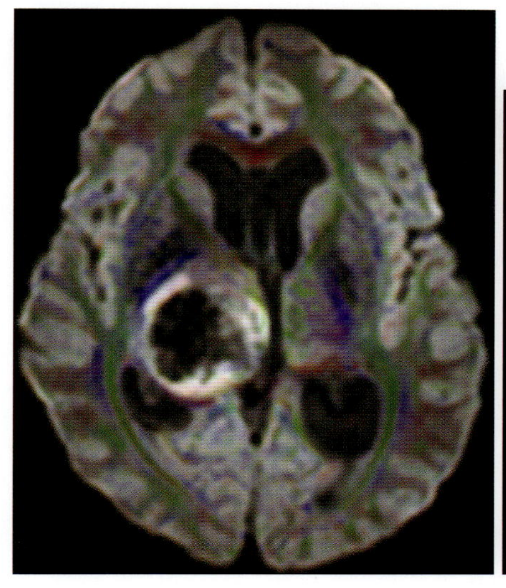
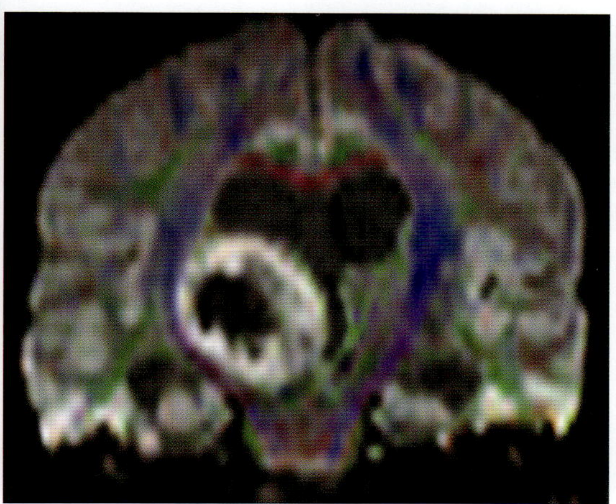

図20　3DAC 撮影による錐体路の術前評価

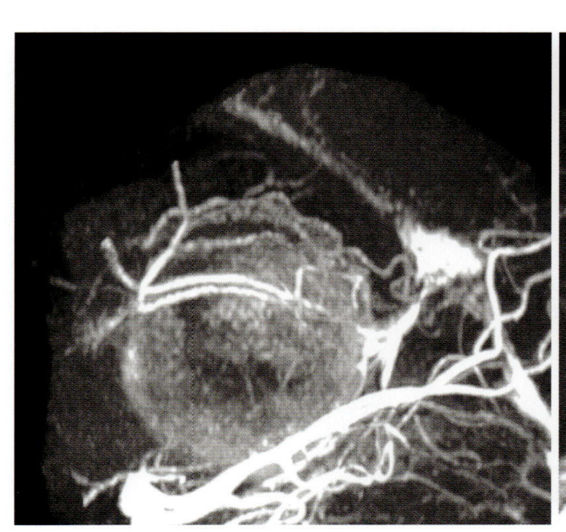
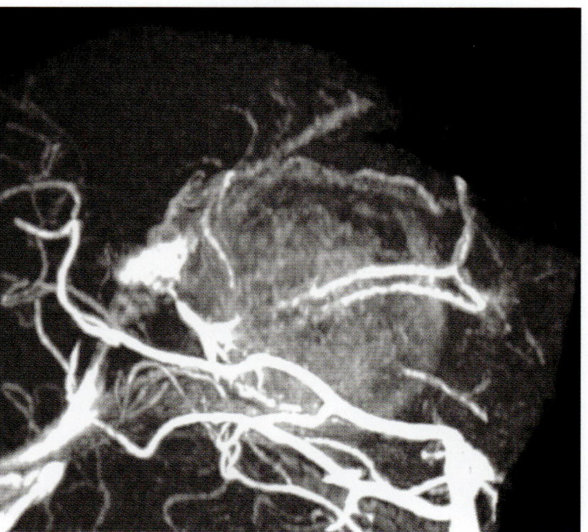

図21　MPRAGE 画像から作製した画像による深部静脈系の術前評価

手術

- 右視床退形成性星細胞腫の一症例を呈示する 19 (図 22).
- 患者を腹臥位として顔面を床に向け，頭部は軽く手術側へ回旋して，vertex を上げて頭頂部のアプローチ位置が最頂位になるように固定する (図 23).

Tips 19

手術に際しては，後出血，対側片麻痺，視野障害（1/4 盲），痙攣に加え，頭頂葉症状，静脈梗塞についても患者に説明しておく．特に左腫瘍に際しては，失語症，また上頭頂小葉からのアプローチでは危険は高くないもののGerstmann 症候群の合併についても説明する．術中に運動野近傍を刺激することもあり，周術期には抗てんかん薬を使用している．

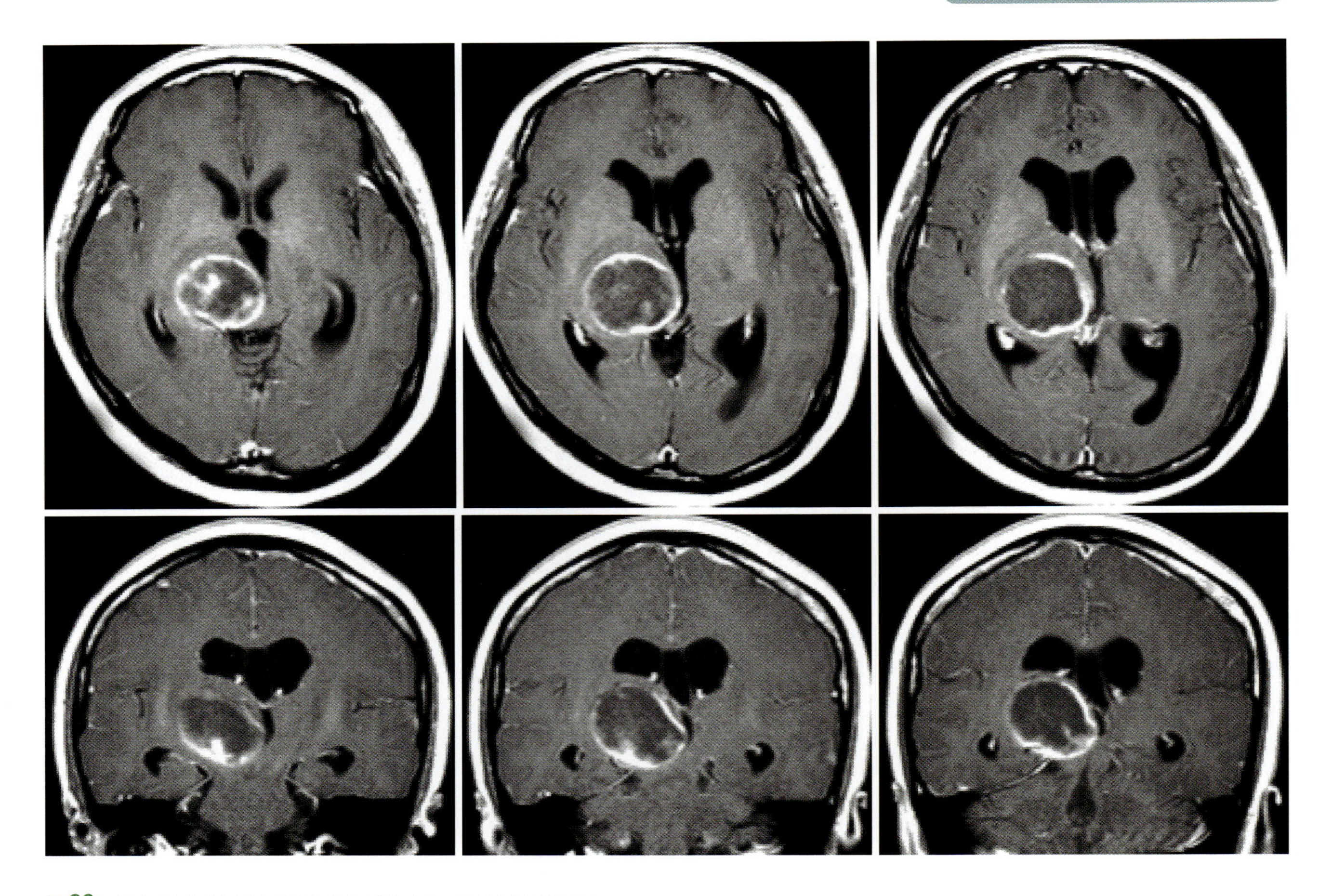

図22. 代表症例（右視床退形成性星細胞腫）の術前造影 MRI

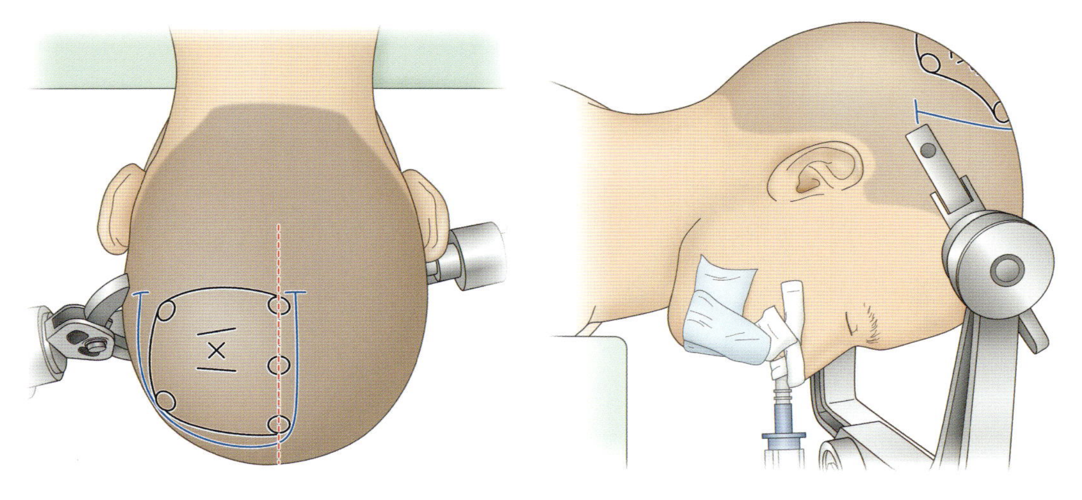

図23. 手術体位

- 中心後回後方の上頭頂小葉を中心として開頭する.
- 本症例では，正中上矢状静脈洞直上に3点のburr holeをおき，前方は中心溝がぎりぎり露出する程度，架橋静脈の間の上頭頂小葉に進入路を設ける形で後方，外側は十分に開頭できるように開頭線を予定した.
- 皮質切開は，中心後溝の後方で上頭頂小葉の長軸に沿って可能であれば脳溝内に置く（図24).
- 予定した進入ルート上で硬膜を小さくX字に切開し，ナビゲーターガイド下にアプローチルートに沿って側脳室体部へ脳室チューブを挿入する.
- 視床腫瘍症例で水頭症を伴う場合は，このチューブ挿入により，開頭時の脳圧コントロールが可能となる.
- 硬膜を小さくX字切開した部位を起点として，X字状に切開開窓する.
- 開頭野前端に中心溝が存在するため，硬膜開窓部の前外側部，硬膜下に硬膜下電極を挿入する.
- 硬膜下に挿入した硬膜下電極を用いてSEP測定による中心溝の同定が可能となる.
- これで中心溝を同定し，適切な部位でMEPを測定する.
- 挿入した脳室チューブに沿って進入すると，脳室に達する.
- 側脳室内で側脳室体部の脈絡叢を確認する（図25A). この脳室の脈絡叢のさらに奥に視床（腫瘍）が存在することになる.
- 脈絡叢の全幅が露出するように皮質切開を拡大し，脳室内で脈絡叢を凝固，切断する（図25B).
- 側脳室壁に皮質切開をおいて視床へ進入すると，深部に腫瘍が確認できる（図25C). 十分に腫瘍を採取してから，腫瘍を吸引管，超音波破砕装置で吸引除去する.
- 吸引していくなかで周囲壁が認められ，この時点からは正常の壁を確認しながら腫瘍を摘出する（図25D).
- 5-ALA蛍光陽性腫瘍に対しては，蛍光診断も参考に摘出する.

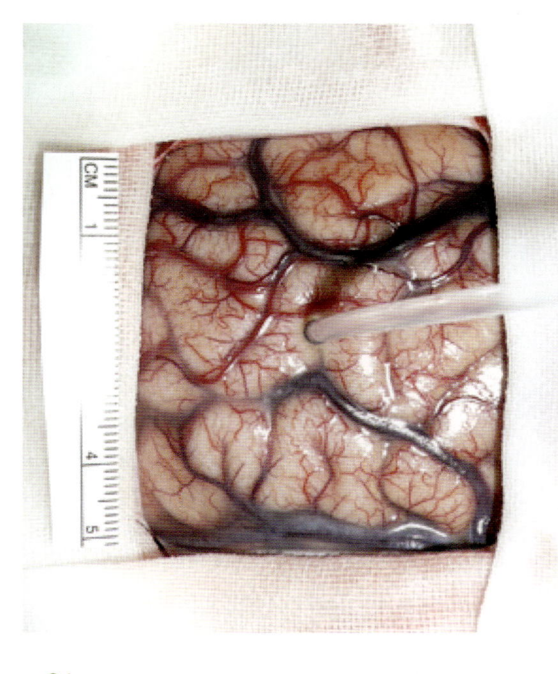

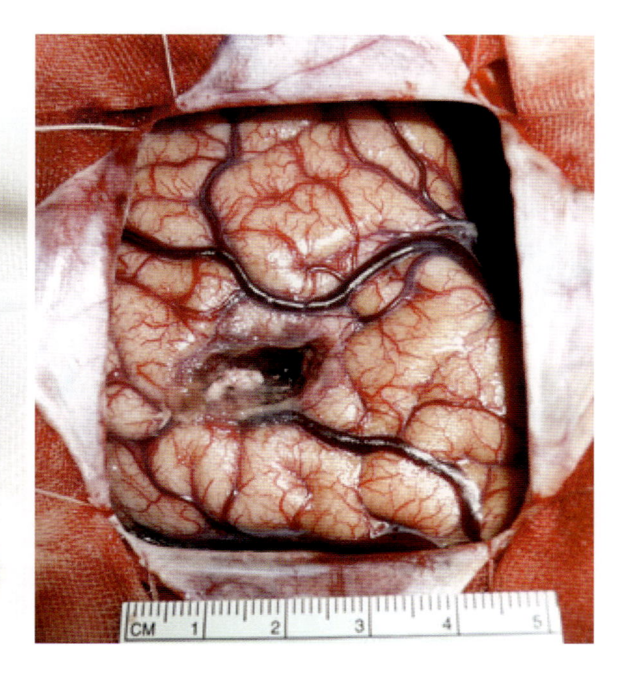

図24. 摘出前・後脳表観察

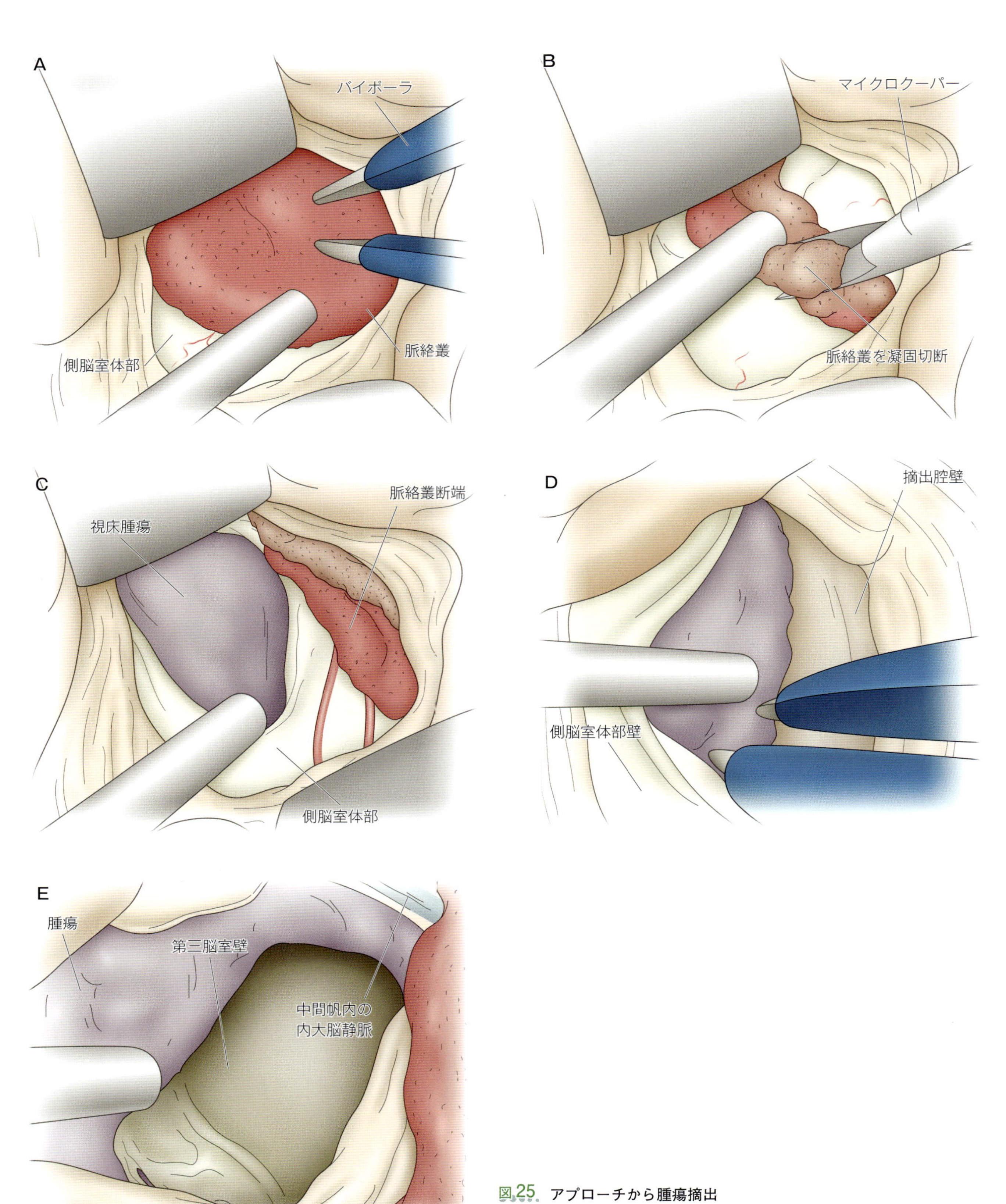

図25. アプローチから腫瘍摘出

A：側脳室内手技．B：側脳室体部脈絡叢の凝固切断．C：腫瘍へのアプローチ．D：摘出境界の確認．E：第三脳室開放．

- 腫瘍除去しながら壁を確認していき，内側は内上方に内大脳静脈があることに注意しながら第三脳室方向を目指して摘出を進める．
- 本症例では第三脳室を開放し（図 25E），その内側上方を確認して中間帆内に内大脳静脈の走行を確認した．

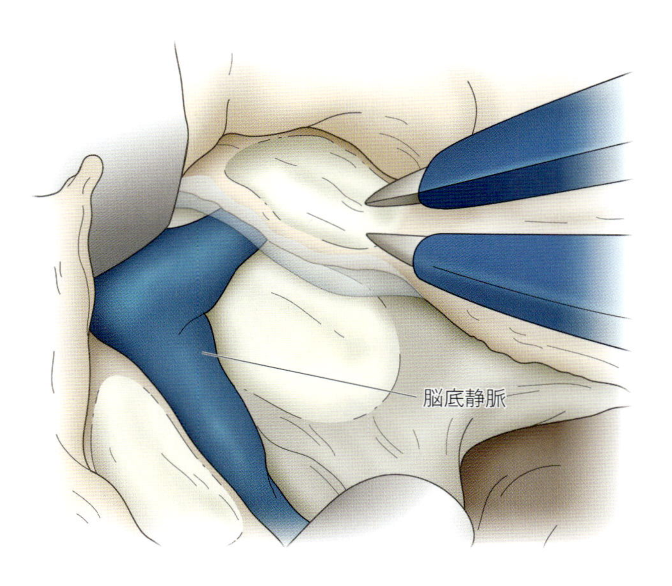

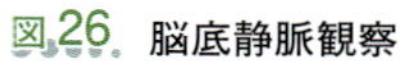
図26 脳底静脈観察

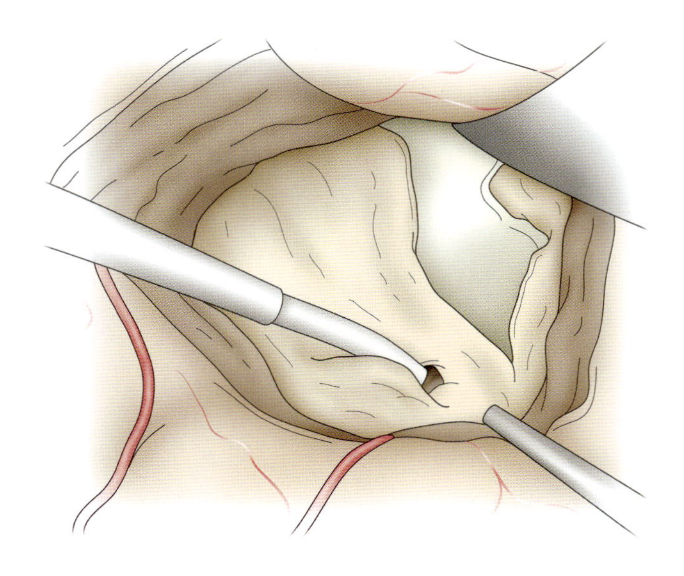
図27 皮質下刺激

- 中間帆内には内側後脈絡叢動脈も走行しており，視床枕や視床内側部に栄養枝を送る 20 [133]．
- 内側後脈絡叢動脈は，松果体の横を前方へ向かい，中間帆に入るその走行から，松果体部腫瘍摘出時に問題になることが多い 21 [134, 135]．
- 内大脳静脈を確認した位置から後方へ摘出を進め，迂回槽（ambient cistern）を開放し，後方腫瘍の摘出をさらに進めて脳底静脈の位置を確認，これを外側に追う形で腫瘍の後方成分を除去した（図 26）．
- 外側の錐体路近傍の摘出に際しては，皮質下刺激も併用する（図 27）．
- 本症例では，単極刺激電極を用いた 6 mA の刺激で左上肢の動きが確認されたところまでの摘出となった．
- 血圧を 140 mmHg 程度まで昇圧させ，Valsalva 手技を行い，止血を十分に確認した．
- 最終的な皮質切開は 2 cm 程度であった（図 24）．

Memo 20

内側後脈絡叢動脈の支配域

中脳周囲を走行する cisternal segment と中間帆を走行する plexal segment に分けられ，前者は大脳脚，膝状体，中脳被蓋，上丘，視床枕，松果体，後交連，後頭葉皮質，視床内側部を栄養し，後者は内側枝と外側枝に分かれて内側枝が主に脈絡叢，外側枝が手綱を貫いて脳室周囲核を栄養する〔内側後脈絡叢動脈の走行に関しては，Ⅲ章-9-02「側脳室三角部・側脳室側角」の ***Memo 19***（p. 232）参照〕．

Memo 21

内側後脈絡叢動脈急性閉塞の病態

前脈絡叢動脈，外側後脈絡叢動脈との豊富な吻合のために内側後脈絡叢動脈単独の脳梗塞は稀である．視床枕の内側部や視床の後内側部が梗塞になることがあり，症状としては明らかではないものの，上部中脳域の障害に伴う眼球運動障害があると考えられている．

III 8 松果体・中脳被蓋・小脳山頂部

荒川芳輝，三國信啓，宮本　享

はじめに

- 術野が深部で狭く重要構造物に囲まれているために難易度が高い.
- 松果体病変の生検は，第三脳室経由に内視鏡手術が行われることが多くなったが，根治的な外科的切除には開頭術が必要となる.
- 松果体部，中脳背側，小脳山頂部病変のアプローチには，主に occipital transtentorial approach（OTA），infratentorial supracerebellar approach（ITSCA）がある(1).
- Infratentorial supracerebellar approach では，classic midline に加えて，lateral or paramedian approach，far lateral approach の選択がある[136](2).

解　剖

表面解剖

- 松果体部から中脳被蓋部の表面解剖は，正常では容易に隆起構造の確認が可能である(3)(図 1)[137, 138].
- 松果体（pineal body）は，上丘の上方で視床髄条（stria medullaris of thalamus）の下に位置し，左右は視床で上方は脳梁膨大部で囲まれる（図 2).
- 中脳蓋（tectum）は，上丘（superior colliculus），下丘（inferior colliculus）から四丘体（quadrigeminal plate）を構成し，それぞれ外側に上丘腕（branchium of superior colliculus），下丘腕（branchium of inferior colliculus）を形成する.
- 上丘は視覚の反射と伝達の中枢，下丘は聴覚系の中継核である.
- 下丘の直下で滑車神経が出て脳幹周囲を前方に走行する．滑車神経の下方から上髄帆（superior medullary velum）に移行し，第四脳室上面を形成する.
- 小脳中脳裂（cerebellomesencephalic fissure）が，中脳のテント面と背側面を分ける（図 3).
- 小脳虫部は，上髄帆から小舌（ligula），中心小葉（central lobule），山頂（culmen）へと至る.

Tips 1

松果体部，中脳背側，小脳山頂部へのアプローチは，筒状の術野展開となる．病変がアプローチの射程に入るかどうかを，局在と進展方向，周囲血管構造から検討し選択する.

Tips 2

高い角度の直静脈（straight sinus）や小脳上面静脈灌流のテント流入が認められる症例では，infratentorial supracerebellar approach は難しくなるため適応を慎重に検討する.

Pitfalls 3

腫瘍性病変が存在する場合には，圧排や腫大といった変化で確認が難しくなるため，正常解剖を十分に理解したうえで，腫瘍の位置，進展に伴う正常構造物の変化を MRI で確認する.

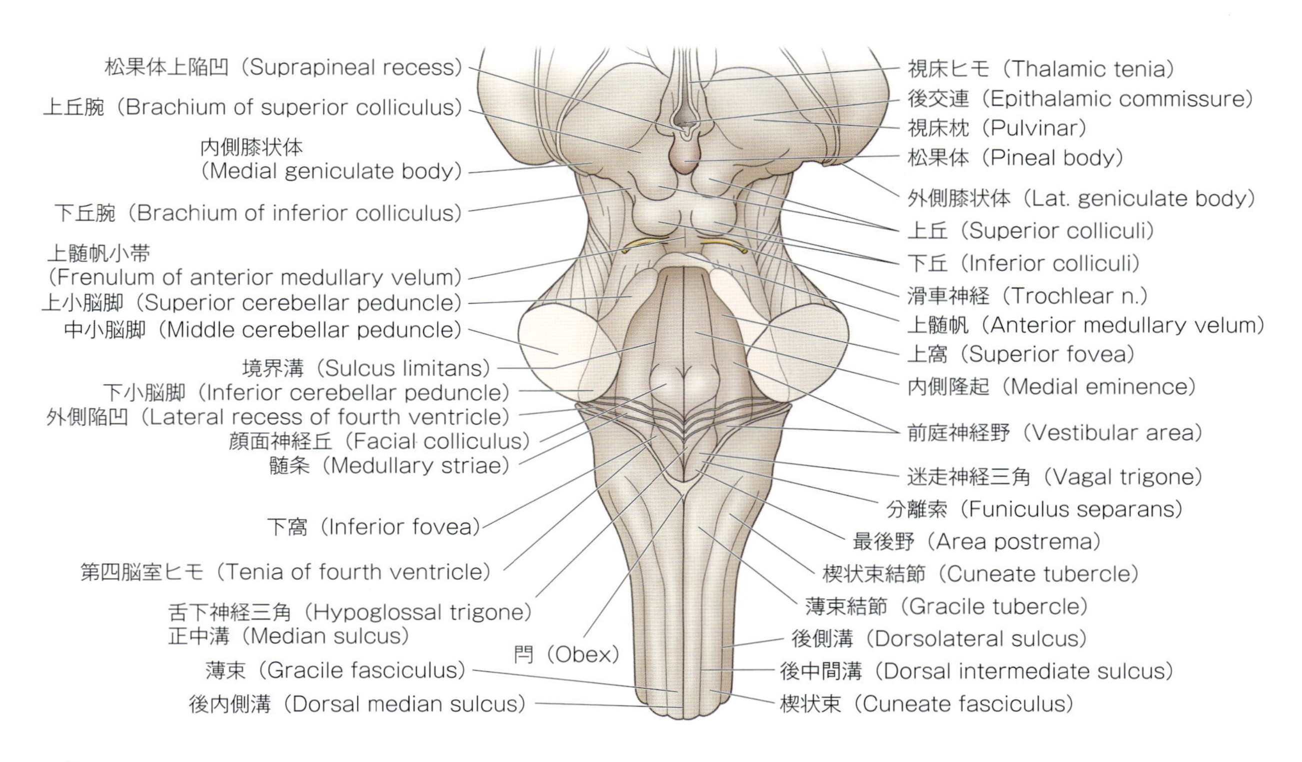

図1 脳幹背側の表面解剖（文献 138 を参照して作成）

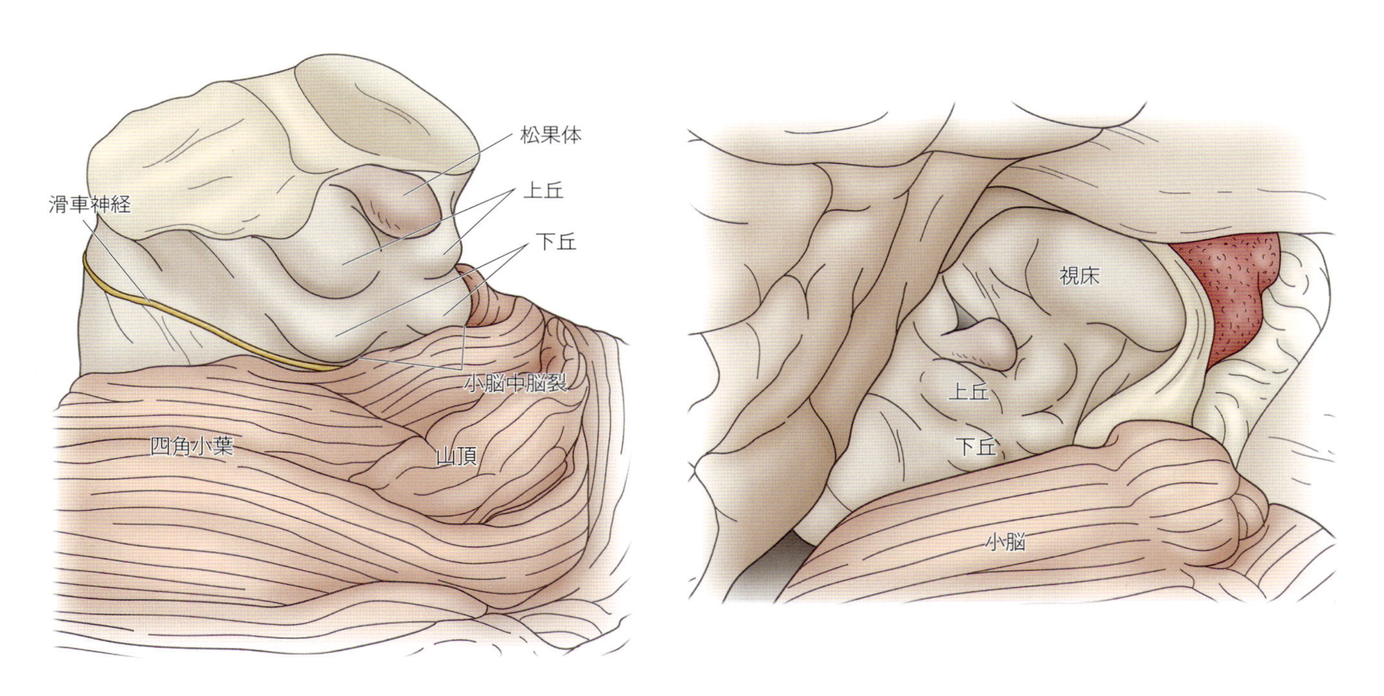

図2 松果体・中脳被蓋・小脳山頂部の表面解剖 lateral view（文献 136，137 を参照して作成）

静脈解剖[139] 4

- ガレン大静脈（great vein of Galen）は，脳梁膨大部直下で両側の内大静脈（internal cerebral vein）の合流で形成され，大脳鎌テント結合部に走行し，下矢状静脈洞と合流し直静脈となる（図 4）.
- ガレン大静脈は，前頭葉眼窩面，脳梁，小脳上面，脳幹上部などの広い範囲の静脈還流を担う.

Pitfalls 4

松果体部，中脳背側，小脳山頂部の静脈還流障害は重篤な合併症をきたす．そこで，静脈還流を熟知し，腫瘍による静脈還流の変化や術野展開で犠牲にできる静脈，温存すべき静脈を知っておく.

- 中脳周囲を走行するローゼンタール脳底静脈（basal vein of Rosenthal），小脳上面から前中心小脳静脈（precentral cerebellar vein），後頭葉内側面から内後頭静脈（internal occipital vein）とも呼ばれるanterior calcarine vein，脳梁後半部からposterior pericallosal vein，松果体からpineal vein，中脳からposterior mesencephalic vein，視床からsuperior thalamic veinがガレン大静脈に流入する．

> **Tips 5**
> 松果体部，中脳背側，小脳山頂部の腫瘍では，後大脳動脈系，上小脳動脈系，髄膜動脈系が栄養血管として関与する．術野展開のために腫瘍内減圧が必要であり，早期に処理できる栄養血管を特定する．

動脈解剖⑤

- 松果体，中脳蓋，中脳被蓋を灌流するのは，内側後脈絡叢動脈（medial posterior choroidal artery），長回旋枝（long circumflex artery），視床膝状体動脈（thalamogeniculate artery）である．

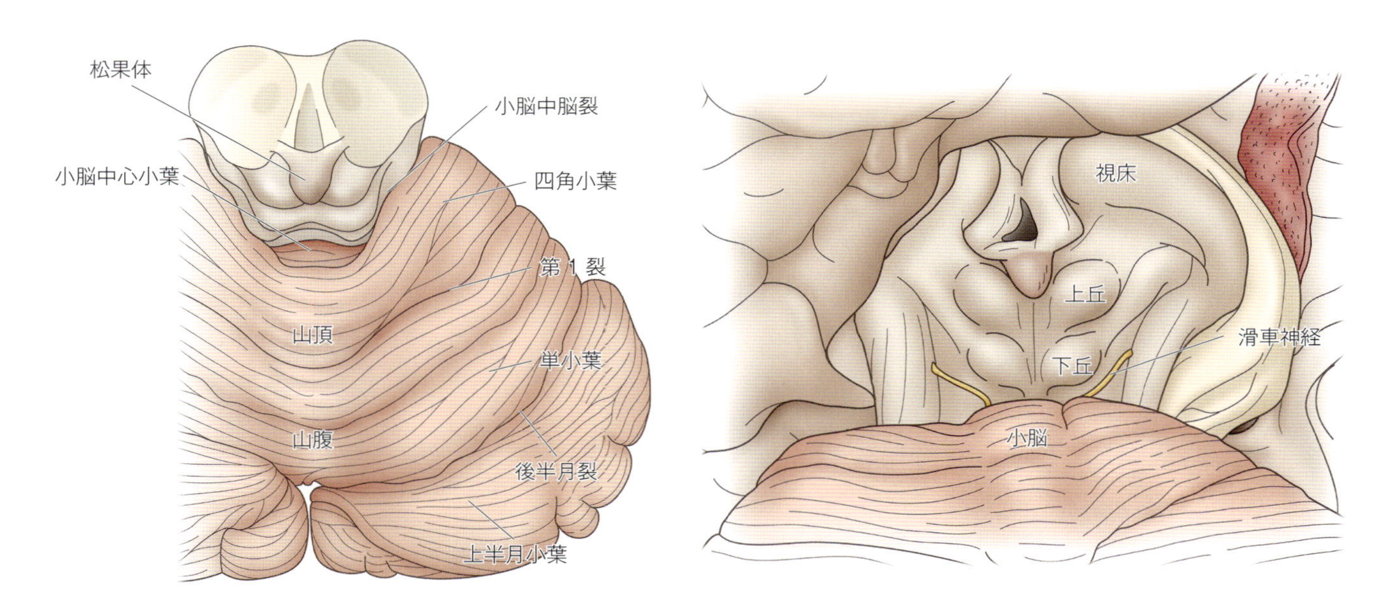

図3．松果体・中脳被蓋・小脳山頂部の表面解剖 midline view（文献137を参照して作成）

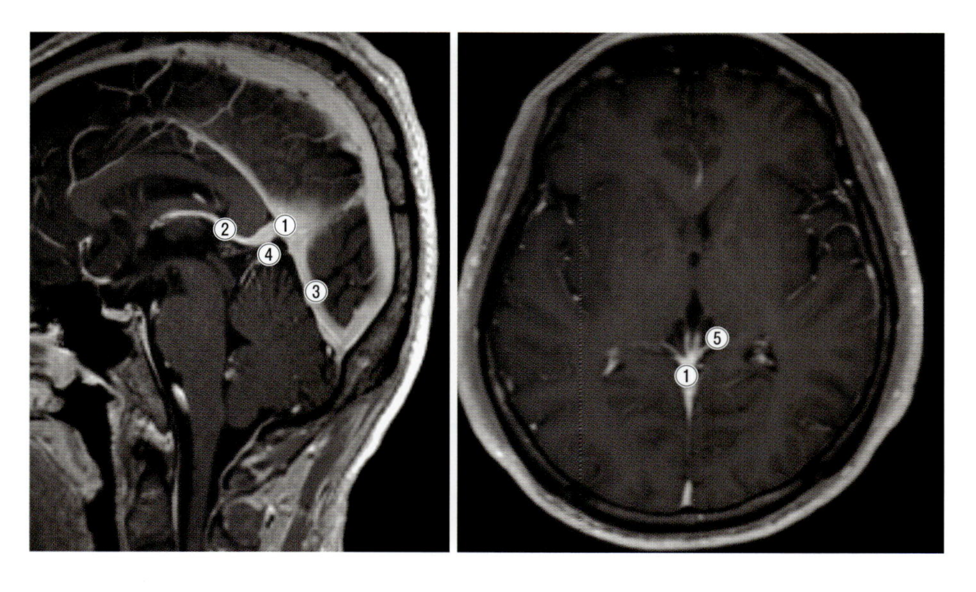

図4．MRI画像で見る静脈解剖
①ガレン大静脈（great vein of Galen），②内大静脈（internal cerebral vein），③直静脈（straight sinus），④前中心小脳静脈（precentral cerebellar vein），⑤ローゼンタール脳底静脈（basal vein of Rosenthal）

- 内側後脈絡叢動脈は，後大脳動脈の近位部から分岐し，後大脳動脈本幹と迂回槽を並走して四丘体槽に入り上向し，松果体の外側を走行し上方で前方に転回して正中に近接して中間帆槽に入り，第三脳室脈絡叢に分布する．
- 長回旋枝も後大脳動脈と並走し，四丘体表面で上小脳動脈の分枝と吻合する．視床膝状体動脈は，後大脳動脈 P2 から起始し，膝状体を穿通し，最終的に上丘・視索などを灌流する．
- 上小脳動脈は，迂回槽内を滑車神経と平行に走行し，中脳被蓋，中脳蓋を灌流する回旋枝を分岐する．本幹からの precerebellar artery は，中脳水道，第四脳室上部天井を走行し，小脳深部核，下丘，上髄帆を灌流し，vermian artery は虫部を灌流する．

Occipital transtentorial approach（OTA）

症例①：松果体細胞腫（pineocytoma）6（図 5）

体 位

- 腹臥位や three−quarter semiprone の体位が用いられる．筆者らは，全身麻酔導入後スパイナルドレナージを挿入し，腹臥位で上半身をやや挙上し，アプローチ選択側の後頭葉が自重で下垂するように手術台を 15 度

Tips 6
本例は，直静脈の角度が比較的高く（図 5，→），小脳上面静脈灌流のテント流入（図 5，→）があるため，occipital transtentorial approach を選択する．

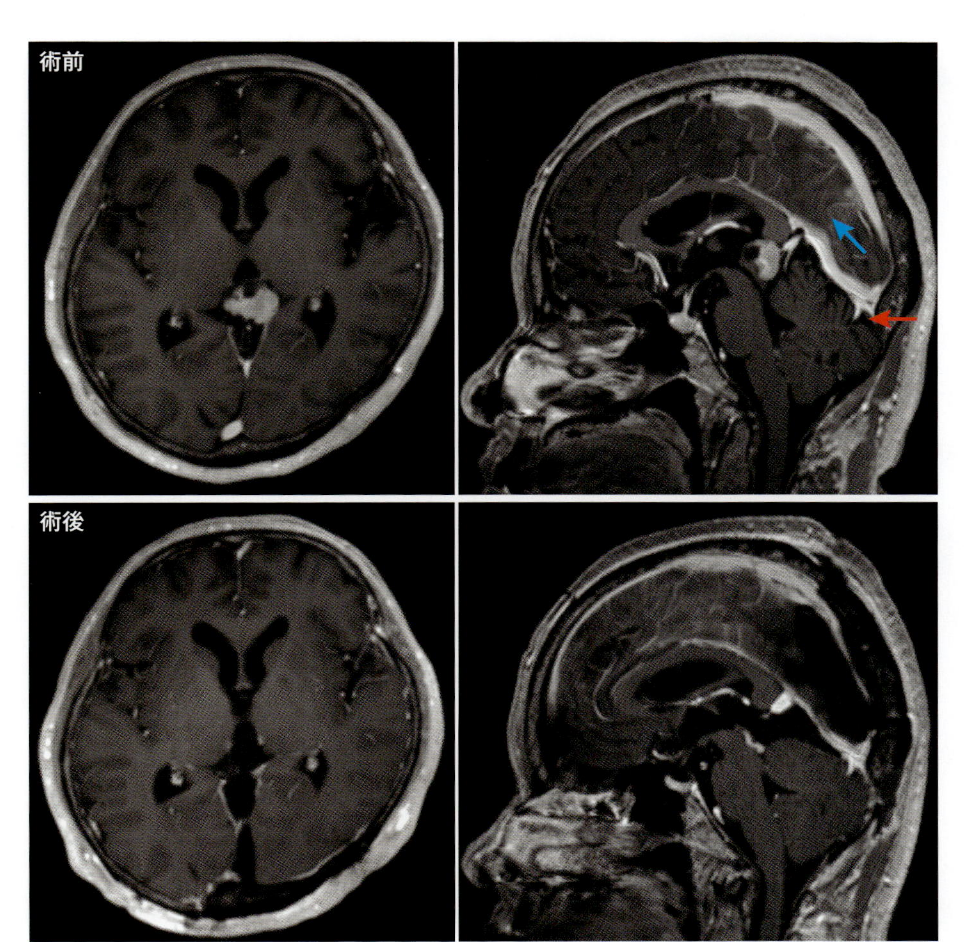

図5．症例①：松果体細胞腫

程度アプローチ側へ回旋した体位を用いている．
- 頚部はわずかに伸展位とし，アプローチ側にわずかに回旋する．
- Occipital transtentorial approach では，病変の局在や進展によるが，右利き術者の場合には右手が入りやすい左側を選択する．

開　頭

- U 字型の皮膚切開を用いる．左に大きい後頭開頭を行い，上矢状静脈洞から横静脈洞を露出する．

手術手技

- スパイナルドレナージから数回に分けて脳脊髄液を排液し，後頭葉の展開に備える．
- 硬膜を上矢状静脈洞－横静脈洞に沿うように切開する．傍正中では上矢状静脈洞へ流入する架橋静脈をサージセル®などで補強固定し，静脈損傷を回避する（図 6A）．

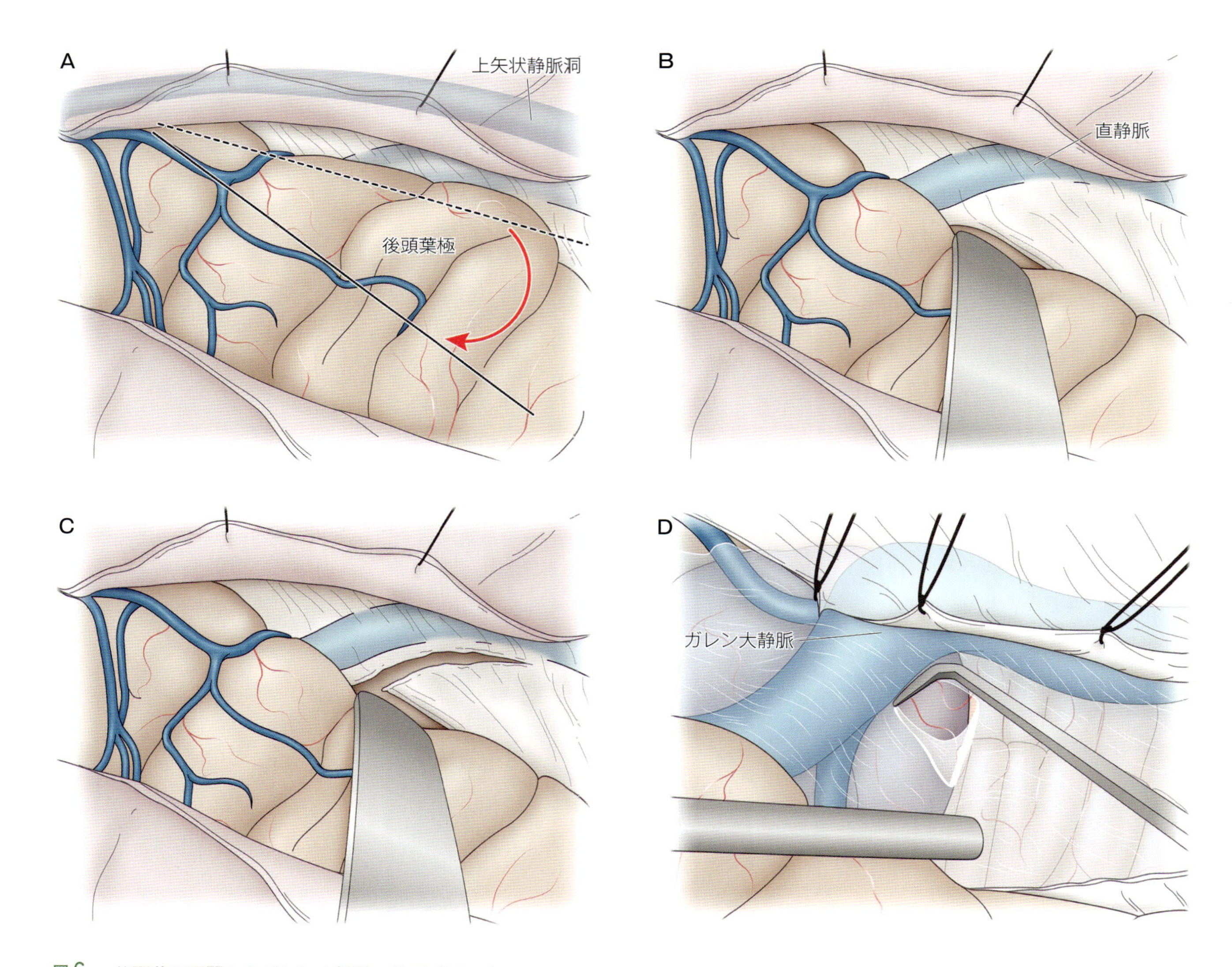

図 6　後頭葉の展開からガレン大静脈へのアプローチ

A：後頭葉を架橋静脈を起点にローテーションして術野を展開．B：直静脈を確認し，free edge にアプローチ．C：直静脈に沿って free edge へ向かってテント切開．D：くも膜を剥離してガレン大静脈を確認．

- 後頭葉極を持ち上げるように，interhemispheric approach で進入する 7（図 6B）．
- 直静脈と平行にテントを前方 free edge に向かって凝固切開する 8（図 6C）．
- 切開したテント端をゴアテックス®スーチャーCV−5 で吊り上げて展開する．前端となる tentorial hiatus で厚いくも膜を剥離し，ガレン大静脈を確認する（図 6D）．
- その前方では脳梁膨大部を確認する．ガレン大静脈を剥離していき，左ローゼンタール脳底静脈，前中心小脳静脈，SCA vermian branch などを確認する．
- 正中を越えて山頂前方の小脳中脳裂を剥離することで，右ローゼンタール脳底静脈を確認する．腫瘍は左ローゼンタール脳底静脈を外側後方へ，前中心小脳静脈を後方へ圧すように存在する．
- 前中心小脳静脈は，閉塞試験で灌流障害を生じないことを確認できると，前中心小脳静脈を切断し術野展開が可能となる（図 7A）．

Pitfalls 7

Occipital transtentorial approach 後に後頭葉を損傷している症例が散見される．後頭葉を愛護的に展開すべきである（図 6）．後頭葉牽引を脳べらで行ってはいけない．脳べらは，展開した後頭葉を固定するために使う．後頭葉をサージセル®シートで覆い軟膜損傷を防ぐ．

Tips 8

ICG を用いて直静脈や天幕静脈洞（tentorial sinus）を確認する．

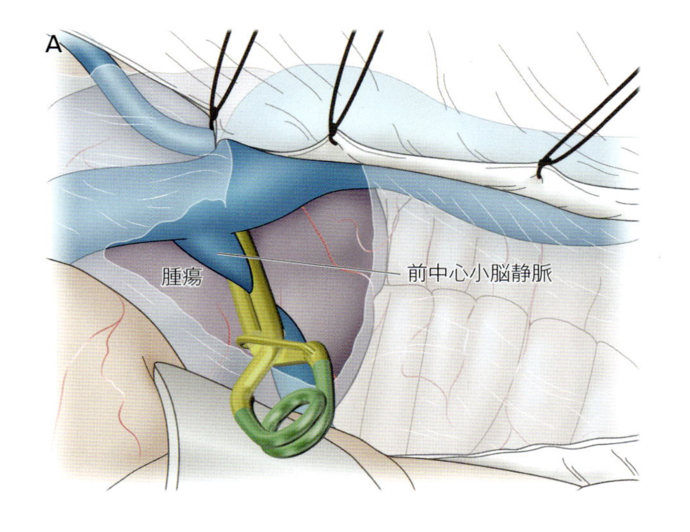

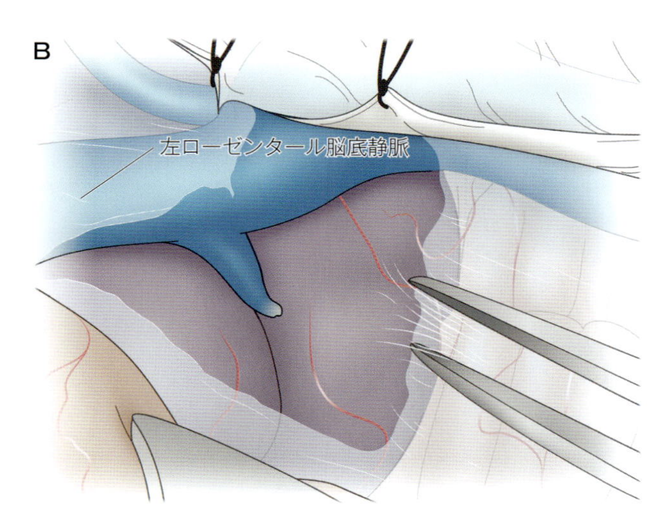

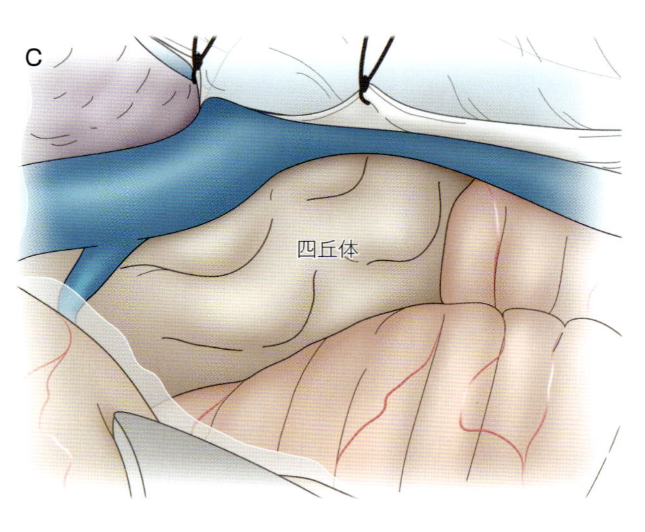

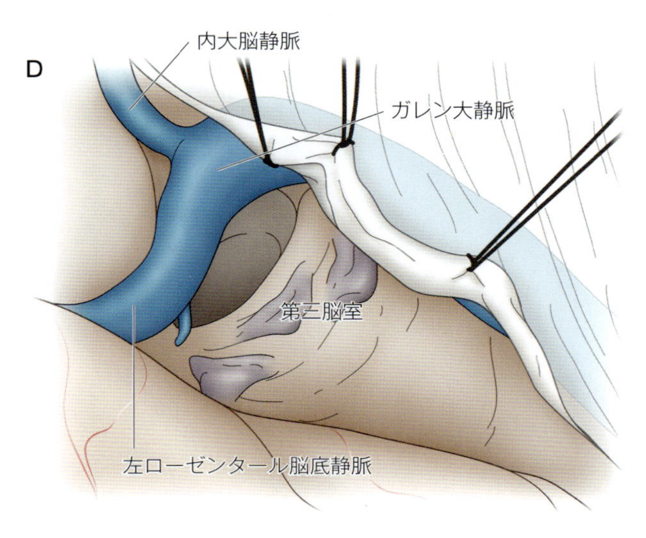

図 7　前中心小脳静脈の処理から腫瘍摘出

A：前中心小脳静脈の閉塞試験．B：腫瘍剥離と栄養血管を凝固処理．C：腫瘍下極で四丘体を確認．D：腫瘍摘出後解剖．

- 左ローゼンタール脳底静脈との境界および腫瘍の背面を尾側に向かって剥離し，いくつかの栄養血管を凝固処理する．腫瘍内減圧を行うことで，術野展開を行う（図7B）．
- 腫瘍内減圧が進むと腫瘍背面を尾側に剥離を進め，四丘体との間を剥離する（図7C）．ここで，内側後脈絡叢動脈からの栄養血管を確認し，凝固切断する．
- 腫瘍右側で左ローゼンタール脳底静脈から剥離し，前方に回り込むと第三脳室が開放される．第三脳室上壁に内大脳静脈を確認できる（図7D）．

症例②：小脳山頂部毛様細胞性星細胞腫（pilocytic astrocytoma）⑨（図8）

体　位

- 全身麻酔導入後スパイナルドレナージを挿入し，腹臥位で頭部を10度左回旋水平位で固定する．
- 上半身を10度程度挙上し，手術台を15度程度左回旋する．頸部はわずかに伸展位とし，アプローチ側にわずかに回旋する．

Tips 9
本例は，腫瘍が前後に小脳山頂部を占拠するため，松果体部病変へのアプローチよりもテントを後方に切開する．

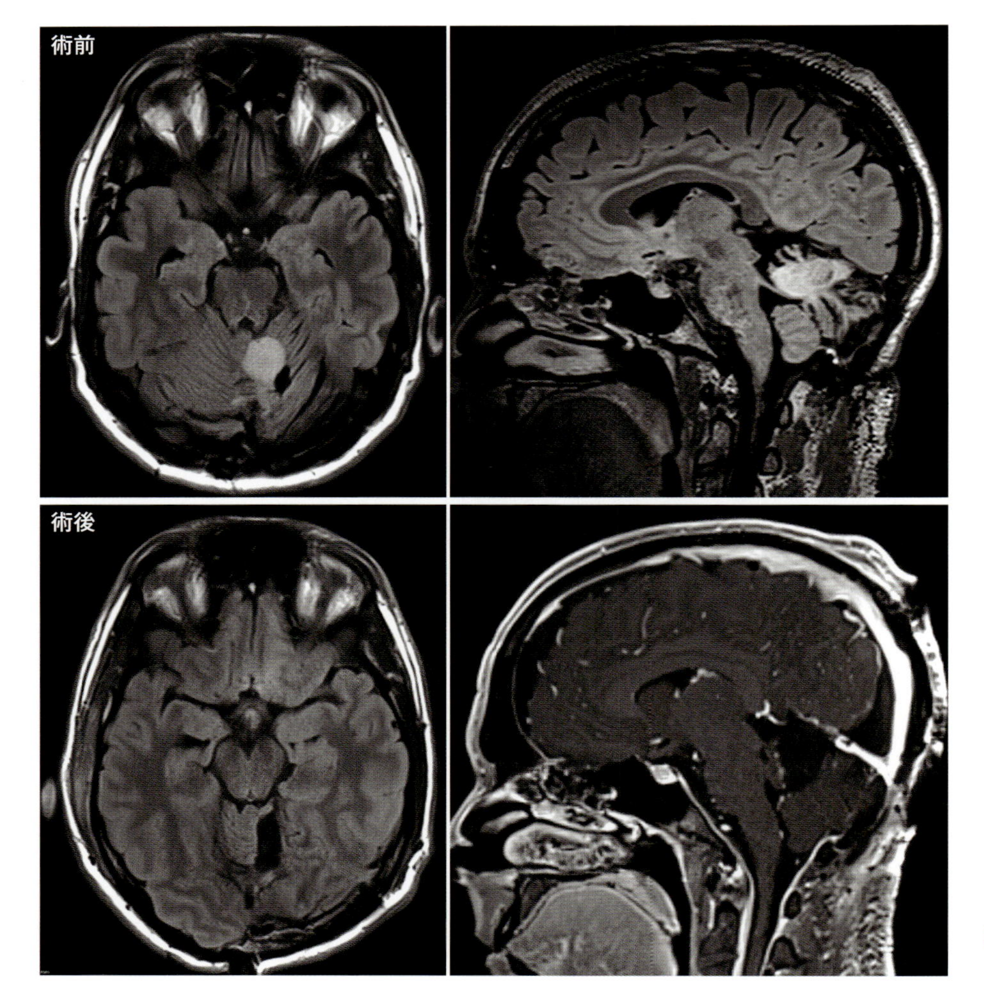

図8．症例②：小脳山頂部毛様細胞性星細胞腫

開　頭

- 初回手術 infratentorial supracerebellar approach の皮膚切開を一部利用してU字型の皮膚切開を行い，上矢状静脈洞を越える左後頭開頭を行う．
- 腫瘍後方を標的とするためにラムダ縫合より頭頂側で行う．
- 尾側はすでに骨融解で後頭下が硬膜となっており，そこに接続させることで横静脈洞を十分に露出する．

手術手技

- スパイナルドレナージから脳脊髄液を排出し，上矢状静脈洞，横静脈洞に沿って硬膜切開，展開を行う．
- 後頭葉外側でテント面に架橋静脈があり，サージセル®で保護した．後頭葉を展開させて，テント面から free edge，Galenic cistern を確認する．
- ICG で直静脈，テント内の tentorial sinus を確認し，テント切開を free edge に向かって直静脈と平行に行い，ゴアテックス®スーチャーCV-5 でテント面を展開し，小脳上極を露出する（図 9A）．

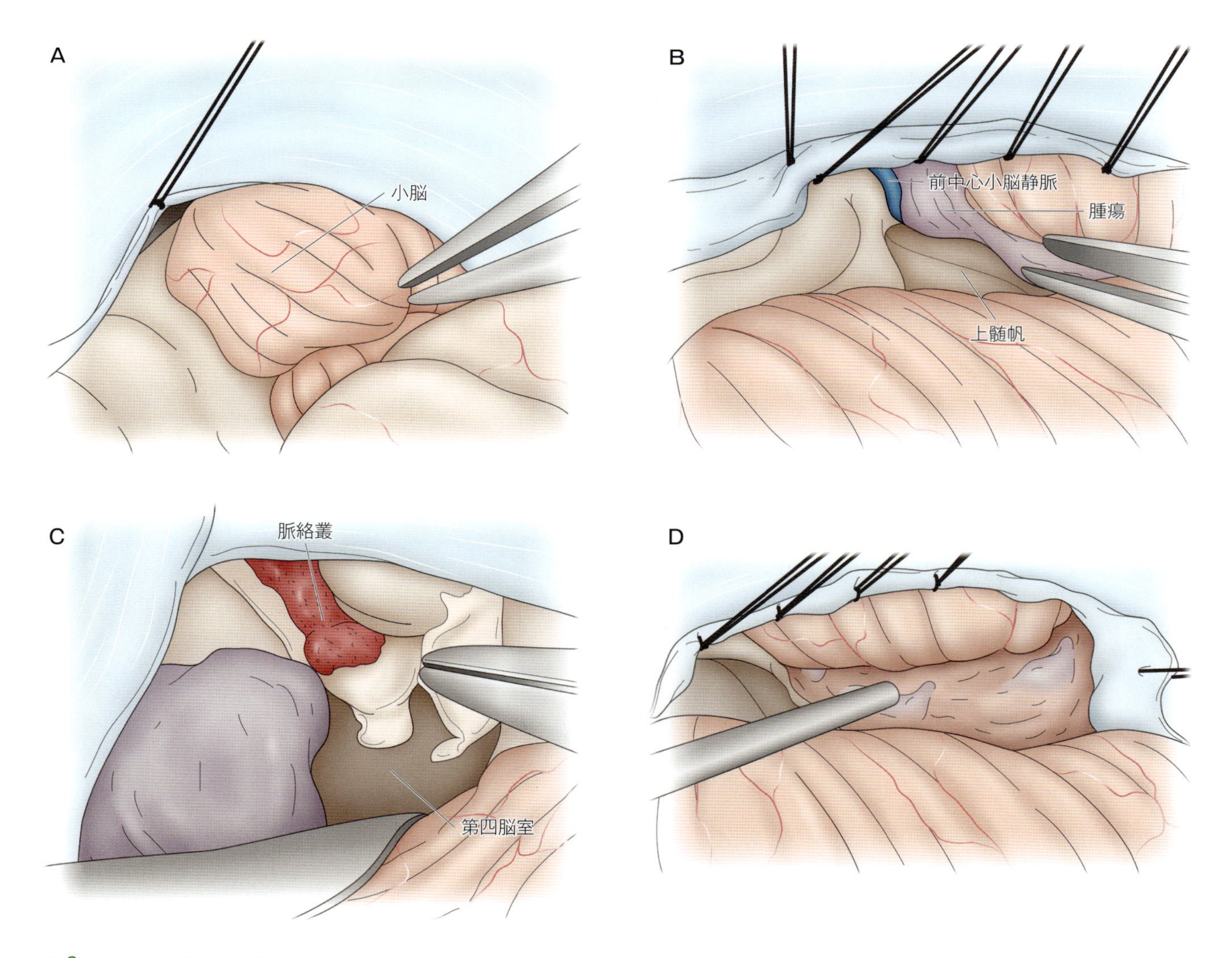

図9．テント切開から小脳山頂へのアプローチ
A：小脳上極で腫瘍前方境界を確認．B：腫瘍前方摘出で上髄帆を確認．C：腫瘍深部で第四脳室を確認．D：小脳頂部片側の腫瘍摘出．

- 腫瘍部分は表層脳に変性した実質に被包されていたが，切開すると灰白色で易出血性の腫瘍が確認される．腫瘍前方で前中心小脳静脈，腫瘍底面で上髄帆を確認する（図 9B）．
- 腫瘍後方と外側が視野に入らなかったため，さらに tentorial sinus を避けるように外側にテント切開を追加し，展開する 10．
- 腫瘍の外側に前回の摘出腔を捉え，さらに後方で前回の infratentorial supracerebellar approach による空洞が確認される 11．腫瘍を深部に摘出することで脳室内に入り，脈絡叢を確認した（図 9C）．腫瘍前方は上髄帆までとして腫瘍摘出を終了する（図 9D）．

Infratentorial supracerebellar approach(ITSCA) 12

症例③：中脳視蓋グリオーマ（tectal glioma）（図 10）

体　位

- 筆者らは，全身麻酔後に右心房にカテーテルを留置し，経食道エコーを挿入し，頚部内頚静脈のマーキングを行い，空気塞栓のモニター，除去の準備を行う 13．
- 座位で，直静脈を水平に近づけるために頭部前屈で後彎姿勢とする（図 11）．
- 空気流入が生じた際は頚部内頚静脈を圧迫し，右心房への流入を防ぐ．右心房内の空気が確認されれば，早急に右心房カテーテルから排出する．
- 空気塞栓は，少量であれば空気流入部位を閉鎖し操作を中止すると徐々に改善する．

Pitfalls 10
テント面へ流入する架橋静脈や tentorial sinus を術前画像と術中 ICG で確認し，不用意な損傷と止血難渋することを避ける．

Tips 11
光軸を頭頂側へ倒すことで，テント切開部後方の術野を展開する．

Tips 12
本アプローチでは，座位，コンコルド体位などが用いられる．

Pitfalls 13
心房中隔欠損は空気塞栓が容易に動脈性に飛散するため，術前に心エコーで心房中隔欠損をスクリーニングする．

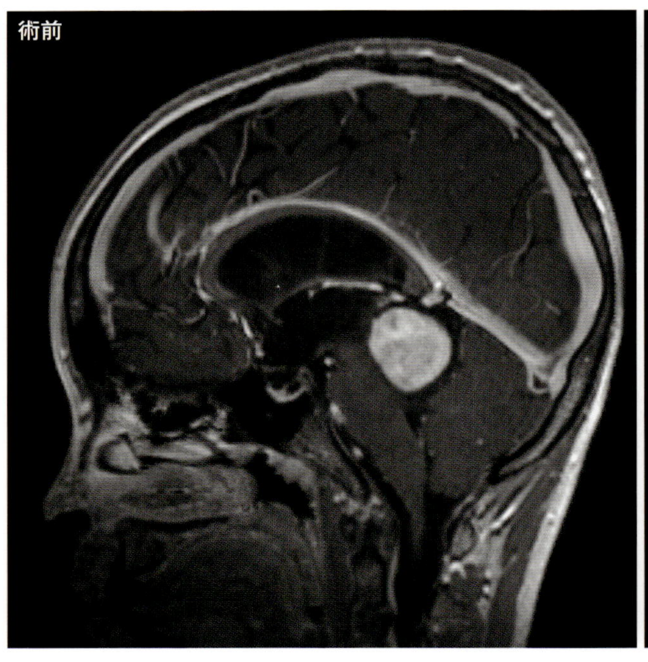

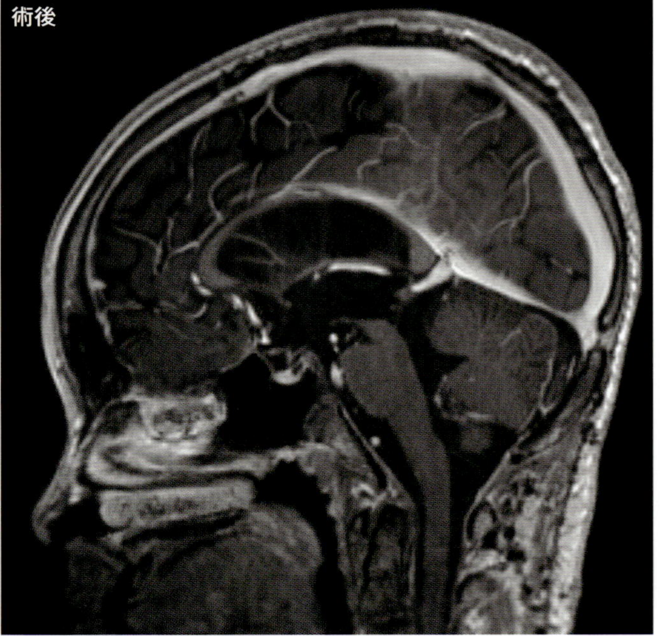

図 10．症例③：中脳視蓋グリオーマ

開　頭

- 横静脈洞を外側まで露出するために，イニオン上方5 cm程度から第4頸椎に及ぶ正中切開を行う（図12）.
- 横静脈洞を露出した両側の後頭下開頭とする 14 .

手術手技

- V字型に硬膜を切開し，上方に翻転する（図13A）．小脳上面からテント面に流入する静脈〔下小脳半球静脈（inferior hemispheric vein），下小脳虫部静脈（inferior vermian vein）〕を凝固切断する（図13B）.
- Infratentorial supracerebellar approach で進入する．前中心小脳静脈を凝固切断し，四丘体槽（quadrigeminal cistern）の厚いくも膜を切開する（図13C）.
- 腫瘍上極と両側のローゼンタール脳底静脈を確認する．腫瘍を上極から剥離し，上小脳動脈からの栄養血管を処理する（図13C）.
- 腫瘍内減圧を行いながら，腫瘍周囲の剥離摘出を進めて，腫瘍発生部位である四丘体を確認する（図13D）.

Tips 14

開頭時には空気塞栓を避けるために，十分な生理食塩水洗浄，頭蓋骨断端の骨蝋での閉鎖，正確な止血を行う.

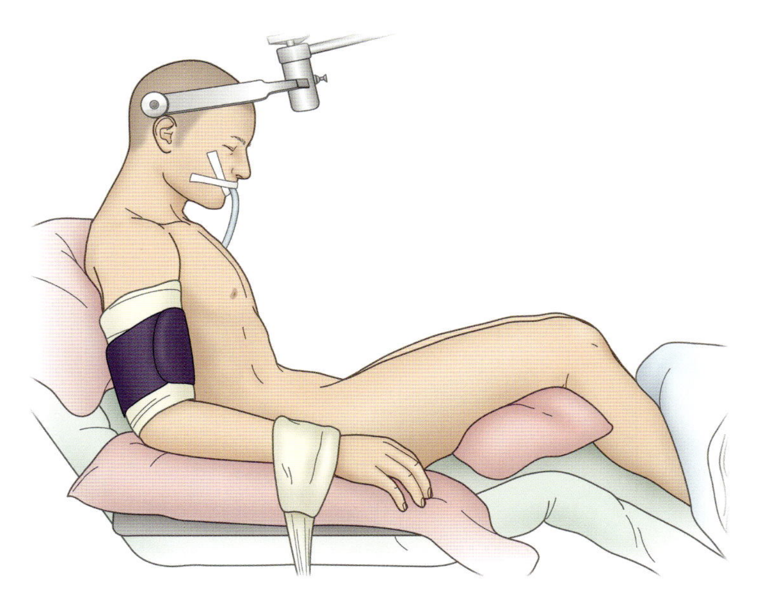

図11. 体位（座位）

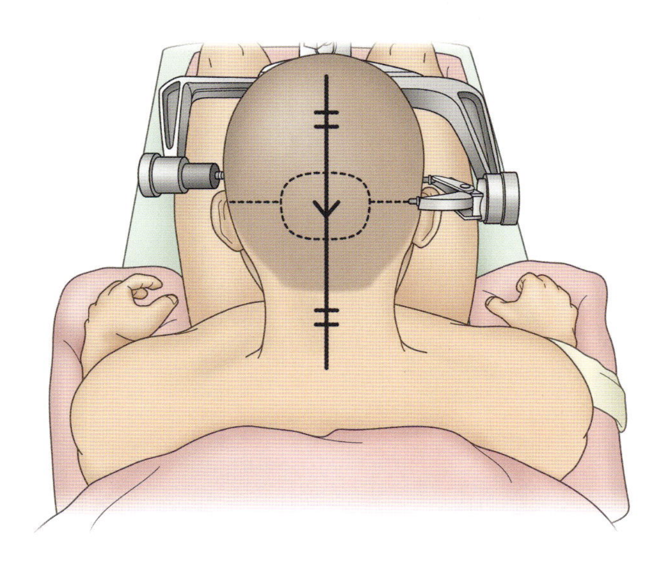

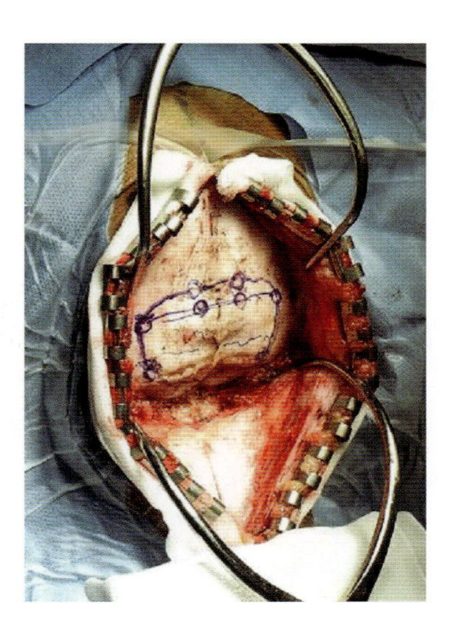

図12. 座位の皮膚切開，開頭

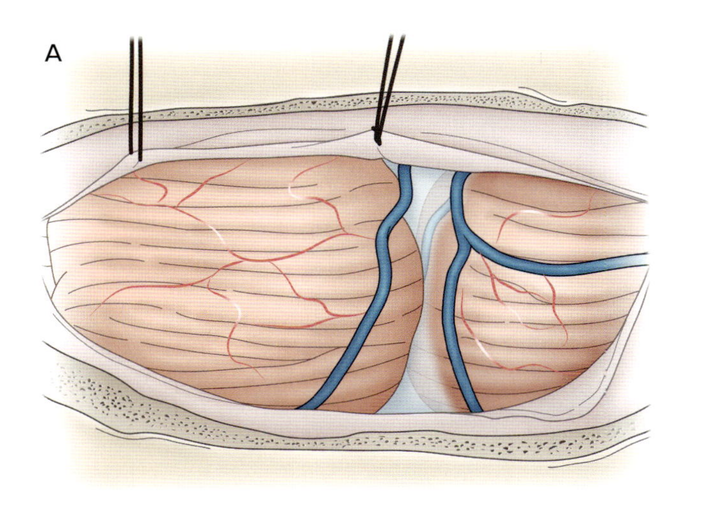

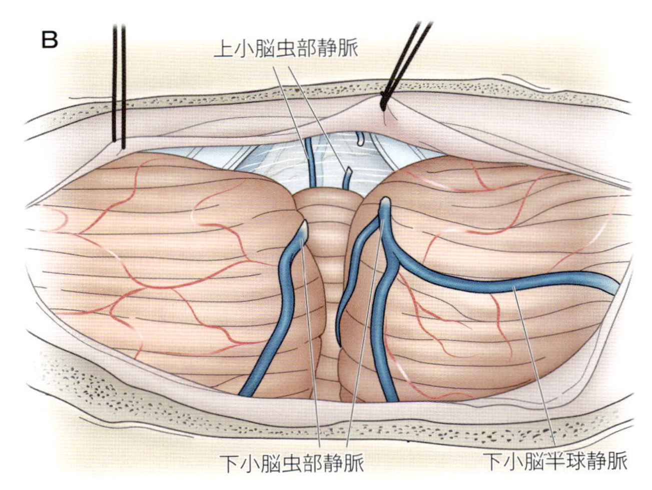

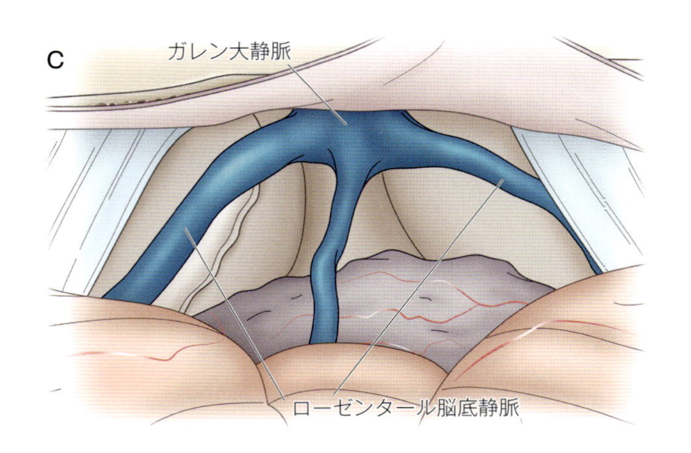

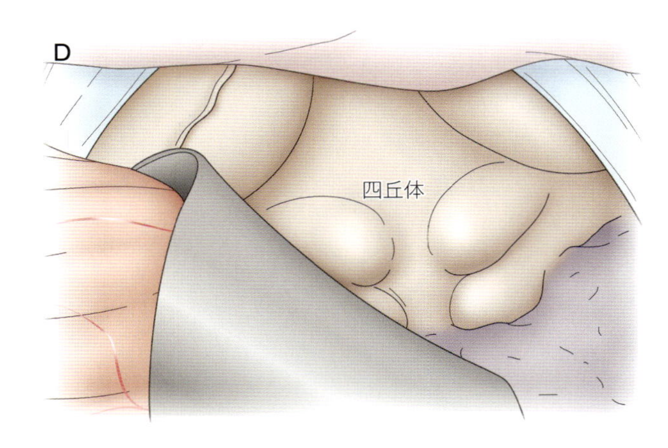

図13　Infratentorial supracerebellar approach：硬膜展開から四丘体へのアプローチ
A：硬膜展開後．B：小脳上面の架橋静脈を処理．C：くも膜を切開し腫瘍に到達．ガレン大静脈に還流する静脈を確認．D：腫瘍発生部位である四丘体を確認．

症例④：松果体部髄膜腫 *15*（図 14）

Combined approach

- Infratentorial supracerebellar approach でテント下部腫瘍，occipital transtentorial approach でテント上部腫瘍の摘出を行う 2 期的手術とする *16*．

第 1 回手術手技

- 第 1 回の手術は，正中の皮膚切開で横静脈洞を含み後頭葉に及ぶ正中後頭下開頭とする（図 15A）．
- U 字型に硬膜を切開し，後頭静脈洞は結紮して上方に翻転する．
- 小脳上面からテント面に流入する静脈を凝固切断し，infratentorial supracerebellar approach で進入する．
- 腫瘍と前中心小脳静脈を確認する（図 15B）．
- 腫瘍はテント面に付着し栄養血管を受けるため，テント面の凝固切断と腫瘍内減圧を進めることで術野展開を行う．

Tips 15

栄養血管が発達し，アプローチ軸から栄養血管処理が困難な腫瘍では止血に難渋する．そこで，塞栓可能な栄養血管があれば，術前塞栓を行う．エンボスフィア®を用いた塞栓術は腫瘍性状を軟化するため有用である．

Tips 16

片側 occipital transtentorial approach で摘出可能な射程に入らない病変は，両側 occipital transtentorial approach となる可能性を考えて，皮膚切開や開頭を準備する．

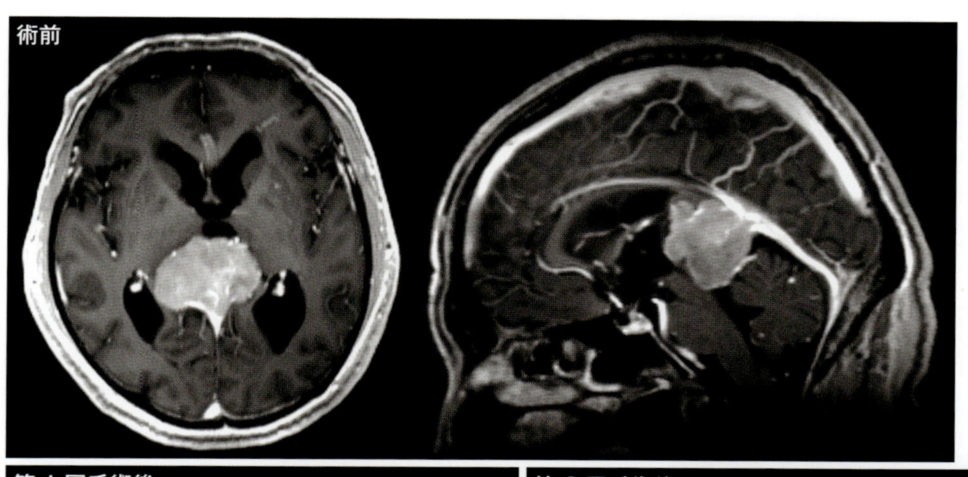

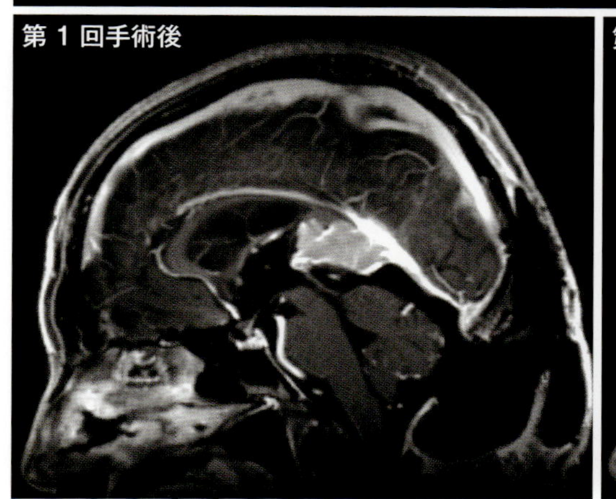

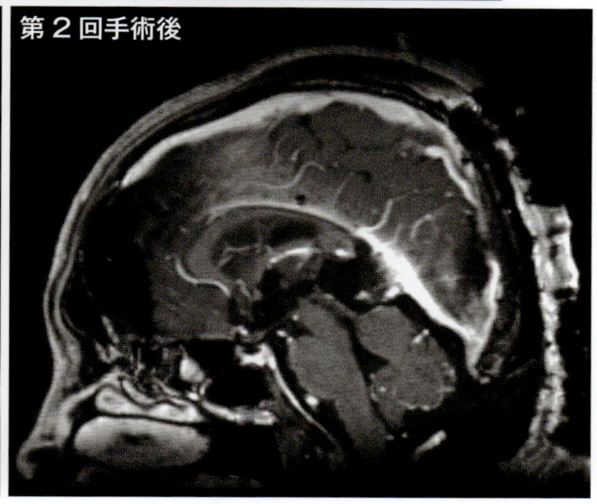

図.14. 症例④：
松果体部髄膜腫

A

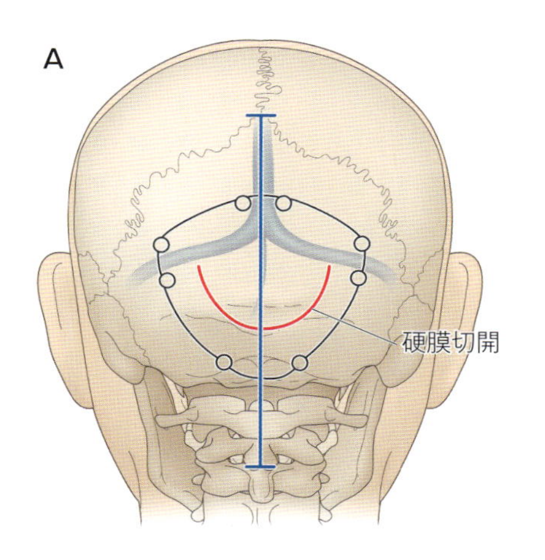

B

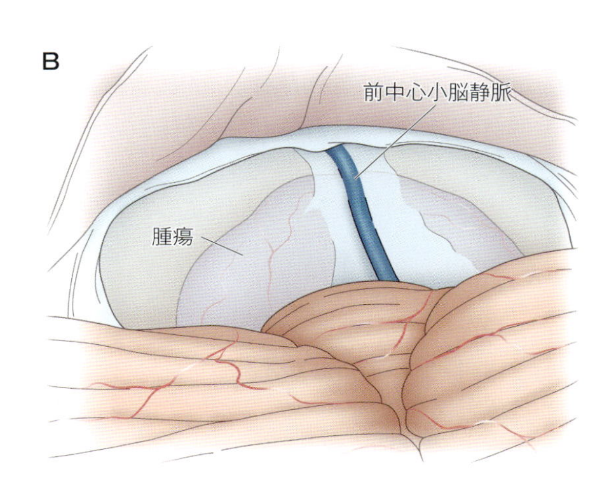

C

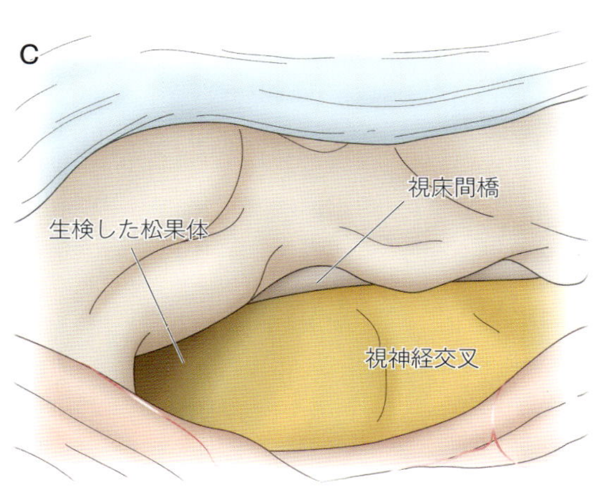

図.15. 第 1 回手術：infratentorial supracerebellar approach

A：皮膚切開と開頭．B：腫瘍とその背側に走行する前中心小脳静脈．C：テント下腫瘍を摘出すると第三脳室に到達．

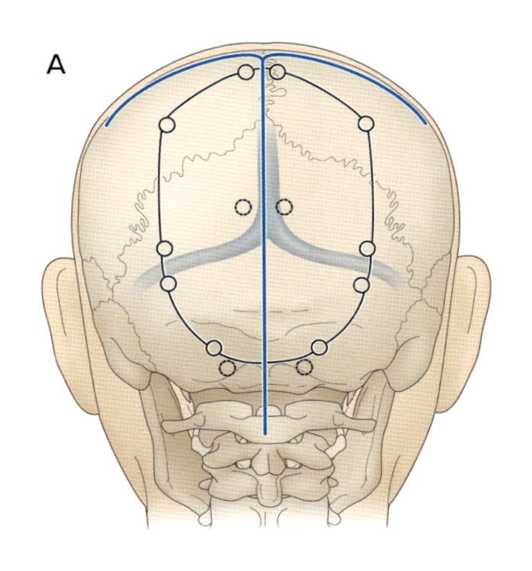

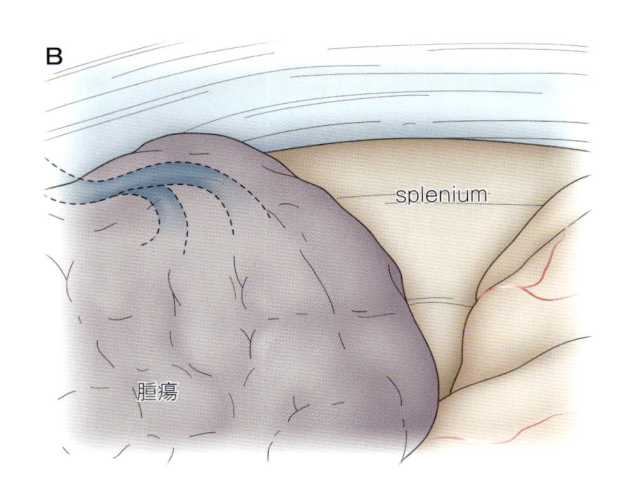

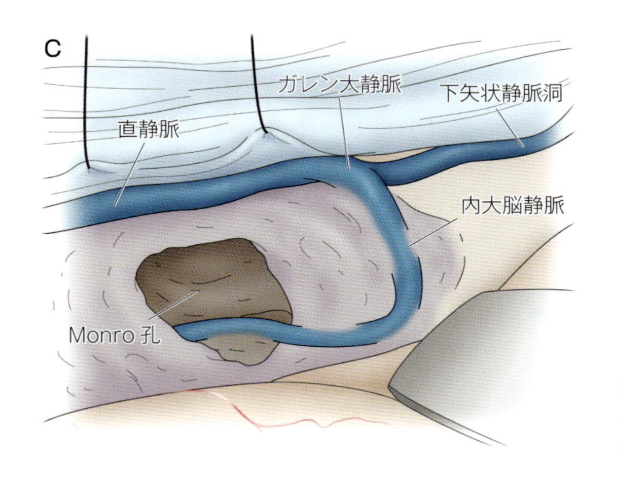

図16 第2回手術：occipital transtentorial approach
A：皮膚切開と開頭．B：腫瘍によりGalenic systemを前下方へ圧排．C：腫瘍摘出後のGalenic system veinsと第三脳室．

- 四丘体から剥離を進め，前方へ進むと第三脳室内が開放され，腫瘍に接着し扁平化した松果体を確認でき，松果体後面から発生した髄膜腫と確認される（図15C）．
- 腫瘍上方にガレン大静脈，内大脳静脈を確認し，予定したテント下の腫瘍摘出を終える．

第2回手術手技

- 第2回の手術では，正中切開を延長しラムダ縫合上方でT字型に皮膚切開を行い，両側後頭開頭を行う（図16A）．
- 腫瘍は右側に大きく増大しているため，右のoccipital transtentorial approachを選択する．
- 腫瘍はテント外側まで付着しているため，通常より外側でテントを凝固切開し展開すると腫瘍に到達する．
- 腫瘍内減圧を進めながら，直静脈の外側縁でも切開を加えて腫瘍を離断し，右側進展した腫瘍を摘出する（図16B）．
- 正中部から左側に進展した腫瘍の内減圧を進め，腫瘍底面を剥離し，第三脳室を確認する．
- 腫瘍前上方で腫瘍被膜が内大脳静脈，ガレン大静脈と強く癒着しているのを認め，剥離困難と判断し残存させる．
- 右occipital transtentorial approachで視認できる限りの腫瘍を切除するが，直静脈の左外側に腫瘍は残存する．このため，対側からのoccipital transtentorial approachで残存部分を摘出する（図16C）．

III

9 脳室系

01 側脳室前角・側脳室体部

金森政之

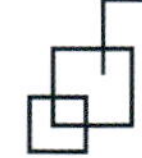

解　剖[140)]

● 側脳室は側方から見るとC字型をしている構造で，周辺に視床，尾状核，脳弓，扁桃体，透明中隔，内包，海馬などが存在し，内部に脈絡叢が存在する（図1）.

側脳室前角

● 側脳室前角は，Monro孔より前方の側脳室部分を指す 1 2.

神経構造（図1，図2）

● 前方：脳梁膝部.
● 内側：透明中隔.
● 上壁：脳梁体部.
● 内側底部：脳梁吻側部，帯状回白質線維.
● 外側底部：尾状核頭部.
● Monro孔前方：脳弓.
● Monro孔外側：内包膝部.

動　脈

● 前交通動脈からの穿通枝（subcallosal artery）[141)]：透明中隔，脳弓，脳梁吻部・膝部.
● 外側レンズ核線条体動脈・Heubner動脈：尾状核頭部.
● 前大脳動脈：脳梁体部・吻部.

静　脈 3（図1，図2）

● 前中隔静脈：前角の脳室内側を走行.
● 前尾状核静脈：前角の脳室外側を走行.

Pitfalls 1

Monro孔周辺には重要構造が存在する．上壁から前壁を取り巻くように脳弓が存在する．また外側には内包膝部が存在し，それぞれ記銘力障害，対側の片麻痺をきたす可能性があるので注意を要する.

Troubleshooting 2

Monro孔よりも前方には脈絡叢が存在しない．腫瘍により正常構造が圧排されオリエンテーションがつかないときは，脈絡叢の有無からMonro孔を同定することが可能である.

Tips 3

これらの静脈は上衣下を走行するので，腫瘍が脳室壁に癒着していない場合は温存は容易である．一方で，腫瘍が脳室壁に癒着している場合は損傷する可能性があり，注意が必要である．上衣下静脈はMonro孔を介し，内大脳静脈に合流する．手術中のMonro孔の同定に不可欠である.

側脳室体部

- 側脳室体部は Monro 孔から後方で，後方は透明中隔が消失し，脳梁と脳弓が合流する部分までの領域である（図 1，図 2）．

神経構造

- 内側：透明中隔，脳弓．
- 上壁：脳梁体部．
- 底部：視床，尾状核体部，脳弓．
- 後壁：脳弓体部，脳梁膨大部．

動　脈

- 側脳室体部の脈絡叢は，主に外側・内側後脈絡叢動脈から血流を受ける．これらの動脈は相補的な関係がある．
- 外側後脈絡叢動脈：側脳室下角の脈絡裂から脳室内に入り，側脳室三角部・体部の脈絡叢に分布する．
- 内側後脈絡叢動脈：松果体上部から中間帆に進入し，第三脳室天井を前方に走行，Monro 孔を通過して脈絡叢とともに後方に走行する．
- 両動脈は前方の subcallosal artery[141] と合わせて脳弓を還流しているとされている．

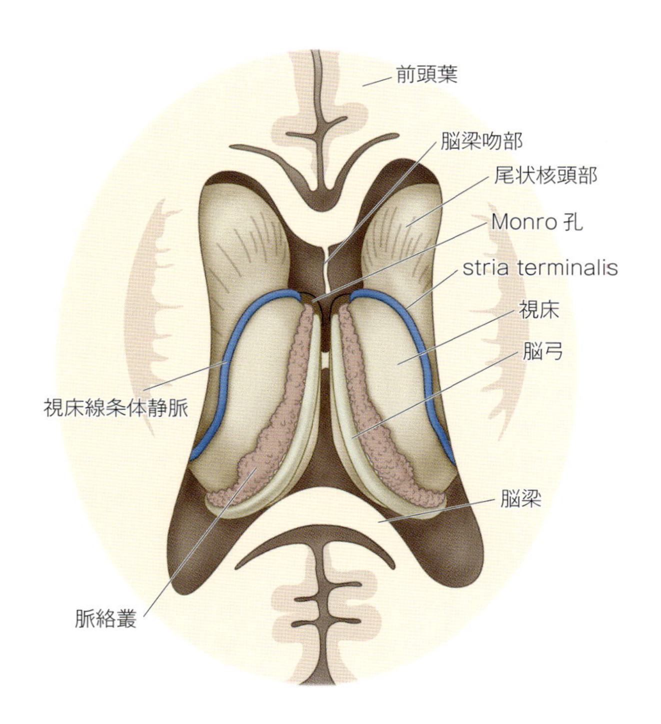

図 1．側脳室前角・体部の解剖

Monro 孔を境界に前角・体部が区別される．脳弓と視床の間に脈絡叢が走行し，Monro 孔後方で脈絡叢は第三脳室に進展する．視床と尾状核の間にある stria terminalis を視床線条体静脈が Monro 孔に向かって走行する．前角内側の底部は脳梁吻部で形成される．

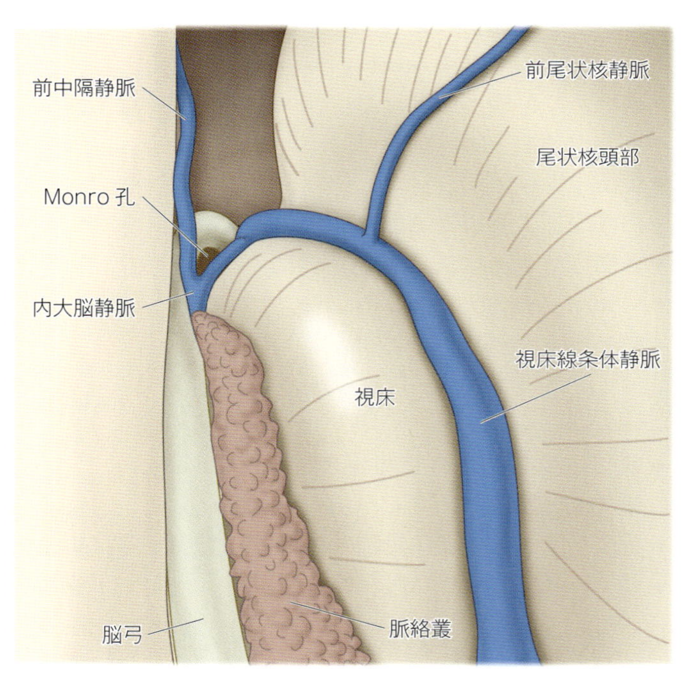

図 2．Monro 孔近傍の解剖

Monro 孔を取り巻くように脳弓が内側から前方に走行し，尾側に向きを変え脳弓柱となる．視床線条体静脈・前中隔静脈・前尾状核静脈は合流し，内大脳静脈となる．脳弓と視床の間に脈絡叢が存在する．

静　脈❸（図 1，図 2）

- 視床線条体静脈：通常，尾状核と視床間の stria terminalis 上を走行し Monro 孔を通過し，後方に向きを変え，内大脳静脈となる．この方向が変わる位置を静脈角という❹.
- Direct lateral vein：視床線条体静脈と相補的な関係にある．これは stria terminalis と直交するように走行し，直接内大脳静脈に流入する．

手術アプローチ

- 側脳室前角・体部病変の摘出には，半球間裂を剥離し，脳梁を切開することで脳室内側に至る「経脳梁到達法」と，前頭葉皮質を切開し，白質を剥離し脳室外側に至る「経皮質到達法」がある（図 3).
- それぞれ一長一短があり，以下の点を考慮して到達方法を選択する．

経脳梁到達法

長　所

- 大脳皮質の損傷が最小限である．
- 架橋静脈の制限がない場合，半球間裂を大きく開放でき，前後方向に広い視野が得られる（図 4).
- 脳室拡大がなくても到達可能である．
- 両側性の病変に対して対応可能である．

短　所

- 架橋静脈の走行によって，広い術野・至適な進入角度が得られない．
- 外側の視野が得にくい．

Memo 4
静脈角は血管撮影上の Monro 孔の後上方の位置の推定に有用である．しかし，両者が一致しない pseudovenous angle と呼ばれる解剖構造が 24％に存在し[142]，解釈に注意を要する．

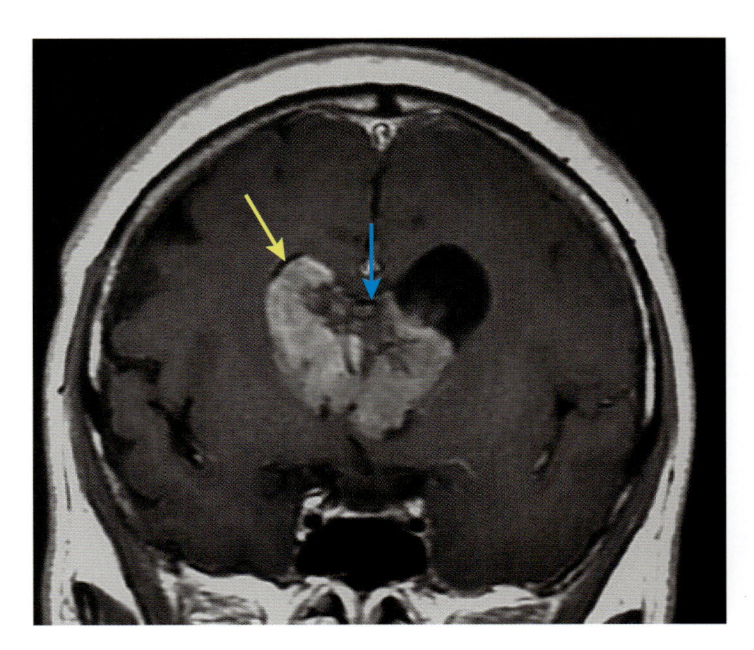

図3．側脳室前角・体部への到達法
半球間裂を剥離し，脳梁を切開することで脳室内側に至る「経脳梁到達法」（→）と，前頭葉皮質を切開し，白質を剥離し脳室外側に至る「経皮質到達法」（→）がある．

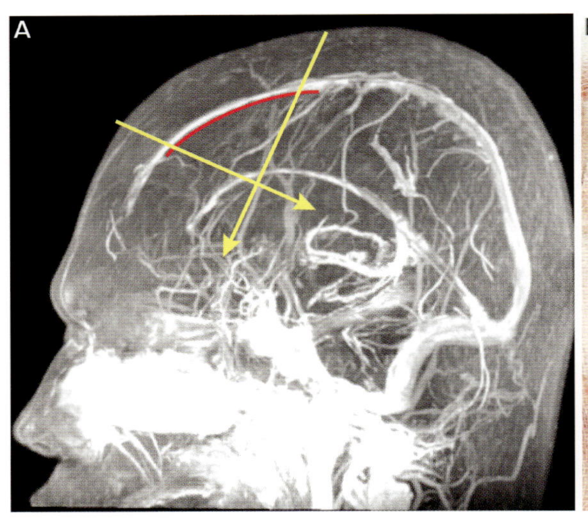

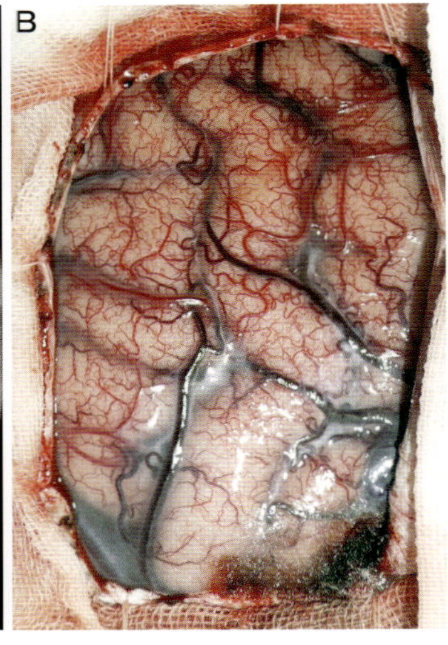

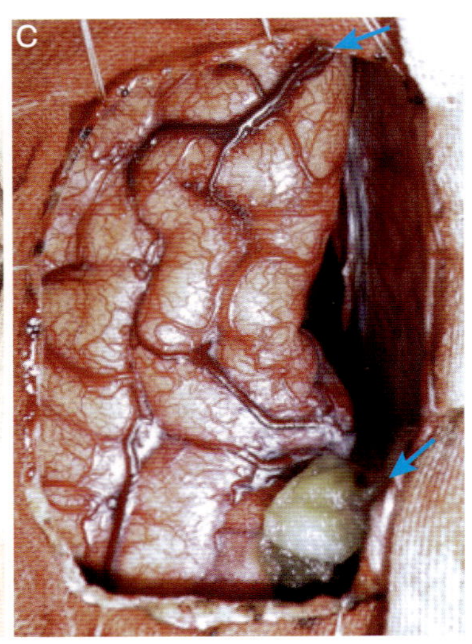

図4　経脳梁到達法における架橋静脈の評価と到達経路

MR venography での架橋静脈の評価（A）．──の範囲で半球間裂を大きく開放できることがわかる．術前後の半球間裂の剥離（B：術前，C：術後）．架橋静脈（→）の間で半球間裂が大きく開放され，視野の前後の振り幅が大きく得られる（→）．

合併症

- 脳梁離断症状[143] ⑤．
  ①左右半球間の情報伝達障害．
  ②左または右脳機能の対側への伝達障害．
  ③左右半球間の抑制障害（反復拮抗運動不能，他人の手徴候，道具の強迫的使用など）．
  ④左右半球の協調運動障害．
- 進入側前頭葉を牽引することで生じる脳挫傷（補足運動野症候群など）．

Memo 5

10〜22 mm までの脳梁切開においては，神経心理学的評価では新たな脱力症状はなかったと報告されている[144]．

Memo 6

経皮質到達法で痙攣発作がより多いとされていた報告は，MRI 導入以前の古いものが多い．最近では，経脳梁到達法で有意に痙攣発作が多いという逆の報告もあり，議論のあるところである[145]．

経皮質到達法

長　所

- 脳室拡大がある場合，病変までの到達が容易である．
- 架橋静脈の走行に左右されない．
- 外側の視野が得やすく，視床線条体静脈の確保が早期に可能である（図5）．

短　所

- 術野が比較的狭い．
- 対側まで腫瘍が伸展している場合，視野が得られにくい．

合併症

- 大脳皮質切開を要し，術後痙攣発作⑥．
- 言語の優位半球側病変の場合に生じる失語症状．
- 外水頭症．

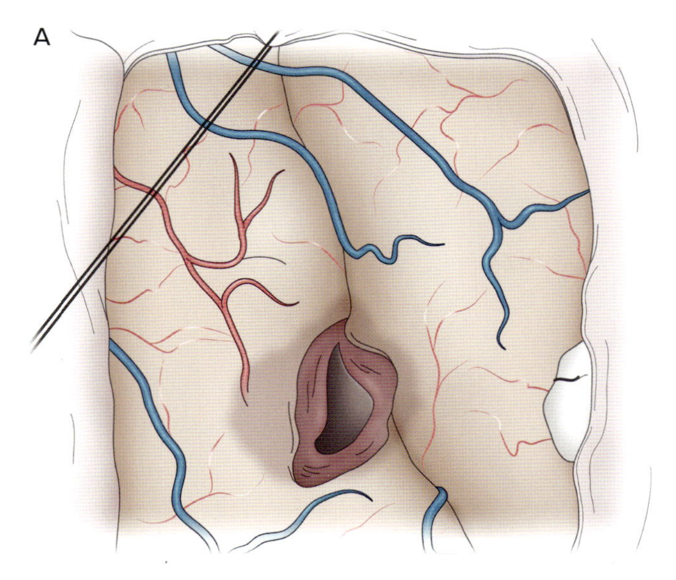

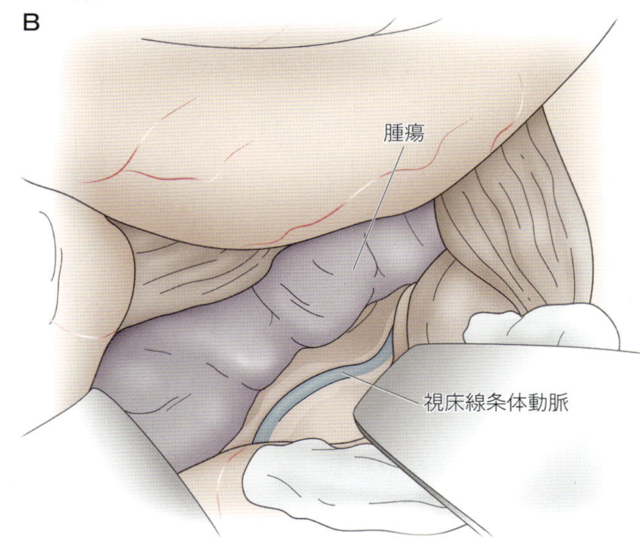

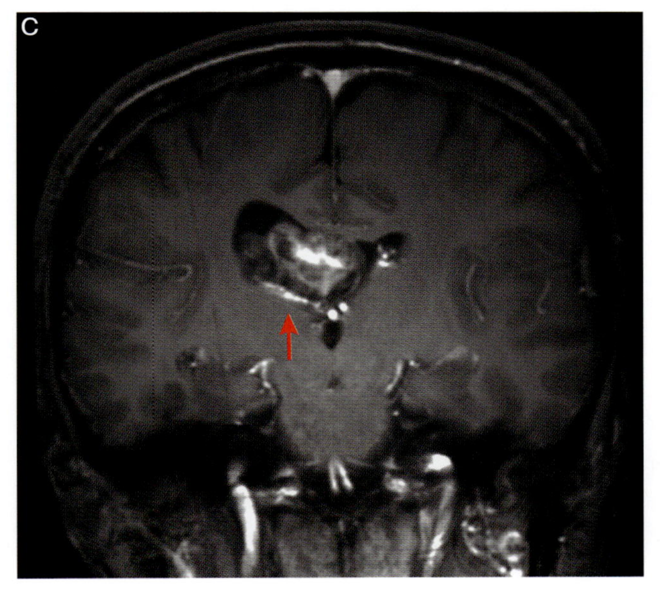

図5 経皮質到達法における視床線条体静脈の確保

A：皮膚切開と開頭，B：脳室内腫瘍と視床線条体静脈，C：冠状断 MRI での視床線条体静脈（→）．経皮質到達法では脳室壁側を走行しており，早期の確保が可能であることがわかる．

両到達経路に共通する合併症

- 脳弓損傷7.
- 内包損傷8.
- 上衣下静脈損傷9.

Pitfalls 7

特に両側性に障害を起こした場合，重度の記銘力障害を呈する．左右の脳弓が近接する側脳室体部から Monro 孔付近の腫瘍の摘出については注意が必要である．

Pitfalls 8

Monro 孔外側の約 10 mm の位置に内包膝部が存在することに留意する．

術前評価のポイント

術前神経学的評価

- 記銘力をはじめとした高次脳機能評価.
- 言語の優位半球.

到達経路の決定で考慮する点

- 脳室拡大の有無.
- 皮質架橋静脈の位置.
- 腫瘍の前後，外側への広がり.
- 言語の優位半球.

到達・摘出に際し注意する構造物の確認

- 脳梁辺縁動脈の走行，バリエーション.
- 石灰化，出血などの有無.
- 深部静脈のバリエーション.
- 内大脳静脈・視床線条体静脈，Monro 孔と腫瘍の位置関係について第三脳室への進展の有無.
- 脳室壁への癒着の有無（脳弓，尾状核，視床）.
- 前方への進展がある場合，hypothalamic artery をはじめとした穿通枝との関係.

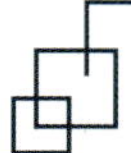

術中補助手段

ニューロナビゲーター

- 進入経路の確認.
- 内大脳静脈・視床線条体静脈，Monro 孔との位置関係の把握.

運動誘発電位（MEP）

- Monro 孔外側に内包膝部が存在するため，錐体路の評価は必要である.
- 脳表電極が癒着や架橋静脈の存在のため留置できないときに備え，経頭蓋 MEP も準備する.

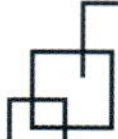

手術のポイント

経脳梁到達法による摘出

体　位

- 仰臥位にて頭部は正中位とする.
- 架橋静脈の位置，脳梁切開の位置により，得られる前方・後方の視野が異なってくるため，術前に進入経路を十分シミュレーションする.
- 腫瘍の第三脳室・脳梁側への進展程度を参考にして，上記の進入角度で視野が得られることを確認する（図 6）.

> ***Pitfalls 9***
> 特に視床線条体静脈に注意を要する．視床線条体静脈は前頭・頭頂葉の深部，線条体の血流の還流を行う．視床の還流は deep thalamic vein が担う．同静脈は脳表に向かう髄質静脈との吻合があるため，切断しても問題を生じないとの意見[146] もあるが，広範な静脈性梗塞をきたす可能性があり極力温存に努めるべきである．

皮膚切開・開頭（図 7）

皮膚切開について

- 下記の開頭に合わせて皮膚切開を予定する．
- 毛髪線を越えないこと，皮弁への血流が確保されるために，額側に間口の広い皮膚切開を予定する．

開頭について

- 硬膜閉鎖が不可能となる場合に備え，ガレア筋膜や骨膜を採取しておく．

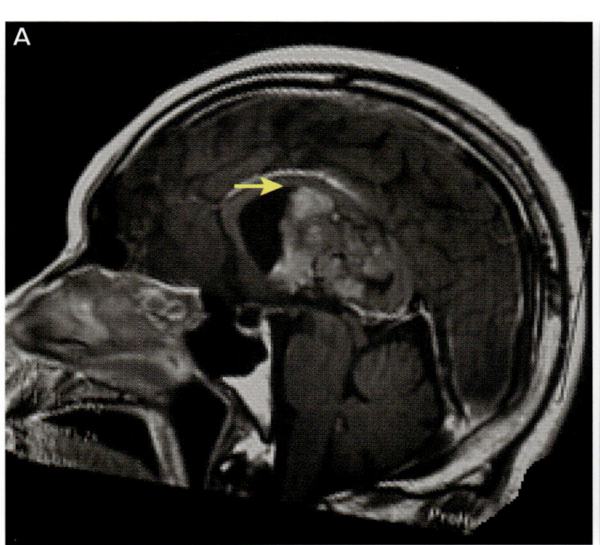

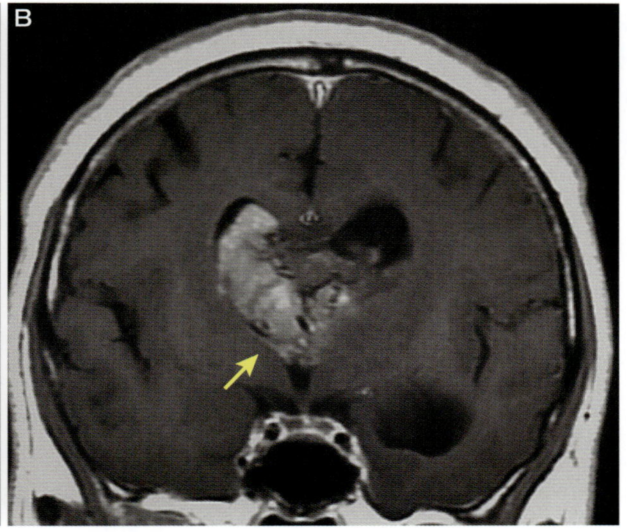

図 6．腫瘍の進展形式
A：脳梁への広範な癒着が予測される症例では，前方からの視野が必要になる．B：Monro 孔を越えて第三脳室側に進展する症例は頭側からの視野が必要になる．

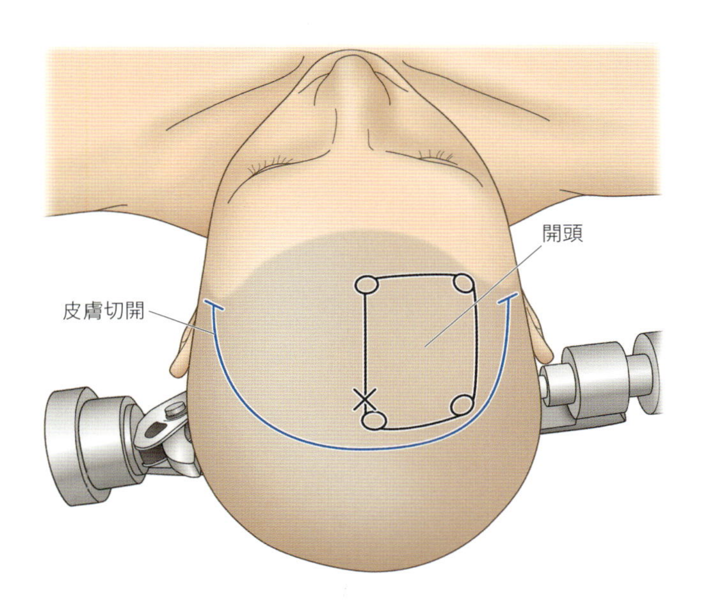

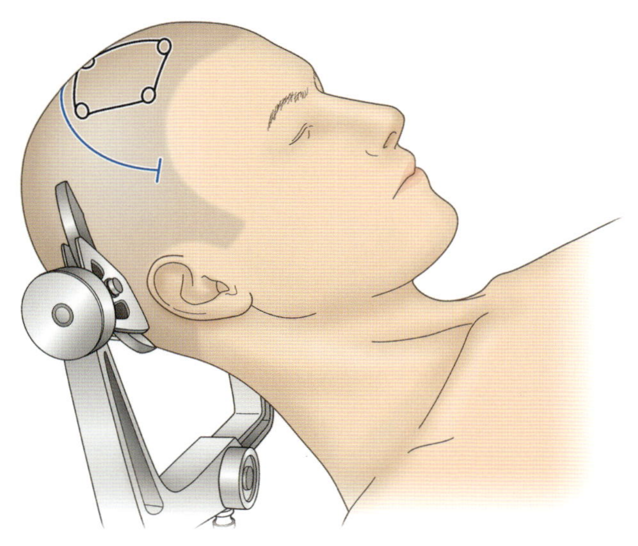

図 7．経脳梁到達法の皮膚切開・開頭
腫瘍が大きく進展する側の片側の前頭開頭を行う．上矢状静脈洞が露出するように開頭を行う．皮膚切開は毛髪線内で冠状に行う．

- 開頭は上矢状静脈洞が完全に露出するまで行う 10（図 7）.
- 脳梁切開を介して前後の視野を得られるように，架橋静脈が存在しない範囲で前後に十分な開頭を予定する（図 4）.
- 病変が脳室体部後方まで進展している場合，視野が得られるように，より前方から到達する必要がある（図 6）.

硬膜切開について

- 硬膜切開は内側に向かうコの字型とする 11.
- 中央に架橋静脈が存在しない部分を開頭しており，前後縁には架橋静脈が存在することが多い.

半球間裂の剥離，脳梁切開

- 半球間裂は開頭した範囲すべてで剥離し，広い到達経路，視軸を得るべきである．すなわちすり鉢状ではなく，直方体状に剥離を行うことを心がける.
- 脳梁を確認する 12.
- 脳梁が露出したら脳梁辺縁動脈が認められる．周辺の疎なくも膜を切開し，脳梁切開に先立ち血管の可動性を十分に得ておく（図 8A）.
- 脳梁は水頭症の存在により，菲薄化していることが多い．白質を吸引し，最後に上衣を破ると髄液が流出し，腫瘍が露出する（図 8B）.
- 脳梁の切開時には目盛で切開の長さを計測し，摘出中の牽引による拡大の可能性もあり 20 mm 以内にとどめる 5.

腫瘍摘出

- 脳梁切開後，脳室内に進入する．術前に左右の透明中隔の位置，透明中隔腔の広がりを確認しておき，進入経路が脳室内のどこにあたるのか把握しておく.

Pitfalls 10
正中の穿頭の位置は，筆者らは上矢状静脈洞直上に設けている．これに伴う上矢状静脈洞の損傷の経験はない．上矢状静脈洞を挟むような側方での穿頭では，パキオニ顆粒や venous lake の存在により著しい出血を認めることがある.

Pitfalls 11
しばしば架橋静脈が上矢状静脈洞よりもかなり外側で硬膜に流入することを念頭に，内側は慎重に硬膜を切開する.

Troubleshooting 12
到達の角度が正しくない場合，後方に向かい剥離を進めてしまい，脳梁が同定できないことがある．慣れないうちはナビゲーターの情報を参考に顕微鏡の視軸を調整し，予定の到達経路を剥離する.

A

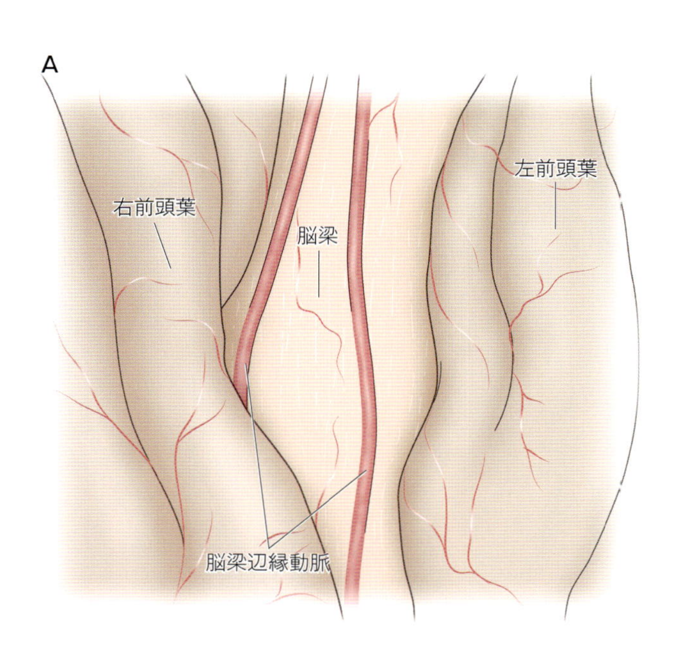

B

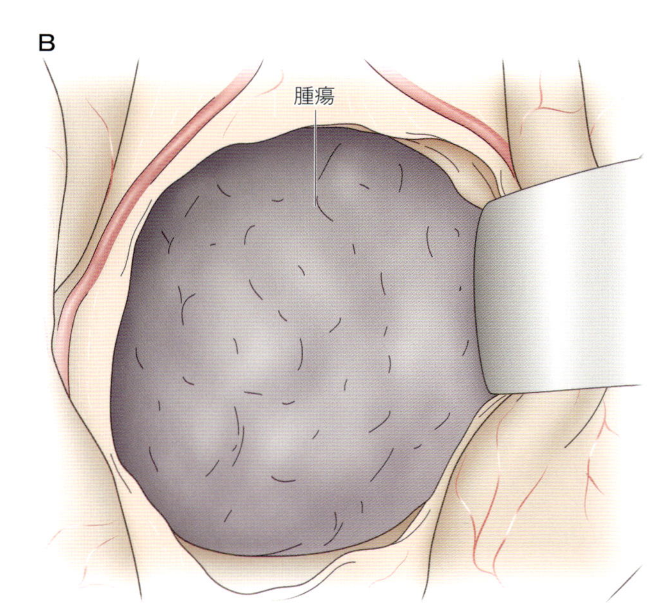

図 8.. 脳梁を切開して腫瘍を露出
A：半球間裂を剥離し脳梁を露出する．脳梁は白質であるため，皮質と比べ白色を呈しており視認は容易である．多くの症例で両側脳梁辺縁動脈が並行して走行しているが，variant も存在し，術前に MRA などで確認する必要がある．B：菲薄化した脳梁を切開すると腫瘍が露出される.

- 正常な脳室上衣・前中隔静脈，視床線条体静脈をはじめとした上衣下静脈，脈絡叢などを確認し，Monro孔を同定する．これがオリエンテーションの把握につながる．原則として腫瘍の広がりに応じて，広い空間のある方向に向かい，減圧を進めることが次の剥離操作につながり，効率的である13(図9)．
- 腫瘍の内減圧を行い，癒着のない上衣から剥離していく．
- 減圧と上衣組織の剥離を進める14(図10)．
- 外側への視野を得るには限界があり，完全摘出を目指す場合は経皮質到達法にて外側病変の切除を行う．

Tips 13

腫瘍の広がりがなく，拡張している前角または体部の方向に減圧を進める．または透明中隔が残存していればこれを切開し，対側の脳室に進入することが有効である．

Tips 14

この部分に発生する腫瘍の発生母地はMonro孔付近の上衣下組織であることが多く，剥離に伴い，Monro孔付近に腫瘍が収束していく．この位置は脳弓，視床・尾状核，内包，視床線条体静脈，内大脳静脈などが近接しているため，腫瘍の十分な減量を行い，視野・操作スペースが得られた後，剥離・摘出を行うべきである．

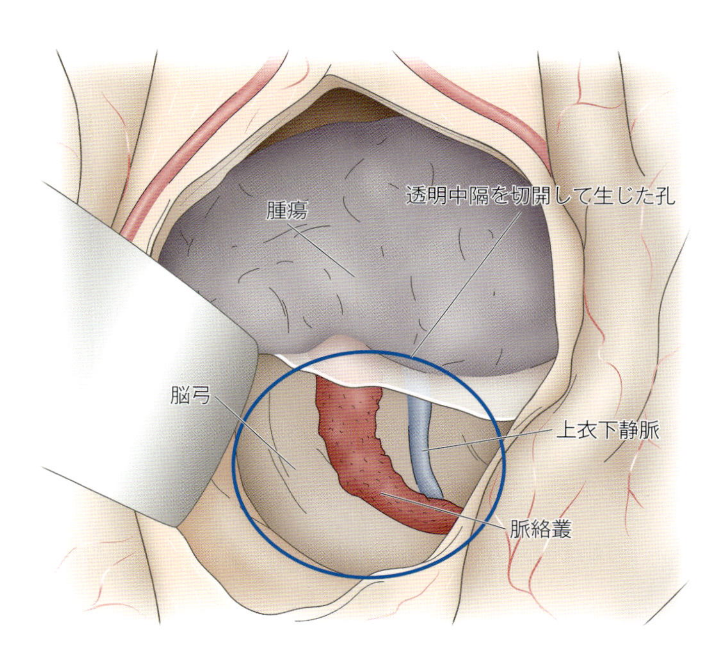

図9 透明中隔を切開し，対側側脳室に入り正常構造を確認

左側脳室から透明中隔を切開することで，腫瘍が充満していない右側脳室が開放される．脈絡叢，上衣下静脈が確認でき，オリエンテーションの把握に有用である．

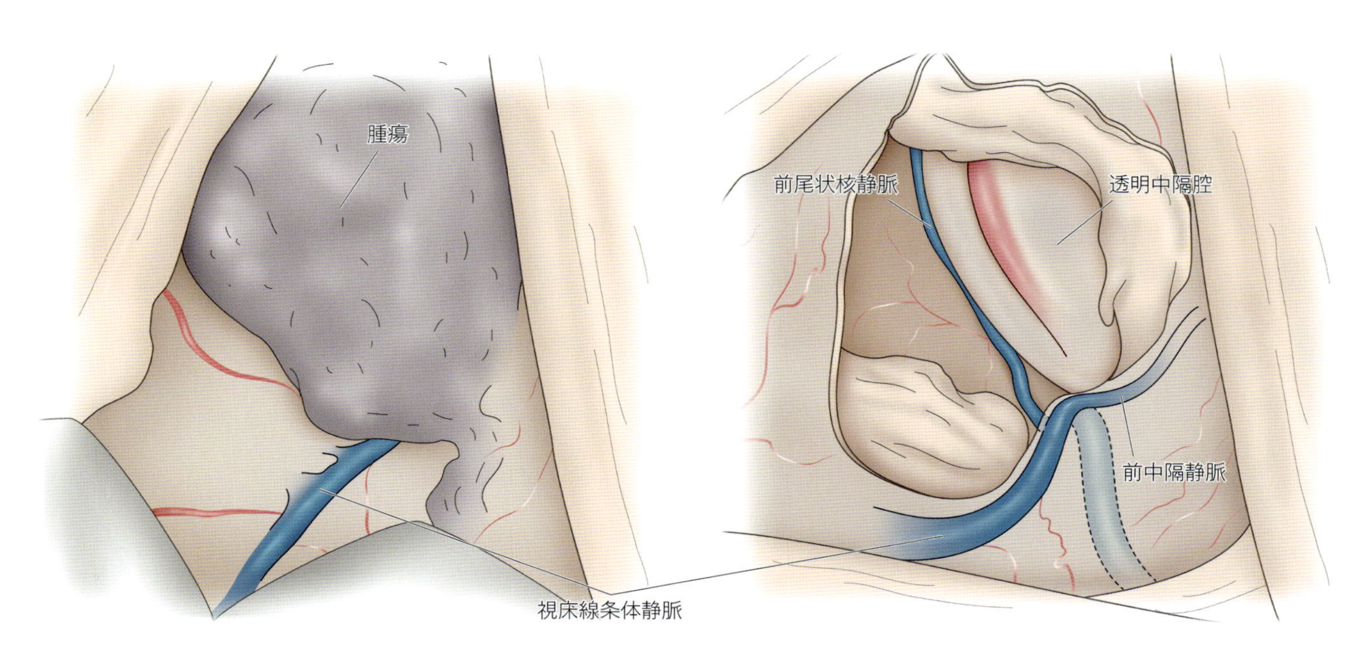

図10 腫瘍付着部

癒着していない部分を剥離していくことで，Monro孔近傍の発生母地に腫瘍が収束する．

経皮質到達法による摘出

体　位

- オリエンテーションを得やすくするため，仰臥位にて頭部は正中位とする．経脳梁到達法と同様に，術前に進入経路を十分シミュレーションする．

皮膚切開・開頭（図 11）

皮膚切開について

- 下記の開頭に合わせて皮膚切開を予定する．

開頭について

- 前頭葉の切開位置に合わせた開頭を行う 15．
- 開頭は，経脳梁到達法を併用しない場合は皮質切開部分の直上で十分であるが，対側進展がある場合などは経脳梁到達法の併用が必要で，正中まで開頭する．

硬膜切開について

- 経脳梁到達法と同様に，内側に向かうコの字型に切開を行う．

腫瘍摘出

- 経脳梁到達法と注意点は同様である．経皮質到達法に特徴的な注意点について述べる．
- ナビゲーターで脳室，病変への進入角度を確認し，脳室穿刺を行う．穿刺経路に脳室ドレナージチューブをガイドとして挿入し，皮質切開と同じ幅を保ちながら白質を脳室まで切開する．
- 経脳梁到達法と比較して外側の脳室壁が確認しやすい．視床線条体静脈をたどり，Monro 孔の同定を行えると，以後安全に摘出を行うことができる．

Tips 15

前頭葉の切開は，腫瘍の広がりによって決定する．進入する皮質の位置は mid-papillary line と冠状縫合の 1 cm 前方を基準として，腫瘍が側脳室体部に進展している場合はより前方に，第三脳室方向に進展している場合はより後方におくと視野が得られやすい．

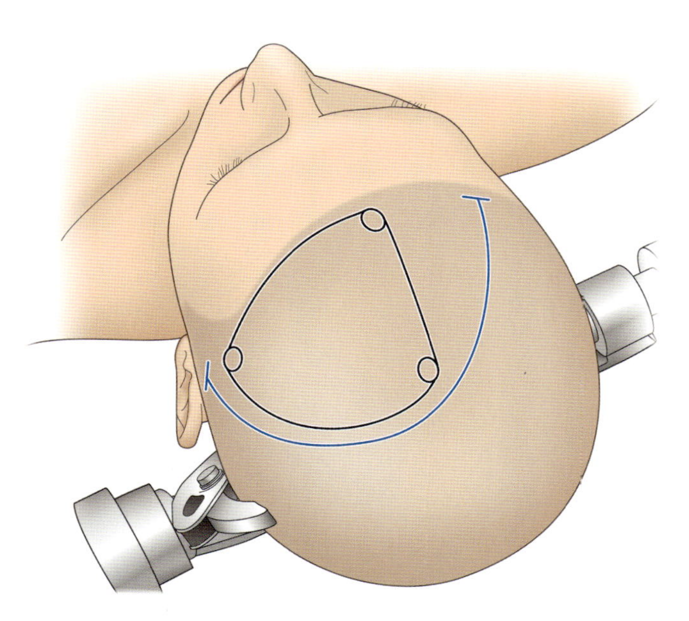

図11．経皮質到達法の皮膚切開・開頭

中前頭回に切開をおけるように開頭を行う．内側進展がある場合は経脳梁到達法を要する可能性があり，正中までの開頭を可能なようにする．

組織診断ごとの注意点

Central neurocytoma

- 脳室内を充満するような巨大な腫瘍がしばしば経験される．摘出早期の段階では，容易にオリエンテーションがつかない場合が多い．
- 軟らかい腫瘍で吸引可能であることが多く，脆弱な血管が腫瘍内に存在する．凝固止血することが理想であるが，困難なことも少なくない．このような場合，髄膜腫の手術と同様に，綿片による圧迫止血でコントロール可能である．
- 最終的に発生部位の周辺構造との癒着の程度から，亜全摘で終了することも許容される．放射線治療感受性であり，残存の程度によっては追加治療も考慮する．

Subependymal giant cell astrocytoma

- 結節性硬化症の患者において，Monro 孔の閉塞による水頭症をきたし摘出を要することが多い．
- 石灰化・嚢胞などの二次性変化をきたしていることがしばしばある．
- 前角・内側に好発し，透明中隔腔，両側 Monro 孔などの構造を正確に把握する必要がある．術中 MRI での検討では，7 例中 3 例に残存があり追加切除を要したとの報告もある[147]．対側の脳室内の構造も確認し，腫瘍の広がりを確認することが重要である（図 12）．

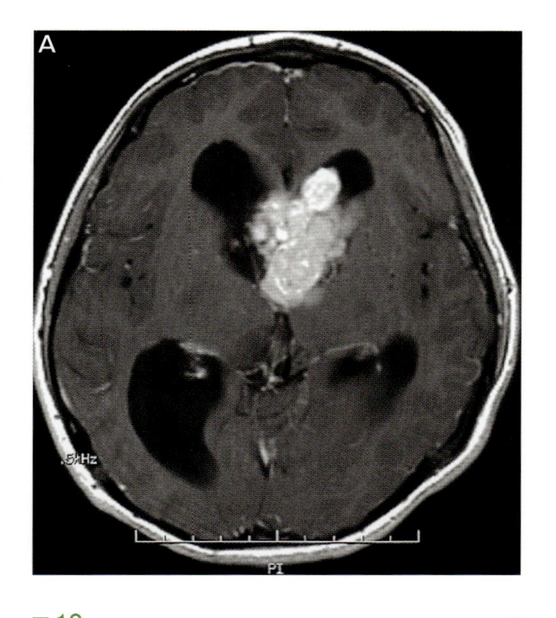

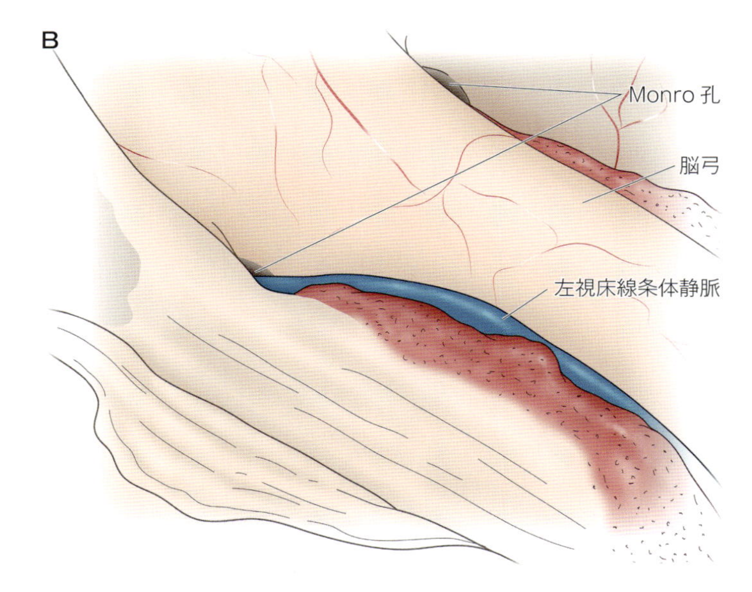

図 12．Subependymal giant cell astrocytoma の症例
A：左側脳室を充満する腫瘍を認め，一部は右前角に突出している．B：腫瘍化している透明中隔を摘出し，左右の Monro 孔を含めた脳室構造を確認した．

02 側脳室三角部・側脳室側角

齋藤竜太

解剖（図 13）

- 三角部と後角は後頭葉に頂部をもち，視床枕を底部とする三角形の腔を形成する[148)].
- 三角部は前方では視床の上方で側脳室体部へ開き，視床の下方で側角へ開く．また，後方では後角へ開く．
- 三角部の上壁は脳梁体部，膨大部，壁板（tapetum）で形成される．
- 内側壁は上下に位置する２つの隆起から成り，上方の隆起は後角球と呼ばれ，大鉗子（forceps major）という大きな神経線維から成り，下方の隆起は鳥距溝の最深部の上に位置し，鳥距（calcar avis）と呼ばれる．
- 側壁は，前方は視床枕の辺縁を回って位置する尾状核で形成される部分があり，後方は脳室の外側縁を前下方に走る壁板の線維で構成される．
- 前壁は，内側は視床枕の後方に位置する脳弓脚で構成され，外側は視床枕の後方で構成される．
- 床は側副溝の後縁に位置し，上方凸に隆起する三角形の側副三角（collateral trigone）で形成される．
- 三角部の脈絡叢は特に発達し，脈絡糸球（glomus）とも呼ばれる．

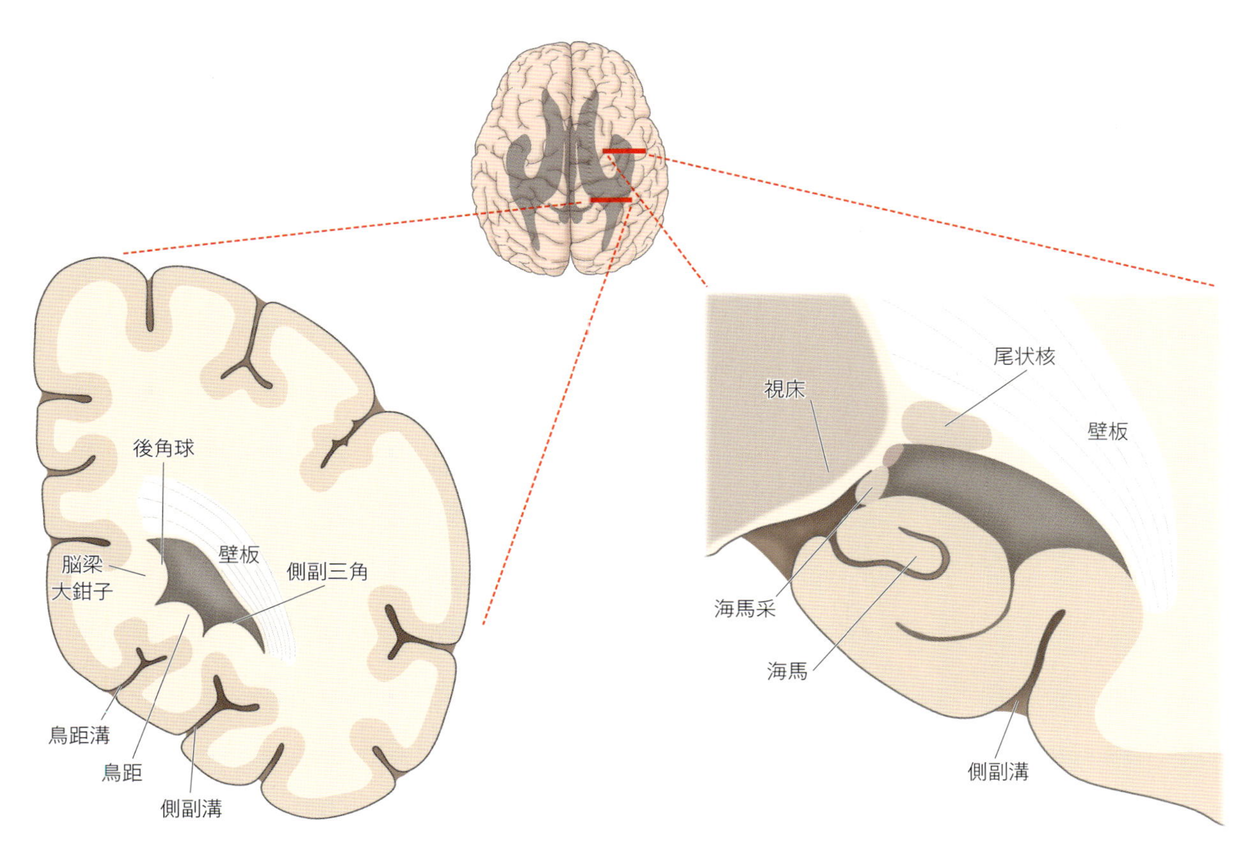

図 13．側脳室三角部・側角の解剖

- 側角は三角部より，視床枕の下方〜前方に，側頭葉内側部へ伸び，扁桃核のすぐ後方の前壁で行き止まる．
- 側角の床は内側は海馬で構成され，外側は側頭葉底面で海馬傍回と後頭側頭回を境する側副溝の上に位置する側副隆起（collateral eminence）で構成される．
- 天井の内側部は視床下面と尾状核尾部で構成され，外側部は脳梁壁板で構成される．
- 脳梁壁板はそのまま下方へ走行し，側角の外側壁を形成する 16．
- 壁板が視放線と側脳室下角を境する．
- 内側壁には狭い割れ目状の脈絡裂があり，視床の下外側部と海馬采の間に存在する．

Memo 16

後角は三角部から後頭葉方向へ伸びる．ほとんど認められないものから，後頭葉のかなり後方まで伸びるものまで大きさに左右差がある．内側壁は脳梁大鉗子と鳥距で構成され，天井と側壁は壁板で形成され，床は側副三角で形成される．

脈絡叢と脈絡裂（図 14）

- 脈絡裂は脳弓と視床の間に存在する狭い C 字状の裂目であり，これに沿って脈絡叢が付着する 17．
- 側脳室脈絡叢を除去すると，脈絡裂は側脳室体部，三角部，側角の内側に存在する狭い裂目として観察される．
- 脳弓が脈絡裂の外側縁を，また視床が内側縁を構成する．
- 側脳室体部では脈絡裂の上方に脳弓体，下方に視床が存在し，三角部では脳弓脚が後方，視床枕が前方に存在し，側角では海馬采が下方，分界条（stria terminalis）と視床が上方に存在する．
- 脈絡裂は Monro 孔から視床の上・後・下面に沿って C 字状に伸び，海馬頭部のすぐ後方で外側膝状体の側方に存在する下脈絡点へ至る 18．
- 脈絡叢はそれぞれの側脳室から Monro 孔を通って，第三脳室を並走する 2 つの脈絡叢に連続する．
- 三角部では脈絡叢は発達し，脈絡糸球とも呼ばれる．

Memo 17

脈絡裂を境する視床と脳弓の端には tenia と呼ばれる小さな隆起が存在し，それに脈絡叢が起始する膜状組織である脈絡膜が付く．視床側の tenia は tenia thalami もしくは tenia choroidea と呼ばれ，脳弓側の tenia は tenia fornicis，もしくは側角では特に tenia fimbriae と呼ばれる．

Tips 18

脈絡裂は体部，三角部，側角部に大別される．体部は側脳室体部で脳弓体と視床上面の間に存在する．三角部脈絡裂は側脳室三角部で脳弓脚と視床枕の間に存在する．この脈絡裂を側脳室側から開くことで，四丘体槽，松果体部，迂回槽後部に至ることができる．脈絡裂側角部は脳弓海馬采と視床の下外側面の間に存在する．側角脈絡叢を開くことで，迂回槽や脚間槽に至る．

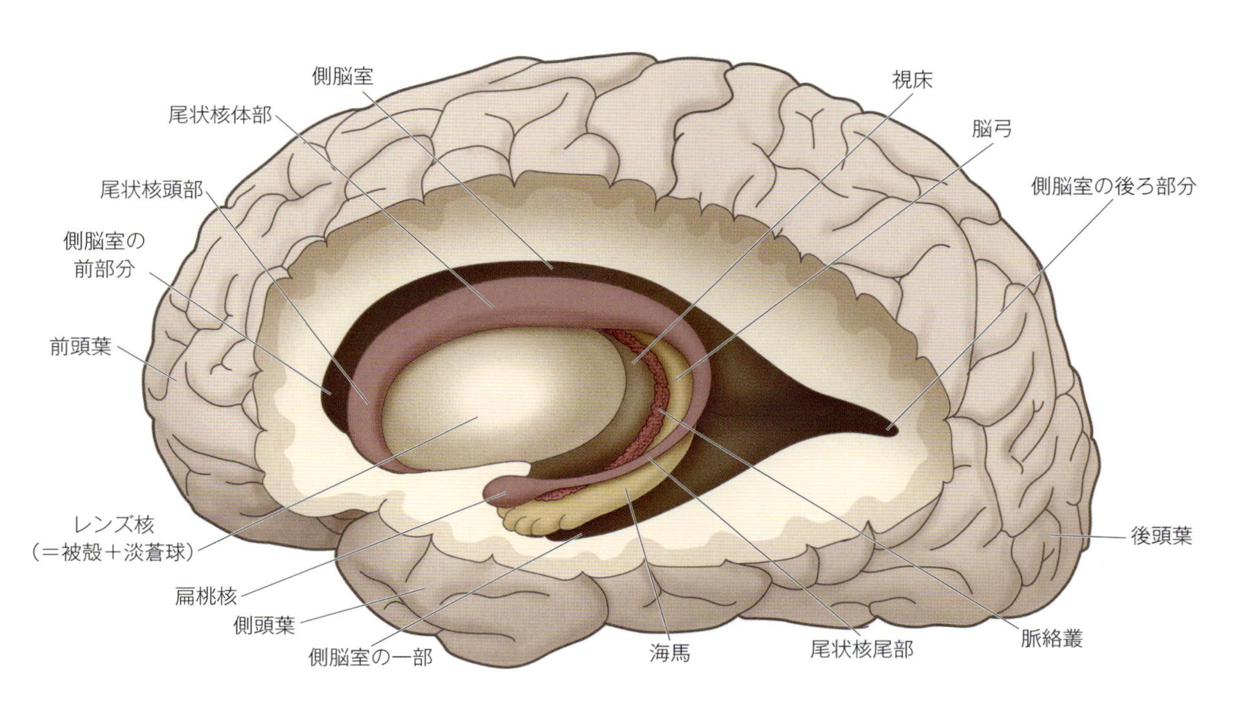

図 14　脈絡叢と脈絡裂

側脳室脈絡叢の動脈解剖（図 15）

- 側脳室から第三脳室にかけて存在する脈絡叢は，前脈絡叢動脈，内側後脈絡叢動脈 19，外側後脈絡叢動脈 20 21 22 からの血流を受ける[150, 151]．
- これらの 3 種の血管支配には重なる部分があり，また吻合も多く，そのために側脳室脈絡叢の血管支配は多様となる．
- 前脈絡叢動脈の支配域と外側後脈絡叢動脈の支配域，外側後脈絡叢動脈の支配域と内側後脈絡叢動脈の支配域は反比例の関係にある．

脳室の静脈

- 側脳室体部からの静脈還流は内大脳静脈に注ぎ，三角部からの静脈還流は脳底静脈，内大脳静脈，大静脈に注ぎ，側角からの静脈還流は脳底静脈に注ぐ．
- 脳室壁を走行した静脈は側脳室の上衣下で合流し，それぞれの静脈に注ぐ形をとる．
- 脳室の静脈は脈絡裂の視床側を走行するか，脳弓側を走行するかにより medial group と lateral group に大別される．
- Lateral group の静脈は前角，側角，後角，体部，三角部の外側壁，三角部の前壁，側角の天井の灌流を受ける．

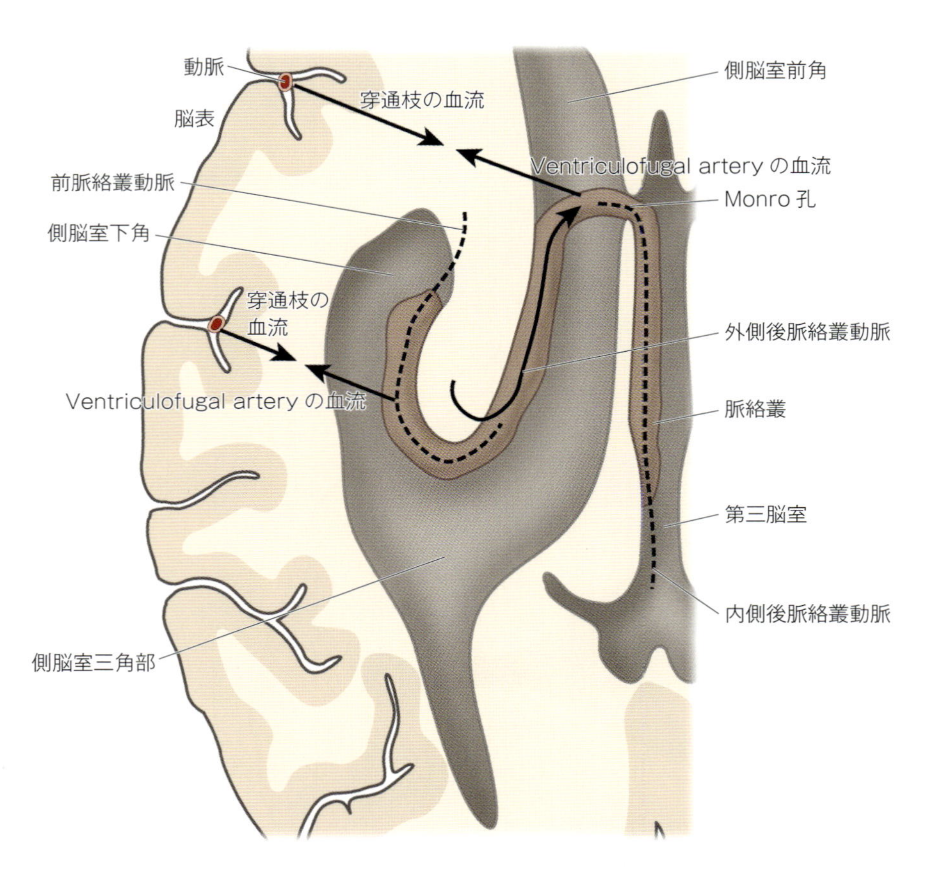

図 15. 側脳室脈絡叢の血流

脈絡叢内での血流支配の分布は多様性があるが，概して前脈絡叢動脈は側脳室下角から三角部の一部にかけての領域，外側後脈絡叢動脈は下角の後部，三角部，体部の脈絡叢，内側後脈絡叢動脈は側脳室体部の一部と第三脳室の脈絡叢に血流を送る．

Memo 19

内側後脈絡叢動脈の走行

通常 1〜3 本（平均 1.7 本 / 半数で 1 本）が後大脳動脈の P2A もしくは P1 部より分岐し第三脳室の天井に入る．時に P3 や P2P もしくは後大脳動脈の枝から分岐することもある．後大脳動脈本幹の内側で中脳を回りながら走行し，松果体の横で前方へ方向を変え，第三脳室天井に至り中間帆のなかを内大脳静脈や対側の内側後脈絡叢動脈に近接しながら走行する．

Memo 20

外側後脈絡叢動脈の走行

後大脳動脈本幹から分岐することがほとんどで 46% が P2P，20% が P2A，11% が P3 から分岐するが，後大脳動脈の枝から分岐することもある．通常片側に 2〜3 本存在し，最も近位のものが太くなる．外側へ走行し，視床周囲の脈絡叢から側脳室脈絡叢へ入る．

Troubleshooting 21

外側後脈絡叢動脈の支配域

前脈絡叢動脈同様に，脈絡点で cisternal segment と plexal segment に分けられる．cisternal segment は視床，膝状体，脳弓，大脳脚，松果体，脳梁膨大部，海馬，側頭葉皮質，後頭葉皮質，中脳被蓋を栄養する．plexal segment は前脈絡叢動脈の後方で脳室に入り，下角，三角部，体部の脈絡叢の内側縁を走行する．視床や脳弓にも血流を送る．脈絡叢の内側縁での血管損傷を避けるため，特に三角部では脈絡叢内側縁の操作は愛護的に行う必要がある．

Pitfalls 22

外側後脈絡叢動脈急性閉塞の病態

多数の吻合により単独の梗塞は稀であるが，視床枕の外側部，視床の背外側部，外側膝状体や海馬の一部が梗塞になる．視野障害，感覚運動麻痺，神経心理学的障害を特徴とする[149]．特に三角部脈絡叢での障害により術後運動麻痺を呈することがあり，注意を要する．

- Medial group は前角，後角，体部，三角部の内側壁と天井，さらに側角の底面の灌流を受ける．
- Lateral group と medial group に属する血管はしばしば脈絡裂近傍で共通幹に合流して，中間帆もしくは脳底槽の大きな静脈へ注いでいく 23．

側脳室三角部への手術アプローチ

- Posterior transcortical approach，posterior transcallosal approach が適応される 24．

Posterior transcortical approach

- 上頭頂小葉においた皮質切開からアプローチし，三角部内部，体部後方の病変の露出を可能とし，三角部病変，脈絡糸球，もしくは三角部，第三脳室後方，四丘体槽に及ぶ病変に適する．
- 側脳室三角部から体部の膠芽腫症例を呈示する（図 16）．
- この部位の手術に際しては，正確な方向性を掴むためにナビゲーションシステムを用い，体表もしくは脳表から誘発する運動誘発電位（MEP）の測定を準備する．

Memo 23

■側脳室体部
medial group：posterior septal vein
lateral group：thalamostriate, thalamocaudate, postior caudate vein
■三角部・後角
medial group：medial atrial vein
lateral group：lateral atrial vein
■側角
medial group：transverse hippocampal vein
lateral group：inferior ventricular vein

Tips 24

側脳室三角部への手術アプローチの選択
特に側脳室三角部や体部後方に位置する病変に対しては，posterior transcortical approach が有用である．三角部もしくは第三脳室から脳梁膨大部後方へ進展する腫瘍，もしくは脳梁膨大部から三角部や第三脳室に進展する腫瘍には，posterior transcallosal approach もしくは occipital interhemispheric approach が適応となる．

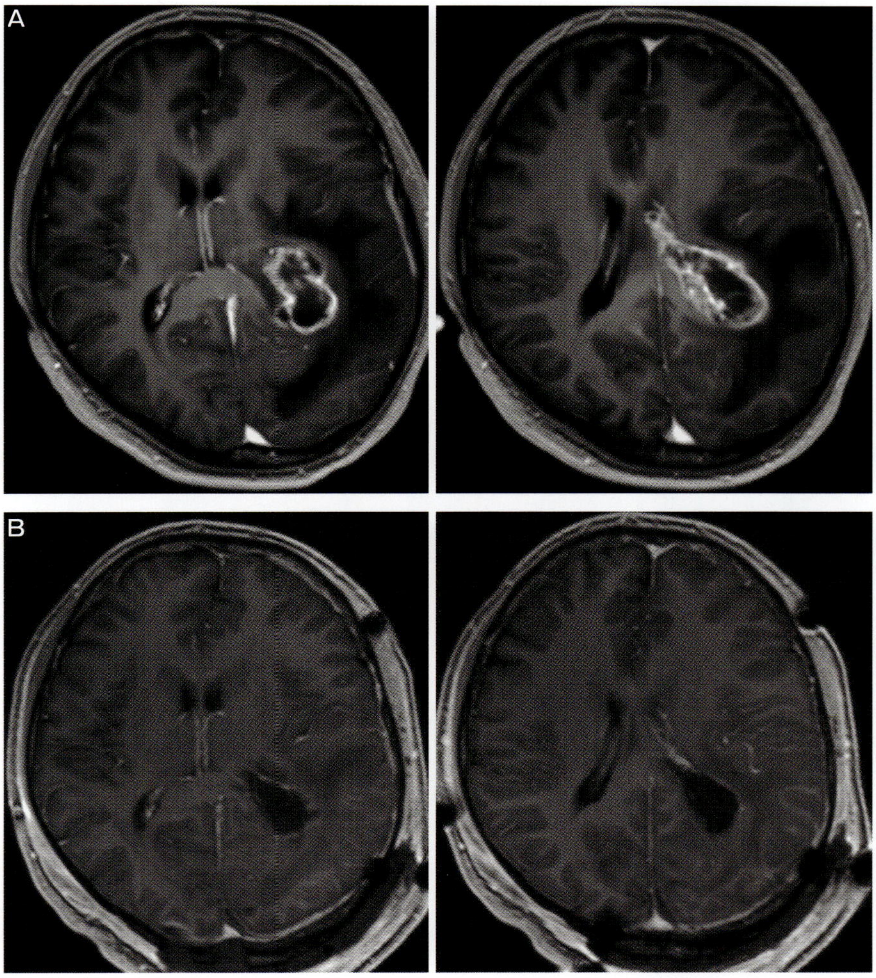

A

B

図16. 左側脳室三角部から体部後方に及ぶ膠芽腫症例
A：術前造影 T1WI，B：術後造影 T1WI．

- 患者を腹臥位として顔面を床に向け，vertex を挙げて頭頂部が最頂位になるように固定する（図 17）.
- 中心後回後方の上頭頂小葉を中心として開頭する.
- 皮質切開は中心後溝の後方で上頭頂小葉の長軸に沿って可能であれば脳溝内におく 25（図 18）.
- ナビゲーターガイド下にアプローチするルートへチューブを挿入する（図 19）.

Tips 25

皮質切開を中心後溝の後方で上頭頂小葉の長軸に沿っておくことにより，頭頂葉を横切る視放線を温存し，頭頂葉と側頭葉の移行部に存在する言語領域を温存できる.

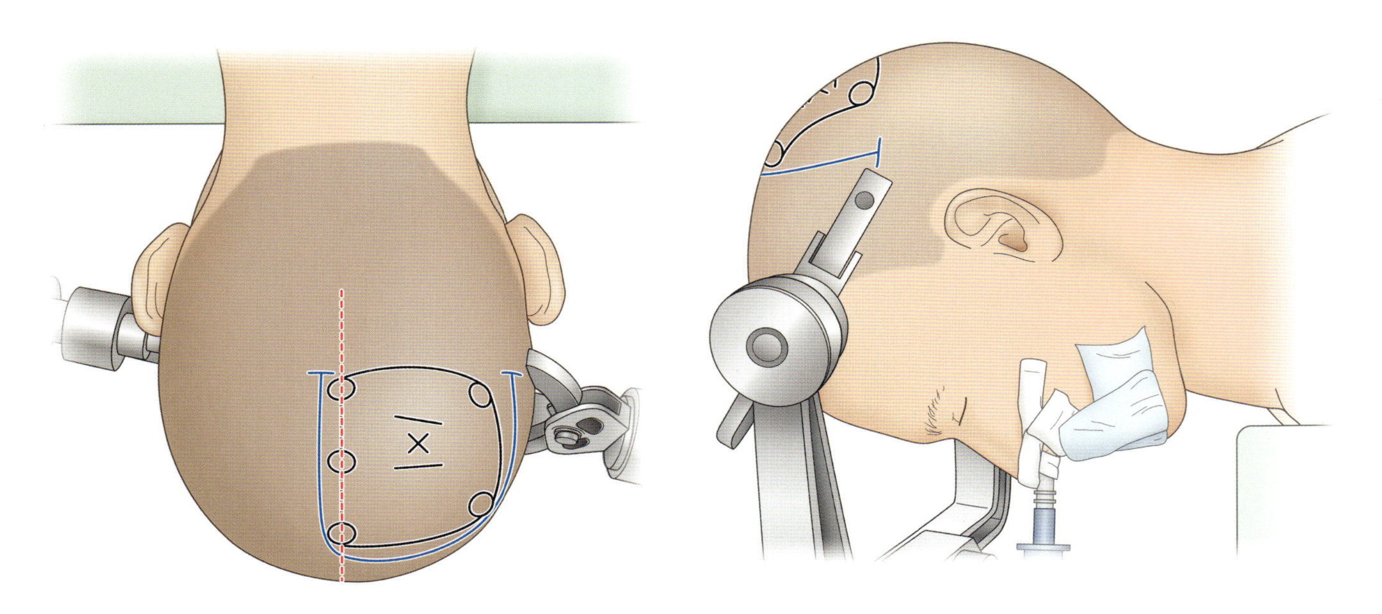

図17. Posterior transcortical approach における体位

上頭頂小葉から入り，三角部へ向かうアプローチ方向を考えて vertex up の体位をとる.

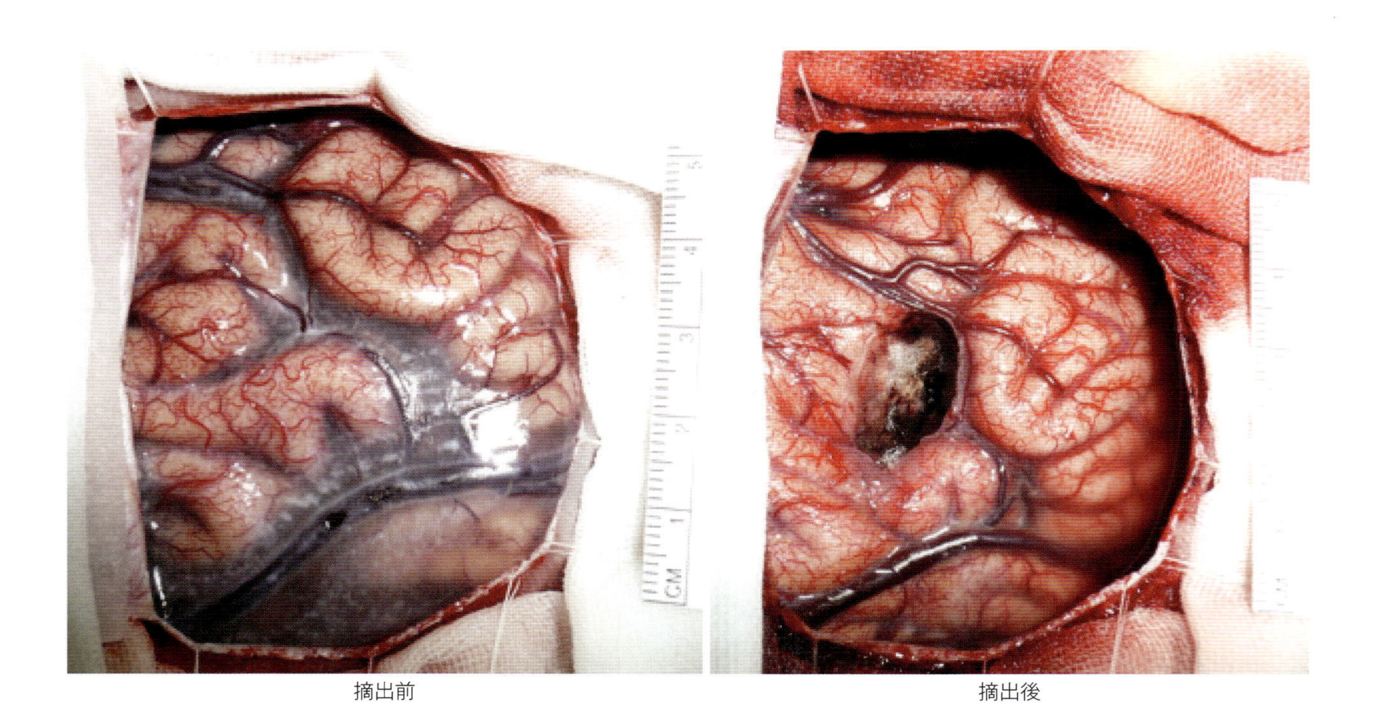

図18. Posterior transcortical approach における皮質切開

上頭頂小葉に約 2 cm の皮質切開をおいて腫瘍を摘出した.

- 側脳室へは体部と三角部の移行部の上方，脳弓体と脳弓脚の上方から入る．
- 脈絡叢が位置関係の指標となる．
- 脈絡叢は脳弓体と脳弓脚の外側縁で視床の上縁から後縁に付着する房状の構造となる．
- 腫瘍の切除に際して注意すべきは，側脳室三角部へ内側から入る血管である．
- 後外側脈絡叢動脈の枝である可能性があり，腫瘍へ流入する際にも一時遮断して MEP に問題がないことを確認して切断する（図 20）．
- 腫瘍を切除していくと内側に鳥距と後角球，前壁に視床枕，そして側副三角が床に観察される．

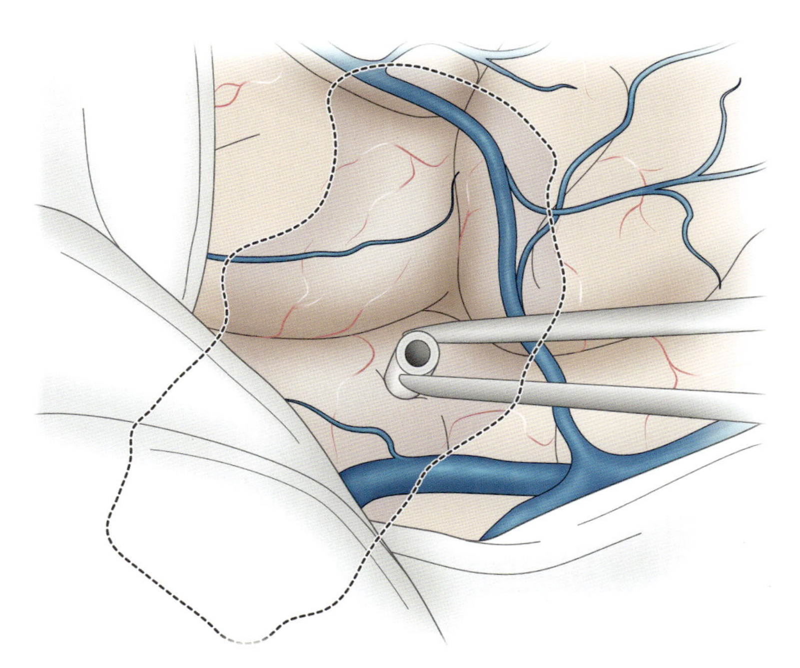

図19. アプローチルートの決定

ナビゲーターで方向性を確認し，アプローチルートへチューブを挿入．これをたどって腫瘍に到達する．

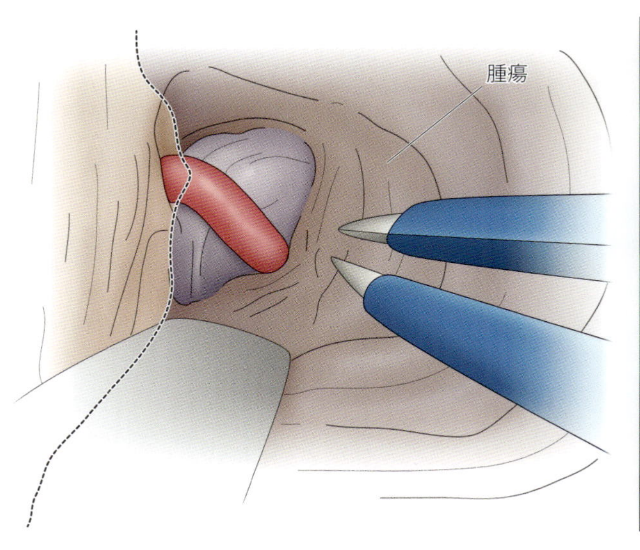

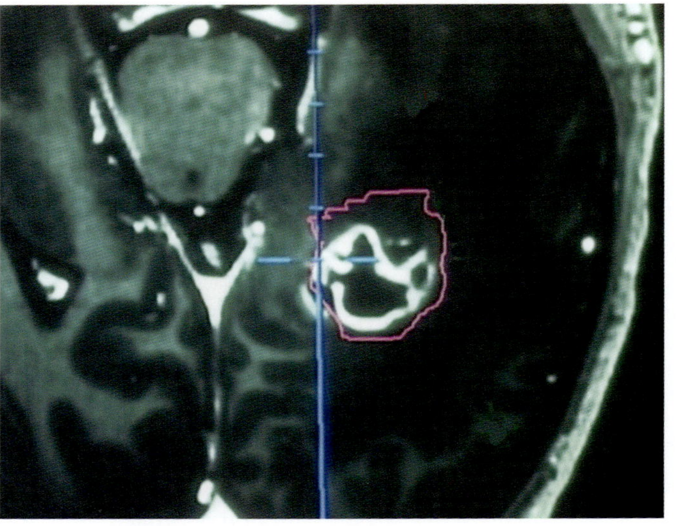

図20. 後外側脈絡叢動脈

腫瘍摘出に際しては内側から腫瘍へ入ってくる後外側脈絡叢動脈に注意を要する．この血管を損傷することで麻痺を合併する症例がある．

- 三角部の下方は上側頭回，中側頭回，側頭頭頂葉移行部に皮質切開をおくことでも到達できるが，上頭頂小葉からアプローチするほうが好ましい 26 27 .

Posterior transcallosal approach

- 腹臥位で，頭頂部を最頂位として実施されることも多いが，アプローチ側が下方にくるように位置し，半球内側面が大脳鎌から自重で離れるようにして半球の牽引を軽くする方法もとられる．
- 皮膚切開は後頭頭頂部において中心後溝を前端として，正中に達する，もしくは正中を越えて対側までの開頭を行う．
- 硬膜は正中側に基部をもつように切開開窓する．
- 大脳鎌の下方でくも膜を開くと前大脳動脈の遠位枝，脳梁の表面で後大脳動脈の splenial branch を観察できる．
- 正中で脳梁の後部を切開する．
- 脳梁切開は海馬交連も切ることになり，側脳室に達することができるが，この点で脳室は外側に偏移することに注意を要する．
- このアプローチは，脳梁膨大部を切開して観察できる位置に病変が存在することが必要となる．
- 内大脳静脈と大静脈の合流部が脳梁膨大部の下方，松果体部の上方に露出することができる．
- 内側後脈絡叢動脈や後大脳動脈の枝，上小脳動脈，滑車神経，蓋板 (quadrigeminal plate)，脳底静脈がこのアプローチでは深部に観察される．
- 松果体の前方に第三脳室天井が位置する．
- 第三脳室天井の脈絡膜を開くことで第三脳室内に達し，天井の脈絡叢を露出することができる．
- テントを直静脈洞に沿って縦に切開すること，大脳鎌を垂直方向に切開することにより後方，対側の視野を確保することができる．
- 三角部へのアプローチに際しては，脳梁の後上部で帯状回を切開する．
- この切開を脳梁膨大部の外側部に向けて斜めに行い，後角球のすぐ上で三角部に入る．

側脳室側角への手術アプローチ
— lateral approaches

- 外側半球面の下部，もしくは外側半球面の下方から側角へアプローチする lateral approach には，frontotemporal (pterional) approach, posterior frontotemporal approach, transtemporal approach, subtemporal approach がある 28 .

Frontotemporal (pterional) approach もしくは posterior frontotemporal approach

- 側脳室腫瘍の摘出に frontotemporal approach が用いられる．
- Posterior frontotemporal approach は基本的に pterional approach と類似しているが，側頭葉側を広く開く．

Troubleshooting 26

側頭頭頂葉移行部から三角部へアプローチする際には，視放線障害による同名半盲のリスクがあり，さらに非優位半球では視空間機能障害，そして優位半球では失語，失認のリスクを伴う．中側頭回からのアプローチは，時に言語野が中側頭回まで及ぶ症例もあり注意が必要である．

Tips 27

アプローチが下方からのほうが，三角部での前脈絡叢動脈から腫瘍への栄養血管への到達が容易となる．時に腫瘍の下方から三角部内側へ達して，外側後脈絡叢動脈から腫瘍への栄養血管を遮断することも可能である．

Tips 28

- Posterior frontotemporal approach は前側頭極を開き，小さな皮質切開，もしくは側頭葉切除で側角に達する．
- Transtemporal approach と subtemporal approach は耳介上方を中心とした posterior frontotemporal craniotomy もしくは temporal craniotomy により，側頭葉の外側面もしくは底面から側角全体を露出するアプローチである．

- ここでは左側角の脈絡叢乳頭腫症例を呈示し（図21），posterior frontotemporal approach について記す．
- 患者を仰臥位とし，手術同側に肩枕を入れ，軽く vertex down として45度程度手術側の反対側へ回旋する（図22）．
- 皮膚切開は前頭部から始まり，クエスチョンマーク型に耳介の上方へ伸ばし，さらに耳介前方で頬骨弓部まで伸ばす．
- 皮膚，側頭筋，筋膜，骨膜を一層として牽引する．
- 耳介の上方までの開頭をおき，蝶形骨縁の外側部を骨鉗子かドリルで除去する．
- 硬膜切開を前下方に基部がくるように開窓する．
- 側頭極を挙上することでテント縁を観察できる．
- Subtemporal approach では側頭葉を挙上して，中脳の前面，外側面，また脳底動脈の上部を観察できる．

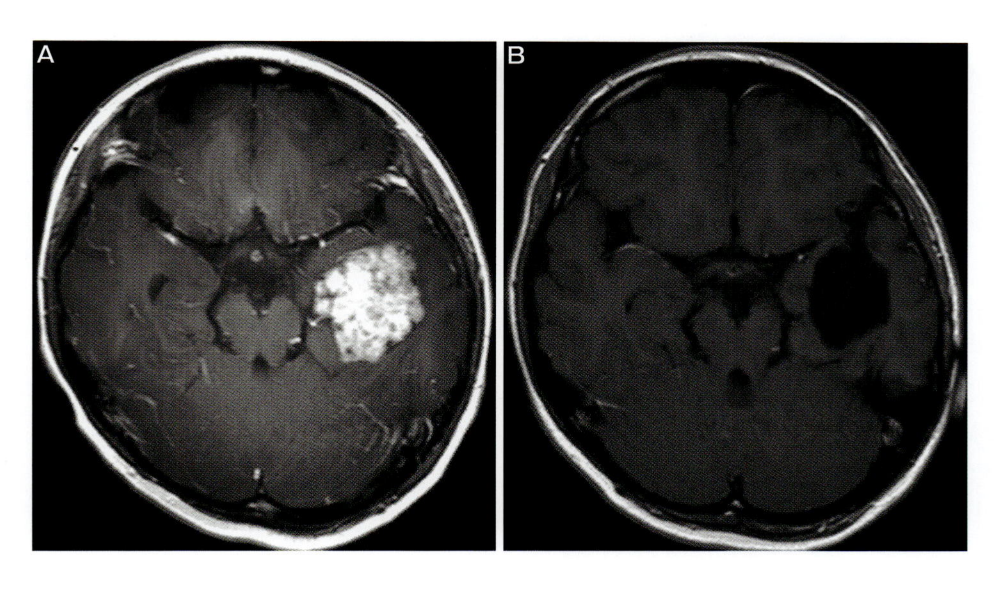

図21．左側角の脈絡叢乳頭腫症例
A：術前造影 T1WI，B：術後造影 T1WI．inferior limiting sulcus を開いて摘出した様子がわかる．

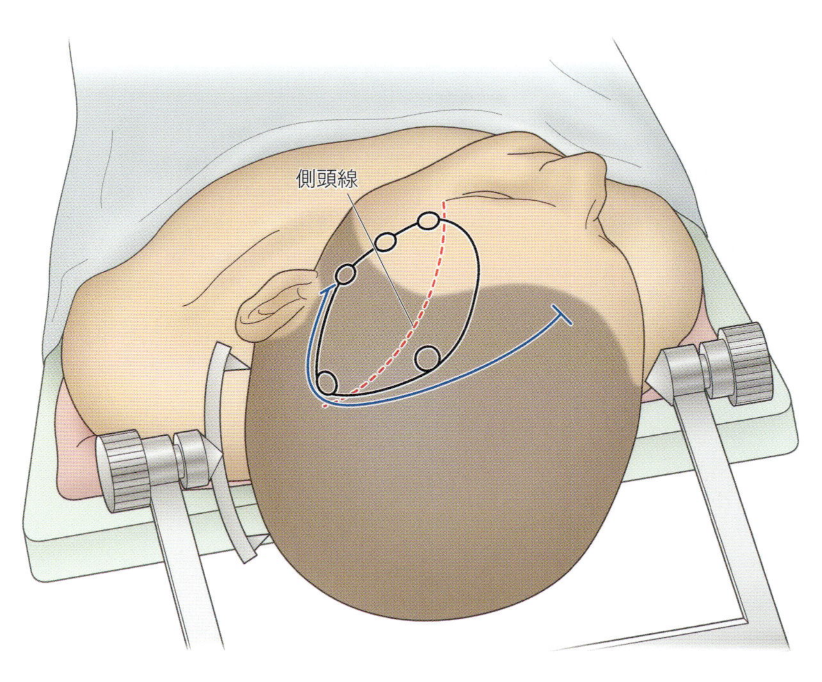

図22．Posterior frontotemporal approach における体位

- 側角へは皮質切開で進入するか，側頭葉切除で入るかを決定する．
- 病変が側角の先端に局在していれば皮質切開を選択する．
- 側角のみでなく，側頭葉先端に達する腫瘍に対しては側頭葉切除を選択する．
- 経皮質アプローチでは，シルビウス裂を開放して inferior limiting sulcus に皮質切開をおき（図 23），下角へ入るか，中側頭回の下方もしくは下側頭回の上方に回の縦軸に沿った皮質切開をおいて入り，側頭葉を後方へ向かって側角の前方から入る．
- 側頭葉切除を用いる際には，視放線障害を避けるために，側頭極から後方 4 cm までの領域に側頭回を垂直方向に切断する線を設定する．
- シルビウス裂を開放して inferior limiting sulcus から下角，下角からテント縁をつなぐ面で内側面を切断する．
- 側頭極の周囲を回る皮質切開においては，通常 sphenoparietal sinus に入る大きなシルビウス静脈を傷害する必要はない．
- この方法により，側角の前部から前脈絡叢動脈が下脈絡点近傍で脈絡裂に入る部位まで到達可能である．
- 側角の床に海馬の上の隆起や側副隆起が観察でき，天井に下脳室静脈が観察される．
- 側角の先端のすぐ前，少し上方に扁桃体が位置し，鉤の脳槽面のすぐ外側になる．これにより，側角や扁桃体の前壁に位置する病変の摘出は可能である．

Transtemporal approach と subtemporal approach

- 側角の中央もしくは後ろ 1/3 の病変に対しては，側頭開頭と経側頭葉もしくは側頭下の皮質切開で病変に至る．
- 患者は仰臥位で術側の肩下に枕を入れて挙上し，頭部を術側と反対方向へ 60～80 度回旋し，耳介上部を中心とした側頭開頭を行う．
- 皮膚切開は耳介前方の頬骨弓部から上方へ，さらに後ろへ伸ばし，耳介後方のアステリオンへ向けて下方へ伸ばす．

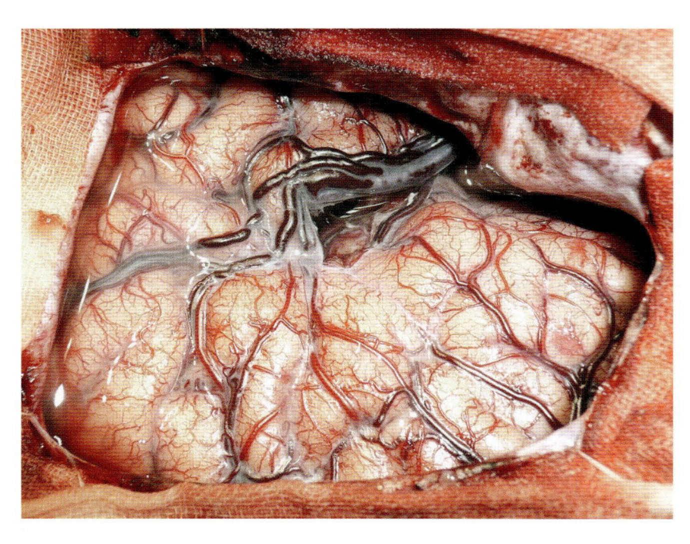

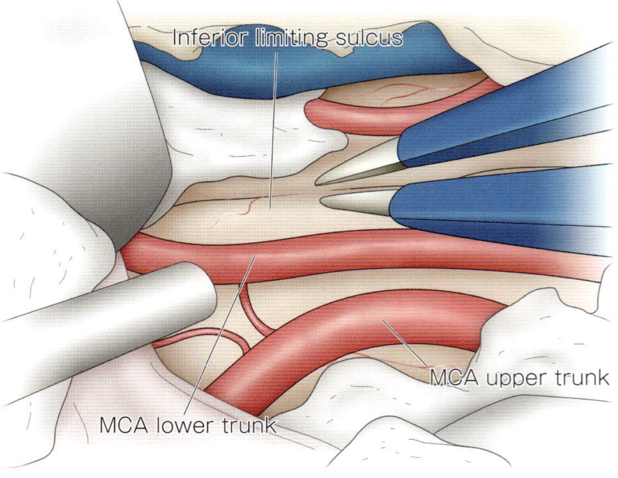

図 23. Inferior limiting sulcus からのアプローチ
シルビウス裂を開放し，inferior limiting sulcus から側角内の腫瘍へ到達した．

- 皮膚，側頭筋，筋膜，骨膜を一層で牽引する.
- 骨弁を外し，中頭蓋窩底部まで側頭骨を削除する．これにより mastoid air cell が開放する可能性がある.
- 中耳鼓室を開かないように注意する.
- このアプローチの合併症として，中耳に滲出液が貯留することによる一過性の難聴がある.
- 非優位半球であれば，視放線の前方で中もしくは下側頭回に皮質切開をおいて側角に達する.
- 視放線もしくは優位半球で言語中枢の障害を避ける方法として，subtemporal route からの到達法がある．この際には側頭葉下面で下側頭回，後頭側頭回，もしくは側副溝に皮質切開をおいてアプローチする 29.

三角部，側角腫瘍摘出における注意事項—外側後脈絡叢動脈閉塞

- 筆者らは側脳室三角部へアプローチする手術で，三角部脈絡叢を傷害することにより外側後脈絡叢動脈領域に急性梗塞を生じることを見いだし，報告した[152, 153].
- 外側後脈絡叢動脈の plexal segment での障害が主となると考えられるが，麻痺を合併することがあり，注意を要する.

Troubleshooting 29
側頭葉牽引後の出血，静脈梗塞，浮腫の危険性を回避するために架橋静脈，特に Labbé 静脈は温存する.

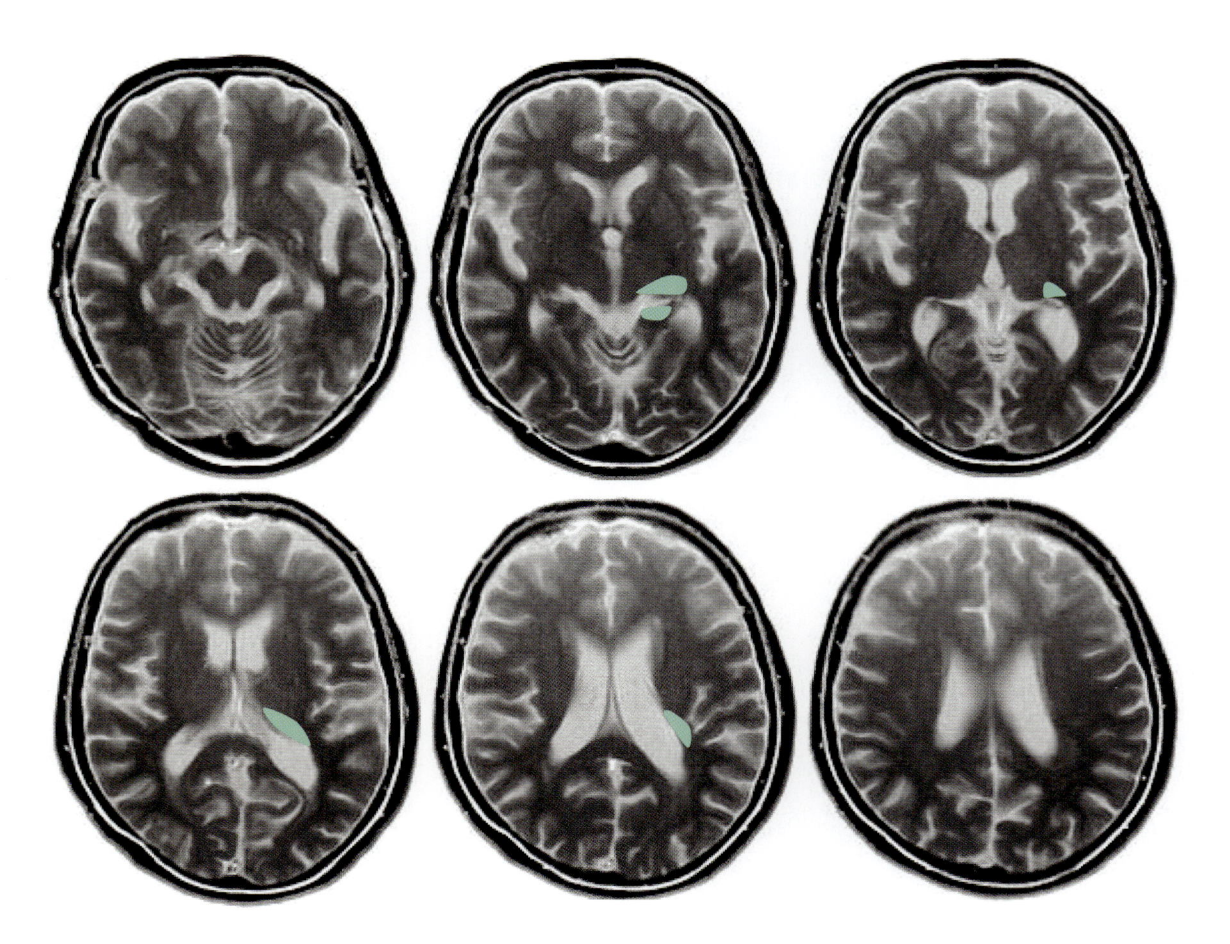

図24. 外側後脈絡叢動脈の支配域
外側後脈絡叢動脈閉塞時の脳梗塞出現可能性部位（　）を示す.

- 一般に脳血管は，脳表に存在する太い血管からの穿通枝が脳内に求心性に栄養を送る構造になっていることが知られている．
- これに対して脳室周囲の血管から分岐し，脳内に放射状に穿通する血管（ventriculofugal artery）があるとされる[154]（図 15）．
- 側脳室壁を栄養する細い血管を subependymal artery（SEA）と呼ぶ[155] 30．
- 筆者らが報告した三角部脈絡叢損傷に伴う外側後脈絡叢動脈梗塞（図 24）は，SEA の閉塞によると考えられる．
- 筆者らの series では，腫瘍摘出術にて三角部が開いた 28 症例を対象に検討したところ，術後 72 時間以内に撮影した MRI 拡散強調画像で，7 例に何らかの高信号病変を外側後脈絡叢動脈支配域に認め，そのうち 5 例で片麻痺を呈していたことが判明した．
- 片麻痺は時間経過とともに改善を認めるものであったが，これらの症例はいずれも側脳室三角部で脈絡叢を凝固した症例であった．

Memo 30

SEA は前脈絡叢動脈の plexal segment と外側後脈絡叢動脈からそれぞれ脈絡裂の部位より分岐することが多いとされる．前脈絡叢動脈の SEA は下角壁の 100%，後角壁の 85%，三角部壁の 35% を栄養し，時に stria terminalis や尾状核の尾部まで走行する．外側後脈絡叢動脈は後角壁の 15%，三角部壁の 65%，体部壁の 100% と前角壁の一部を栄養し，尾状核や時に側脳室の上外側部まで走行する．また，内側後脈絡叢動脈の SEA は側脳室体部壁と前角壁の 10% を栄養する．これらの血管，またはそれからの分枝がさまざまな程度に脳を栄養することになる．

03 第三脳室

園田順彦

解　剖[156] 31（図 25）

- 第三脳室は 6 つの壁に囲まれた間脳内の空間である．
- 上壁と前壁の移行部の Monro 孔（室間孔）を通じて左右の側脳室と連続し，後壁，下壁移行部で中脳水道（aqueduct of Sylvius）と連続する．
- Monro 孔の直下で第三脳室の前壁上部には前交連（anterior commissure）があり，その下方には膜状の終板（lamina terminalis）がある．

Tips 31

第三脳室は 6 つの壁に囲まれた空間である．上壁は脳弓体，脈絡組織，前壁は前交連，終板，下壁は視交叉陥凹，漏斗陥凹，灰白隆起，乳頭体，後有孔質，中脳被蓋部，側壁は視床，視床下部，後壁は松果上陥凹，松果体，手綱交連，松果陥凹，後交連で構成される．上壁と前壁の移行部の Monro 孔を通じて左右の側脳室と連続し，後壁，下壁移行部で中脳水道と連続する．

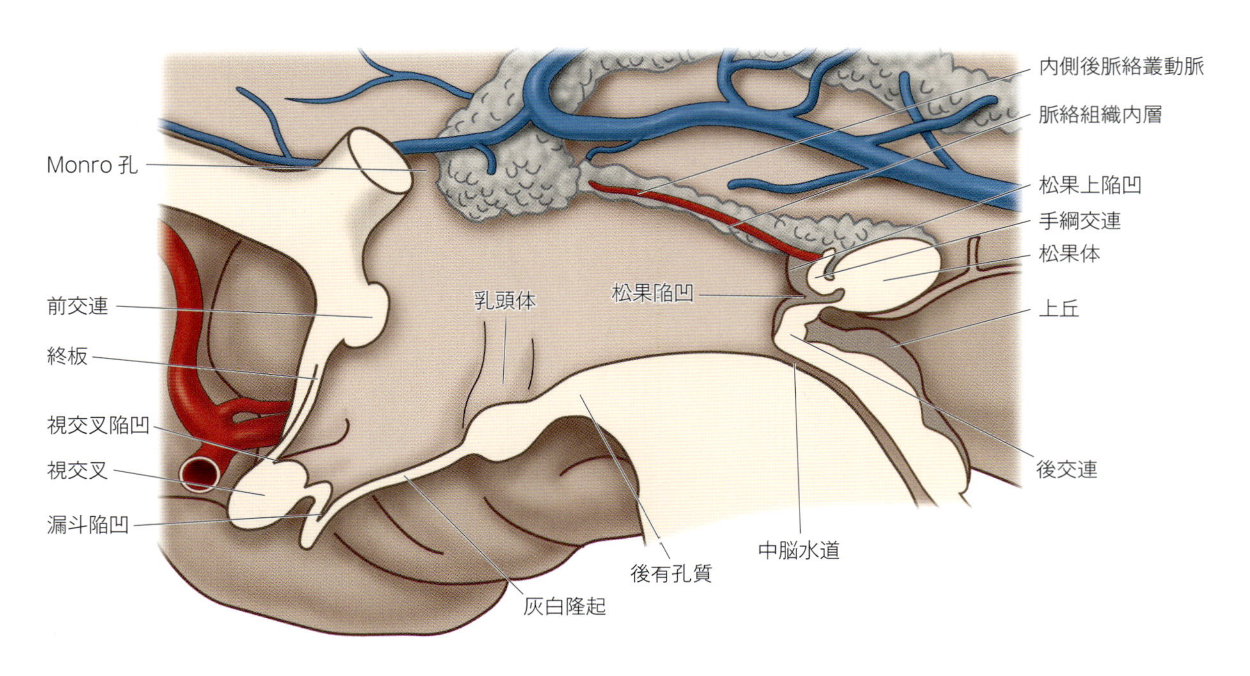

図 25．第三脳室の 6 つの壁を構成する組織

- 上壁は，Monro 孔から松果上陥凹（pineal recess）まで脳弓体と上下 2 葉の半透明の薄膜である脈絡組織により形成させる．
- 脈絡組織内には内側後脈絡叢動脈，内大脳静脈からなる血管構造が存在する．
- 脳弓体は Monro 孔前縁で左右が分離して脳弓柱となり，後方も一対の脳弓脚となる．
- 下壁前部は視床下部からなり，前方から順に視交叉陥凹（optic recees），視交叉（optic chiasm），漏斗陥凹（infundibular recess），灰白隆起（tuber cinereum），乳頭体（mamilalry body）がある．
- 下壁後方は後有孔質（posterior perforating substance）と中脳被蓋部で，後端が中脳水道となる．
- 後有孔質は視床穿通動脈などの穿通部位である．
- 側壁には上部に視床，下部に視床下部があり，両者は浅い視床下溝で境されている．
- 第三脳室の前上方寄りに左右視床を結合する視床間橋がある．
- 後壁は上方から松果上陥凹，松果体，手綱交連（habenular commissure），松果陥凹，後交連（posterior commissure）で構成され，下端が中脳水道である．

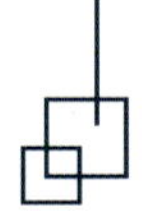

Interhemispheric trans−lamina terminalis approach

- 第三脳室の前壁を形成する終板には神経細胞も神経線維も存在しないので，これを切開して第三脳室内に入ることは可能である．しかし，周囲には重要な神経組織，血管があり，これらの温存には留意する必要がある．
- 終板経由で第三脳室に進入するためのアプローチとしては，interhemispheric approach，subfrontal approach, pterional approach などがあるが，後二者は第三脳室内より視交叉周囲を観察するのに優れたアプローチ法であり，本稿では鈴木らによって提唱された bifrontal interphemispheric approach について述べる[157] 32．
- 通常，大脳半球を広く剥離し，両側の視神経，前大脳動脈と終板全体を露出することで，さまざまな角度から操作を行うことが可能となる．
- 短所は視神経と視交叉の裏が一部死角となる点であり，両側の視床下部と病変との解剖学的関係を直視下に観察できることが最大の長所である．
- 終板の下端は視交叉，または上端は脳梁に連なる前交連である．
- 終板前面を走行し，前交連や視床下部を栄養する前大脳動脈からの穿通枝は，その閉塞が Korsakoff 症候群の原因になるといわれており，温存に留意する 33．
- 前交通動脈からは，太い subcallosal artery が起始することがある．脳梁を栄養しており，これの温存にも注意が必要である 33．
- 終板を切開すると第三脳室に入るが，角度を変えて観察すると中脳水道開口部と，その前方にある両側の乳頭体が判別される．
- このアプローチでは，Monro 孔周囲は観察することができない．
- このアプローチの適応となるのは，第三脳室前半部の腫瘍である．特に

Tips 32

終板経由で第三脳室内に進入するアプローチとしては，interhemispheric approach，subfrontal approach，pterional approach があるが，第三脳室内を直視下に観察しうる方法としては interhemispheric approach が最も優れている．ただし，視神経・視交叉の裏の観察は死角となるため，この部位の観察には transsphenoidal approach による下方からの観察あるいは，pterional approach などによる外側からの観察が有用である．

Pitfalls 33

前交通動脈あるいは前大脳動脈から分岐する穿通枝の温存に留意する．腫瘍の背側を走行している穿通枝を栄養動脈と判断し凝固切断すると，術後，記銘力障害が出現することがあり注意を要する．

第三脳室底から上方に進展してきた頭蓋咽頭腫では，発生母地を直接処理できることに加え，両側視床下部と腫瘍の関係が直視下に観察されることから好適である．

- 神経膠腫系の腫瘍では，頻度は少ないものの chordoid glioma of the third ventricle などが適応であろう 34 (図 26)．

アプローチの実際

- 仰臥位で，頭部を正中位として，前頭蓋底がほぼ垂直になるようにやや伸展位で固定する．
- Hair line 後方に冠状切開をおいて皮弁を翻転する．
- 前頭洞が開放する可能性が高いため，閉創時 pericranial flap を敷き込めるよう，ある程度皮弁は十分な距離をとっておく．
- 正中に前後 2ヵ所，左右外側にそれぞれ 1ヵ所の burr hole を穿ち，骨片を除去する．
- 鼻根部に向かって十分に低い位置まで骨削除を行うことが大切である．前頭洞が開放した場合，粘膜を損傷しないように留意し鼻側へ落とす．
- 鶏冠を切除した後，硬膜を左右ごとに弧状に切開する．
- 上矢状静脈洞と大脳鎌を前端で結紮切断し，そこから大脳鎌を基部まで切離し，術野を展開する．
- 術野前方の架橋静脈はある程度凝固切断して差し支えないが，後方のものは極力温存する．
- 通常，大脳半球間裂の剥離はそれほど後方まで必要とせず，脳梁膝部で前大脳動脈を末梢で捉えて，それを追っていくように剥離を進めると容易に Acom complex，終板まで達することが可能である．
- 外側の伸展の程度をよく見て，両側の嗅神経の剥離を行う．
- 第三脳室内に腫瘍が限局し小型の場合は，嗅神経の剥離は必要最低限で十分である．
- 視神経下面など側方伸展が認められる場合，嗅神経の温存の処置が必要となる．

Memo 34

Chordoid glioma of the third ventricle は，WHO gradeⅡの組織学的には比較的良性な腫瘍である．しかしながら，腫瘍の発生母地は終板あるいは第三脳室壁であるため，全摘出率は約 40% と報告され，手術による合併症の頻度は内分泌機能不全が約 20%，記銘力障害が約 8% と報告されている．亜全摘出例の progression free survival は 3 年で 71%，5 年で 35.5% である[158]．

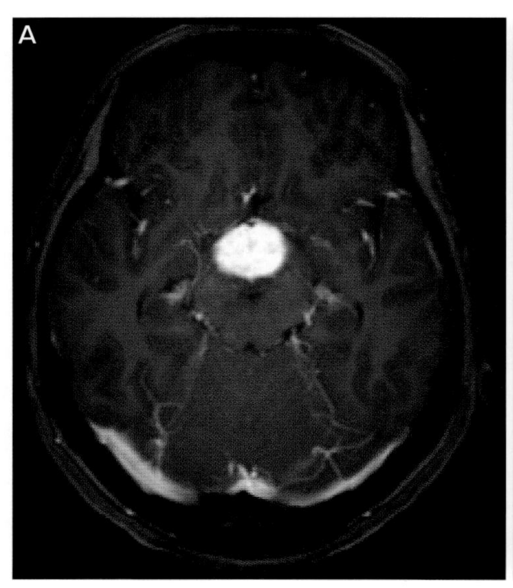

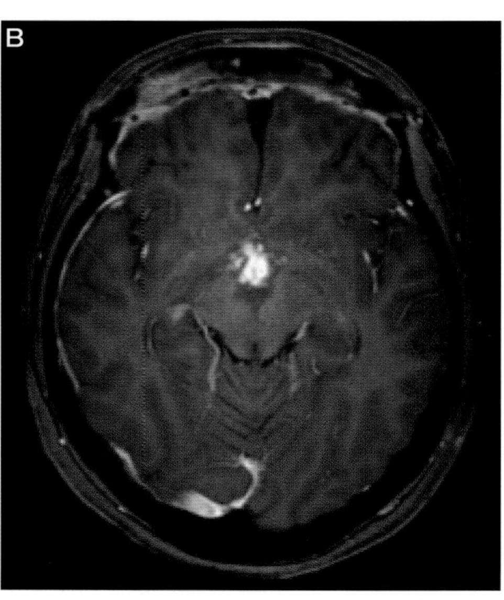

図26．Chordoid glioma of the third ventricle の症例

A：術前造影 T1WI MRI．B：術後造影 T1 WI MRI．脳室壁と境界が不明瞭な部分を残存させ腫瘍を摘出している．

- 通常，嗅神経を前頭葉底面より十分に剥離し，ゼルフォーム®などで固定する．
- どちらか一方への伸展が著しい場合は，非病側の前頭極の圧排をわずかにとどめ，病側の嗅神経を切断することも検討すべきである 35 .
- 視交叉－前大脳動脈の直上で終板を切開すると，第三脳室に進入する（図 27A）．
- 第三脳室内は腫瘍で充満しているが，嚢胞成分がある場合は，まず嚢胞液を吸引し減圧を行う．
- 腫瘍被膜と菲薄化した終板の間を剥離すると，周囲を走行する穿通枝を終板とともに外側に寄せることでき，その温存には有用な手技である．
- 前交通動脈が腫瘍により引き伸ばされている場合，穿通枝の分岐する部位をよく見て切断することで，さらに視野を拡大することができる．

> **Tips 35**
> Interhemispheric fissure の開放のポイントは，まず脳梁膝部まで剥離し，両側前大脳動脈を捉えることである．その後は，両側の前大脳動脈の間のくも膜を丁寧に切離することで，前交通動脈周囲まで比較的容易に到達可能である．

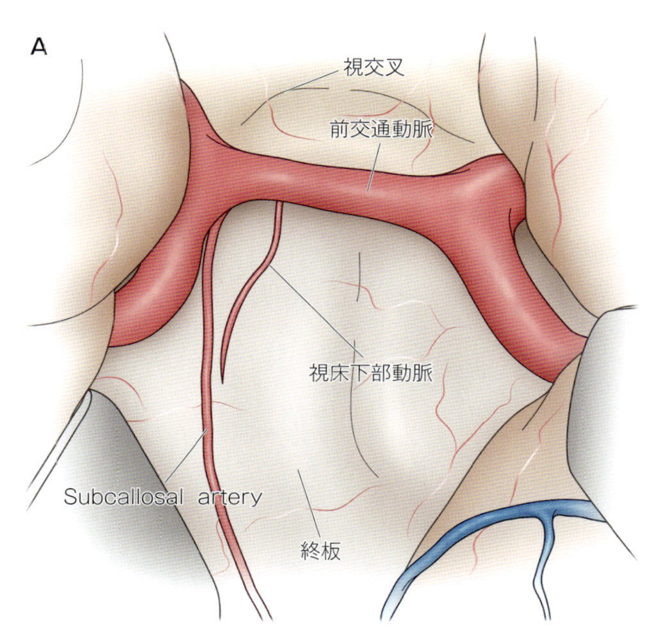

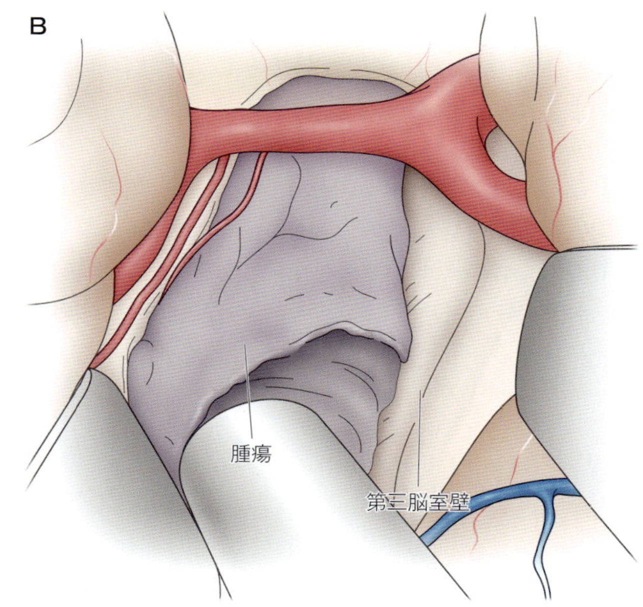

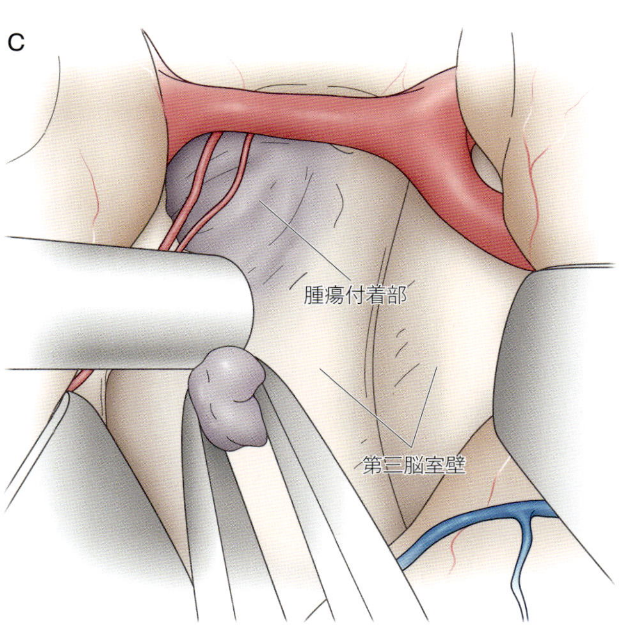

図27. Chordoid glioma of the third ventricle に対する interhemispheric trans-lamina terminalis approach での摘出

A：interhemispheric fissure を広く開放し終板を露出．B：第三脳室壁を確認しつつ，腫瘍を内減圧．C：腫瘍の第三脳室からの発生母地を残存させ摘出を終了．

- 腫瘍の減圧をしつつ顕微鏡の視軸を後方に向けていく（図 27B）.
- 通常，頭蓋咽頭腫では第三脳室内の癒着はほとんどなく，引きずり出すように摘出可能である．しかし，chordoid glioma of the third ventricle のような腫瘍では第三脳室壁が腫瘍化しており，境界不明瞭な場合は全摘出困難である[158] 36（図 27C）.

Interhemispheric transcallosal approach

- 第三脳室の上方に伸展する腫瘍の場合，有用なアプローチである．
- 経皮質的に側脳室前角に到達すると広い視野が得られるが，術後てんかんなどのリスクもあり，腫瘍が外側に大きく伸展していない限り第一選択とはならない 37 [159].
- 通常は一側の前頭開頭を行い大脳縦裂を剥離し，脳梁を 2 cm 程度切開し側脳室に進入するルートが一般的である．
- 左右のいずれからアプローチするかは，腫瘍の局在，架橋静脈の部位を確認しアプローチしやすいサイドより進入する．
- 側脳室から第三脳室への経路としては，両側の Monro 孔よりアプローチする transforaminal approach が最も一般的かつ侵襲が少ないアプローチである．
- 水頭症のある症例では Monro 孔は拡大しており，かなりの視野を得ることが可能である．それ以上の視野を得ようとする場合は，Monro 孔を前方へ広げる transfornicial approach（一側の脳弓を切断），後方へ広げる subchoroidal approach，transchoroidal approach がある．
- ほかには Monro 孔を経由せず両側の脳弓，内大脳静脈間から第三脳室に至る interfornicial approach が知られている．

アプローチの実際

- 仰臥位で，頭部を正中位として腫瘍の長軸に向かってアプローチできるよう，ニューロナビゲーターを用いながら調節する．
- 大脳縦裂に進入し両側の前大脳動脈を確認し，これを左右に剥離すると脳梁が観察される（図 28A）.
- 脳梁へ細かい枝が分岐しており，適宜凝固切断する．
- 脳梁を切開し透明中隔腔に進入する．
- 透明中隔を切開すると両側の Monro 孔が確認される（図 28B）.
- Monro 孔経由で腫瘍の減圧を行うが，後方へ視野を広げたい場合は透明中隔静脈を凝固切断し，脈絡叢，内大脳静脈，視床線条体静脈の内側へアプローチすることで第三脳室に進入することができる（transchoridal approach） 38（図 28C）.
- また，視床線条体静脈を切断し，脈絡叢，内大脳静脈の外側より進入する subchoridal approach も選択される．
- 摘出の際に留意すべきポイントとしては，最初から大きく視野を得ようとせず，piecemeal に摘出しつつ必要最低限な侵襲で摘出するよう心がけるべきである．

Pitfalls 36

頭蓋咽頭腫の嚢胞成分は，通常第三脳室内での癒着はほとんどないため引きずり出すことが可能である．しかしながら，chordoid glioma のような充実性の腫瘍は第三脳室壁自体から腫瘍が発生しており，無理な摘出は視床下部症状，記銘力障害などの合併症を生じる危険性が高い．

Memo 37

脳室内腫瘍に対する transcortical approach あるいは transcallosal approach かの選択については，いくつかの報告がある．術後てんかんの発生頻度は 5.9% と報告されており，transcortical group で有意に高かった[159].

Tips 38

- Transchoroidal approach は透明中隔静脈を凝固切断し，脈絡叢，内大脳静脈，視床線条体静脈の内側から第三脳室にアプローチする手法であり，視床への侵襲は低い反面，脳弓への侵襲が高い．
- Subchoridal approach は視床線条体静脈を凝固切断し，脈絡叢，内大脳静脈の外側から第三脳室にアプローチする手法であり，脳弓への侵襲は低い反面，視床への侵襲が高い．

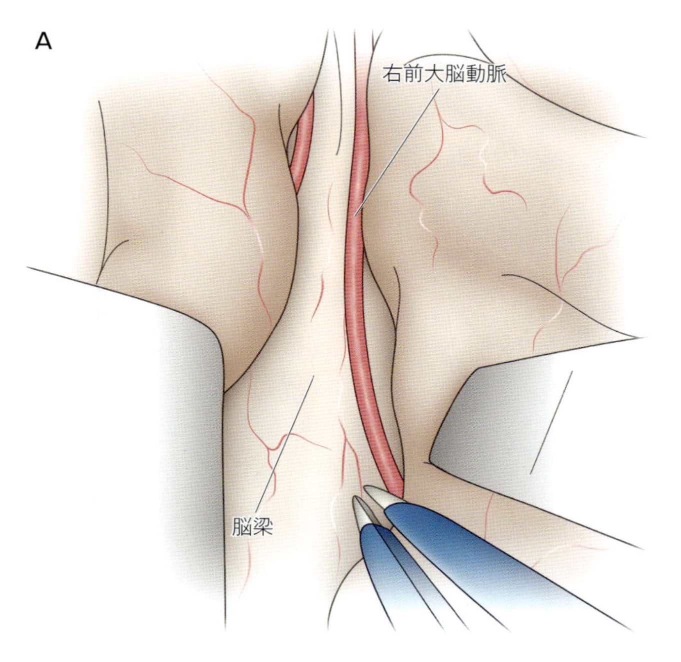

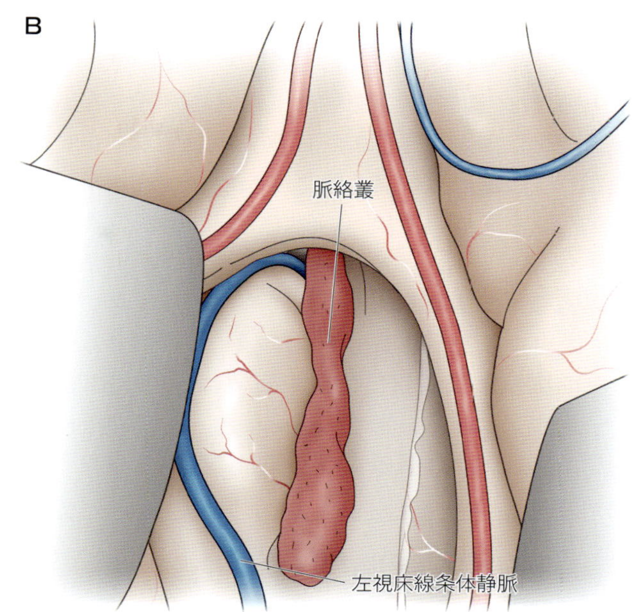

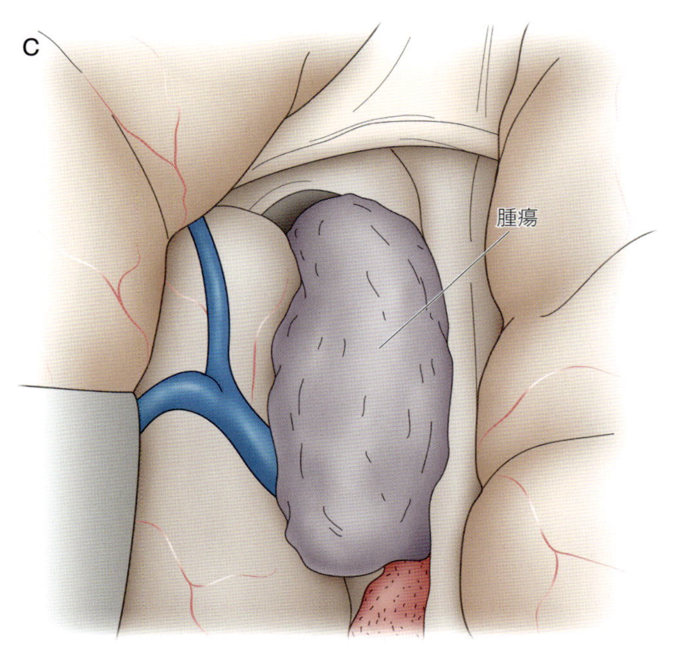

図28. Interhemispheric transcallosal approach

A：右前頭開頭を行い大脳縦裂を剥離し，両側前大脳動脈，脳梁を露出する．B：透明中隔を切開すると両側の側脳室が開放する．右側より左側側脳室がよく観察できる．C：左 Monro 孔より腫瘍を摘出する．

04 第四脳室

園田順彦

解　剖

- 第四脳室は小脳と脳室の間にあるテント状の正中髄液腔である．
- 小脳側の第四脳室蓋（roof），脳幹側の第四脳室底（floor）から成り，第四脳室蓋の後方に向かう頂点は室頂（fastigium）で，その少し尾側，両側傍正中部に後方に突出する一対の第四脳室後上陥凹がある．
- また，前外側にもやはり一対の第四脳室外側陥凹（lateral recess）がある（図 29）．

- 第四脳室蓋上部には上髄帆と小脳小舌があり，その外側に上小脳脚がある．
- 上髄帆は下方で室頂を境に下髄帆に移行する．
- 下髄帆はさらに尾側で第四脳室脈絡組織（tela choridea）に移行しており，この部分は松島らにより telo−velo junction と呼ばれている[160)]．
- 第四脳室脈絡組織は，尾側で第四脳室底の外下外側縁である第四脳室脈絡ヒモ（taenia choroidea）に付着して終わる．
- 両側の第四脳室脈絡ヒモは斜め内下方に向かい，正中で両側が合して小さな白室板を形成して閂（obex）と呼ばれる．
- 第四脳室脈絡組織には正中下端に１つ，第四脳室外側陥凹の外側端に一対の孔がある．前者は Magendie 孔で大槽に開口し，後者は Luschka 孔で橋延髄移行部のくも膜下腔に開いている[156)]．

経小脳延髄裂到達法（trans−cerebellomedullary fissure approach）

- 本法は第四脳室内に進入する手技の一つで，一般に下小脳虫部を切開する手技より術後後遺症を回避できるために，現在わが国では第四脳室内腫瘍を摘出する手技としては必須となっている[160)] 39.
- 小脳延髄裂は，延髄および第四脳室蓋下部と小脳虫部（vermis）・小脳扁桃（tonsil）など小脳組織との間の狭いくも膜下腔であるが，小脳脳幹裂のなかでは最も大きな溝である．
- その前壁は延髄後面，第四脳室蓋からなり，後壁は正中が虫部垂（uvula），外側が小脳扁桃，二腹小葉（biventral lobule）からなる．

Memo 39

小脳性無言症（cerebellar mutism）は第四脳室腫瘍，特に髄芽腫を摘出する際に最も気をつける合併症の一つであり，その発生頻度は24％と報告されている．そのメカニズムはまだ完全には解明されていないが，危険因子として①脳幹浸潤，②局在が正中，③髄芽腫，④術前の言語障害，⑤若年，⑥ radical resection，⑦小脳虫部切開，⑧巨大腫瘍が知られている[161)]．

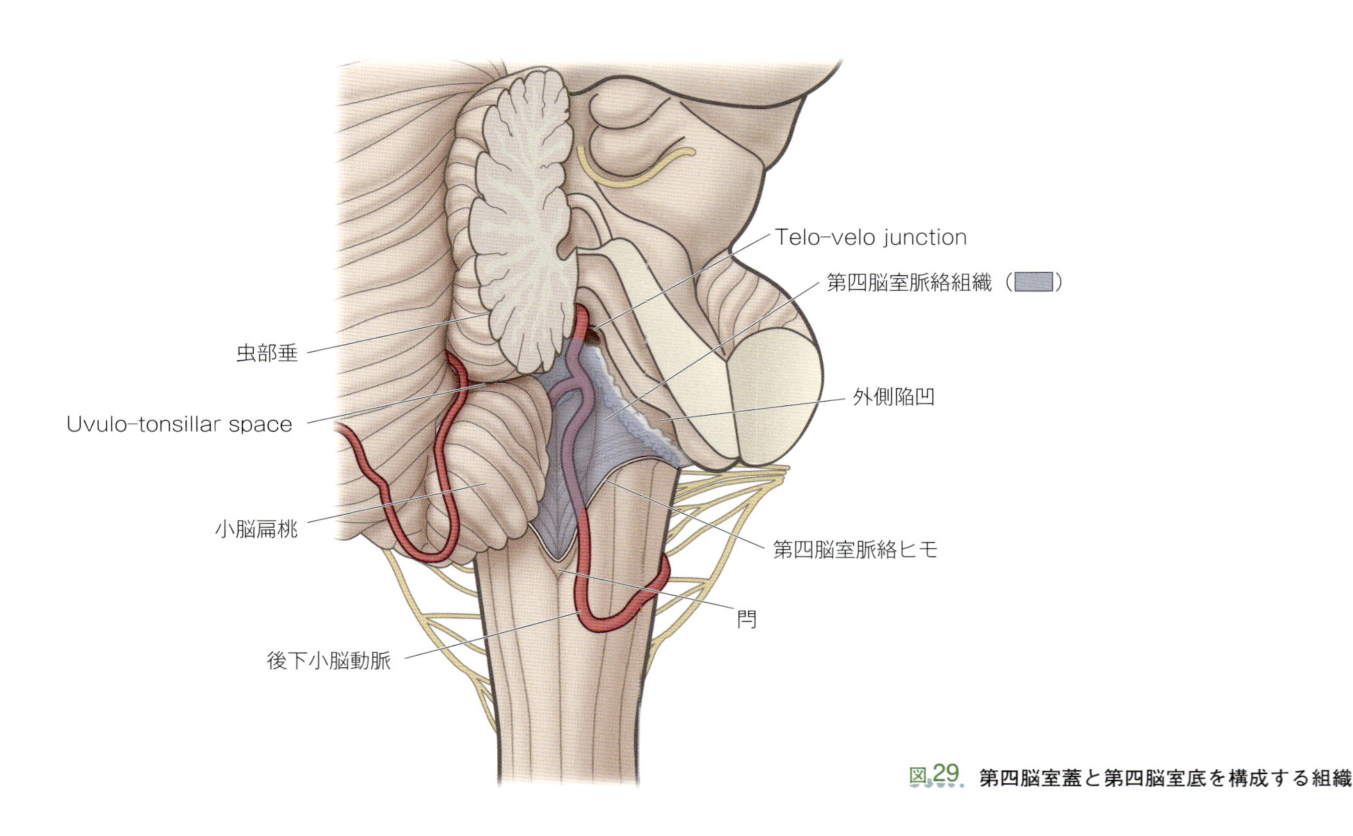

図29. 第四脳室蓋と第四脳室底を構成する組織

- 小脳延髄裂は，上方で虫部小節すなわち室頂近くまで達して外側で小脳扁桃上極に及び，尾側は小脳扁桃間の広い大槽に開く．
- 小脳扁桃を外側上方に持ち上げると脈絡組織が現れる．
- この裂は虫部垂と小脳扁桃の間（uvulo−tonsillar space）へも連続する．
- この溝を後下小脳動脈が走行する．
- 虫部垂の両側には，下髄帆と尾側にかけて脈絡組織が広がる．脈絡組織は，尾側および外側端で第四脳室脈絡ヒモとして第四脳室側縁の延髄に癒合する．
- 脈絡組織を切開，翻転して初めて第四脳室床が現れる．
- Magendie 孔より外側上方へ第四脳室脈絡ヒモをたどると，外側陥凹の脳室側入口部に到達できる．
- 外側陥凹の脳室側入口部より，脈絡組織が rhomboid tip と呼ばれる膜様神経組織とともに外側陥凹の屋根として外側へほぼ直角に伸びている．
- 小脳延髄裂を走行する動脈は後下小脳動脈であり，延髄外側を上行し，延髄背側の正中部の Magendie 孔近傍で caudal loop を形成し，fissure 内側部を上方へ走り出す．
- 後下小脳動脈の tonsillomedullary segment は，走行近傍の延髄へ穿通枝を多数出す．
- 第四脳室下半分の屋根に存在する脈絡組織は，その内側部を後下小脳動脈からの脈絡叢動脈で栄養される．
- 後下小脳動脈は fissure 内で cranial loop を形成し，小脳扁桃内側縁に沿うように上行し fissure から抜け出し，vermian branch と tonsillohemispheric branch に分かれ，小脳虫部下部表面や小脳扁桃後面に顔を出す．
- このアプローチは髄芽腫（図 30），上衣腫（図 31），脈絡叢乳頭腫（図 32）など，第四脳室下半分に発生する腫瘍が良い適応となる．

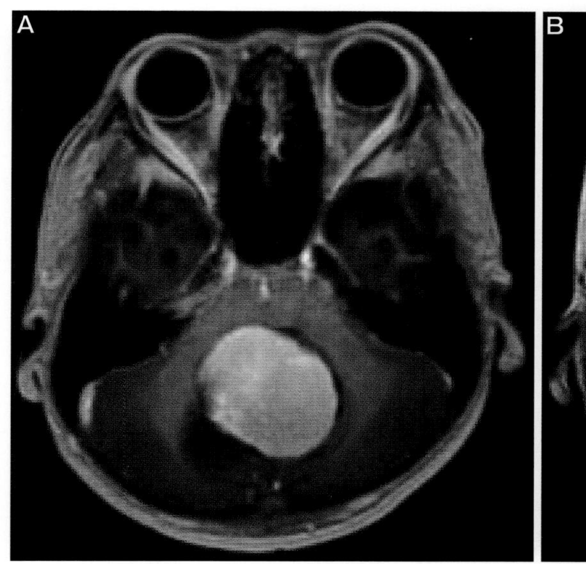

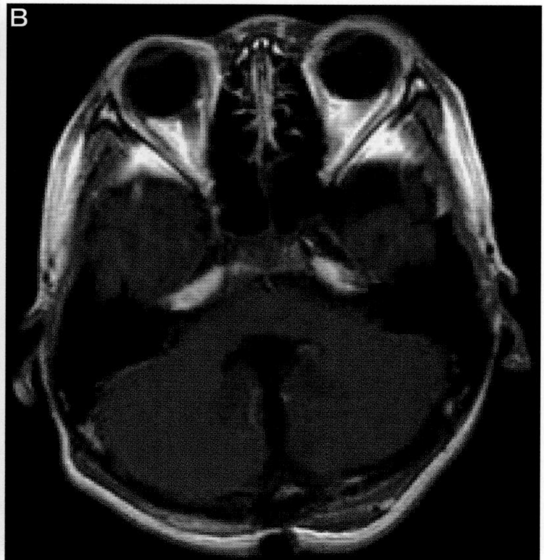

図30．髄芽腫の症例

A：術前造影 T1WI MRI．B：術後造影 T1 WI MRI．腫瘍は全摘出されている．

アプローチの実際

- 腹臥位で頭部を正中位として，首を屈曲しなるべく後頸部を伸展させる 40 (図 33).
- 正中切開を行い，筋層を左右に分けた後，後頭下開頭を行う．
- 開窓範囲は腫瘍の伸展度にもよるが，過度に静脈洞を露出する必要はない．
- 下方は大孔を十分に開放し，必要に応じ環椎の椎弓切除を行う．
- まず大孔周囲の硬膜を切開し大槽から髄液を吸引し，頭蓋内の圧を十分に減ずる．
- その後に両側の小脳半球上の硬膜を逆Y字に切開し，硬膜を翻転させる（図 34A).
- 気をつけるべきは後頭静脈洞からの出血であり，クリップなどをあらかじめ準備し必要に応じて用いる 41.

Troubleshooting 40

小児の場合，通常は後頸部の伸展は容易で理想的な体位をとれることが多い．3点固定のできない乳幼児や頸部の伸展の困難な成人の場合は，体位設定に難渋することがある．この場合，手術中に術者が左右外側に回り込み観察する必要が生ずる．この場合，顕微鏡の邪魔にならないよう器械台を後方か低めに設置する必要がある．

Troubleshooting 41

硬膜の逆Y字切開の手順として，はじめに大孔周囲で髄液を吸引し圧を減じた後硬膜を手前側より切開していく．この際，激しい静脈性の出血を認めることがある．時に，バイポーラによる凝固が困難な場合が多く，クリップあるいは縫合で止血する．

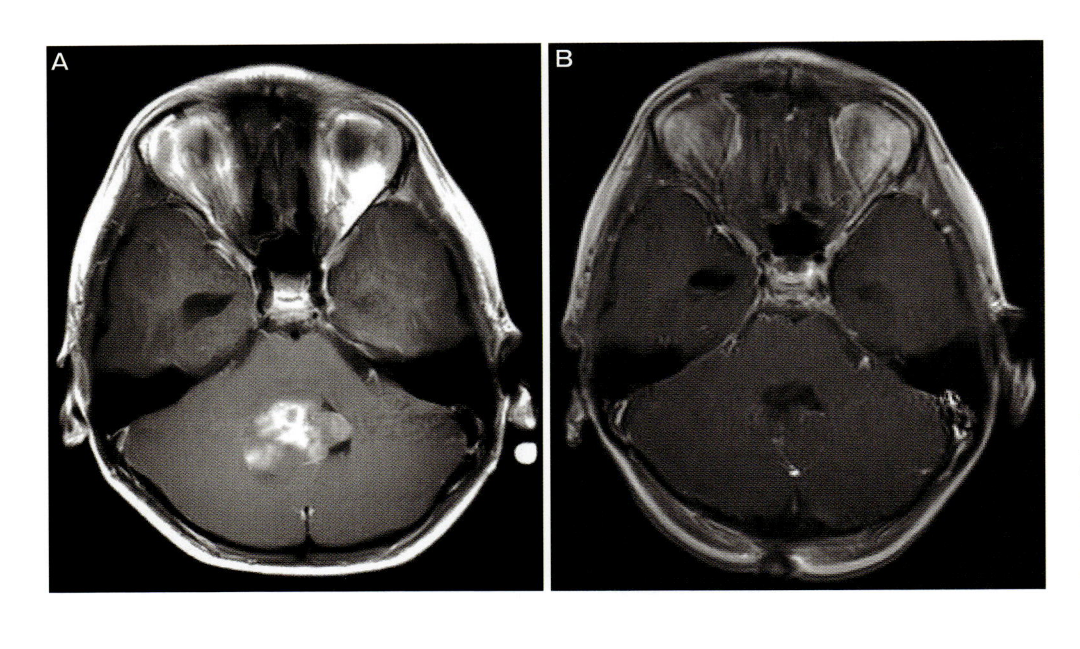

図31. 上衣腫の症例

A：術前造影 T1WI MRI．B：術後造影 T1 WI MRI．術中，腫瘍は第四脳室の発生母地に肉眼的にわずかな残存を認めた．画像上は明らかな残存を認めない．

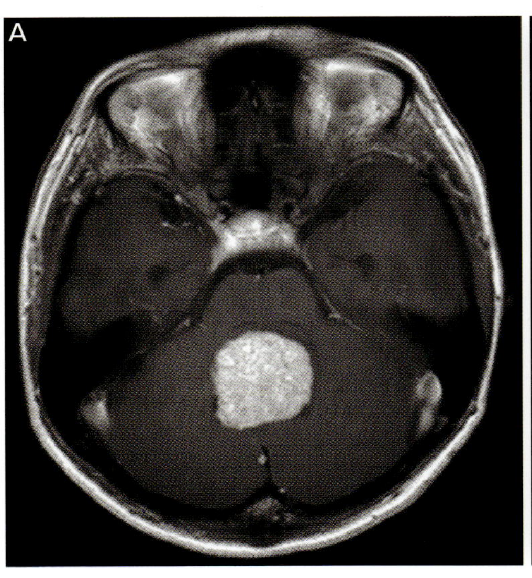

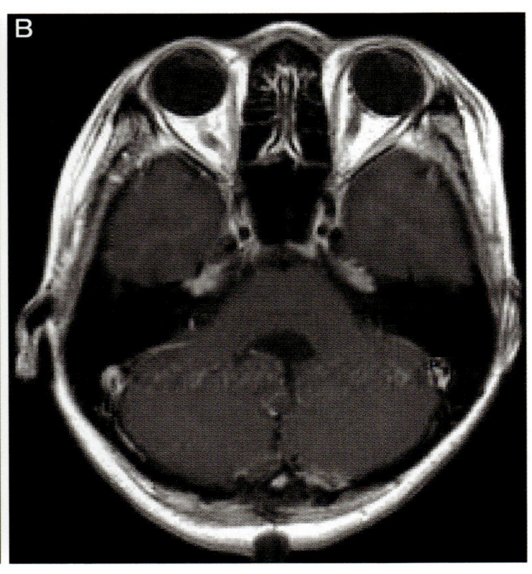

図32. 脈絡叢乳頭腫の症例

A：術前造影 T1WI MRI．B：術後造影 T1 WI MRI．術中，腫瘍は第四脳室に強く癒着しており，意図的にその部位をわずかに残存させた．画像上は明らかな残存を認めない．

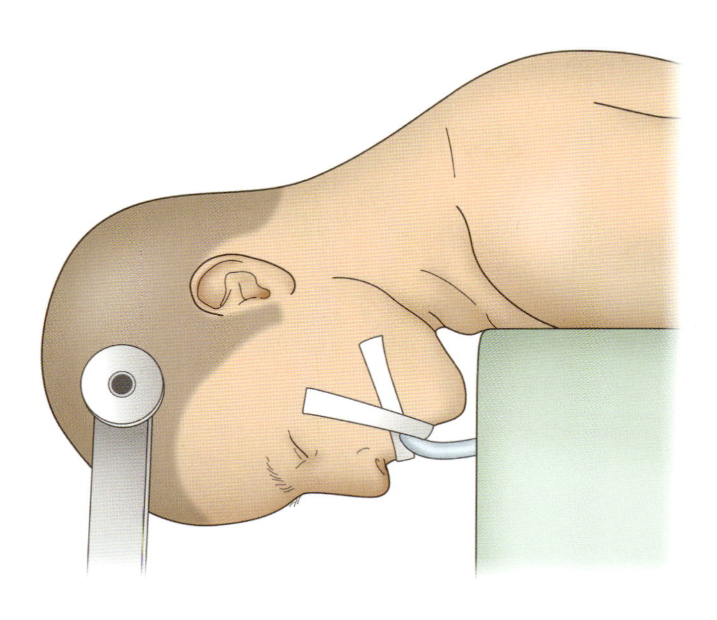

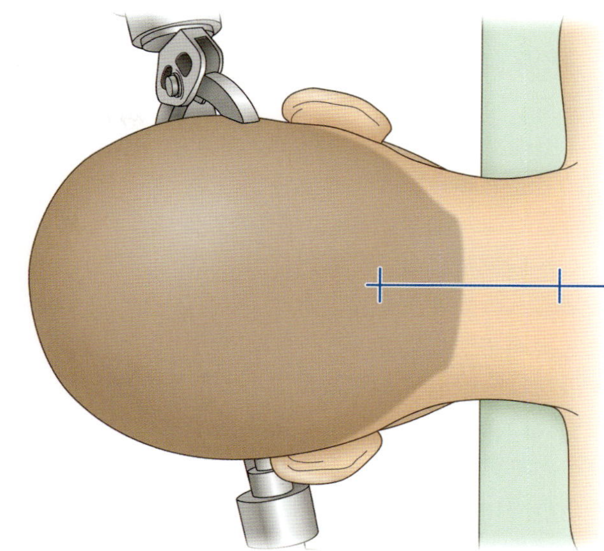

図33. Trans-cerebellomedullary fissure approach における体位
首をなるべく屈曲させ，後頚部を伸展させるように体位をとる．

A

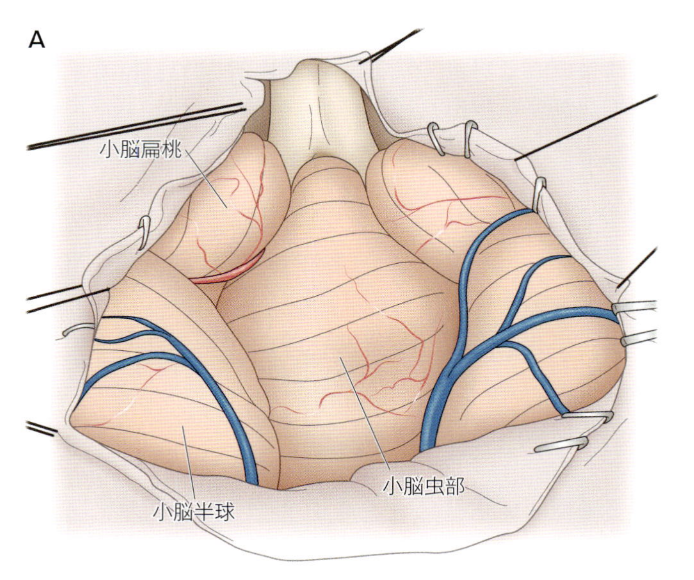

B

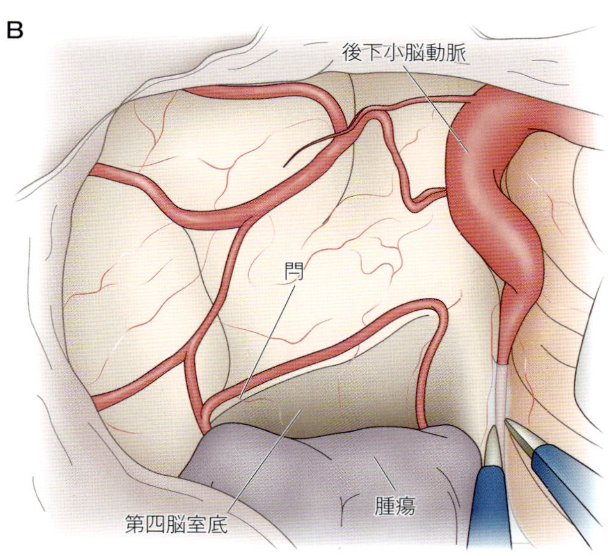

C

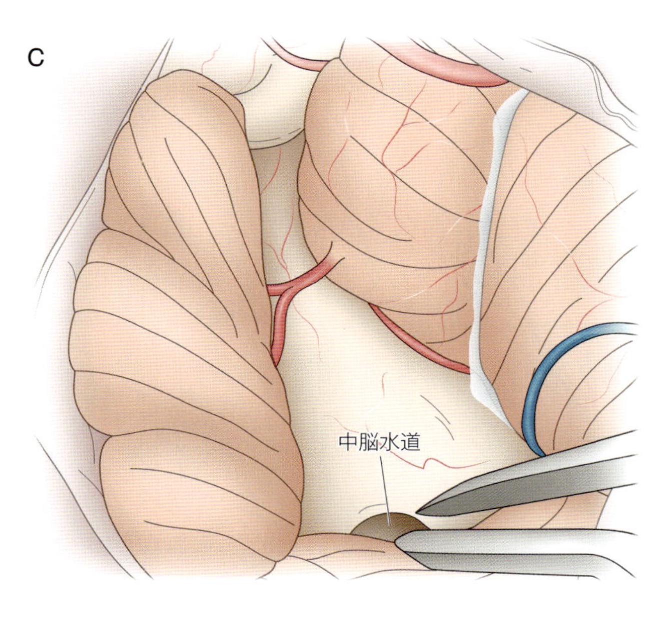

図34. 髄芽腫に対する trans-cerebellomedullary fissure approach での摘出
A：大孔で髄液を排液した後に，硬膜を逆Y字に切開翻転する．薄く引き延ばされた小脳虫部が認められる．B：後下小脳動脈に沿って cerebellomedullary fissure を開放すると第四脳室底が認められ，腫瘍が第四脳室内を充満している．第四脳室底との癒着はない．C：虫部垂と左側小脳扁桃のスペースを剥離し腫瘍を摘出すると，中脳水道が確認される．

髄芽腫（medulloblastoma）

- 小脳扁桃を軽く左右外側に圧排すると，第四脳室内に充満する腫瘍を認めることが多い（図 34B）.
- 左右の第四脳室脈絡ヒモを切断し，後下小脳動脈を末梢まで追っていきながら第四脳室底を露出していく.
- 腫瘍への栄養血管は通常後下小脳動脈の脈絡叢への枝であり，これを適宜凝固切断していく.
- 最初は小脳扁桃と脈絡組織の剥離を十分に行うが，それだけでは上方への視野が得られない．この場合，さらに虫部垂と片側小脳扁桃のスペースを剥離し視野を得る 42.
- この場合，脳室屋根の脈絡組織を切開するが，この部位でしばしば後下小脳動脈の vermian branch から腫瘍へ向かう細い栄養血管からの出血に難渋することが多い．しかし，この部位を剥離すると腫瘍の上端を直視下で捉えることができる 43.
- そこから小脳虫部と腫瘍を丁寧に剥離していくと，小脳虫部を過度に牽引または切開せずに腫瘍をある程度の塊として摘出可能である.
- 摘出終了時には，拡大した中脳水道が認められる（図 34C）.
- 髄芽腫の発生母地は小脳虫部であり，第四脳室との癒着はないことが多いが，時に第四脳室床に付着していることがあり，この場合無理な摘出は避けるべきである 44.

Tips 42
髄芽腫の場合，腫瘍は上髄帆より発生することが多いため，小脳扁桃と脈絡組織の剥離だけでは上方の視野を得ることはできない．虫部垂と片側小脳扁桃のスペースを剥離し，そこを走行する後下小脳動脈から腫瘍への栄養血管を処理することで，視野が得られるだけでなく出血のコントロールも可能となる．通常は一側を剥離するだけで摘出できることが多い.

Pitfalls 43
髄芽腫は第四脳室底の癒着は認めないことが多いが，しばしば第四脳室底の上半分に腫瘍が付着していることがある．したがって，腫瘍の摘出の際も綿片を第四脳室底と腫瘍の間にすべり込ませながら，十分に観察してから摘出することが大切である．腫瘍が付着している場合，その部位は薄く1枚，脳室壁に意図的に残存させておき，術後の放射線化学療法に期待する.

Memo 44
髄芽腫の手術後治療を規定する因子として，診断時年齢，播種の有無，さらに手術摘出度が知られている[162]．したがって，手術においてはできる限り全摘出を目指すべきであろう．しかしながら，現在の標準的プロトコールによれば，手術摘出度は術後造影 MRI で最大残存腫瘍面積が 1.5 m^2 で線引きされているので，前述した脳室壁のわずかな残存の有無は後療法には影響しない.

上衣腫（ependymoma）

- 上衣腫は第四脳室のいずれかに発生母地を，脳溝内のくも膜下腔を這うように伸展することが多い．したがって大槽のくも膜を切開すると，その直下の延髄背側や両側小脳扁桃の間に腫瘍が認められることが多い.
- この部位の腫瘍は比較的周囲組織との癒着が少なく，容易に摘出できることが多い 45（図 35A）.
- この部位を摘出した後に小脳延髄裂を剥離していくと，髄芽腫同様腫瘍が第四脳室内を充満している.
- 摘出の際に気をつけるポイントは，どの部位が発生母地であり第四脳室と強く癒着しているかを術前の画像からある程度予測し，術中もよく見極めることである.
- 最初は，その部位はやや甘めに第四脳室側に残存させて切断してしまってもよい 46．その場合，ほかの部位との癒着はほとんどなくその後の展開が容易になる.
- 上衣腫の場合，外側陥凹の方向への伸展が認められることは多く，この部位の脈絡組織を十分に切断し，外側を十分に露出することが大切である.
- 外側陥凹が腫瘍の発生母地になっていることも多く，最初の段階で過度の摘出は慎むべきである．また，外側陥凹からさらに延髄の外側まで腫瘍が伸展している症例もしばしば認められる（図 35B）.
- この部位を摘出する際は，なるべく外側陥凹から引き抜くようにアプローチすることが大切である 47.
- 延髄下方からくも膜を切開し摘出に向かうと下位脳神経越しの操作となり，術後嚥下障害などの障害をきたしやすい.

Tips 45
上衣腫は小脳扁桃，延髄背面にほとんど癒着していないことが多い．その場合，安全なところで腫瘍を切断すると，遊離した腫瘍を一塊で摘出することが可能である.

Tips 46
通常，上衣腫は第四脳室底や外側陥凹に腫瘍の発生母地をもつ．そこをよく見極め，最初はある程度意図的にその部位に腫瘍を付着させたまま離断すると，後の操作が容易になることが多い.

A

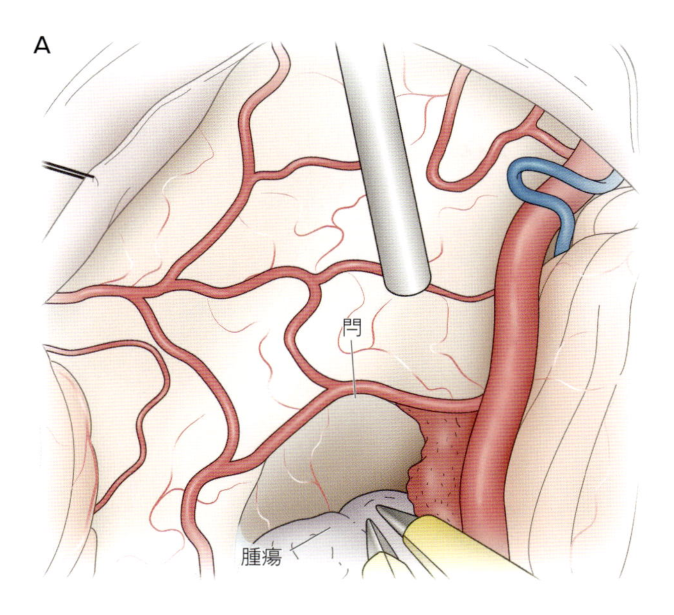

B

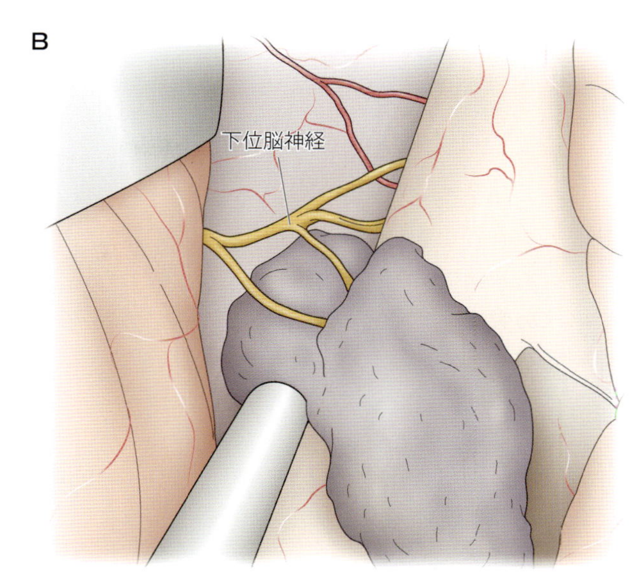

C

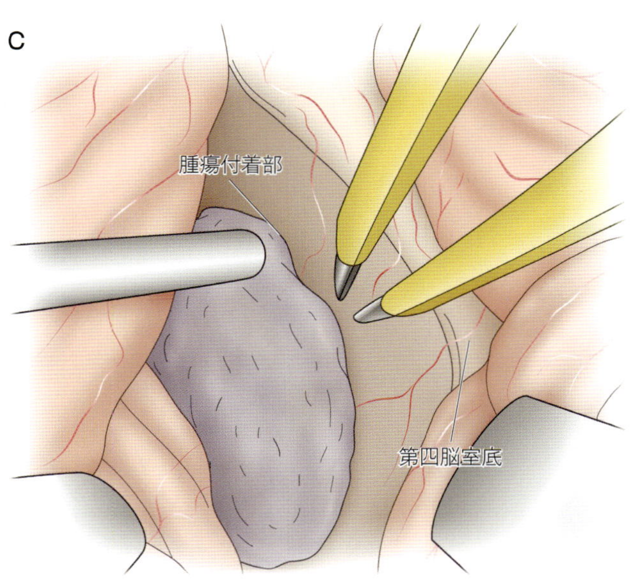

図35 上衣腫に対する trans-cerebellomedullary fissure approach での摘出

A：延髄背面の腫瘍は周囲との癒着はなく，容易に摘出可能であった．閂より第四脳室底を観察する．B：腫瘍を引きずり出すことで，背側を走行する下位脳神経を温存可能である．C：最後に右外側陥凹付近の腫瘍発生母地を丁寧に処理し，できるだけ薄くする．

- 上衣腫の場合は，上方の屋根との癒着はほとんどなく摘出可能である．
- 最後に発生母地周囲の残存腫瘍を慎重に観察しながら，文字通りこそぎ落とすように摘出していく（図 35C）．最後にこれ以上の摘出は危険と判断された時点で摘出を終了する．
- この程度の残存の場合は，MRI 上で残存腫瘍の同定は困難である 48．

> **Memo 47**
> 上衣腫の予後因子としては腫瘍の病理学的悪性度，発症部位にかかわらず腫瘍の摘出度が予後因子になっている．北米から報告では残存腫瘍が 5 mm^3，あるいは肉眼的に全摘出した症例の 3 年間の無増悪生存期間は 73% で，部分摘出の 41% より良好であった[163]．

脈絡叢乳頭腫（choroid plexus papilloma）

- 脈絡叢乳頭腫の 40% は第四脳室に発生する．
- 通常，小脳延髄裂から第四脳室内の脈絡叢から発生する．
- 摘出は小脳延髄裂を剥離し，後下小脳動脈から分岐する脈絡叢への血管を処理し（通常この血管が腫瘍への栄養血管になっている），腫瘍から後下小脳動脈を剥がしていくことで出血のコントロールが可能である 49（図 36A）．

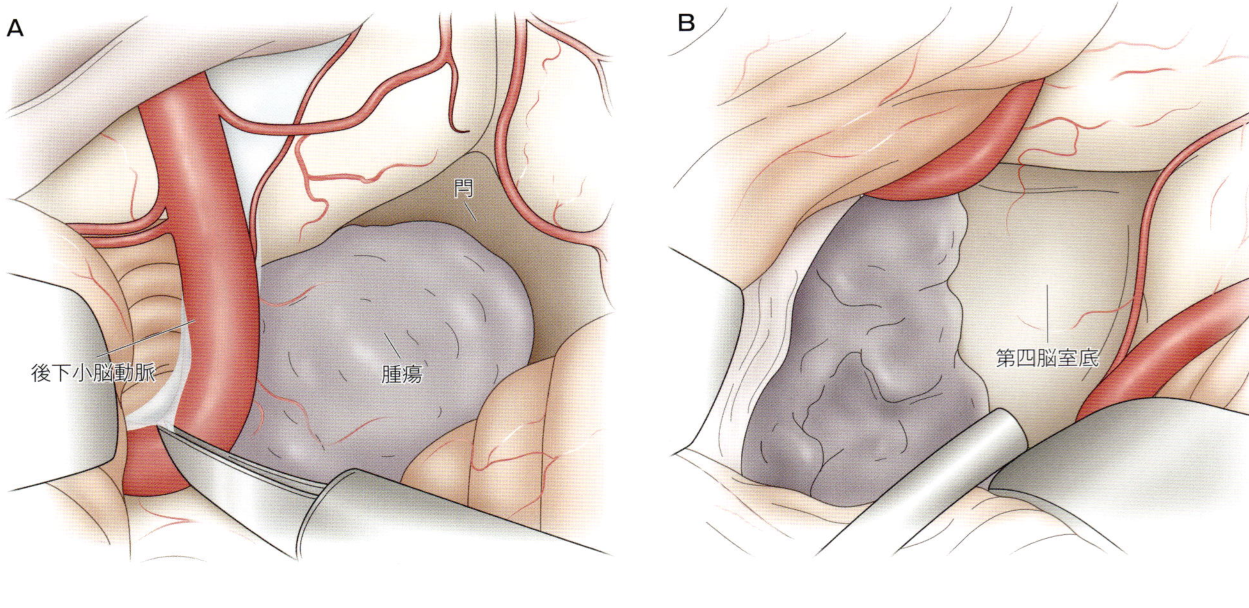

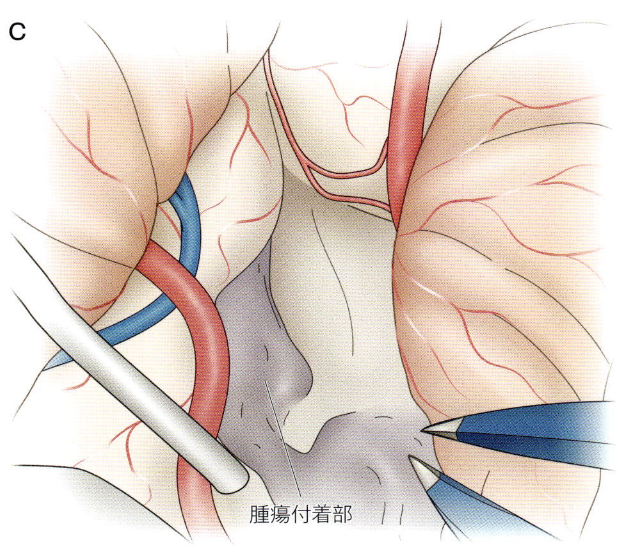

図36. 脈絡叢乳頭腫に対する trans−cerebellomedullary fissure approach での摘出

A：後下小脳動脈より脈絡叢へ分岐する血管が腫瘍への栄養血管になっているため，後下小脳動脈と腫瘍を剥離していく．B：第四脳室底と腫瘍は比較的強固に癒着している．C：腫瘍と第四脳室底から慎重に剥離し，脳室側にわずかに薄く残存させる．

- 気をつけるべき点として，脈絡叢乳頭腫は前述した2つの腫瘍に比較し，第四脳室やほかの脳組織に広く癒着していることが多い（図36B・C）．
- 重要な構造物との剥離は，十分に気をつけて行う必要性がある50．

Pitfalls 48

上衣腫では，しばしば延髄外側に腫瘍が伸展していることが多い．この部位は延髄背面の腫瘍と連続することは少なく，外側陥凹から伸展していることが多い（通常くも膜で境されている）．したがって，この部位の腫瘍を摘出するときは背面からではなく，外側陥凹の腫瘍を摘出した後に，そちら側より引きずり出すよう摘出したほうがよい．延髄背側からくも膜を切開して摘出に向かうと，術後に下位脳神経障害をきたす危険性が高い．

Troubleshooting 49

脈絡叢乳頭腫は比較的易出血性の腫瘍であり，しばしば出血のコントロールに難渋する．cerebello-medullary fissure 内で後下小脳動脈から分岐し脈絡叢へ分岐する．

Memo 50

脈絡叢乳頭腫の摘出率と予後の関係について193例の検討では，全摘出は72%の症例に行われ，亜全摘例と比較し有意に全生存期間，無増悪生存期間ともに良好であった[164]．

III

10 脳幹部

師田信人，井原　哲，荻原英樹

手術適応（表 1）

- 造影効果を伴う中脳グリオーマ．
- 造影効果を伴わない中脳グリオーマについては議論が残る(1)．
- 局在性（限局性），あるいは背側性（第四脳室内隆起性）橋グリオーマ[165]．
- びまん性橋グリオーマでも，以下の場合は手術適応を検討する(2)．
  ①臨床経過が非典型的な場合．
  ②画像所見が非典型的な場合．
  ③局在部位が非典型的な場合(3)．
- 頚髄延髄移行部グリオーマ(4)．
- 第四脳室腫瘍（上衣腫など）の脳幹浸潤例．

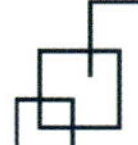

治療法の選択

- 典型的なびまん性橋グリオーマでは，現時点での治療効果の限界により放射線療法だけで，保存的に看取り医療を行うことが主流である．

Tips 1

最も多く経験される中脳グリオーマは中脳被蓋に存在し，造影効果を伴わない．造影効果を伴わない中脳グリオーマでも，中脳蓋・間脳に進展している場合は手術適応を検討する．

Tips 2

非典型的臨床経過とは，脳神経麻痺以外の症状での発症（手足の麻痺・感覚障害・小脳失調），あるいは橋グリオーマにおける水頭症での発症などを指す．非典型的画像所見とは，腫瘍内出血・嚢胞形成・局在性造影効果などを呈する場合である．非典型的局在部位とは，左右差を伴う橋腫脹・小脳脚への浸潤・第四脳室表在性浸潤など，通常のびまん性橋腫脹と異なる腫瘍進展様式を示す場合を意味する．

表1．脳幹部グリオーマ

		頻　度	画像所見	手　術	病　理	予　後
中脳グリオーマ		5%	中脳蓋腫大 水頭症	水頭症に対して ETV 適応あれば内視鏡下生検術	グリオーシス， LGG＞＞HGG	良好
橋グリオーマ	びまん性	75〜85%	浸潤性増大，橋腫大	生検術？ （定位的，または開頭術）	HGG＞＞LGG	きわめて不良 大半が診断後平均予後 1 年前後
	局在性	5〜10%	限局性腫大	開頭術 （生検術，または部分〜全摘出）	LGG＞HGG	病理所見による びまん性橋グリオーマよりは良好
	背側型	10〜20%	第四脳室内に隆起	開頭術 （生検術，または部分〜全摘出）	LGG＞HGG	病理所見による びまん性橋グリオーマよりは良好
頚髄延髄（移行）部		5〜10%	限局性腫大 脳幹部浸潤もあり	開頭術 （生検術，または部分〜全摘出）	LGG＞HGG	病理所見による びまん性橋グリオーマよりは良好

ETV：内視鏡的第三脳室開窓術，LGG：low grade glioma（低悪性度グリオーマ），HGG：high grade glioma（高悪性度グリオーマ）．

- その一方で，びまん性橋グリオーマの多様性が知られるようになり，生検術による組織診断の重要性が改めて見直されつつある[166]．

術中神経生理学的手技

脳幹部マッピング[167]（図1）

- 脳幹部マッピング（brain stem mapping：BSM）は，運動性脳神経核の部位同定を目的に行われる❺．
- 第四脳室底の解剖学的指標が腫瘍により不明になっているとき，運動性脳神経核を損傷することなく脳幹部に進入するうえで重要な術中神経生理学的手技である．

Pitfalls 3

脳幹部グリオーマが小脳脚にも存在する場合，脳幹部グリオーマの小脳脚進展なのか，小脳脚グリオーマの脳幹部進展なのかを鑑別する必要がある．鑑別には初発症状が脳神経麻痺か，小脳失調症状かが重要である．

Tips 4

頚髄延髄移行部グリオーマの多くは低悪性度グリオーマであり，第四脳室内に尾側より背側隆起して進展することがある．

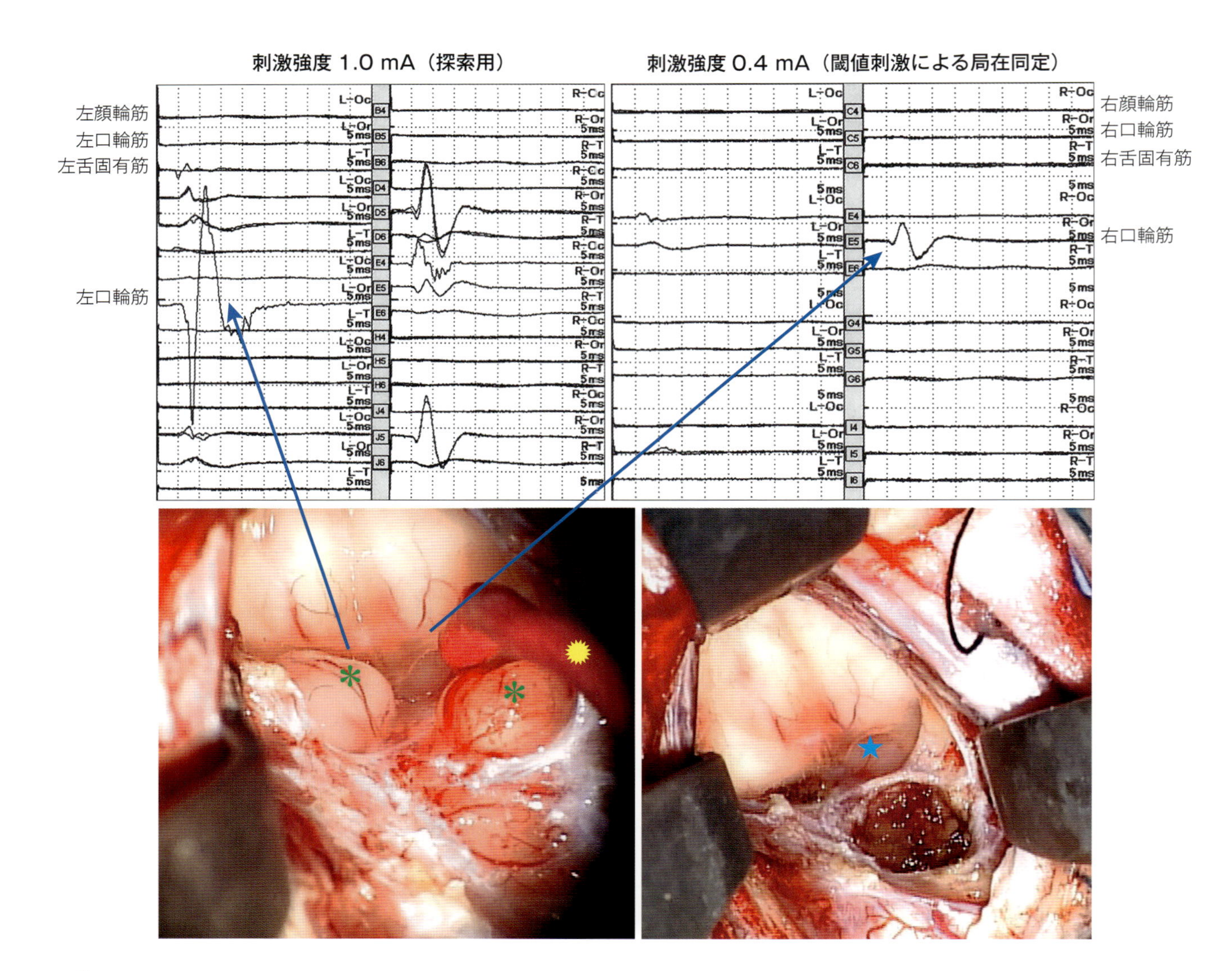

図1 脳幹部マッピング

第四脳室上衣腫術後の第四脳室底腫瘍再発．探索用の 1.0 mA 刺激時の筋電図記録と閾値刺激による顔面神経核同定時の記録を示す．★部位は軽度隆起しており，腫瘍再発部位と当初は疑ったが，脳幹部マッピングにより顔面神経丘と判断し，温存した．

＊：再発第四脳室底腫瘍，●：刺激用電極，★：右顔面神経丘．

- 脳幹部マッピングで同定する脳神経核は主に顔面神経核，舌下神経核，必要に応じて疑核（舌咽・迷走神経）を対象とする．
- 筋電図を用いて眼輪筋・口輪筋（顔面神経核刺激），舌固有筋（舌下神経核刺激），咽頭壁または輪状甲状筋（疑核刺激）より記録を行う❻．
- 刺激は単極刺激用電極を用いて陰極刺激で行う❼．
- 刺激条件・記録条件を表2に示す．

皮質球路運動誘発電位モニタリング[168]❽(図2)

- 皮質球路運動誘発電位（corticobulbar tract motor evoked potential：CBT-MEP）モニタリングは，運動性脳神経の機能温存を目的に行われる．
- 脳幹部腫瘍切除中にも，持続的に運動性脳神経の機能統合をモニタリングできる．
- 刺激部位・条件は皮質脊髄路経由のMEPモニタリングと同じであり，通常は両者をあわせて運動機能をモニタリングする．
- 記録は，口輪筋，舌固有筋，咽頭壁あるいは輪状甲状筋より行う❾．
- 刺激および記録電極の部位を図3に示す．

手　術

- 手術法としては腫瘍切除・生検術を目的とした開頭術と，生検を目的とした穿頭術に大きく分けることができる．
- 脳幹部腫瘍の定位的生検術には，経前頭（テント上）法と経小脳脚法がある．
- 中脳腫瘍の生検術は通常内視鏡下に行われることが多い❿．
- 橋腫瘍に対する定位的生検術は経小脳脚法で行う．
- 開頭術では正中後頭下開頭により，経第四脳室底アプローチで手術を行うことが多い．

Tips 5

第四脳室底に髄条（striae medullares）が確認できる場合は，その頭側に存在する顔面神経丘の部位を同定（不明時は予測）して顔面神経核を刺激する．舌下神経核は通常は閂（obex）頭側で刺激し，筋電図より反応を記録する．疑核刺激による咽頭壁の筋収縮は，舌下神経核の頭外側に存在する迷走神経三角部の刺激で得ることができる．

Memo 6

脳幹部マッピングは，腫瘍切除前だけでなく切除中に腫瘍腔内より施行し，周囲脳幹運動神経核との位置関係を推測することも可能である．

Tips 7

同一部位での刺激時間（電極接触時間）は5秒以下とする．スクリーニング刺激のときは5 mm単位で移動するが，反応を得られたときは刺激強度を閾値上レベルに減弱し1 mm単位で刺激電極を移動し，正確に局在同定を行う．

表2．刺激条件と記録条件

刺激条件	陽　極	術野の筋群，あるいはFz
	陰　極	術者の把持する刺激電極（単極刺激）
	刺激波形	矩形波
	刺激時間	0.2 ms
	刺激頻度	1.0〜4.0 Hz
	刺激強度	運動神経核の探索は2.0 mAで始め，反応が得られたら徐々に減弱．閾値刺激強度で正確な同定を行う．正常時の閾値は通常0.2〜0.4 mA．
記録条件	記録時間	20〜50 ms
	フィルター	20〜3,000 Hz
	加算回数	1回（雑音混在時には2〜4回刺激で加算平均）
	筋電図測定筋群	顔面神経核：眼輪筋および口輪筋 舌咽／迷走神経核：咽頭後壁あるいは輪状甲状筋 舌下神経核：舌固有筋

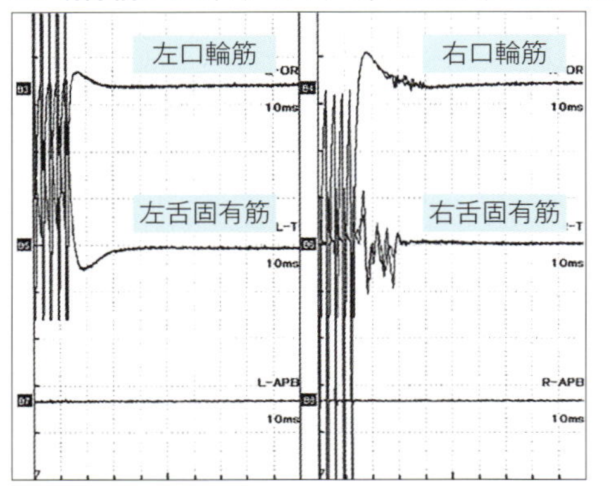

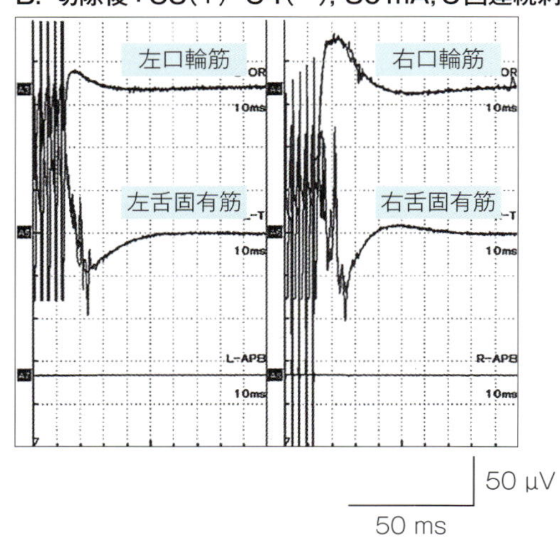

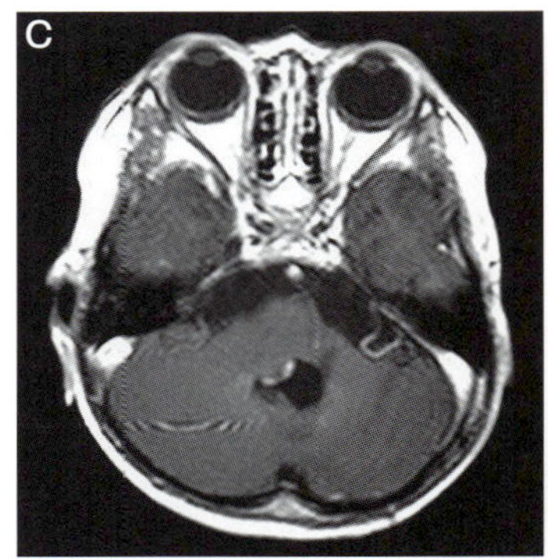

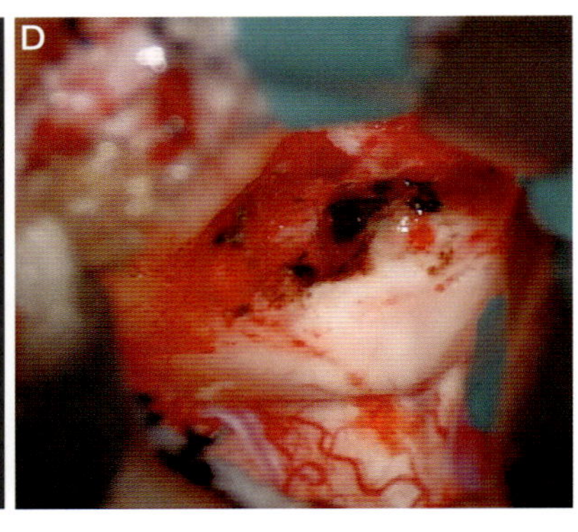

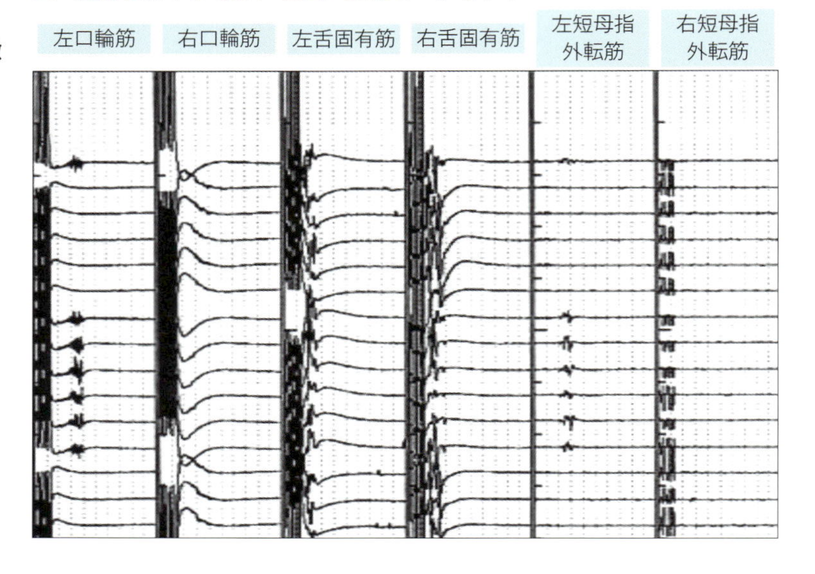

図2 CBT−MEP モニタリング

第四脳室底再発上衣腫 4 歳，男児（C）．腫瘍切除前後の CBT−MEP 記録を A・B に示す．腫瘍切除中は持続的に CBT−MEP モニタリングを行い（E），必要に応じて脳幹部マッピングを加え顔面神経機能の温存を図った（D）．

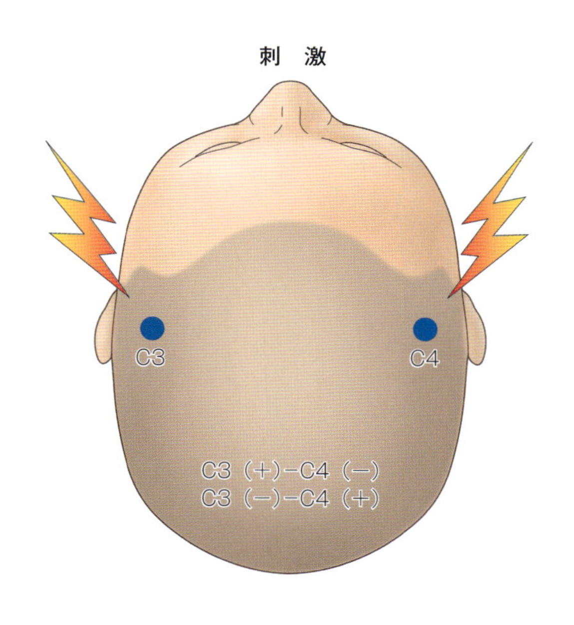

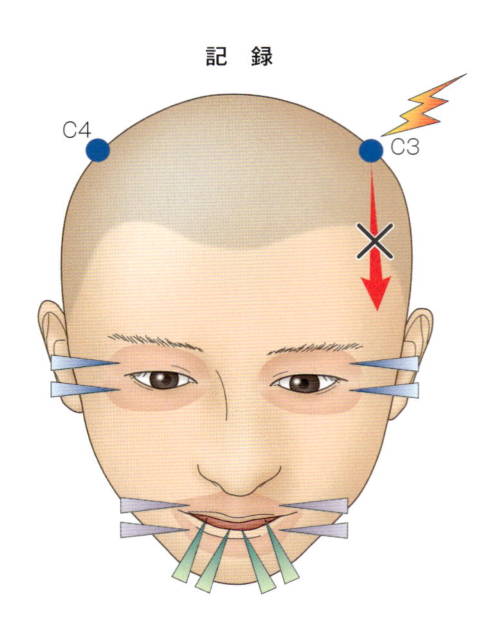

図3 CBT−MEP モニタリング時の刺激および記録電極の部位

刺激は C3 と C4 の陽極刺激を左右交互，あるいは病変によっては一側のみで行う．刺激は刺激間隔 2 ミリ秒の連続刺激（通常は 5 回）を用いて行う．記録に際しては，眼輪筋電極は頭皮刺激が直接伝わる可能性があるので用いないことに留意する．

：眼輪筋．　：口輪筋．　：舌固有筋．

Tips 8

皮質球路の解剖を図 4 に示す．

①
②
③
④
⑤
⑥
⑦
*

中脳皮質球路
① The medial CBT
② The lateral CBT
③ The lemniscal CBT

橋皮質球路
④ The trigemino-facial group
⑤ The facial group

延髄皮質球路
⑥ The pontobulbar CB fiber
⑦ Pick's bundle

＊皮質脊髄路

図4．皮質球路の解剖
中脳，橋，延髄レベルで複数の皮質球路枝が存在する．いずれも腹側より背側に向かって走行する．運動性脳神経核は複数の皮質球路枝と連絡している．延髄では反転して頭側に向かう特異な走行をする Pick 束が存在する．下位脳神経の複雑な反射機能と関連していると考えられている．

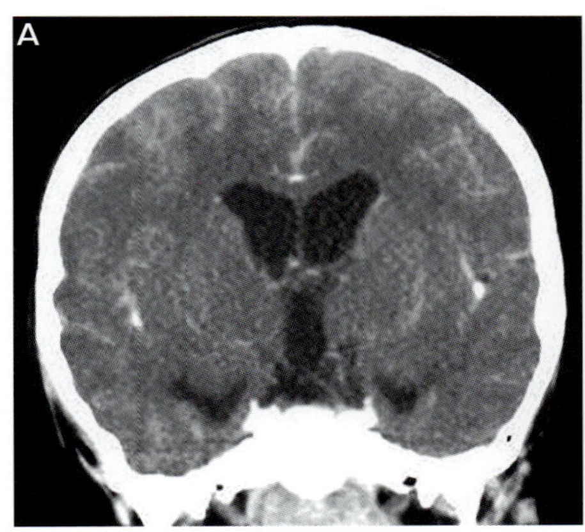

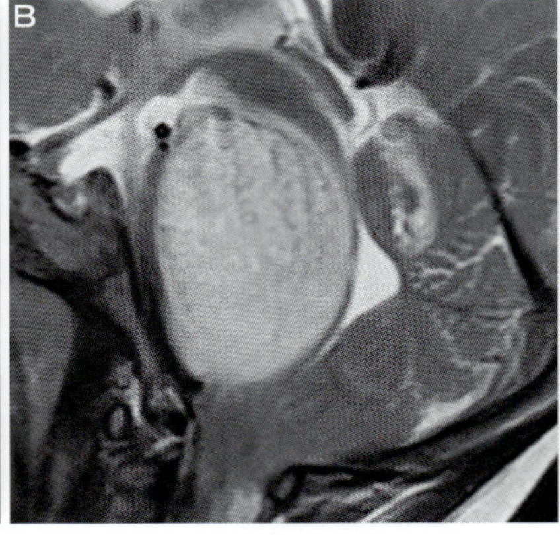

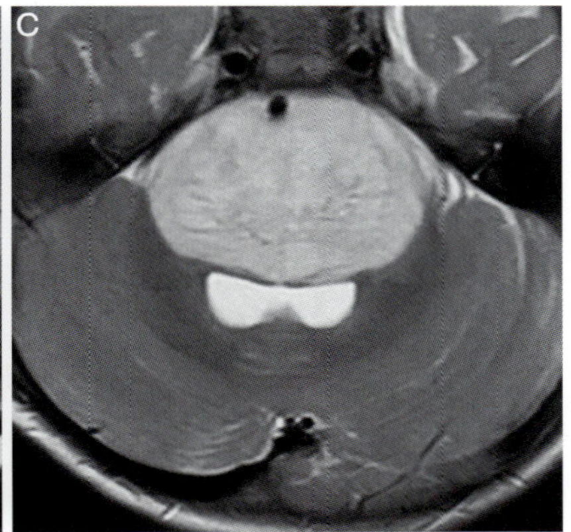

図5．穿頭術による延髄腫瘍生検
水頭症による意識障害で発症した５歳，男児（A）．MRI にてびまん性橋グリオーマが疑われた（B・C）．緊急手術で内視鏡的第三脳室開窓術を施行．意識改善後，明らかな脳神経麻痺を認めず，びまん性橋悪性グリオーマと臨床像が異なるため，MRI ナビゲーション下に経小脳脚アプローチで生検術を施行した．

- 中脳腫瘍の開頭術では，松果体部腫瘍に準じた手術アプローチをとる．
- 橋・延髄腫瘍では，腫瘍の局在に応じて側方あるいは経椎体アプローチを選択することもある．

経小脳脚橋腫瘍生検術[169]（図 5，図 6）

- 腫瘍の形状・進展様式によりアプローチ側を決定する．
- 仰臥位で肩枕を挿入し，頸部を対側に十分回旋し頭部を固定する．

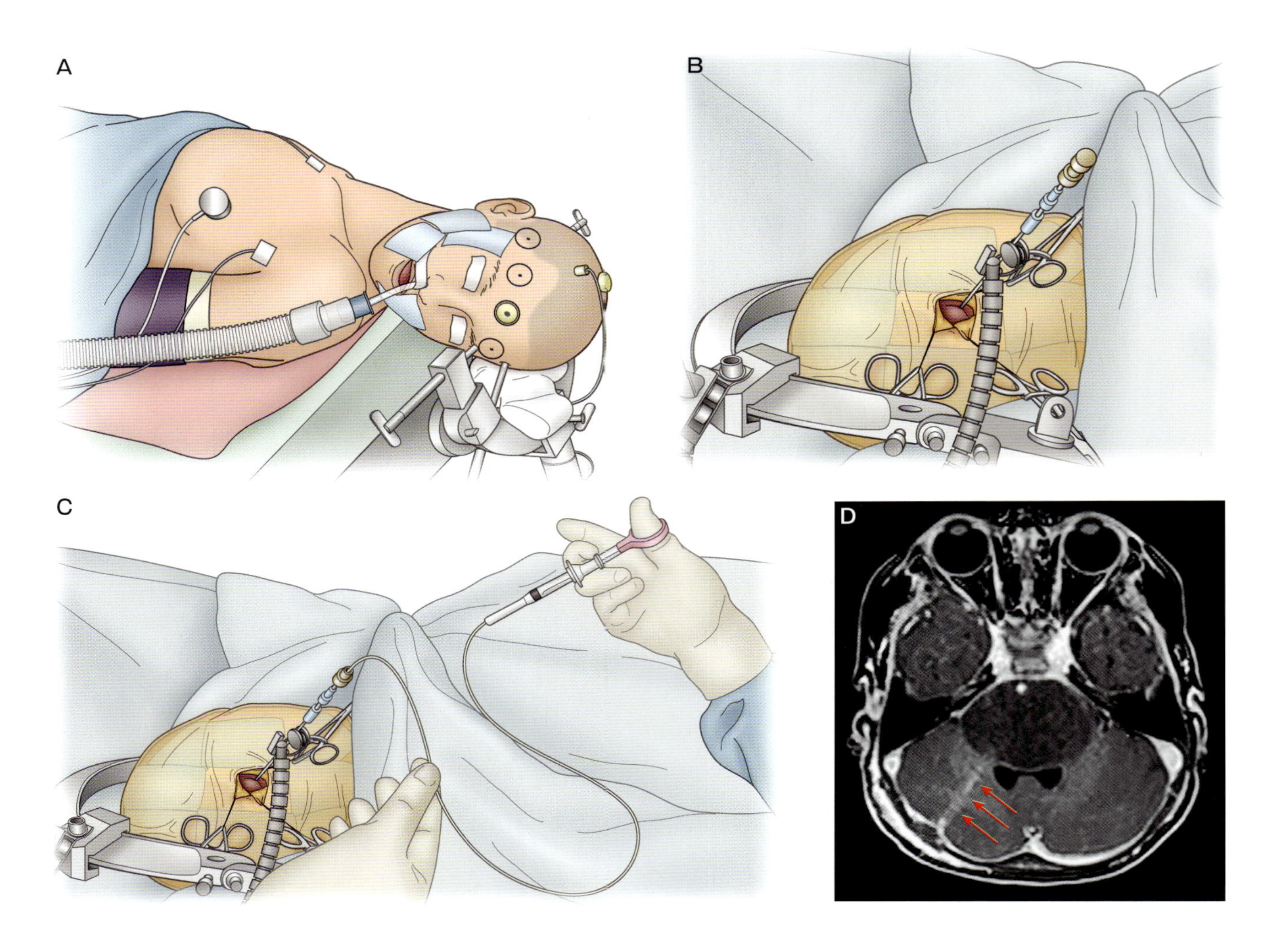

図6 定位的経小脳脚橋腫瘍生検術

A：仰臥位で頚部を左に回旋し，ヘッドフレームに頭部を固定する．B：右耳介後方に穿頭を行い，MRIナビゲーション下に小脳脚経由で定位的生検針を腫瘍内に挿入する．生検針は脳べら保持器で固定する．C：生検針の内筒抜去後，外套を経由して生検用鉗子を腫瘍内に挿入し，脳幹部腫瘍を採取する．D：術後MRI上の生検針の挿入方向・部位を示す（➡）．

- ナビゲーション下に腫瘍－小脳脚の延長線上に穿頭部位，皮膚切開を予定する．
- ナビゲーション下に定位的生検針を小脳脚経由で腫瘍内に挿入する．
- 生検針を脳べら保持器を用いて固定する．
- 生検針の内筒抜去後，外筒を経由して生検用鉗子を腫瘍内に挿入し，脳幹部腫瘍を採取する．
- 止血確認後，生検針外筒を抜去し，創部を縫合閉鎖する *11*．

正中後頭下開頭腫瘍切除・生検術（図7）

- 腹臥位にて十分な頚部前屈位とする（図7）．
- 正中切開が基本であるが，必要に応じて側方に延長する．
- 橋腫瘍であればC1椎弓切開は不要である．
- 延髄腫瘍では，腫瘍の進展・浸潤領域に応じてC1椎弓切開を追加する．
- 腫瘍浸潤に偏在がある場合は，進展側の小脳延髄裂を十分に開放する（図8）．

Troubleshooting 9

CBT-MEPモニタリングでは，頭蓋電極刺激時の眼輪筋収縮を除外するため，眼輪筋の筋電図反応は原則として記録対象としない（図3）．

Tips 10

中脳腫瘍に対する内視鏡的生検術に際して，腫瘍圧迫が原因となった中脳水道狭窄による水頭症を合併している場合は，あわせて内視鏡的第三脳室開窓術を行う．

Troubleshooting 11

定位的生検術では，検体採取後に生検針内筒を挿入し圧迫止血の代用とする．内筒抜去後，生理食塩水で洗浄し出血のないことを確認して生検針を抜去する．

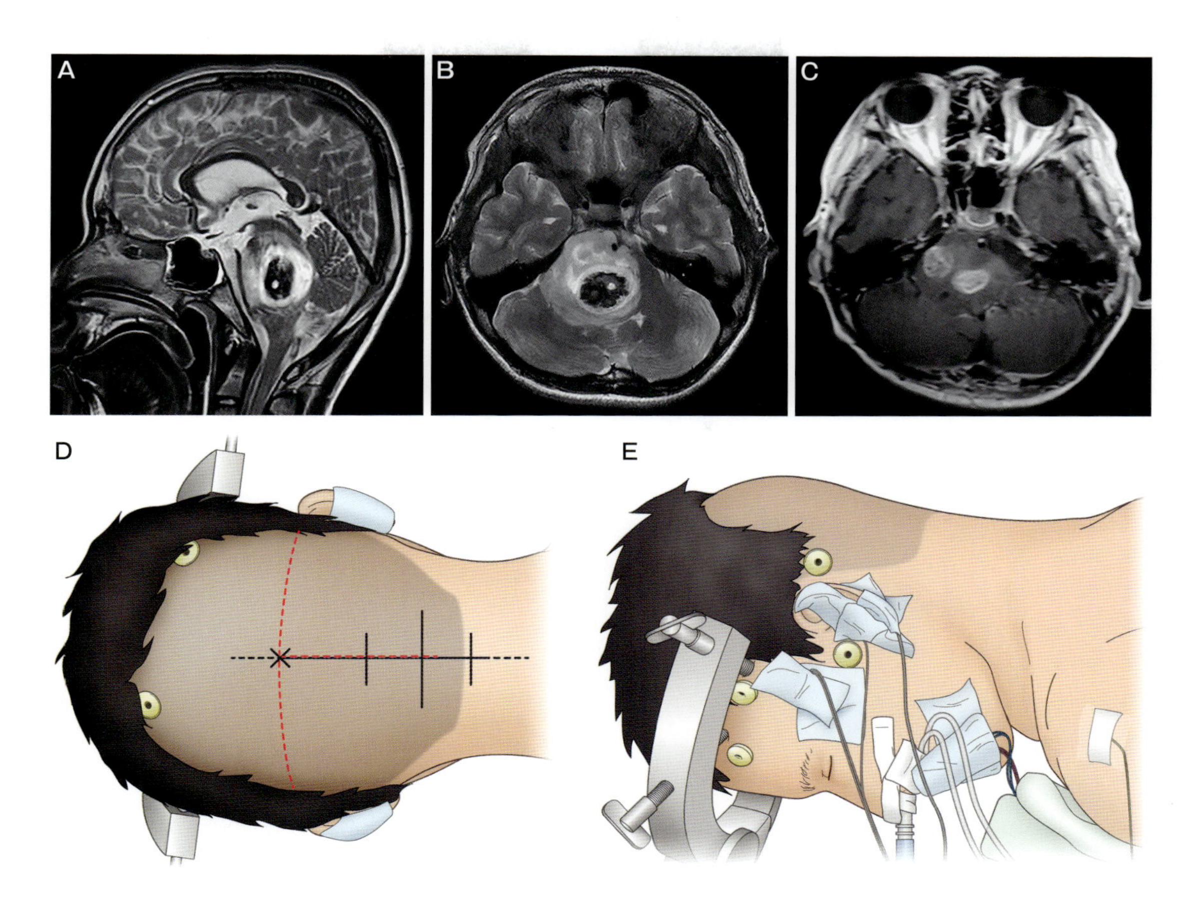

図7．開頭術による橋腫瘍切除術

脳幹部腫瘍内出血による意識障害で発症した 11 歳，男児．後頭下開頭による腫瘍部分切除を緊急で行った．病理診断：退形成性星細胞腫．A・B：術前 MRI．C：術後 1ヵ月 Gd 造影 MRI．D：皮膚切開．E：術中神経生理学的手技用電極を装着した顔面．

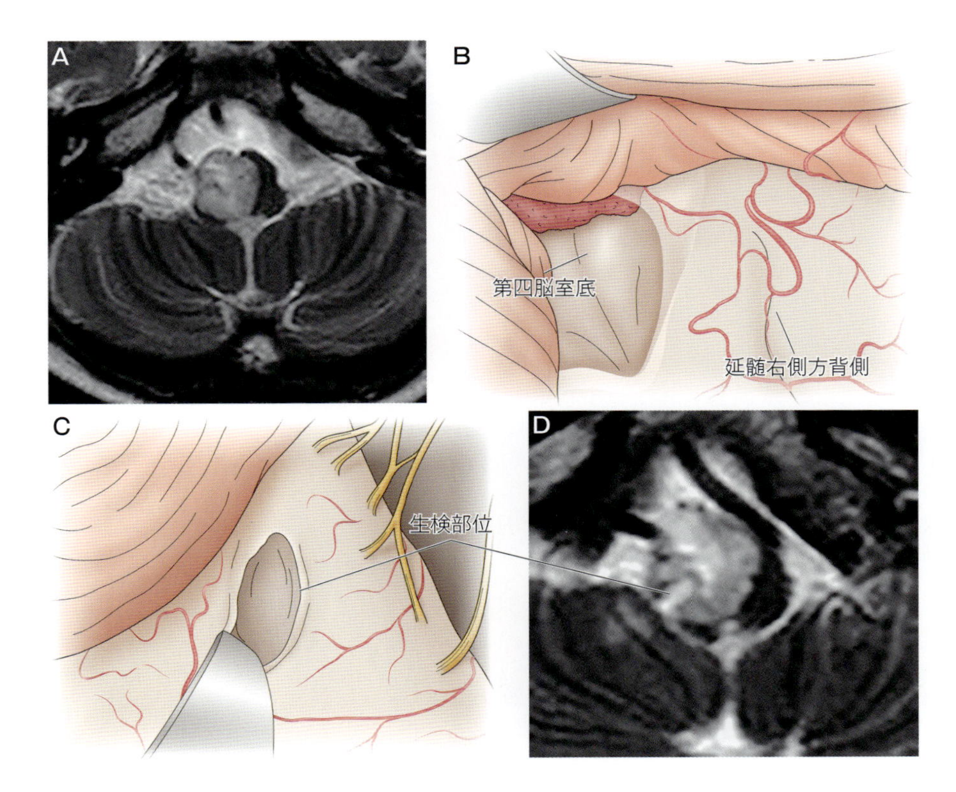

図8．開頭術による延髄腫瘍生検

急速に進行する呼吸障害・四肢麻痺にて発症した 11 歳，男児．画像所見より延髄悪性グリオーマが当初疑われた（A）．しかし，臨床経過が非典型的であることより開頭生検術を施行．後頭下開頭後，右小脳延髄裂をルシュカ孔まで剥離・開放し，右延髄背側側方を露出し，腫瘍生検を行った（B・C）．術後 MRI にて生検部位が明らかである（D）．病理診断：多発性硬化症．

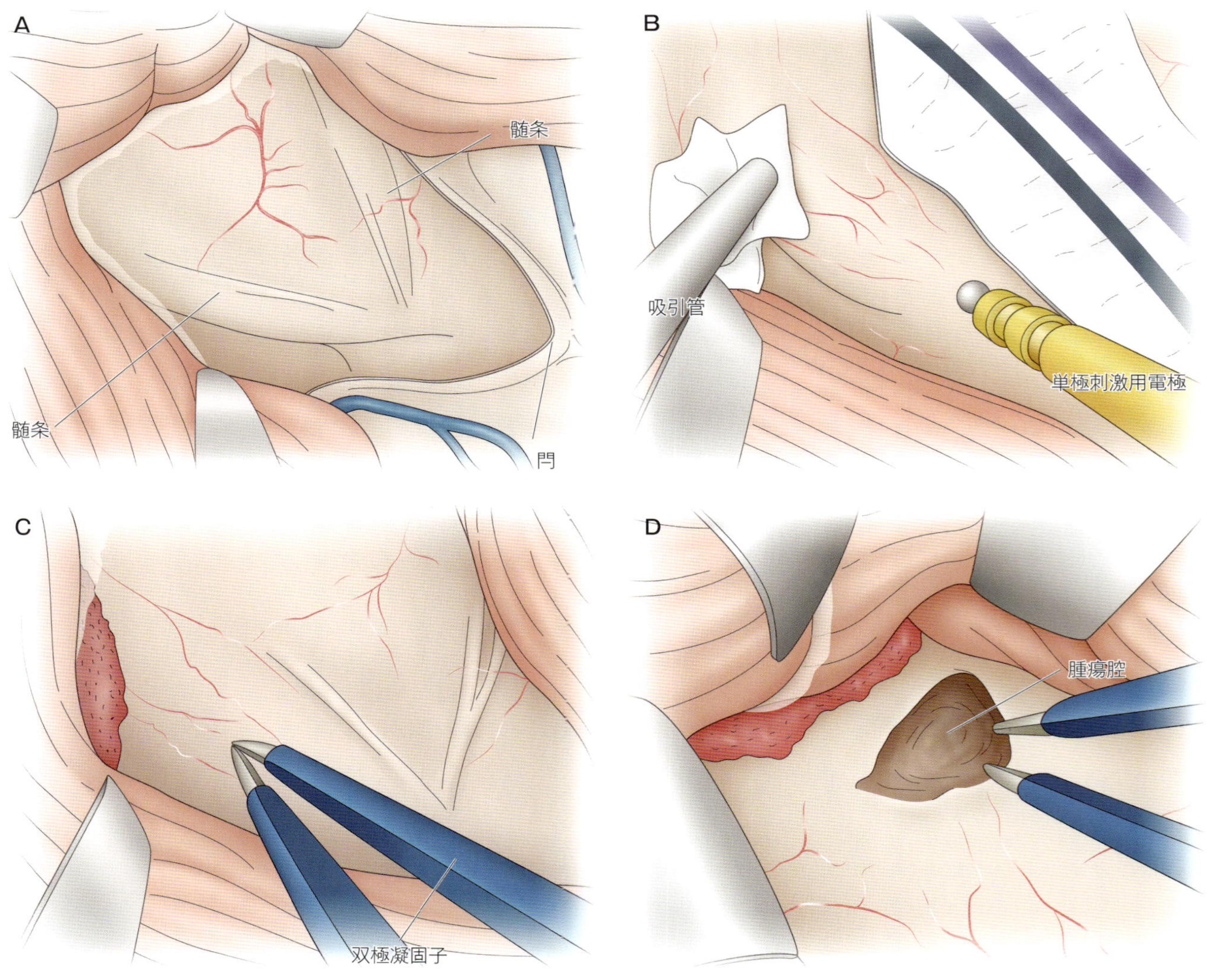

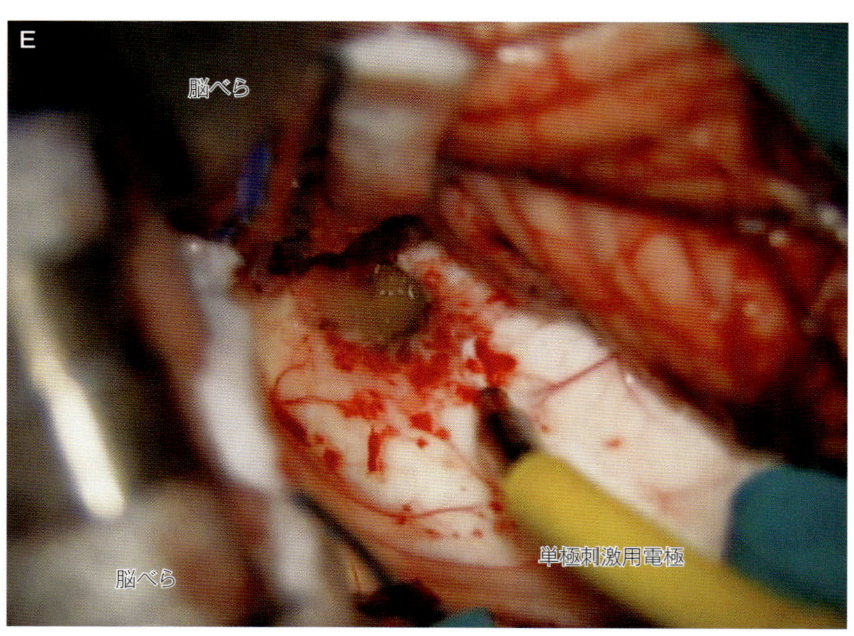

図9. 脳幹部マッピングを用いた脳幹部腫瘍生検術

A：露出された第四脳室底．腫瘍による腫脹により，顔面神経丘は顕微鏡下には同定不可能．B：第四脳室延髄背側左側方の脳幹部マッピング．左小脳半球をさらに脳べらで牽引し，左髄条頭側の最も腫脹した第四脳室底部で脳幹部マッピングを行う．C・D：脳幹部マッピングで左顔面神経核を同定し，腫脹・偏位した脳幹部への第四脳室底 safe entry zone を確認する．同部より第四脳室底を切開し，腫瘍内出血を生じた腫瘍腔内に入り，可及的に腫瘍を切除する．腫瘍切除中は持続的に CBT-MEP を行い，顔面神経核・髄内神経経路の残存機能温存を確認しながら腫瘍切除を行う．E：腫瘍の可及的切除後に再度脳幹部マッピングを行い，左顔面神経機能に変化がないことを確認する．

Tips 12

運動性脳神経核の偏位は，腫瘍部位による特定のパターンがある（図 10）.

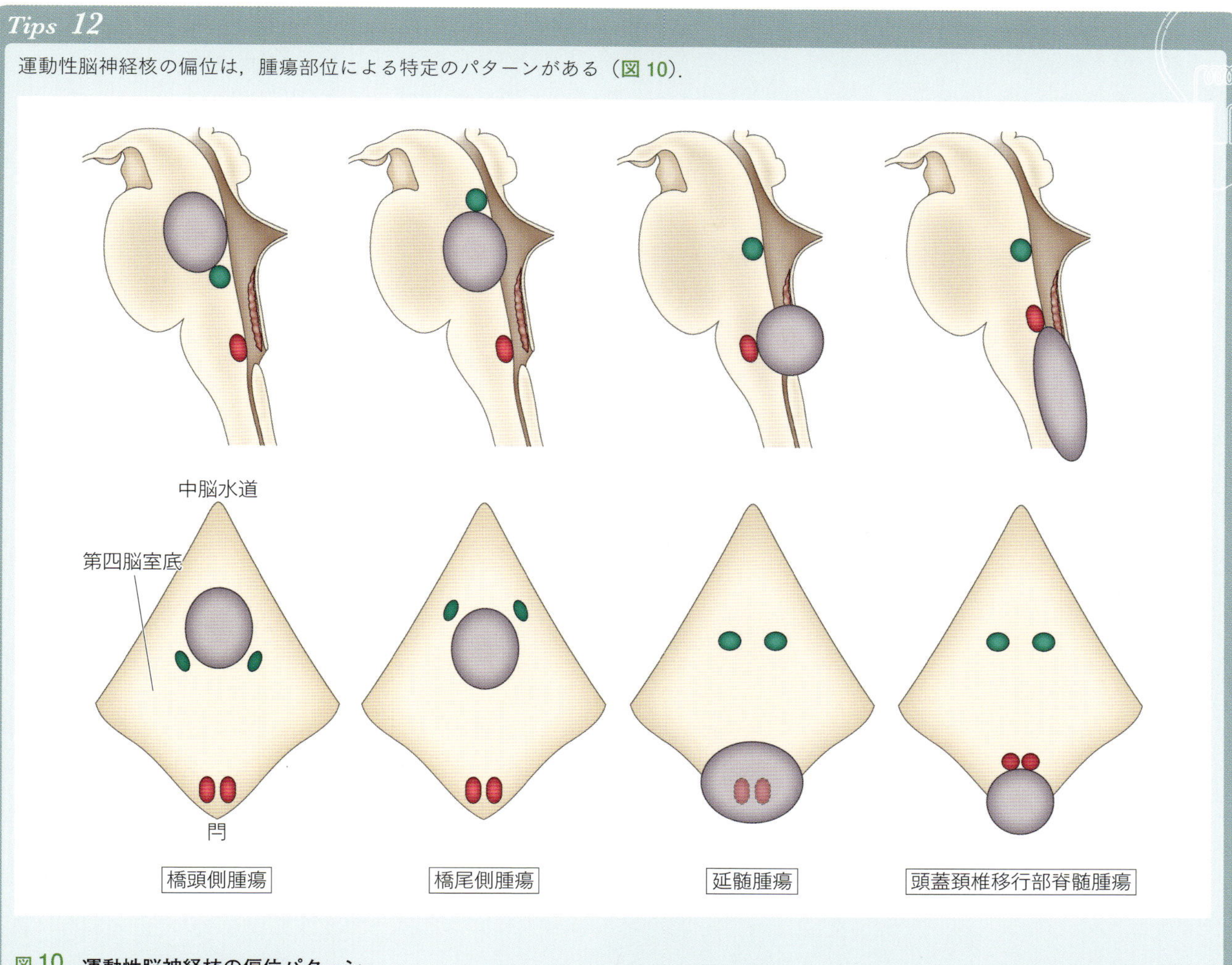

図 10. 運動性脳神経核の偏位パターン

顔面神経核は第四脳室底上で腫瘍の辺縁に圧迫されて存在することが多い．延髄では背側型腫瘍が多いこともあり，下位脳神経核は腫瘍腹側に存在し圧排される．

●：腫瘍，●：顔面神核，●：舌下神経核．

（文献 170 を参照して作成）

Memo 14

内在性脳幹部グリオーマをどこまで切除するかについては議論のあるところである．高悪性度グリオーマにおいても，過去に積極的に腫瘍切除が行われたが（図 11），明らかな治療効果は認められず，現状では妥当な選択とは考え難い．限定型の低悪性度グリオーマであれば，術中神経生理学的手技を駆使し脳幹部機能温存を図り，可及的に切除することも妥当と考えられる．

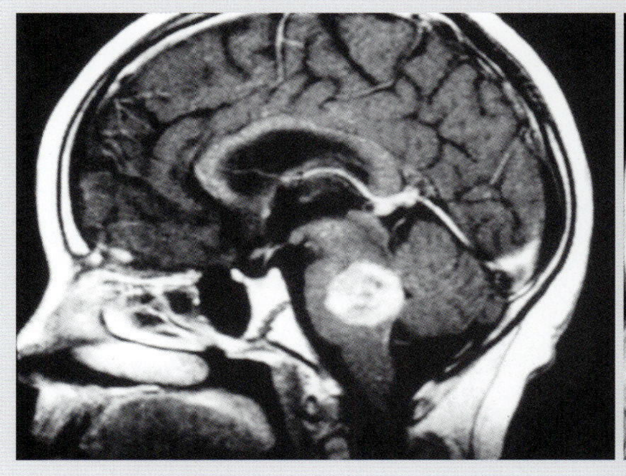
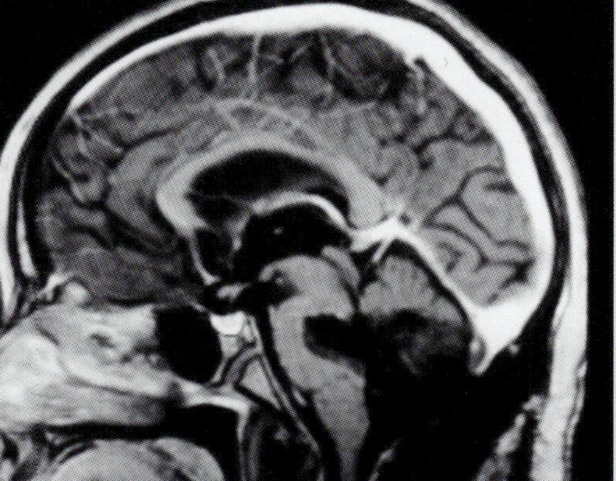

図 11. 内在性背側限局型橋グリオーマに対する亜全摘術

術後，両側口輪筋の中等度麻痺を生じた．高悪性度グリオーマであり，長期的延命効果は得られなかった．

- 第四脳室底露出後，脳幹部マッピングを行い主な運動性脳神経核の位置同定を行う12(図 1，図 9A・B).
- 脳幹部マッピングの結果に基づき，第四脳室底の切開部位・切開延長方向を決定する13(図 9C・D).
- CBT−MEP モニタリング下に腫瘍の可及的切除，あるいは生検術を施行する14 15(図 2，図 9E).
- 十分な止血確認後，硬膜縫合・骨弁固定を行い創部を閉創する16.

Tips 13

第四脳室底経由で手術する場合，腫瘍の一部が第四脳室底に露出していることがある．その場合は，露出腫瘍を起点に脳幹部マッピングの結果に基づき，運動性脳神経核の対側に切開を延長し腫瘍切除を行う．

Pitfalls 15

第四脳室底に限局性に再発した上衣腫では，腫瘍が運動性脳神経核背側に位置し腫瘍切除前の脳幹部マッピングで同定困難な場合がある．この場合，延髄背側グリオーマ手術時と同様に，腫瘍切除腔より脳幹部マッピングを繰り返し行い，切除深度を判断する（図 1）．ルシュカ孔に向かい側方進展している腫瘍では，顔面神経髄内走行部位の同定も必要になることがある．

Troubleshooting 16

後頭下開頭では硬膜形成が必要になることが多いが，人工硬膜の使用は可及的に避ける．通常は，筋層正中剥離面より軟部組織を採取し硬膜形成を行う．また，開頭時には骨弁を作成し，骨切除とせず閉頭時に戻す．これらの操作は，術後の髄液皮下貯留・髄液漏予防に有効である．

第 III 章 文　献

1) Ribas GC, Yasuda A, Ribas EC, et al. : Surgical anatomy of microneurosurgical sulcal key points. *Neurosurgery* **59** : ONS177－210, discussion ONS210－211, 2006.
2) Ribas GC, Ribas EC, Rodrigues CJ : The anterior sylvian point and the suprasylvian operculum. *Neurosurg Focus* **18** : E2, 2005.
3) Ono M KS, Abernathey CD, ed. : Atlas of the Cerebral Sulci. New York, Theme Medical Publishers, 1990.
4) Yousry TA, Schmid UD, Alkadhi H, et al. : Localization of the motor hand area to a knob on the precentral gyrus. A new landmark. *Brain* **120** : 141－157, 1997.
5) Rodrigues T, Rodrigues M, Paz D, et al. : Is the omega sign a reliable landmark for the neurosurgical team? An anatomical study about the central sulcus region. *Arq Neuropsiquiatr* **73** : 934－938, 2015.
6) Williams PL, Warwick R, ed. : Functional Neuroanatomy of Man. Philadelphia, W.B.Saunders, 1975.
7) Martino J, De Witt Hamer PC, Vergani F, et al. : Cortex－sparing fiber dissection : an improved method for the study of white matter anatomy in the human brain. *J Anat* **219** : 531－541, 2011.
8) Kinoshita M, de Champfleur NM, Deverdun J, et al. : Role of fronto－striatal tract and frontal aslant tract in movement and speech : an axonal mapping study. *Brain Struct Funct* **220** : 3399－3412, 2015.
9) Fernández－Miranda JC, Pathak S, Engh J, et al. : High－definition fiber tractography of the human brain : neuroanatomical validation and neurosurgical applications. *Neurosurgery* **71** : 430－453, 2012.
10) Martino J, Mato D, Marco de Lucas E, et al. : Subcortical anatomy as an anatomical and functional landmark in insulo－opercular gliomas : implications for surgical approach to the insular region. *J Neurosurg* **123** : 1081－1092, 2015.
11) Makris N, Kennedy DN, McInerney S, et al. : Segmentation of subcomponents within the superior longitudinal fascicle in humans : a quantitative, *in vivo*, DT－MRI study. *Cereb Cortex* **15** : 854－869, 2005.
12) Rolheiser T, Stamatakis EA, Tyler LK : Dynamic processing in the human language system : synergy between the arcuate fascicle and extreme capsule. *J Neurosci* **31** : 16949－16957, 2011.
13) Fernández－Miranda JC, Wang Y, Pathak S, et al. : Asymmetry, connectivity, and segmentation of the arcuate fascicle in the human brain. *Brain Struct Funct* **220** : 1665－1680, 2015.
14) Catani M, Jones DK, ffytche DH : Perisylvian language networks of the human brain. *Ann Neurol* **57** : 8－16, 2005.
15) Martino J, De Witt Hamer PC, Berger MS, et al. : Analysis of the subcomponents and cortical terminations of the perisylvian superior longitudinal fasciculus : a fiber dissection and DTI tractography study. *Brain Struct Funct* **218** : 105－121, 2013.
16) Sarubbo S, De Benedictis A, Maldonado IL, et al. : Frontal terminations for the inferior fronto－occipital fascicle : anatomical dissection, DTI study and functional considerations on a multi－component bundle. *Brain Struct Funct* **218** : 21－37, 2013.
17) Catani M, Jones DK, Donato R, et al. : Occipito－temporal connections in the human brain. *Brain* **126** : 2093－2107, 2003.
18) Von Der Heide RJ, Skipper LM, Klobusicky E, et al. : Dissecting the uncinate fasciculus : disorders, controversies and a hypothesis. *Brain* **136** : 1692－1707, 2013.
19) Kayama T : The guidelines for awake craniotomy guidelines committee of the Japan awake surgery conference. *Neurol Med Chir* **52** : 119－141, 2012.
20) 日本麻酔科学会：Awake craniotomy 麻酔管理のガイドライン，2012.
21) 村垣善浩，丸山隆志，伊関　洋，他：覚醒下手術と脳機能マッピング．日本臨牀 **63**：330－340, 2005.
22) Sanai N, Mirzadeh Z, Berger MS : Functional outcome after language mapping for glioma resection. *N Engl J Med* **358** : 18－27, 2008.
23) Saito T, Muragaki Y, Miura I, et al. : Functional plasticity of language confirmed with intraoperative electrical stimulations and updated neuronavigation : case report of low－grade glioma of the left inferior frontal gyrus. *Neurol Med Chir* **54** : 587－592, 2014.
24) Duffau H : Introduction. Surgery of gliomas in eloquent areas : from brain hodotopy and plasticity to functional neurooncology. *Neurosurg Focus* **28** : Intro, 2010.
25) Duffau H : Does post－lesional subcortical plasticity exist in the human brain? *Neurosci Res* **65** : 131－135, 2009.
26) Robles SG, Gatignol P, Lehericy S, et al. : Long－term brain plasticity allowing a multistage surgical approach to World Health Organization Grade II gliomas in eloquent areas. *J Neurosurg* **109** : 615－624, 2008.
27) 石合純夫：高次脳機能障害学（第２版）．医歯薬出版，2012.
28) Fletcher PC, Henson RN : Frontal lobes and human memory : insights from functional neuroimaging. *Brain* **124** : 849－881, 2001.
29) Lezak MD : Neuropsychological Assessment (3rd ed). Oxford University Press, New York, 1995.
30) Stuss DT, Levine B : Adult clinical neuropsychology : lessons from studies of the frontal lobes. *Annu Rev Psychol* **53** : 401－433, 2002.
31) Sanai N, Berger MS : Glioma extent of resection and its impact on patient outcome. *Neurosurgery* **62** : 753－764, 2008.
32) Brandes AA, Tosoni A, Franceschi E, et al. : Recurrence pattern after temozolomide concomitant with and adjuvant to radiotherapy in newly diagnosed patients with glioblastoma : correlation with MGMT promoter methylation status. *J Clin Oncol* **27** : 1275－1279, 2009.
33) Murakami R, Hirai T, Nakamura H, et al. : Recurrence patterns of glioblastoma treated with postoperative radiation therapy : relationship between extent of resection and progression－free interval. *Jpn J Radiol* **30** : 193－197, 2012.

34) Konishi Y, Muragaki Y, Iseki H, et al. : Patterns of intracranial glioblastoma recurrence after aggressive surgical resection and adjuvant management : retrospective analysis of 43 cases. *Neurol Med Chir* **52** : 577−586, 2012.
35) De Bonis P, Anile C, Pompucci A, et al. : The influence of surgery on recurrence pattern of glioblastoma. *Clin Neurol Neurosurg* **115** : 37−43, 2013.
36) Yousry TA, Schmid UD, Alkadhi H, et al. : Localization of the motor hand area to a knob on the precentral gyrus. A new landmark. *Brain* **120** : 141−157, 1997.
37) Fesl G, Moriggl B, Schmid UD, et al. : Inferior central sulcus : variations of anatomy and function on the example of the motor tongue area. *Neuroimage* **20** : 601−610, 2003.
38) Filevich E, Kuhn S, Haggard P : Negative motor phenomena in cortical stimulation : implications for inhibitory control of human action. *Cortex* **48** : 1251−1261, 2012.
39) Luders HO, Dinner DS, Morris HH, et al. : Cortical electrical stimulation in humans. The negative motor areas. *Adv Neurol* **67** : 115−129, 1995.
40) Borggraefe I, Catarino CB, Rémi J, et al. : Lateralization of cortical negative motor areas. *Clin Neurophysiol* **127** : 3314−3321, 2016.
41) Ikeda A, Hirasawa K, Kinoshita M, et al. : Negative motor seizure arising from the negative motor area : is it ictal apraxia? *Epilepsia* **50** : 2072−2084, 2009.
42) Mikuni N, Ohara S, Ikeda A, et al. : Evidence for a wide distribution of negative motor areas in the perirolandic cortex. *Clin Neurophysiol* **117** : 33−40, 2006.
43) Fukaya C, Sumi K, Otaka T, et al. : Corticospinal descending direct wave elicited by subcortical stimulation. *J Clin Neurophysiol* **28** : 297−301, 2011.
44) Nimsky C, Ganslandt O, Hastreiter P, et al. : Preoperative and intraoperative diffusion tensor imaging−based fiber tracking in glioma surgery. *Neurosurgery* **61** : 178−185, 2007.
45) Ozawa N, Muragaki Y, Nakamura R, et al. : Identification of the pyramidal tract by neuronavigation based on intraoperative diffusion−weighted imaging combined with subcortical stimulation. *Stereotact Funct Neurosurg* **87** : 18−24, 2009.
46) Kamada K, Todo T, Ota T, et al. : The motor−evoked potential threshold evaluated by tractography and electrical stimulation. *J Neurosurg* **111** : 785−795, 2009.
47) Mikuni N, Okada T, Enatsu R, et al. : Clinical significance of preoperative fibre−tracking to preserve the affected pyramidal tracts during resection of brain tumours in patients with preoperative motor weakness. *J Neurol Neurosurg Psychiatry* **78** : 716−721, 2007.
48) Ozawa N, Muragaki Y, Nakamura R, et al. : Shift of the pyramidal tract during resection of the intraaxial brain tumors estimated by intraoperative diffusion−weighted imaging. *Neurol Med Chir* **49** : 51−56, 2009.
49) Takakura T, Muragaki Y, Tamura M, et al. : Navigated transcranial magnetic stimulation for glioma removal : prognostic value in motor function recovery from postsurgical neurological deficits. *J Neurosurg* **127** : 877−891, 2017.
50) Ribas GC, Ribas EC, Rodrigues CJ : The anterior sylvian point and the suprasylvian operculum. *Neurosurg Focus* **18** : E2, 2005.
51) Tanriover N, Kawashima M, Rhoton AL, Jr, et al. : Microsurgical anatomy of the early branches of the middle cerebral artery : morphometric analysis and classification with angiographic correlation. *J Neurosurg* **98** : 1277−1290, 2003.
52) Rosner SS, Rhoton AL Jr, Ono M, et al. : Microsurgical anatomy of the anterior perforating arteries. *J Neurosurg* **61** : 468−485, 1984.
53) Türe U, Yaşargil MG, Al−Mefty O, et al. : Arteries of the insula. *J Neurosurg* **92** : 676−687, 2000.
54) Yaşargil MG, Krisht AF, Türe U, et al. : Microsurgery of Insular Gliomas. *Contemporary Neurosurgery* **24** : 1−8, 2002.
55) Naidich TP, Kang E, Fatterpekar GM, et al. : The insula: anatomic study and MR imaging display at 1.5 T. *AJNR Am J Neuroradiol* **25** : 222−232, 2004.
56) Iwasaki M, Kumabe T, Saito R, et al. : Preservation of the long insular artery to prevent postoperative motor deficits after resection of insulo−opercular glioma : technical case reports. *Neurol Med Chir* **54** : 321−326, 2014.
57) Delion M, Mercier P : Microanatomical study of the insular perforating arteries. *Acta Neurochirur* **156** : 1991−1997, 2014.
58) Kumabe T, Higano S, Takahashi S, et al. : Ischemic complications associated with resection of opercular glioma. *J Neurosurg* **106** : 263−269, 2007.
59) Cogan GB, Thesen T, Carlson C, et al. : Sensory−motor transformations for speech occur bilaterally. *Nature* **507** : 94−98, 2014.
60) Kinno R, Ohta S, Muragaki Y, et al. : Differential reorganization of three syntax−related networks induced by a left frontal glioma. *Brain* **137** : 1193−1212, 2014.
61) Obleser J, Eisner F, Kotz SA : Bilateral speech comprehension reflects differential sensitivity to spectral and temporal features. *J Neurosci* **28** : 8116−8123, 2008.
62) Yousry TA, Schmid UD, Alkadhi H, et al. : Localization of the motor hand area to a knob on the precentral gyrus. A new landmark. *Brain* **120** : 141−157, 1997.
63) De Benedictis A, Sarubbo S, Duffau H : Subcortical surgical anatomy of the lateral frontal region : human white matter dissection and correlations with functional insights provided by intraoperative direct brain stimulation : laboratory investigation. *J Neurosurg* **117** : 1053−1069, 2012.
64) Kinoshita M, de Champfleur NM, Deverdun J, et al. : Role of fronto−striatal tract and frontal aslant tract in movement and speech : an axonal mapping study. *Brain Struct Funct* **220** : 3399−3412, 2015.

65) Fernández-Miranda JC, Pathak S, Engh J, et al. : High-definition fiber tractography of the human brain : neuroanatomical validation and neurosurgical applications. *Neurosurgery* **71** : 430-453, 2012.

66) Milea D, Lobel E, Lehéricy S, et al. : Intraoperative frontal eye field stimulation elicits ocular deviation and saccade suppression. *Neuroreport* **13** : 1359-1364, 2002.

67) Catani M, Mesulam MM, Jakobsen E, et al. : A novel frontal pathway underlies verbal fluency in primary progressive aphasia. *Brain* **136** : 2619-2628, 2013.

68) Fujii M, Maesawa S, Motomura K, et al. : Intraoperative subcortical mapping of a language-associated deep frontal tract connecting the superior frontal gyrus to Broca's area in the dominant hemisphere of patients with glioma. *J Neurosurg* **122** : 1390-1396, 2015.

69) Tate MC, Kim CY, Chang EF, et al. : Assessment of morbidity following resection of cingulate gyrus gliomas. Clinical article. *J Neurosurg* **114** : 640-647, 2011.

70) Rosner SS, Rhoton AL Jr, Ono M, et al : Microsurgical anatomy of the anterior perforating arteries. *J Neurosurg* **61** : 468-485, 1984.

71) Yaşargil MG : Microneurosurgery I. Thieme New York, 1984, pp66-70.

72) Ojemann G, Ojemann J, Lettich E, et al. : Cortical language localization in left, dominant hemisphere. An electrical stimulation mapping investigation in 117 patients. *J Neurosug* **71** : 316-326, 1989.

73) Maeda T, Hamasaki T, Nakamura H, et al. : Deficits in Japanese word spelling as an initial language symptom of malignant glioma in the left hemisphere. *Surg Neurol* **71** : 451-456, 2009.

74) Wilson SM, Lam D, Babiak MC, et al. : Transient aphasias after left hemisphere resective surgery. *J Neurosurg* **123** : 581-593, 2015.

75) 日本Awake Surgery学会 編：覚醒下手術ガイドライン．医学書院，2013.

76) Duffau H : Contribution of cortical and subcortical electrostimulation in brain glioma surgery : methodological and functional considerations. *Neurophysiol Clin* **37** : 373-382, 2007.

77) Sanai N, Mirzadeh Z, Berger MS : Functional outcome after language mapping for glioma resection. *N Engl J Med* **358** : 18-27, 2008.

78) Miyamoto S, Kataoka H, Ikeda A, et al. : A combined subtemporal and transventricular/transchoroidal fissure approach to medial temporal lesions. *Neurosurgery* **54** : 1162-1169, 2004.

79) Ghareeb F, Duffau H : Intractable epilepsy in paralimbic Word Health Organization Grade II gliomas: should the hippocampus be resected when not invaded by the tumor? *J Neurosurg* **116** : 1226-1234, 2012.

80) 森　悦郎：前頭葉・頭頂葉の症候学．"ビジュアル脳神経外科（1）前頭葉・頭頂葉"片山容一 他，編．メジカルビュー社，2010，pp62-65.

81) Kinoshita M, Shinohara H, Hori O, et al. : Association fibers connecting the Broca center and the lateral superior frontal gyrus : a microsurgical and tractographic anatomy. *J Neurosurg* **116** : 323-330, 2012.

82) 山下純宏：「半側空間無視」の不思議（温故創新）．脳神経外科ジャーナル **20**：275-277, 2011.

83) Kinoshita M, Nakajima R, Shinohara H, et al. : Chronic spatial working memory deficit associated with the superior longitudinal fasciculus : a study using voxel-based lesion-symptom mapping and intraoperative direct stimulation in right prefrontal glioma surgery. *J Neurosurg* **19** : 1-9, 2016.

84) Hayashi Y, Kinoshita M, Furuta T, et al. : Right superior longitudinal fasciculus : Implications for visuospatial neglect mimicking Gerstmann's syndrome. *Clin Neurol Neurosurg* **115** : 775-777, 2013.

85) Sanai N, Polley MY, McDermott MW, et al. : An extent of resection threshold for newly diagnosed glioblastomas. *J Neurosurg* **115** : 3-8, 2011.

86) Iwasaki M, Kumabe T, Saito R, et al. : Preservation of the long insular artery to prevent postoperative motor deficits after resection of insulo-opercular glioma : technical case reports. *Neurol Med Chir* **54** : 321-326, 2014.

87) Luo Y, Regli L, Bozinov O, Sarnthein J : Clinical utility and limitations of intraoperative monitoring of visual evoked potentials. *PLoS One* **10** : e0120525, 2015.

88) Ota T, Kawai K, Kamada K, et al. : Intraoperative monitoring of cortically recorded visual response for posterior visual pathway. *J Neurosurg* **112** : 285-294, 2010.

89) Gras-Combe G, Moritz-Gasser S, Herbet G, et al. : Intraoperative subcortical electrical mapping of optic radiations in awake surgery for glioma involving visual pathways. *J Neurosurg* **117** : 466-473, 2012.

90) Viegas C, Moritz-Gasser S, Rigau V, et al. : Occipital WHO grade II gliomas : oncological, surgical and functional considerations. *Acta Neurochir* **153** : 1907-1917, 2011.

91) Zada G, Bond AE, Wang YP, et al. : Incidence trends in the anatomic location of primary malignant brain tumors in the United States : 1992-2006. *World Neurosurg* **77** : 518-524, 2012.

92) Weil AG, Middleton AL, Niazi TN, et al. : The supracerebellar-transtentorial approach to posteromedial temporal lesions in children with refractory epilepsy. *J Neurosurg Pediatr* **15** : 45-54, 2015.

93) Türe U, Harput MV, Kaya AH, et al. : The paramedian supracerebellar-transtentorial approach to the entire length of the mediobasal temporal region: an anatomical and clinical study. Laboratory investigation. *J Neurosurg* **116** : 773-791. 2012.

94) Türe U, Yaşargil DC, Al-Mefty O, et al. : Topographic anatomy of the insular region. *J Neurosurg* **90** : 720-733, 1999.

95) Tanriover N, Rhoton AL, Jr., Kawashima M, et al. : Microsurgical anatomy of the insula and the sylvian fissure. *J Neurosurg* **100** : 891-922, 2004.

96) Afif A, Mertens P : Description of sulcal organization of the insular cortex. *Surg Radiol Anat* **32** : 491−498, 2010.
97) Türe U, Yaşargil MG, Friedman, et al. : Fiber dissection technique : lateral aspect of the brain. *Neurosurgery* **47** : 417−427, 2000.
98) Marco Catani., Michel Thiebaut de Schotten : Atlas of Human Brain Connections. London, OXFORD UNIVERSITY PRESS, 2012.
99) Hickok G, Poeppel D : Dorsal and ventral streams : a framework for understanding aspects of the functional anatomy of language. *Cognition* **92** : 67−99, 2004.
100) Fujii M, Maesawa S, Ishiai S, et al. : Neural Basis of Language : An Overview of An Evolving Model. *Neurol Med Chir* **56** : 379−386, 2016.
101) Kamali A, Sair HI, Radmanesh A, et al. : Decoding the superior parietal lobule connections of the superior longitudinal fasciculus/arcuate fasciculus in the human brain. *Neuroscience* **277** : 577−583, 2014.
102) Wang X, Pathak S, Stefaneanu L, et al. : Subcomponents and connectivity of the superior longitudinal fasciculus in the human brain. *Brain Struct Funct* **221** : 2075−2092, 2016.
103) Sarubbo S, De Benedictis A, Maldonado IL, et al. : Frontal terminations for the inferior fronto−occipital fascicle : anatomical dissection, DTI study and functional considerations on a multi−component bundle. *Brain Struct Funct* **218** : 21−37, 2013.
104) Fernández Coello A, Moritz−Gasser S, Martino J, et al. : Selection of intraoperative tasks for awake mapping based on relationships between tumor location and functional networks. *J Neurosurg* **119** : 1380−1394, 2013.
105) 永井道明，加藤　敏：島皮質：総論．*Neuroscience* **28** : 372−379, 2010.
106) Türe U, Yaşargil MG, Al−Mefty O, et al. : Arteries of the insula. *J Neurosurg* **92** : 676−687, 2000.
107) Delion M, Mercier P : Microanatomical study of the insular perforating arteries. *Acta Neurochir* **156** : 1991−1998, 2014.
108) Djulejić V, Marinković S, Milić V, et al. : Common features of the cerebral perforating arteries and their clinical significance. *Acta Neurochir* **157** : 743−754, 2015.
109) Saito R, Kumabe T, Inoue T, et al. : Magnetic resonance imaging for preoperative identification of the lenticulostriate arteries in insular glioma surgery. Technical note. *J Neurosurg* **111** : 278−281, 2009.
110) Kang HS, Han MH, Kwon BJ, et al. : Evaluation of the lenticulostriate arteries with rotational angiography and 3D reconstruction. *AJNR Am J Neuroradiol* **26** : 306−312, 2005.
111) Kang CK, Park CW, Han JY, et al. : Imaging and analysis of lenticulostriate arteries using 7.0−Tesla magnetic resonance angiography. *Magn Reson Med* **61** : 136−144, 2009.
112) Sanai N, Polley MY, Berger MS : Insular glioma resection : assessment of patient morbidity, survival, and tumor progression. *J Neurosurg* **112** : 1−9, 2010.
113) Kumabe T, Higano S, Takahashi S, et al. : Ischemic complications associated with resection of opercular glioma. *J Neurosurg* **106** : 263−269, 2007.
114) Iwasaki M, Kumabe T, Saito R, et al. : Preservation of the long insular artery to prevent postoperative motor deficits after resection of insulo−opercular glioma : technical case reports. *Neurol Med Chir* **54** : 321−326, 2014.
115) Tamura A, Kasai T, Akazawa K, et al. : Long insular artery infarction : characteristics of a previously unrecognized entity. *AJNR Am J Neuroradiol* **35** : 466−471, 2014.
116) Kawaguchi T, Kumabe T, Saito R, et al. : Practical surgical indicators to identify candidates for radical resection of insulo−opercular gliomas. *J Neurosurg* **121** : 1124−1132, 2014.
117) Moshel YA, Marcus JD, Parker EC, et al. : Resection of insular gliomas : the importance of lenticulostriate artery position. *J Neurosurg* **109** : 825−834, 2008.
118) Maesawa S, Fujii M, Futamura M, et al. : A case of secondary somatosensory epilepsy with a left deep parietal opercular lesion : successful tumor resection using a transsubcentral gyral approach during awake surgery. *J Neurosurg* **124** : 791−798, 2016.
119) Cheek WR, Taveras JM : Thalamic tumors. *J Neurosurg* **24** : 505–513, 1966.
120) Franzini A, Leocata F, Cajola L, et al. : Low−grade glial tumors in basal ganglia and thalamus : natural history and biological reappraisal. *Neurosurgery* **35** : 817–820, 1994.
121) McKISSOCK W, PAINE KW : Primary tumours of the thalamus. *Brain* **81** : 41–63, 1958.
122) Albright AL : Feasibility and advisability of resections of thalamic tumors in pediatric patients. *J Neurosurg* **100** : 468–472, 2004.
123) Broadway SJ, Ogg RJ, Scoggins MA, et al. : Surgical management of tumors producing the thalamopeduncular syndrome of childhood. *J Neurosurg Pediatr* **7** : 589–595, 2011.
124) Hoffman HJ, Soloniuk DS, Humphreys RP, et al. : Management and outcome of low−grade astrocytomas of the midline in children : a retrospective review. *Neurosurgery* **33** : 964–971, 1993.
125) Drake JM, Joy M, Goldenberg A, et al. : Computerand robot−assisted resection of thalamic astrocytomas in children. *Neurosurgery* **29** : 27–33, 1991.
126) Moshel YA, Link MJ, Kelly PJ : Stereotactic volumetric resection of thalamic pilocytic astrocytomas. *Neurosurgery* **61** : 66–75, 2007.
127) Ozek MM, Türe U : Surgical approach to thalamic tumors. *Childs Nerv Syst* **18** : 450–456, 2002.
128) Puget S, Crimmins DW, Garnett MR, et al. : Thalamic tumors in children: a reappraisal. *J Neurosurg* **106** : 354–362, 2007.
129) Steiger HJ, Götz C, Schmid−Elsaesser R, et al. : Thalamic astrocytomas : surgical anatomy and results of a pilot series using maximum microsurgical removal. *Acta Neurochir* **142** : 1327–1336, 2000.
130) Saito R, Kumabe T, Kanamori M, et al. : Distant recurrences limit the survival of patients with thalamic high−grade gliomas after

successful resection. *Neurosurg Rev* **40** : 469–477, 2017.

131) Saito R, Kumabe T, Kanamori M, et al. : Preoperative evaluation of the deep cerebral veins using 3–tesla magnetic resonance imaging. *Minim Invasive Neurosurg* **54** : 105–109, 2011.

132) Kamada K, Todo T, Ota T, et al. : The motor–evoked potential threshold evaluated by tractography and electrical stimulation. *J Neurosurg* **111** : 785–795, 2009.

133) Takahashi S : Intracranial arterial system : basal perforating arteries. "Neurovascular Imaging" Springer, London, 2010, pp53–130.

134) Saito R, Kumabe T, Kanamori M, et al. : Medial posterior choroidal artery territory infarction associated with tumor removal in the pineal/tectum/thalamus region through the occipital transtentorial approach. *Clin Neurol Neurosurg* **115** : 1257–1263, 2013.

135) 齋藤竜太：後脈絡叢動脈の解剖と急性閉塞の臨床．"脳神経外科診療プラクティス 1 脳血管障害の急性期マネジメント" 橋本信夫 監修，清水宏明 編．文光堂，2014.

136) Vishteh AG, David CA, Marciano FF, et al. : Extreme lateral supracerebellar infratentorial approach to the posterolateral mesencephalon : technique and clinical experience. *Neurosurgery* **46** : 384–388, 2000.

137) Matsushima K, Yagmurlu K, Kohno M, et al. : Anatomy and approaches along the cerebellar–brainstem fissures. *J Neurosurg* **124** : 248–263, 2016.

138) Platzer WM, Monsen H, ed. : Pernkopf Anatomy–Atlas of Topographic and Applied Human Anatomy : Head and Neck. Urban & Schwarzenberg, Munich, Germany 1989.

139) Rhoton AL Jr : Cerebellum and fourth ventricle. *Neurosurgery* **47** : S7–27, 2000.

140) Rhoton AL Jr. : The lateral and third ventricles. *Neurosurgery* **51** : S201–271, 2002.

141) Mugikura S, Kikuchi H, Fujii T, et al. : MR imaging of subcallosal artery infarct causing amnesia after surgery for anterior communicating artery aneurysm. *AJNR Am J Neuroradiol* **35** : 2293–2301, 2014.

142) Zhang XF, Li JC, Wen XD, et al. : Susceptibility–Weighted Imaging of the Anatomic Variation of Thalamostriate Vein and Its Tributaries. *PLoS One* **10** : e0141513, 2015.

143) 大槻美佳：脳梁および近傍領域損傷による高次脳機能障害．脳神経外科ジャーナル **18**：179–186, 2009.

144) Woiciechowsky C, Vogel S, Lehmann R, et al. : Transcallosal removal of lesions affecting the third ventricle : an anatomic and clinical study. *Neurosurgery* **36** : 117–123, 1995.

145) Milligan BD, Meyer FB : Morbidity of transcallosal and transcortical approaches to lesions in and around the lateral and third ventricles : a single–institution experience. *Neurosurgery* **67** : 1483–1496, 2010.

146) Yaşargil MG : Microneurosurgery IV. Thime, New York, 1994, pp109–114.

147) Ren H, Chen X, Sun G, et al. : Resection of subependymal giant cell astrocytoma guided by intraoperative magnetic resonance imaging and neuronavigation. *Childs Nerv Syst* **29** : 1113–1121, 2014.

148) Rhoton AL. Jr : Neurosurgery. "RHOTON Cranial anatomy and surgical approaches" Lippincott Williams & Wilkins, Illinois, 2003, pp 235–300.

149) Neau JP, Bogousslavsky J : The syndrome of posterior choroidal artery territory infarction. *Ann Neurol* **39** : 779–788, 1996.

150) Fujii K, Lenkey C, Rhoton AL Jr : Microsurgical anatomy of the choroidal arteries : lateral and third ventricles. *J Neurosurg* **52** : 165–188, 1980.

151) Takahashi S : Intracranial arterial system : Basal perforating arteries. "Neurovascular Imaging" Takahashi S, ed. Springer–Verlag, London, U.K., 2010, pp53–130.

152) Saito R, Kumabe T, Sonoda Y, et al. : Infarction of the lateral posterior choroidal artery territory after manipulation of the choroid plexus at the atrium : causal association with subependymal artery injury. *J Neurosurg* **119** : 158–163, 2013.

153) 齋藤竜太：後脈絡叢動脈の解剖と急性閉塞の臨床．"脳神経外科診療プラクティス 1 脳血管障害の急性期マネジメント" 橋本信夫 監修，清水宏明 編．文光堂，2014.

154) Van den Bergh R : The ventriculofugal arteries. *AJNR Am J Neuroradiol* **13** : 413–415, 1992.

155) Marinković S, Gibo H, Filipović B, et al. : Microanatomy of the subependymal arteries of the lateral ventricle. *Surg Neurol* **63** : 451–458, 2005.

156) 高橋昭喜：第 4 章 髄膜・脳室系．"脳MRI 1. 正常解剖（第 2 版）" 高橋昭喜 編著．学研メディカル秀潤社，2005，pp102–135.

157) Suzuki J, Katakura R, Mori T : Interhemispheric approach through the lamina terminalis to tumors of the anterior part of the third ventricle. *Surg Neurol* **22** : 157–163, 1984.

158) Ampie L, Choy W, Lamano JB, et al. : Prognostic factors for recurrence and complications in the surgical management of primary chordoid gliomas : A systematic review of literature. *Clin Neurol Neurosurg* **138** : 129–136, 2015.

159) D'Angelo VA, Galarza M, Catapano D, et al. : Lateral ventricle tumors : surgical strategies according to tumor origin and development–a series of 72 cases. *Neurosurgery* **62** : 1066–1075, 2008.

160) 松島俊夫：Cerebellomedullary fissure の外科解剖と Trans–cerebellomedullary fissure approach（medial route & lateral route）．"後頭蓋窩の微小外科解剖と手術—解剖研究から実践手術へ" サイメッド・パブリケーションズ，2006，pp53–64.

161) Pitsika M, Tsitouras V : Cerebellar mutism. *J Neurosurg Pediatr* **12** : 604–614, 2013.

162) Packer RJ, Gajjar A, Vezina G, et al. : Phase III study of craniospinal radiation therapy followed by adjuvant chemotherapy for newly diagnosed average–risk medulloblastoma. *J Clin Oncol* **24** : 4202–4208, 2006.

163) Gajjar A, Packer RJ, Foreman NK, et al. : Children's Oncology Group's 2013 blueprint for research : central nervous system tumors.

Pediatr Blood Cancer **60** : 1022–1026, 2013.

164) Safaee M, Oh MC, Sughrue ME, et al. : The relative patient benefit of gross total resection in adult choroid plexus papillomas. *J Clin Neurosci.* **20** : 808–812, 2013.

165) Epstein F, Wisoff J : Intra–axial tumors of the cervicomedullary juntion. *J Neurosurg* **67** : 483–487, 1987.

166) Ogiwara H, Morota N : The efficacy of a biopsy of intrinsic brainstem lesions for decision making of the treatments. *Childs Nerv Syst* **29** : 833–837, 2013.

167) Morota N, Deletis V, Epstein FJ, et al. : Brain stem mapping : neurophysiological localization of motor nuclei on the floor of the fourth ventricle. *Neurosurgery* **37** : 922–930, 1995.

168) Fukuda M, Oishi M, Takao T, et al. : Facial nerve motor–evoked potential monitoring during skull base surgery predicts facial nerve outcome. *J Neurol Neurosurg Psychiatry* **79** : 1066–1070, 2008.

169) Phi JH, Chung HT, Wang KC, et al. : Transcerebellar biopsy of diffuse pontine gliomas in children : a technical note. *Childs Nerv Syst* **29** : 489–493, 2013.

170) Morota N, Deletis V, Lee M, et al. : Functional anatomic relationship between brain stem tumors and cranial motor nuclei. *Neurosurgery* **39** : 787–794, 1996.

索　引

欧　文

こ

さ

し

す

せ

そ

た

ち

プライム脳神経外科 4

グリオーマ

発　行	2018年4月20日　第1版第1刷 ©
監修者	木内博之　斉藤延人
編集者	隈部俊宏
発行者	青山　智
発行所	株式会社 三輪書店
	〒113-0033 東京都文京区本郷6-17-9 本郷綱ビル
	TEL 03-3816-7796　FAX 03-3816-7756
	http://www.miwapubl.com
装　丁	齋藤久美子（カバー写真：Matthew Mullan/EyeEm/Getty Images）
印刷所	シナノ印刷 株式会社

ISBN 978-4-89590-590-9　C3047